全然开放的辩证行为疗法技能训练手册

治疗过度控制障碍的临床方案

The Skills Training Manual for Radically Open Dialectical Behavior Therapy

A Clinician's Guide for Treating Disorders of Overcontrol

原　著　THOMAS R. LYNCH
主　译　李雪霓
译　者　韩　煦　高兵玲　廖金敏　刘丽君

北京大学医学出版社

QUANRAN KAIFANG DE BIANZHENG XINGWEI LIAOFA JINENG XUNLIAN SHOUCE
——ZHILIAO GUODU KONGZHI ZHANG'AI DE LINCHUANG FANG'AN

图书在版编目（CIP）数据

全然开放的辩证行为疗法技能训练手册：治疗过度控制障碍的临床方案 /（美）托马斯·林奇（Thomas R.Lynch）原著；李雪霓主译. -- 北京：北京大学医学出版社，2025.1. -- ISBN 978-7-5659-3305-9

Ⅰ.R74-62

中国国家版本馆 CIP 数据核字第 2024L9U988 号

北京市版权局著作权合同登记号：图字：01-2021-6938

The Skills Training Manual for Radically Open Dialectical Behavior Therapy: A Clinician's Guide for Treating Disorders of Overcontrol by Thomas R. Lynch, PhD
Copyright: © 2018 by Thomas R. Lynch
This edition arranged with NEW HARBINGER PUBLICATIONS
Through BIG APPLE AGENCY, INC., LABUAN, MALAYSIA.
Simplified Chinese edition copyright:
2025 Peking University Medical Press
All rights reserved.

出版者注：
本出版物旨在就所涉及的主题提供准确和权威的信息。在出售时，出版商不提供心理、财务、法律或其他专业服务。如果需要专家协助或咨询，应寻求有能力的专业人士的服务。

全然开放的辩证行为疗法技能训练手册——治疗过度控制障碍的临床方案

主　　译：李雪霓
出版发行：北京大学医学出版社
地　　址：（100191）北京市海淀区学院路 38 号　北京大学医学部院内
电　　话：发行部 010-82802230；图书邮购 010-82802495
网　　址：http://www.pumpress.com.cn
E-mail：booksale@bjmu.edu.cn
印　　刷：北京瑞达方舟印务有限公司
经　　销：新华书店
策划编辑：药　蓉　娄新琳
责任编辑：娄新琳　　责任校对：靳新强　　责任印制：李　啸
开　　本：889mm×1194mm　1/16　印张：29.75　字数：859 千字
版　　次：2025 年 1 月第 1 版　2025 年 1 月第 1 次印刷
书　　号：ISBN 978-7-5659-3305-9
定　　价：180.00 元
版权所有，违者必究
（凡属质量问题请与本社发行部联系退换）

"全然开放的辩证行为疗法（radically open dialectical behavior therapy，RO DBT）是一种真正创新的治疗方法，通过将神经科学转化为临床实践，整合了辩证行为疗法（DBT）、基于正念的方法、情绪、人格和发展理论、进化理论以及马拉马蒂苏菲主义（Malâmati Sufism）*。RO DBT 适用于以过度抑制性控制或过度控制（overcontrol，OC）为特征的谱系障碍。这是第一个直接以社交信号和非语言沟通为目标的治疗方法，不仅适用于来访者，也适用于治疗师"

——**Mima Simic 博士**，英国皇家精神科医师学会会员（MRCPsych），英国伦敦莫兹利医院儿童和青少年进食障碍服务联合负责人，儿童和青少年精神病学顾问

"RO DBT 是当今以循证证据为基础的临床干预中最有创意的思维之一，它提供了一个新的、全面的陈述，汇集了当代少有的跨诊断治疗的关注，并采用新的评估和干预技术，将其推向积极的方向。RO DBT 强调灵活性、开放性、联结性和对社交信号的关注，并详细说明了重要的细节，从如何布置咨询室家具，到非语言线索如何传递社交信息。RO DBT 似乎注定要在临床工作的许多领域对基于循证证据的照护产生影响。强烈推荐！"

——**Steven C.Hayes 博士**，接纳与承诺疗法（acceptance and commitment therapy，ACT）的共同开发者；内华达大学里诺分校的心理学基金会教授；*Get Out of Your Mind and Into Your Life* 一书的作者

"RO DBT 对内化和外化障碍的传统观点进行了有趣的重新概念化，并为临床医生提供了有价值的新工具来解决许多标准 CBT 难以处理的问题。我一定会将 RO DBT 的理论和技术纳入我的研究生水平的干预课程。我知道，尤其对于初级临床医生来说，如果能有一种系统的方法来靠近这些很难建立融洽关系的慢热型来访者，他们将会非常感激。这部分来访者往往会提前终止治疗，无法对传统治疗方法做出应答，这使得临床医生感到困惑并怀疑自己的技能。RO DBT 为临床医生提供了一种富有同情心的方式来看待这一类困难来访者，并在这些可能使他们受益的领域进行工作。对于任何临床医生的工具箱来说，这都是一个非常受欢迎的补充。"

——**Linda W. Craighead 博士**，埃默里大学心理学教授兼临床培训主任，*The Appetite Awareness Workbook* 一书的作者

"过度控制（OC）是临床复杂的难治性心理问题，疗法罕见。李雪霓主任主译本书，帮助国内同道认识全然开放的辩证行为疗法（RO DBT）这一国际创新疗法，更好地处理 OC 相关的复杂心理问题。本书不仅提出了全新的理论框架，还提供了具体而详尽的实践指导和操作流程，为理解和 OC 相关的慢性难治性精神障碍（难治性抑郁症、神经性厌食症、强迫型人格障碍等）提供了独特视角，为治疗提供了新型手段。本书兼顾理论和实践，实用性强，对于临床和研究均具有重要的价值，值得推荐！"

——**陈珏**，上海交通大学医学院附属精神卫生中心，临床心理科主任、进食障碍诊治中心负责人；中华医学会心身医学分会进食障碍协作学组组长；中国心理卫生协会认知行为治疗（CBT）专业委员会 DBT 学组首届副组长

---

* 译者注："Malâmati Sufism" 是苏菲主义的一个分支，强调自我意识和自我批评，以及以内在的精神旅程为重点的禁欲实践。"Malâmati" 一词在阿拉伯语中意为"应受责备的"或"可耻的"，指的是真正的精神进步需要承认和面对自己的缺点和弱点的观念。

这本书献给我生命中最重要的人
——我的妻子 Erica 和我们的女儿 Kayleigh

我知道的是我不是什么都知道,别人也是。

——**Michael P. Lynch**,《真实对待生活:为什么真相重要》(*True to Life*:*Why Truth Matters*)

中译本序

《全然开放的辩证行为疗法》及《全然开放的辩证行为疗法技能训练手册》是一套理念创新、操作性强、不可替代的好书。

这套书的主要译者李雪霓教授，是一位资深又低调的精神医学家。她以独到而犀利的洞察力，发现和选择了这套书，引进国内。多年来，李主任在北京大学第六医院这所中国精神科领航地位的医院里，担任心身医学科主任，深耕进食障碍的诊治与研究。进食障碍十分复杂且治疗困难。除了采用常规生物学治疗以外，李主任在国内较早学习和开展规范的心理干预，帮助患者走出疾苦，从动力学到家庭治疗，从认知行为治疗（CBT）到辩证行为治疗（DBT），从经典DBT到全然开放的DBT（RO DBT）。

我们，因DBT走到了一起。

Marsha Linehan开创的DBT是CBT第三浪潮的优秀代表，专攻临床棘手的精神心理问题，具有深厚的理论基础、清晰的治疗方案和明确的治疗效果。DBT在中国的发展较晚，2015年之后才有零星培训。2019年，我们在中国心理卫生协会CBT专业委员会下成立了DBT学组，2024年，我们在南京举办了首届中国国际DBT学术大会，同时成立了全国DBT联盟，有31家单位已经开展了相关工作，加入了联盟。DBT把我们联结在一起，在不同地区、不同机构，用同样的"武器"，共同帮助患者走上更加值得过的人生。

与经典DBT相比，RO DBT独具一格，闪烁着创新的光芒。

经典DBT主要的服务人群是具有冲动性、极度不稳定性的患者，即所谓"控制不足"的人群，如边缘型/冲动型人格障碍、自杀自伤、暴食贪食等患者，而RO DBT主要针对的是冲动控制谱另外一边的患者，即所谓"过度控制"的人群，如强迫型/回避型人格障碍、孤独症谱系障碍、厌食等患者。可以说RO DBT补充了DBT的另外一边，这本身是一种辩证，而辩证和行为训练，恰恰是这二者都被称为DBT的核心。

"RO DBT"和"过度控制障碍"，这两个关键词背后的科学内涵，在精神卫生领域，都具有划时代的意义。过度控制障碍与控制不足，都是跨诊断的现象，是一些诊断背后的核心问题。不像控制不足那样激烈和引人关注，刻板的、僵化的、不灵活的过度控制，仿佛一个隐形杀手，深深困扰着不同情况的隐忍之人。RO DBT为此而生，全然开放，让隐忍自控的人也过上更加值得过的人生。

这套书从过度控制的理解和评估开始，引入RO DBT的理念与操作，从如何实施全然开放和社交信号发送，到具体的技术细节与对话过程，环环相扣，理念创新，操作性强，为专业人士打开了一扇新的大门，是一套不可替代的好书。

国际DBT协会委员、亚太区联合主席，全国DBT联盟组长，
中国心理卫生协会认知行为治疗（CBT）专业委员会DBT学组组长

王　纯

2025年1月于金陵

中译本前言

初遇这套书让我眼前一亮。自学习和实践 DBT 以来，一直有把尺子横在心里，用来估算我的患者是否适合这个疗法，那就是看他们是否情绪不稳、冲动失控。然而，临床人群里有很大一部分其特点并非"不稳"和"冲动"，而是过于抑制，比如我最常打交道的厌食症患者，用"谨言慎行""波澜不惊"之类的词汇来形容是很合适的。虽然我发现 DBT 的很多技术也适用于他们，比如对情绪的识别和欢迎，但这很难引起他们的兴趣，因为他们已经习惯了用他们的方式回避这些不受欢迎的情绪和与之相关的处境。这种与控制不足相对的过度控制（overcontrol，OC）的应对风格就是这套书里的疗法——全然开放的辩证行为疗法（RO DBT）所针对的，它常见于厌食症、难治性抑郁、焦虑障碍、强迫型人格和孤独症谱系障碍——这下我终于有了合手的理论和操作策略。

在读了这套书后，有了 OC 应对风格和相应表现的概念，很多临床上开始时让我不解的地方都变得明朗起来，尤其那些从病史里看到的跟家人冲突、自伤，从优等生变成无法进入学校的问题青少年，再看到坐在治疗室里的面具脸（扑克脸）和对接触交流的迟疑和抵触，就能大概理解——让他们来到医院的是表面的失控，骨子里的问题则是长久以来的过度控制，这是辩证的两极，这种情况下，OC 的部分是我们必须要去处理的。

在 RO DBT 看来，OC 应对方式是与生俱来的一些神经生物气质决定的，这种神经生物气质就是对威胁的高敏感和对奖赏的低敏感。一个具有这样神经生物气质的人容易把中性的和新奇的信号体会成具有威胁可能而不是具有奖赏可能，而社交中大部分信号都属于这两类，由此形成的行为反应特点就是戒备、抑制自己的反应，封闭和防御。这样的反应传递出的信号很容易引发社交排斥，进而引发人类天然的生存危机——在古老的原始时代，脱离部落的个体相当于被宣判了死刑。"我们不是因为安全才去联结，是因为有了联结才感到安全"。所以社交排斥被认为是 OC 个体痛苦的主要来源，RO DBT 认为要改变 OC 个体的处境，就得改变 OC 个体发出的社交信号（他们在人前的行为表现），也就是帮助 OC 个体学习从封闭、僵化、防备转向开放、灵活、接受。

《全然开放的辩证行为疗法》被称作 RO DBT 的教科书，重点阐述了 RO DBT 丰富的理论来源，总结了过度控制障碍中常见的五大问题领域，以及如何锁定问题靶点和使用针对性的治疗策略。作者还详细分析了与 OC 来访者建立治疗联盟和治疗承诺的独特方法，让人耳目一新。与之配套的则是 RO DBT 的技能训练手册，里面包含了 30 节课程内容，具体教授如何转向开放、灵活和接受的技能，总体上兼具学术性和实操性。不过，翻译这套书还是需要勇气的，书中经常引用的一些文化气息非常浓郁的影视节目、新闻等，这在我们的文化里很难传递其中蕴含的幽默和间接含义。所以，在此感谢所有译者和参与翻译工作的同学，除了已经列出名字的译者外，还有北京师范大学的孙蔚雯、陶莞灵，北京大学的曲晨，华东师范大学的丁思怡、吴睿瑶和蔡绚绚。

除了收获一种新的理解问题的方式和处理问题的方法外，更有收获的部分在于个人成长。我发现这个理论特别适合我自己——一个标准的好学生。同时，本书作者也指出大部分治疗师都具有过度控制的个性特征，这在我所领导的咨询师团队中得到了几乎百分百的认同。一方面，我们同意过度控制是有好处的，我们非常努力地学习，重视规则和承诺，尽己所能做到最好，为取得成绩忍受痛苦、延迟满足。另一方面，过度控制也在我们的生活中带来困扰，我们害怕犯错，太在乎别人的看法（其实别人可能根本没有看法，哈哈），为没有发生的东西放弃争取想要的东西。所以，这套译著初稿的第一批受益者就是我们这个团队（近水楼台，耶！）。不出意外的话，我相信这套书的读者也会发现它们适合你（作为一名优秀的咨询师/治疗师/医生，过度控制是你制胜的秘籍！）。看到这里，是不是觉得我有点儿不对头？说实话，试着"冒傻气"至今还是让我很尴尬，不过，我还是试了，就这样吧，希望我们可以通过这套书相遇。

李雪霓
2024 年 11 月于北京

目 录

第一章 技能训练课程的基本原理、治疗概述和整体结构 ······················· 1
  过度控制是什么? ··· 1
  四个核心缺陷 ·· 3
  RO DBT 治疗立场 ·· 3
  基本假设 ·· 4
  变化的主要机制：社交信号 ·· 4
  治疗结构和靶目标 ·· 5
  个体治疗的治疗靶目标层级 ·· 6
  RO 技能训练：总体目标和靶点 ·· 7
  让 OC 来访者了解 RO 技能训练 ··· 8
  结构化的 RO 技能训练课 ·· 10
  RO 技能训练小组的组成 ··· 12
  用去诊断的思维方式来扩大班级人数 ······································ 12
  通过最大化物理环境最大化学习效果 ······································ 13
  直接按照手册进行教学 ·· 14
  总结 ··· 16

第二章 辩证、全然开放和自我询问 ··· 17
  为什么要辩证? ··· 17
  为什么要全然开放? ··· 21
  为什么要自我询问? ··· 23
  总结 ··· 25

第三章 处理 RO 技能训练课程中的问题行为 ··································· 27
  当课堂变得安静 ·· 27
  使用减压和加压的策略来塑造想要的行为 ·································· 31
  一些课堂上不能忽视的适应不良性社交信号 ································ 32
  社会责任感的治疗性诱导方案 ·· 38
  处理不完成家庭作业的行为 ·· 39
  处理联盟破裂和修复 ·· 40
  处理自杀行为 ·· 40
  总结 ··· 42

目 录

第四章　使用RO技能训练手册 ··· 43
解读RO课程计划 ··· 43
其他说明 ··· 44

第五章　RO DBT课程规划 ··· 46
第1课　全然开放 ··· 46
第1课要点 ··· 46
所需材料 ··· 46
- （推荐）正念练习　对模棱两可的正念练习 ··· 47
- （必修）课堂练习　我们的知觉偏差：我们是如何对新信息变得封闭的 ··· 47
- （必修）教学要点　知觉偏差 ··· 48
- （必修）教学要点　什么是心理健康？ ··· 48
- （必修）教学要点　开放还是封闭？这就是问题所在！ ··· 49
- （推荐）课堂练习　封闭心念的迷思 ··· 49
- （必修）教学要点　什么是全然开放？ ··· 50
- （必修）教学要点　灵活心念DEFinitely：全然开放地生活三步法 ··· 51
第1课家庭作业 ··· 52

第2课　理解情绪 ··· 64
第2课要点 ··· 64
所需材料 ··· 64
- （推荐）正念练习　无计划参与 ··· 64
- （必修）教学要点　五种情绪相关线索 ··· 65
- （必修）教学要点　总结 ··· 69
- （必修）故事和讨论　"那么近，又那么远" ··· 69
第2课家庭作业 ··· 71

第3课　激活社交安全系统 ··· 76
第3课要点 ··· 76
所需材料 ··· 76
- （必修）讨论要点　猎狗、盾牌和剑 ··· 76
- （必修）教学要点　社交安全系统 ··· 77
- （必修）课堂练习　玩儿眉毛 ··· 78
- （必修）教学要点　会说话的眉毛 ··· 78
- （必修）教学要点　激活我们的社交安全系统 ··· 79
- （必修）课堂练习　大"3＋1"技能 ··· 80
- （必修）教学要点　用放大的姿势传达安全感 ··· 81
- （必修）课堂练习　练习夸张的动作 ··· 81
- （必修）教学要点　"放慢你的呼吸"技能 ··· 82
- （必修）课堂练习　放缓我们的呼吸 ··· 82
- （必修）教学要点　张弛技能 ··· 82
- （选修）课堂练习　肌肉放松练习 ··· 82

|（必修）教学要点　利用触碰、咀嚼、听觉和视觉的技能…………………………………82
|（选修）教学要点　通过激活其他神经基质下调防御性唤起……………………………83
|第3课家庭作业……………………………………………………………………………84

第4课　通过慈心提高开放性和社交联结……………………………………………………91
第4课要点…………………………………………………………………………………91
所需材料……………………………………………………………………………………91
（必修）教学要点　慈心冥想………………………………………………………………92
（必修）课堂练习　慈心冥想练习…………………………………………………………92
（必修）讨论要点　慈心冥想练习…………………………………………………………93
第4课家庭作业……………………………………………………………………………93

第5课　参与新奇的行为………………………………………………………………………100
第5课要点…………………………………………………………………………………100
所需材料……………………………………………………………………………………100
（推荐）正念练习　Oompa-Loompa………………………………………………………100
（必修）教学要点　为什么要参与新奇的行为？…………………………………………101
（必修）教学要点　我们如何学习新东西？………………………………………………102
（必修）教学要点　参与新奇的行为：灵活心念VARIE…………………………………103
（必修）教学要点　记住怎么玩：无用和冒点儿傻气的艺术……………………………106
（必修）课堂练习　极为有趣的极限表达工作坊…………………………………………107
（选修）课堂练习　如果不好玩，就不是游戏……………………………………………109
第5课家庭作业……………………………………………………………………………109

第6课　情绪是如何帮助我们的？……………………………………………………………121
第6课要点…………………………………………………………………………………121
所需材料……………………………………………………………………………………121
（推荐）正念练习　分发一种情绪…………………………………………………………121
（推荐）课堂练习　关于情绪的过度控制的迷思…………………………………………122
（必修）教学要点　情绪的存在是有原因的………………………………………………122
（必修）故事和讨论　"逻辑的浪漫主义者"………………………………………………122
（必修）教学要点　为什么要给情绪贴标签？……………………………………………123
（必修）教学要点　情绪标识的四个步骤…………………………………………………124
（推荐）教学要点　并非所有重要的东西都是情绪性的…………………………………125
第6课家庭作业……………………………………………………………………………126

第7课　理解过度控制的应对方式……………………………………………………………135
第7课要点…………………………………………………………………………………135
所需材料……………………………………………………………………………………135
（必修）教学要点　过度控制是一种难以摆脱的习惯！…………………………………135
（必修）教学要点　过度控制会成为一种习惯……………………………………………136
第7课家庭作业……………………………………………………………………………138

第8课　部落很重要　理解拒绝和难为情的情绪……………………………………………143
第8课要点…………………………………………………………………………………143

目录

  所需材料 ··· 143
  （选修）教学要点 在一起会更好 ··· 143
  （必修）教学要点 你加入部落了吗？ ··· 144
  （必修）教学要点 部落意味着什么？ ··· 144
  （必修）教学要点 人类害怕社会排斥 ··· 145
  （必修）教学要点 拒绝：不，谢谢！ ··· 146
  （必修）教学要点 尽管羞耻感是痛苦的，但它是亲社会的 ··· 147
  （必修）教学要点 难为情的情绪是在社交互动中被触发的 ··· 148
  （必修）迷你课堂练习 探索低强度信号 ··· 149
  （选修）教学要点 部落的惩罚 ··· 150
  （必修）教学要点 当感到羞耻、尴尬、被拒绝或被排斥时，练习灵活心念 SAGE ··· 150
  （必修）迷你课堂练习 有效地使用 RO DBT 难为情的情绪评定量表 ··· 151
  第 8 课家庭作业 ··· 154

第 9 课 社交信号很重要！ ··· 165
  第 9 课要点 ··· 165
  所需材料 ··· 165
  （必修）课堂练习 我们外在表现出来的东西很重要！ ··· 165
  （必修）教学要点 开放表达＝信任＝社会联结 ··· 168
  （必修）课堂练习 四个迷你社交信号练习 ··· 169
  （必修）教学要点 人类是社交安全检测的专家 ··· 171
  第 9 课家庭作业 ··· 173

第 10 课 利用社交信号来践行你的价值观 灵活心念 Deep ··· 178
  第 10 课要点 ··· 178
  所需材料 ··· 178
  （必修）教学要点 情绪的三种功能 ··· 178
  （必修）教学要点 非语言的社交信号很重要！ ··· 179
  （推荐）课堂练习 阿波罗眉毛！ ··· 179
  （必修）课堂练习 "静止脸实验" ··· 180
  （必修）教学要点 利用社交信号来践行你的价值观：灵活心念 DEEP ··· 180
  （必修）课堂练习 检验如何不说一句话就表达出价值目标 ··· 182
  第 10 课家庭作业 ··· 183

第 11 课 正念训练，第一部分 过度控制的心念状态 ··· 195
  第 11 课要点 ··· 195
  所需材料 ··· 195
  （必修）教学要点 学着对自己的封闭保持开放 ··· 196
  （必修）教学要点 了解固着心念 ··· 196
  （选修）讨论要点 自私 ··· 197
  （必修）课堂练习 找出我的固着心念 ··· 197
  （必修）教学要点 善待固着心念 ··· 199
  （必修）教学要点 了解宿命心念 ··· 200

（必修）课堂练习	找出我的宿命心念	200
（选修）讨论要点	宿命心念	202
（必修）教学要点	挑战宿命心念	202
（必修）教学要点	理解灵活心念	203
（必修）课堂练习	找出我的灵活心念	203

第11课家庭作业 204

第12课 正念训练，第二部分 "什么"技能 213

第12课要点 213
所需材料 213

（推荐）正念练习	冲动冲浪	213
（必修）教学要点	正念"什么"技能，开放地观察	215
（必修）教学要点	中正地描述	217
（必修）课堂练习	觉察连续体	218
（推荐）教学要点	针对过度控制的"中正地描述"练习示例	221
（必修）课堂练习	"我不要噘嘴！"	221
（必修）教学要点	无计划参与	222
（必修）课堂练习	迷你"无计划参与"练习	227

第12课家庭作业 227

第13课 正念训练，第三部分 核心正念"如何"技能：带着自我询问 236

第13课要点 236
需要的材料 236

（必修）教学要点	介绍"带着自我询问"技能	236
（必修）教学要点	什么是自我询问？	237
（必修）教学要点	自我询问如何促进正念生活？	238
（必修）教学要点	加深我们对自我询问的理解	238
（选修）教学要点	培养健康的自我怀疑	239
（选修）迷你课堂练习	自我怀疑的乐趣	240
（选修）自我询问练习	"是谁做出了这些改变？"	241
（必修）练习	坦承自己	242
（必修）练习	自我询问和"坦承自己"的练习步骤	243
（选修）课堂练习	可在课堂上练习的自我询问和"坦承自己"的练习示例	245

第13课家庭作业 246

第14课 正念训练，第四部分 "如何"技能 252

第14课要点 252
所需材料 252

（必修）教学要点	带着对严苛评判的觉察	253
（选修）讨论要点	情绪	253
（必修）教学要点	评判性思维	254
（必修）教学要点	一心一意地觉察	257
（选修）课堂练习	一切都是相对的	259

目录

（必修）教学要点　有效而谦逊	260
第14课家庭作业	260

第15课　人际诚实，第一部分　说出我们真实的想法 …… 270

第15课要点	270
所需材料	270
（必修）教学要点　为什么我们不喜欢欺骗？	270
（必修）课堂练习　对谎言的正念觉察	271
（必修）教学要点　不是所有谎言都是不好的	272
（必修）教学要点　说出我们真实的想法	273
（必修）迷你课堂练习　假礼貌与不礼貌：社交信号是什么？	273
（必修）教学要点　隐藏的意图和经过伪装的要求	274
（推荐）迷你课堂练习　好奇心与讽刺	274
（必修）迷你课堂练习　"这背后真正的意思是什么？"	275
第15课家庭作业	276

第16课　人际诚实，第二部分　灵活心念REVEAL …… 279

第16课要点	279
所需材料	279
（必修）角色扮演　"推拒"和"不要伤害我"反应	279
（必修）教学要点　"不要伤害我"反应	281
（必修）教学要点　"推拒"反应	282
（必修）教学要点　摆脱惯性的"推拒"和"不要伤害我"反应：灵活心念REVEAL	283
第16课家庭作业	287

第17课　人际效能　仁爱置顶 …… 297

第17课要点	297
所需材料	297
（推荐）课堂练习　对人际关系的OC迷思	297
（必修）教学要点　增强人际的仁爱、效能和联结感	298
（必修）课堂练习　让"灵活心念ROCK ON"活起来！	298
（必修）教学要点　灵活心念ROCK ON	299
（必修）讨论要点　仁爱置顶	302
（必修）教学要点　用价值目标来指引行为	303
第17课家庭作业	305

第18课　带着开放的心清晰有力地表达 …… 318

第18课要点	318
所需材料	318
（必修）教学要点　灵活心念PROVE	318
（选修）讨论要点　惩罚的利与弊	320
（推荐）课堂练习　在玩闹中提要求，以及说不！	322
（必修）教学要点　在互动后	323
第18课家庭作业	323

第19课 用"认可"来展现社会包容	329
第19课要点	329
所需材料	329
（必修）教学要点　"我们是一个部落的！"	331
（选修）讨论要点　增强亲密感	331
（必修）教学要点　使用"认可"来展现社会包容	332
（选修）课堂练习　非语言"认可"游戏	332
（必修）教学要点　反映	334
（必修）课堂练习　练习反映	335
（必修）教学要点　共情性读心	335
（选修）课堂练习　基于过去的"认可"	337
（选修）课堂练习　区分基于过去的"认可"和基于正常化的"认可"	338
（选修）课堂练习　表示信任	339
（必修）课堂练习　相互呼应很重要！	340
（选修）课堂练习　根据要求使用认可策略	341
（必修）教学要点　关于"不认可"	341
（推荐）迷你练习　学习如何从"不认可"中学习	343
第19课家庭作业	345

第20课　增强社会联结，第一部分·····350
　第20课要点·····350
　所需材料·····350
　（选修）教学要点　依赖·····350
　（必修）教学要点　友谊可以很难·····350
　（必修）课堂练习　思考一下不信任·····351
　（必修）教学要点　理想亲密程度的差异·····351
　（必修）课堂练习　亲密关系温度计·····351
　（必修）讨论要点　真正的友谊有什么特点？·····352
　（必修）教学要点　信任他人·····352
　第20课家庭作业·····353

第21课　增强社会联结，第二部分·····359
　第21课要点·····359
　所需材料·····359
　（必修）教学要点　灵活心念ALLOW·····359
　（必修）课堂练习　"我们不可能全知道"·····361
　（选修）讨论要点　隐藏与披露·····362
　（必修）匹配＋1课堂演示　自我暴露很重要·····363
　（必修）教学要点　用匹配＋1来提高亲密度·····364
　（必修）课堂练习　我们来练习匹配＋1吧·····365
　第21课家庭作业·····367

第22课　从矫正性反馈中学习·····375

目 录

  第22课要点 ……………………………………………………………………………… 375
  所需材料 …………………………………………………………………………………… 375
   （必修）课堂练习 回忆一个我们感到被批评的时刻 ……………………………… 375
   （必修）教学要点 对他人的反馈持开放态度：灵活心念ADOPTS ………………… 376
   （选修）讨论要点 尝试接受反馈 ……………………………………………………… 376
   （必修）课堂练习 人们对批评的多种反应方式 ……………………………………… 377
   （推荐）课堂练习 倾听批评的声音 …………………………………………………… 379
   （选修）课堂练习 演示如何"精准定位" ……………………………………………… 380
   （必修）教学要点 在尝试建议的改变之前，先评估 ………………………………… 381
   （必修）教学要点 返回到使用讲义22.1讲授灵活心念ADOPTS的最后两个步骤 … 385
  第22课家庭作业 …………………………………………………………………………… 385

第23课 正念训练，第一部分 过度控制的心念状态（复习第11课）………………… 392
  第23课要点 ……………………………………………………………………………… 392
  所需材料 …………………………………………………………………………………… 392

第24课 正念训练，第二部分 "什么"技能（复习第12课）…………………………… 393
  第24课要点 ……………………………………………………………………………… 393
  所需材料 …………………………………………………………………………………… 393

第25课 正念训练，第三部分 核心正念"如何"技能：带着自我询问（复习第13课）…… 394
  第25课要点 ……………………………………………………………………………… 394
  所需材料 …………………………………………………………………………………… 394

第26课 正念训练，第四部分 "如何"技能（复习第14课）……………………………… 395
  第26课要点 ……………………………………………………………………………… 395
  所需材料 …………………………………………………………………………………… 395

第27课 嫉妒与怨恨 …………………………………………………………………………… 396
  第27课要点 ……………………………………………………………………………… 396
  所需材料 …………………………………………………………………………………… 396
   （必修）教学要点 嫉妒 ………………………………………………………………… 396
   （必修）讨论要点 有益嫉妒还是无益嫉妒？ ………………………………………… 397
   （必修）教学要点 区分有益嫉妒和无益嫉妒 ………………………………………… 398
   （必修）教学要点 灵活心念DARES（放下）…………………………………………… 398
  第27课家庭作业 …………………………………………………………………………… 401

第28课 愤世嫉俗、怨天尤人和听天由命 …………………………………………………… 406
  第28课要点 ……………………………………………………………………………… 406
  所需材料 …………………………………………………………………………………… 406
   （推荐）正念练习 "是谁让事情变成这样？" ………………………………………… 406
   （推荐）迷你课堂练习 愤世嫉俗的乐趣 ……………………………………………… 407
   （必修）教学要点 从愤世嫉俗中学习 ………………………………………………… 408
   （必修）教学要点 怨天尤人 …………………………………………………………… 408
   （必修）教学要点 灵活心念LIGHT …………………………………………………… 408
  第28课家庭作业 …………………………………………………………………………… 412

第29课　学着去原谅 ··· 417
　　第29课要点 ··· 417
　　所需材料 ··· 417
　　（必修）讨论要点　理解原谅 ··· 417
　　（推荐）正念练习　回忆一个我们需要原谅的时刻 ··· 418
　　（必修）教学要点　什么是原谅？ ·· 418
　　（必修）课堂正念练习　找出过去的一次伤痛 ··· 419
　　（必修）教学要点　灵活心念HEART ··· 420
　　（必修）课堂练习　练习原谅 ·· 425
　　（必修）教学要点　一遍遍地原谅 ·· 426
　　第29课家庭作业 ·· 428

第30课　RO整合周 ··· 439
　　第30课要点 ··· 439
　　所需材料 ··· 439
　　为松动抑制性控制而设计的整合周练习实例 ·· 442
　　整合周旨在提高关系智商的练习和教学 ··· 444
　　第30课家庭作业 ·· 447

参考文献 ·· **449**

全然开放讲义和作业单清单

全然开放讲义 1.1	墨迹	53
全然开放讲义 1.2	什么是全然开放？	54
全然开放讲义 1.3	从自我询问中学习	55
全然开放讲义 1.4	第 1 课要点：全然开放	57
全然开放作业单 1.A	封闭心念的迷思	58
全然开放作业单 1.B	灵活心念 DEFinitely：全然开放地生活三步法	60
全然开放作业单 1.C	对新经验开放还是封闭的利与弊	63
全然开放讲义 2.1	RO DBT 情绪的神经调节模型	72
全然开放讲义 2.2	第 2 课要点：理解情绪	73
全然开放作业单 2.A	识别不同的神经基质	74
全然开放讲义 3.1	通过改变生理改变社交互动	85
全然开放讲义 3.2	合作性的闭嘴式微笑	87
全然开放讲义 3.3	第 3 课要点：激活社交安全	88
全然开放作业单 3.A	激活社交安全系统	89
全然开放讲义 4.1	慈心冥想脚本	94
全然开放讲义 4.2	第 4 课要点：通过慈心提高开放性和社交联结	97
全然开放作业单 4.A	慈心冥想的日常练习	98
全然开放讲义 5.1	参与新奇的行为：灵活心念 VARIE	110
全然开放讲义 5.2	使用经验来检验学习的意愿	112
全然开放讲义 5.3	无用和冒点儿傻气的艺术	113
全然开放讲义 5.4	我们玩得开心吗？对幽默和游戏的自我询问	115
全然开放讲义 5.5	第 5 课要点：参与新奇的行为	117
全然开放作业单 5.A	参与新奇的行为：灵活心念 VARIE	118
全然开放作业单 5.B	无用的和新奇的行为监测日志	120
全然开放讲义 6.1	情绪的存在是有原因的	127
全然开放讲义 6.2	并非所有重要的东西都是情绪性的	128
全然开放讲义 6.3	第 6 课要点：情绪是如何帮助我们的？	129
全然开放作业单 6.A	关于情绪的过度控制的迷思	130
全然开放作业单 6.B	使用神经基质标记情绪	132
全然开放讲义 7.1	第 7 课要点：理解过度控制的应对方式	139
全然开放作业单 7.A	过度控制会成为一种习惯	140
全然开放作业单 7.B	找出我们习惯的应对方式	141
全然开放讲义 8.1	部落很重要：理解拒绝和难为情的情绪	155

全然开放讲义 8.2	灵活心念 SAGE：处理羞耻、尴尬和被拒绝或被排斥的感觉	156
全然开放讲义 8.3	RO DBT 难为情的情绪评定量表	159
全然开放讲义 8.4	发出非支配性信号	160
全然开放讲义 8.5	第 8 课要点：部落很重要　理解拒绝和难为情的情绪	161
全然开放作业单 8.A	灵活心念 SAGE 技能	162
全然开放讲义 9.1	开放表达＝信任＝社会联结	174
全然开放讲义 9.2	情绪会向他人传递信息	175
全然开放讲义 9.3	第 9 课要点：社交信号很重要！	176
全然开放作业单 9.A	练习加强面部表情	177
全然开放讲义 10.1	情绪表达的三个渠道	184
全然开放讲义 10.2	人群中的面孔	185
全然开放讲义 10.3	利用社交信号来践行你的价值观　灵活心念 DEEP	186
全然开放讲义 10.4	第 10 课要点：利用社交信号来践行你的价值观　灵活心念 DEEP	188
全然开放作业单 10.A	灵活心念 DEEP　确认价值目标	189
全然开放作业单 10.B	灵活心念 DEEP	192
全然开放讲义 11.1	过度控制的心念状态	205
全然开放讲义 11.2	善待固着心念	206
全然开放讲义 11.3	从宿命心念中学习	207
全然开放讲义 11.4	第 11 课要点：正念训练，第一部分　过度控制的心念状态	208
全然开放作业单 11.A	善待固着心念	209
全然开放作业单 11.B	做宿命心念的相反行为	211
全然开放讲义 12.1	"中正地描述"技能：觉察连续体	229
全然开放讲义 12.2	第 12 课要点：正念训练，第二部分　"什么"技能	231
全然开放作业单 12.A	"开放地观察"技能	232
全然开放作业单 12.B	将无计划参与变成日常习惯	234
全然开放作业单 12.C	三个"什么"技能："开放地观察""中正地描述"和"无计划参与"技能的日常练习日志	235
全然开放讲义 13.1	核心正念"如何"技能：带着自我询问	247
全然开放讲义 13.2	培养健康的自我怀疑	248
全然开放讲义 13.3	练习自我询问和坦承自己	249
全然开放讲义 13.4	第 13 课要点：正念训练，第三部分　核心正念"如何"技能：带着自我询问	250
全然开放作业单 13.A	练习核心正念"如何"技能：带着自我询问	251
全然开放讲义 14.1	四个 RO"如何"技能	261
全然开放讲义 14.2	用自我询问来检查严苛评判	263
全然开放讲义 14.3	第 14 课要点：正念训练，第四部分　"如何"技能	264
全然开放作业单 14.A	练习 RO 正念"如何"技能	265
全然开放讲义 15.1	第 15 课要点：人际诚实，第一部分　说出我们真实的想法	277
全然开放作业单 15.A	识别间接表达	278
全然开放讲义 16.1	识别"推拒"和"不要伤害我"反应	288

全然开放讲义 16.2	使用自我询问探索"推拒"和"不要伤害我"行为	290
全然开放讲义 16.3	第 16 课要点：人际诚实，第二部分　灵活心念 REVEAL	292
全然开放作业单 16.A	灵活心念 REVEAL	293
全然开放作业单 16.B	识别隐秘的控制欲	296
全然开放讲义 17.1	使用灵活心念 ROCK ON 增强人际仁爱、效能和联结感	306
全然开放讲义 17.2	新年愿望	309
全然开放讲义 17.3	展现随和的态度	310
全然开放讲义 17.4	第 17 课要点：增强人际效能　仁爱置顶	311
全然开放作业单 17.A	关于人际关系的过度控制的迷思	312
全然开放作业单 17.B	仁爱置顶	314
全然开放作业单 17.C	使用灵活心念 ROCK ON 增强人际效能	315
全然开放讲义 18.1	对社交互动后的反刍性沉思进行自我询问	324
全然开放讲义 18.2	第 18 课要点：带着开放的心清晰有力地表达	325
全然开放作业单 18.A	带着开放的心清晰有力地表达：灵活心念 PROVE	326
全然开放讲义 19.1	第 19 课要点：用"认可"来展现社会包容	346
全然开放作业单 19.A	灵活心念"认可"：七个层次	347
全然开放讲义 20.1	关于不信任感的自我询问	354
全然开放讲义 20.2	亲密关系温度计	355
全然开放讲义 20.3	真正的友谊有什么特点？	356
全然开放讲义 20.4	第 20 课要点：增强社会联结，第一部分	358
全然开放讲义 21.1	用灵活心念 ALLOW 增强社会联结	368
全然开放讲义 21.2	匹配＋1 亲密度评定量表	370
全然开放讲义 21.3	用匹配＋1 来建立新关系或改善现有关系	371
全然开放讲义 21.4	第 21 课要点：增强社会联结，第二部分	372
全然开放作业单 21.A	练习灵活心念 ALLOW	373
全然开放讲义 22.1	对他人的反馈持开放态度：灵活心念 ADOPTS	386
全然开放讲义 22.2	评估反馈的步骤：决定接受还是拒绝	388
全然开放讲义 22.3	第 22 课要点：从矫正性反馈中学习	389
全然开放作业单 22.A	练习灵活心念 ADOPTS	390
全然开放讲义 27.1	第 27 课要点：嫉妒和怨恨	402
全然开放作业单 27.A	无益嫉妒的相反行动：灵活心念 DARES（放下）	403
全然开放讲义 28.1	第 28 课要点：愤世嫉俗、怨天尤人和听天由命	413
全然开放作业单 28.A	改变怨天尤人：灵活心念 LIGHT	414
全然开放讲义 29.1	什么是原谅，什么不是	429
全然开放讲义 29.2	原谅相关的自我询问问题	430
全然开放讲义 29.3	通过哀悼工作强化原谅：常见信念或期望的示例	432
全然开放讲义 29.4	第 29 课要点：学着去原谅	434
全然开放作业单 29.A	灵活心念 HEART	435
全然开放讲义 30.1	Asch 实验	448

第一章

技能训练课程的基本原理、治疗概述和整体结构

全然开放的辩证行为疗法（RO DBT）是针对一系列以过度抑制或过度控制（OC）为特征的疾病的循证治疗方法。它为临床医生治疗来访者的慢性问题，如难治性抑郁、神经性厌食和强迫型人格障碍，提供帮助。全然开放（radical openness，RO）是 RO DBT 的核心哲学原则和核心技能。RO DBT 的可行性、可接受性和有效性是有循证依据的，有 20 多年的临床转化研究经验、5 项已发表的实验研究和一项大型多因素随机对照试验结果的支持，有关概述请参见《全然开放的辩证行为疗法：治疗过度控制障碍的理论与实践》（T. R. Lynch, 2018；该书是核心内容，将被频繁地在本手册中引用，所以作者将它简单地称为 "RO DBT 教科书"，本手册是该书的配套读物）。

RO DBT 的研究、培训和临床工作已经扩展到不同的年龄组（青少年、老年人、年轻人），不同的疾病（神经性厌食、慢性抑郁、孤独症、强迫型人格障碍、难治性焦虑），不同的文化和国家（欧洲、北美），不同的场所（司法鉴定部门、住院部、门诊部），和各种不同的服务提供者（心理学家、护士、社会工作者、精神科医生、家庭治疗师、职业治疗师）；一系列不同的模式（单纯技能训练、多家庭训练、RO 夫妻治疗）也被开发和应用。与 RO DBT 教科书相比，本手册的主要目的是提供一个详细的指南，包括基本治疗原则的概述、临床评估、制定目标和如何干预过度控制，并提供一个亲身实践指导和教授 RO 技能所需的支持材料（本手册中简称为 "RO 技能"）。手册针对如何在课堂上管理适应不良的行为，给出了分步的教学指导、课堂练习和临床小贴士，并简要概述了基础理论和干预措施（这部分在 RO DBT 教科书中的内容和细节更充分）。对应每节 RO 技能课的计划，都有给来访者的讲义和作业单，可以在 http://www.newharbinger.com/39317 查看，资料可以打印分发给来访者。

本章以过度控制性应对的定义开始，然后描述了在教授 RO 技能时的 RO DBT 治疗立场，描述了获取参加 RO 技能训练班的承诺的原则，接着是对每节 RO 课程总体结构的描述和对 RO 技能的概述。

过度控制是什么？

自我控制——为了追求终极目标而抑制竞争欲、冲动、行为或欲望，以及延迟满足的能力——常常被等同于成功和幸福。事实上，抑制性控制被大多数社会高度重视，而自我控制的失败是许多个人和社会问题的重要特征并困扰着现代文明。

然而，过度的自我控制同样也会带来问题。过度控制与社交隔离、人际功能差、超完美主义、僵化、厌恶风险、缺乏情绪表达以及严重的难以治疗的心理健康问题的发展有关，如慢性抑郁、神经性厌食和强迫型人格障碍。

适应不良的过度控制被认为是气质倾向（先天）和家庭、环境、文化影响（养育）交互作用形成的一种个人风格，其应对风格的特点是过度的抑制性控制和冷漠疏离的关系（OC 应对），作用是限制了新的学习、灵活的回应和发展紧密的社会联结。有四个维度的婴儿气质与这个模型的"先天"成分相关：

- 消极情感（威胁敏感性）
- 积极情感（奖赏敏感性）
- 努力控制（自我控制能力）
- 刺激加工过程关注细节（相对于关注全局）

有过度控制的应对和社交隔离风险的儿童可能具有高威胁敏感性、低奖赏敏感性、高度注重细节的加工过程和高度努力控制，其特征是行为抑制、害羞、胆怯、风险回避、情绪压抑、细节狂，并表现出孤僻的社交行为。相比之下，具有普遍的情绪失调和行为失控（即控制不足）风险的儿童可能具有高威胁敏感性、控制的努力不足（Linehan，2015）和高奖赏敏感性（T. R. Lynch, Hempel, & Clark，2015）。

然而，尽管有这些固有的困难存在，过度控制的应对并不总是问题性的。例如，天生的抑制冲动、提前计划和延迟满足的能力使 OC 来访者成为世界上的实干家、储蓄者、计划者和修复者。他们是聚会后帮忙打扫卫生的客人，是为退休后不给别人添麻烦而存钱的人。他们在生活的各个方面都力求节制，注重诚实、公平，做正确的事情。他们是你看到的那些工作到深夜然后早起以确保事情顺利进展的人；他们是火车准时运行的原因（见表 1.1）。问题是，当你安静地坐在寺庙里或建造火箭时，过度控制的应对方式效果很好，但当涉及社会联结时，就会产生问题。

表 1.1 过度控制从根本上来说是亲社会的

OC 的特征	亲社会属性
延迟满足的能力	能节省资源以备不时之需
渴望正确、超越预期并表现出色	是群体繁荣和发展必备的能力
重视责任、义务和自我奉献	帮助社会繁荣，确保有需要的人得到照顾
重视规则和公平	帮助社会保持平衡，并能抵抗强大但不道德的个人或有害的社会压力
注重细节的加工和快速识别模式	提高精度，并提高发现和解决问题的可能性，从而使一切正常运行

对于 OC 来访者来说，他们最大的优点就是他们最大的缺点。当压制习惯性的自我控制才是适应性的反应时，过度的自我控制反而会耗尽这样做所需要的资源，这样一种两难的困境出现了：过度的自我控制耗尽了控制过度的自我控制所需的资源，使得替代性的应对方式（如小睡或寻求帮助）更难出现。在内里，OC 来访者可能会觉得自己是自我控制的囚徒，他们抑制（控制）自己情绪表达的自然倾向会让别人更难知道他们的痛苦，也更难提供帮助。此外，适应不良的 OC 应对方式是非常谨慎的表达。例如，一个过度控制的来访者在被问及时可能会淡化个人的痛苦，这使得临床医生更难识别问题（参见 RO DBT 教科书第六章关于"我很好"现象的内容）。OC 来访者感觉就像在一个陌生的场域中的陌生人，总是在观看，却很少参与。

四个核心缺陷

适应不良的过度控制是以四个核心缺陷为特征的。
1. 低接受度和低开放性,表现为对新奇的、意外的或不确定的反馈的开放性很低,通常会回避不确定性或未知的风险;对潜在的威胁高度警惕和怀疑;具有明显的对批评性反馈的拒绝或忽视。
2. 控制行为的灵活性较低,表现为对结构性和秩序的强迫性需求,极度完美主义;高度的社会义务和责任感;强迫性的排练、思虑和计划;强迫性的校正(compulsive fixing)和趋近应对;僵化的受规则约束的行为;高度的道德确定性(坚信只有一种"正确"的做事方式)。
3. 普遍的情绪表达抑制和情绪觉察水平低,表现为在环境中不适当的情绪表达抑制[例如,以扑克脸(flat face)回应恭维]或者不真诚、不一致的情绪表达(例如,感到痛苦时却微笑;并不关心的时候却表现出关心);对于痛苦情绪一贯地低水平表达;对身体感觉的觉察不足。
4. 与他人的社会联结和亲密度低,表现为冷漠和疏远的关系;有一种自己与众不同的感觉;频繁的社会比较;高水平的嫉妒和痛苦;同理心减少。

RO DBT 治疗立场

高度关注细节的完美主义者(也就是 OC 的来访者)是倾向于看到错误无处不在的,与此相反,RO DBT 不强调这些个体哪里有"问题",而是从在我们所有人中观察什么是健康开始,然后用这些观察来指导治疗干预。

RO DBT 的假设是个体的心理健康或幸福须具备 3 个相互作用的核心特征:
1. 对新的体验和否定性的反馈具备接受性和开放性,这是学习可以发生的前提。
2. 具备灵活的控制力,这样才能适应不断变化的环境条件。
3. 至少能与另一个人建立亲密关系和社会联结,因为物种的生存取决于我们在部落或者群体中形成长期关系和共同工作的能力。

其核心思想是,OC 来访者更有可能从优先强调寻求快乐、放松控制和与他人交往的价值的疗法中获益,而不是那些优先强调情绪调节、不回避、纠正缺陷和忍受痛苦的疗法。

另外,适应不良的过度控制的主要缺点本质上是关于社交的。例如,低开放性和情绪表达的普遍限制都被反复证明会对亲密的社交纽带的形成产生负面影响,导致与他人的隔离感的增强。OC 来访者遭受的情感孤独不是缺乏与他人的接触,而是缺乏联结。RO DBT 的主要目的不是专注于如何做得更好或更努力,而是帮助 OC 来访者学习如何重新加入他们的部落,并与他人建立牢固的社会关系。因此,治疗师在 RO DBT 中的角色可以被比喻为部落大使,他通过"欢迎回家"式的交流沟通来鼓励社交隔离的 OC 来访者重新加入他们的部落。"我们欣赏你实现和超越期待的愿望和为此所作出的自我牺牲。你很努力、很辛苦了,该好好休息一下(参见 RO DBT 教科书第六章中的"作为部落大使的治疗师")。

作为大使,RO 技能讲员的立场是友善、合作和幽默,而不是解决、纠正、限制或改进。此外,大使并不指望他们在其他国家接触的人会以他们的方式思考、感受或行动,或说相同的语言。大使们接触不同的人,学习他们的习俗和语言,不求任何回报。因此,RO 技能训练讲员是谦逊的,努力与他们的来访者寻找一种共同的语言,而不认为他们作为讲员的观点一定是正确的。大使们也是留面子的人：他们允许其他人（或国家）承认一些错误，但不会去揭对方的短。在谈判过程中，当事情变得极其紧张时，他们会给别人（和自己）减压，给到一些宽限，而不必立即理解、弄清楚或解决问题。然而，大使们也认识到，有时善意意味着告诉好朋友痛苦的事实，以帮助他们实现价值目标，同时也承认大使自身存在犯错的可能性。"治疗师作为部落大使"的原则体现在接下来描述的 RO DBT 治疗假设中。

基本假设

一般来说，治疗因干预目标而异（例如，神经化学缺陷、适应不良的图式、缺乏元认知意识、情绪失调、回避性的应对、童年创伤或者 RO DBT 中的社交信号缺陷）。然而，治疗在哲学上也有所不同（关于现实的本质、真理、自由意志、个人责任、健康、疾病、道德、社会责任和卫生保健提供者的角色等方面的假设）。重要的是，从 RO DBT 的角度来看，关于治疗的假设不是真理，而是行为的指导原则。以下假设与 RO 技能训练最为相关。

- RO DBT 将心理健康定义为 3 个因素的综合：接受能力、灵活性和社会联结。
- RO DBT 彰显我们的部落天性；它把社会联结的重要性作为个人福祉和物种生存的基础。
- 社交信号很重要！真实的亲社会信号的缺陷（而非过度）是过度控制障碍的核心问题，并被认为是 OC 来访者情感孤独的来源。
- 全然开放的假设是我们所见之事皆因自身而异，而非事物本来面目。
- 全然开放包括在受到挑战时，愿意通过问"我可能需要学习的是什么"而从中学习。
- RO 技能讲员认识到，全然的开放不是仅靠智力手段就能掌握的东西，他们自己练习全然开放的技能和自我询问，以便更有效地向他们的来访者示范和传授关键原则。
- RO 技能讲员对自己的情绪反应、个人感知和外显的行为反应负责，不会崩溃、下意识地自责或责怪他人，以鼓励他们的 OC 来访者进行类似的练习。
- RO DBT 鼓励来访者将问题视为成长的机会，而不是阻碍个人幸福的障碍。
- RO 技能讲员认识到，以为自己能完全理解来访者是一种傲慢的想法，但他们仍会继续努力去理解。
- RO 技能讲员认识到 OC 来访者经常遭受痛苦，即使他们可能并不总是表现出来。
- RO 技能讲员认识到 OC 来访者对待生活过于严肃，他们不需要学习如何变得更好或更努力工作，而是需要学习如何放松、玩耍，带着善意自嘲犯的错。
- RO 技能讲员认识到，除非他们的治疗师首先这么做，否则 OC 来访者不会相信开放地嬉戏、放松和解除抑制是社交上能被接受的。
- RO 技能讲员认识到，联盟破裂的修复最好在课外进行，例如课间休息或课后。
- RO 技能讲员鼓励来访者练习将障碍作为自我发现和自我询问的机会来庆祝。
- RO 技能讲员鼓励来访者参与冲突，而不是自动放弃；鼓励来访者坦率地披露和表达自己的情绪，而不是限制或谨慎地调控情绪的表达。

变化的主要机制：社交信号

通过将神经调节理论和情感表达的沟通功能与亲密社交纽带的形成联系起来，RO DBT 提出了一个关于过度控制行为导致心理痛苦的机制的独特论点。这一机制的一个核心组成部分是，基于生物气质的对威胁敏感性的升高使得过度控制的个体更难进入他们基于神经生物学的社交安全系统（T. R. Lynch et al., 2013; T. R. Lynch, Hempel & Dunkley, 2015）。感知到安全会启动大脑的一个区域（副交感神经系统的腹侧迷走神经复合体），这个区域与满足、友好和社交活动相关联，它通过肌肉的神经支配调节语音语调、做出适当的面部表情、听人说话和保持眼神接触（Porges, 1995, 2001）。当一个个体感到安全时，他会自然而然地产生与他人交往的欲望，并很容易在社交中表露出内心的体验，与他人产生共鸣。然而，当环境被感知为具有威胁性时，防御性唤起和"战或逃"反应成为主导，社交安全反应和发出真诚合作信号的能力受到损害（例如，当压力大时，我们只能装出一个真诚的微笑）。因此，过度控制的生物学气质——对威胁的敏感性和交感神经系统介导的社交安全反应的退缩，结合过度习得的掩盖内心感受的倾向，被假设为会产生社交排斥和孤独，从而加剧心理痛苦。这些观察有助于阐明与OC应对相关的独特痛苦：天生的掩盖内心感受的倾向导致了他们原本要预防的问题（即，人们更不愿与OC个体交往，认为他们不真诚）。因此，对于OC来访者来说，卓越的自我控制能力既是一种福祉，也是一种诅咒。OC来访者的抑制性控制能力允许他们延迟满足并比大多数人更努力地工作，然而强迫性自我控制和高度细节化的加工过程经常对他们的人际关系和幸福感产生负面影响。

重要的是，RO技能讲员和其他人一样是容易受到这些相互性的抑制作用的影响的。因此，讲员必须学会采取与关闭、僵住或模仿抑制性的表情等自动化冲动相反的行动，这些自动化冲动可能会在OC来访者的课堂中出现。根据作者的经验，治疗师在这种情况下最有可能体验到的情绪是羞辱（也就是低水平的羞耻感），它会触发一个人下意识地想要躲起来的行为冲动以及认为某人行为不当的想法（例如，在要求团体参与活动时）。当发生这种情况时，治疗师应阻止抑制或限制表达的自动化反应，自由地向团体披露他们的情绪、想法，用他的姿态向自己和他人传达没有什么可羞耻的（例如，扬眉、夸张的手势、浅笑、放松的姿势、幽默的使用）。RO DBT认为，一个技能讲员反复使用这种方法会减少不合理的羞耻感，向团体发出情绪表达并不危险的信号，并通过微模仿促进社交安全。

此外，鼓励讲员练习打开自己，通过幽默，或者谦逊地披露自己的怪癖和失误，展示不把自己太当回事的意愿。技能讲员应该留心，生物气质倾向使一个OC来访者更难从社交互动里潜在好处的经验中受益（见第二章）。因此，治疗师鼓励OC来访者在练习人际交往之前有必要使用激活社交安全系统的RO技能（详见讲义3.1：通过改变生理改变社交互动）。最后，讲员应该鼓励来访者使用其他RO技能——聚焦于人际关系的技能——例如，对批评性反馈保持开放（灵活心念ADOPTS），披露而不是掩盖内心感受（灵活心念ALLOW），原谅自我和他人（灵活心念HEART），和学习如何认可（灵活心念认可）。本手册中概述的绝大多数RO技能都是从这些核心理论观点中衍生出来的。

治疗结构和靶目标

RO DBT已经在广泛的临床环境中（住院、日间医院和单独的技能训练）被研究和应用，而本手册中概述的方法主要来源于门诊治疗模式。RO DBT门诊治疗方案包括每周1小时的个体治疗和每周2.5小时的技能训练课程，时间约为30周。建议开展电话技能教练、个体治疗时间之外联系治疗师和每周开展治疗师咨询、督导会议，但不强制要求。RO DBT认识到，临床医生和治疗设计可能需要根据每个来访者的需求和（或）环境的约束来调整推荐的结构。例如，通过增加个体治疗次数，允许来访者重复参加技能训练课程，或根据环境、财务的限制做现实的调整。

当处理过度控制的问题时，有效的治疗靶目标的确立关键是不要仅仅关注内在体验（如情绪失调、适应不良的认知、元认知觉察的缺乏或过去的创伤记忆），把它们作为过度控制痛苦的来源。相反，RO DBT 将间接、隐蔽和受限的社交信号作为靶目标，把它们看作 OC 来访者情感孤独、孤立和痛苦的主要来源。大量的研究表明，与情境不协调的情绪表达抑制或情绪的不一致表达（即外在表达与内在体验不匹配）更容易被认为是不可信或不真实的（Boone & Buck，2003；English & John，2013；Kernis & Goldman，2006）并且与社会联结减少相关（Maussetal，2011）。间接的社交信号会干扰社交联系，因为它们让人更难了解信号发送者的真实意图（例如，皱眉可能反映出强烈的兴趣或者反对）。至关重要的是，与非抑制者相比，情绪表达的慢性抑制者报告称，他们认为自己是不真实的，并且误导他人看不到他们真实的自我（Gross & John，2003）。然而，间接或经过伪装的社交信号是非常强大的，因为它们允许发送者在无需承认的情况下影响他人——也就是说，它们包含貌似合理的推辞："什么？我生气了？不，我只是没说话而已"或者"别担心……我喜欢你，我从不对你的笑话发笑，仅仅是因为我不觉得它们好笑"。

RO DBT 使用一个三步的过程来处理间接沟通和经过伪装的要求。第一，个体治疗师在治疗的导入和承诺阶段介绍掩盖内心感受的问题（理想情况下，在第三次会谈；参见 RO DBT 教科书），为未来的靶目标设定做准备。第二，为了便于识别间接社交信号靶目标，治疗师被鼓励在整个治疗过程中反复自我询问："我的 OC 来访者的社交信号会如何影响社交联结？"此外，OC 来访者被鼓励与他们的治疗师（或技能讲员）一起，通过自我询问，培养对他们的社交信号风格的好奇心。与 OC 来访者自我询问有关的问题包括：

- 我在多大程度上对自己表达情感、意图和信念的方式感到自豪？我会鼓励另一个人或一个小孩做出类似的行为吗？这对我的价值目标有什么启示呢？
- 我需要从自己向他人传达需求和愿望的方式中学到什么？我愿意在多大程度上真正审视我的社交信号行为？这说明了什么呢？
- 是什么阻止我直接向别人提出我需要的或想要的？这在我和这个人的关系或者我如何看待自己方面说明了什么？我需要做哪些不同的事情，改变什么或者学习什么？

第三，RO 技能训练通过教授专门设计的技能（例如，灵活心念 REVEAL 技能；见第 16 课）来针对性地处理适应不良的间接社交信号发送问题。坦诚地标识和技能训练公开地暴露了一个通常被严守的秘密，这使得有社会责任心的 OC 来访者很难继续（对他人和自己）假装他们的间接社交信号方式不存在或不是问题（或者可能是一种适当的行为方式）。从本质上说，明确命名了问题，OC 来访者就失去了否认这个貌似合理的盾牌，促使他们做出与诚实、公平、做正确的事情的价值观相关的亲社会行为，并激发他们练习和实践与直接、坦率地表达情感相关的新 RO 技能。

个体治疗的治疗靶目标层级

个体治疗的治疗靶目标按等级组织成三类：
1. 严重且紧急的威胁生命的行为
2. 治疗联盟破裂
3. 与 5 个 OC 行为主题相关的适应不良性 OC 社交信号（见图 1.1）

RO DBT 教科书详细描述了每个级别的治疗干预措施。

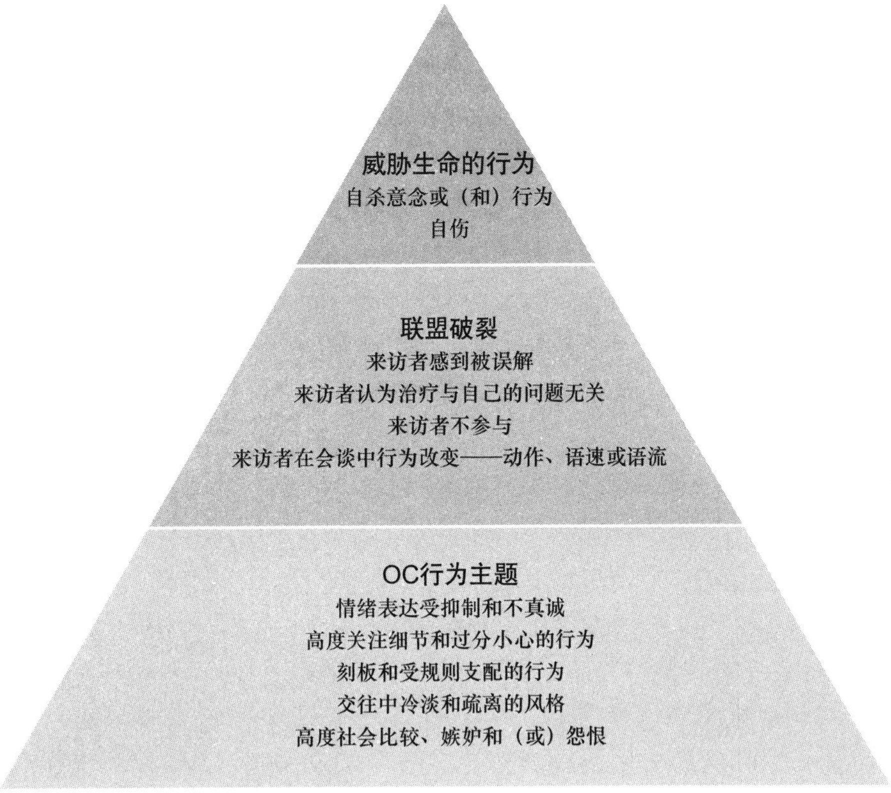

```
威胁生命的行为
  自杀意念或（和）行为
  自伤

联盟破裂
  来访者感到被误解
  来访者认为治疗与自己的问题无关
  来访者不参与
  来访者在会谈中行为改变——动作、语速或语流

OC 行为主题
  情绪表达受抑制和不真诚
  高度关注细节和过分小心的行为
  刻板和受规则支配的行为
  交往中冷淡和疏离的风格
  高度社会比较、嫉妒和（或）怨恨
```

图 1.1 针对过度控制障碍个体的治疗目标等级

RO 技能训练：总体目标和靶点

RO 技能训练的主要目的是传授新知识和鼓励自我发现（也就是说，是教育而不是疗愈）。RO 技能讲员被鼓励采用一种与世界上最好的老师所展示的热情、激情和好奇心相一致的教学风格。最好的老师喜欢学习！他们所教课题的知识渊博，同时也是谦逊的。他们鼓励学生挑战他们所阐述的东西，当学生超越了他们个人的理解时，他们会很高兴。从 RO DBT 的角度来看，这需要 RO 技能讲员实践他们所宣扬的（也就是说，他们在自己的生活中应用 RO 技能获取直接的经验）。

由于 RO 技能训练的主要目的是传授技能，所以它是在课堂上进行的，而治疗的技能训练部分被称为 RO 技能训练班，以便将它与小组治疗或过程小组*区分开来。这种语言的使用是有目的的，它有助于提醒不情愿的 OC 来访者他们以前在教育环境中的成功经验（参见 RO DBT 教材第四章中的"导入和承诺"，以及 RO DBT 教材第五章中的"通过导入和承诺增强来访者参与度"）。

与 RO DBT 个案类似，RO 技能训练班的治疗靶点和目标可以按照等级结构进行安排（见图 1.2）。等级体系有助于指导讲员的行为和注意力，无论是在实际的课堂教学还是课外。等级结构还区分了可以忽略的（适应不良的）行为、应该在课堂上忽略但要私下加以处理的行为和必须在课堂上处理的行为。例如，不要公开告诫迟到的来访者，也不要想当然地认为不参与意味着不投入治疗。RO 技能讲员可能会在课堂上假定来访者没有问题，而私下里直接跟来访者探讨不参与的问题。此外，RO DBT

---

*译者注：在心理治疗中，过程小组（process group）通常是指一组患者或来访者，他们共同参与一个治疗过程，通过互相交流和分享经验帮助彼此。

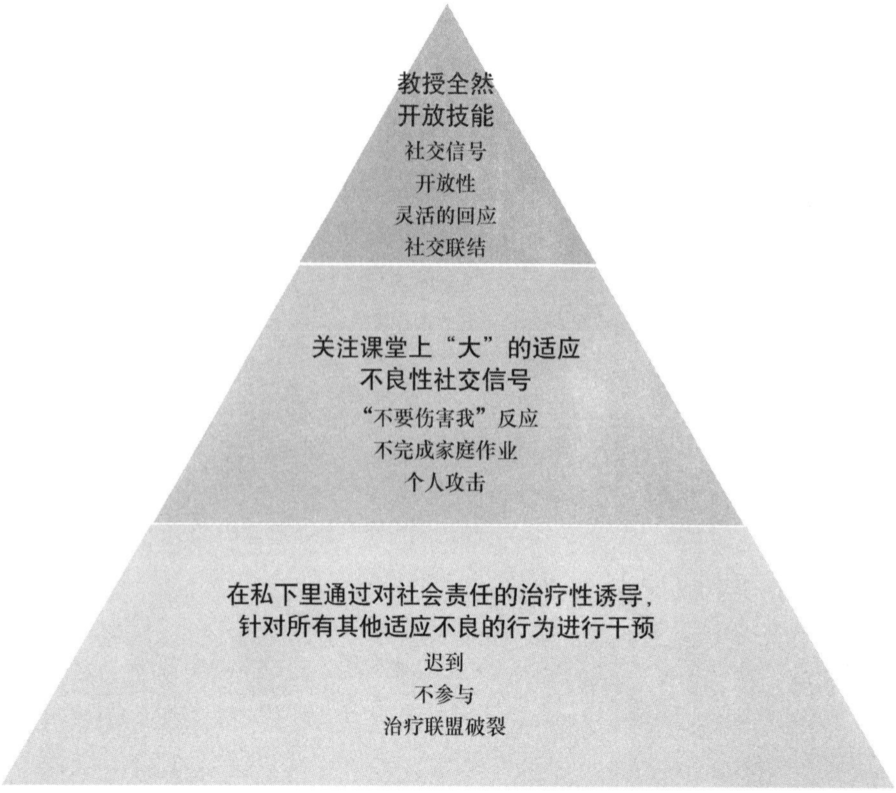

```
        教授全然
        开放技能
        社交信号
         开放性
        灵活的回应
         社交联结

    关注课堂上"大"的适应
       不良性社交信号
       "不要伤害我"反应
        不完成家庭作业
          个人攻击

 在私下里通过对社会责任的治疗性诱导,
   针对所有其他适应不良的行为进行干预
           迟到
          不参与
         治疗联盟破裂
```

图 1.2　RO 技能训练目标等级

技能课程并不是为学员提供一个论坛,让他们练习相互给予批评性的或人际的反馈,分享不相关的故事,回忆过去,或告诉其他人他们应该如何应对问题(详细策略见第三章)。

最后,在 RO DBT 中没有一个正式的课堂规则列表。事实上,正式地回顾课堂行为的规则清单被认为是不必要的,甚至是有问题的(有关课堂规则如何成为问题的临床示例,请参阅第三章)。

让 OC 来访者了解 RO 技能训练

理想情况下,来访者应在 RO DBT 治疗的第三周开始参加 RO 技能训练班。因此,在第二次会谈中,个体治疗师应简要概述 RO 技能训练班的基本原理和结构,并获得加入日程最近的班级的承诺(见 RO DBT 教科书第四章"导入和承诺")。治疗师应该强调 RO 技能训练的主要目的是学习新的技能,而不是处理内心的感受、练习给别人反馈或透露非常私人的信息。对于治疗师来说,将 RO 技能训练称为一个班级而不是一个团体是很重要的。将 RO 技能训练作为一门课程,不仅更准确地反映了它的主要功能(即学习新技能),还能帮助那些对团体活动有负面记忆或失败经验的 OC 来访者减少自动化的回避。

对上课出勤的讨论应该使用一种毋庸置疑的态度,因为学习新的技能和新的应对方式是治疗的本质。治疗师应该采取一种来上课是自然而然的事儿,并不需要劝说或说服 OC 来访者的立场。这种态度与医院里的护士要求患者在手术前脱下衣服换上病号服的态度相似;尽管大多数人在被要求这样做时都会感到焦虑或轻微的尴尬,但护士以轻松、就事论事的语气讲话,传递出的信息就是这种要求是治疗的常规部分,而非问题。

治疗师善意地尝试帮助报告对参加课程有社交焦虑的 OC 来访者做准备（例如，通过事先教授情绪调节或放松技巧），可能会无意中发出这样一个信息，即：来访者的担心是合理的，这可能会不必要地延长做出承诺的时间，有时甚至是几个月。这就像告诉一个来上马术课的人，马没有危险，可却在第一次骑马之前就给这个人穿戴上了全套的盔甲。其他专业人士的意见，或来访者家人讲述的关于来访者过去对改变的负面反应的故事，都可能加剧治疗师的恐惧和担忧。

治疗师应该采用非防御、非强制、非抱歉的立场和姿态，而不是去假设可能会有阻力，就类似于 Mary Poppins 在 1964 年的迪士尼同名电影中扮演的角色那样积极而坚定的态度，传递的信号是相信 OC 来访者与生俱来参加技能训练课程的能力。与 OC 来访者一起工作的核心思想是要记住，假定来访者自身的能力能够胜任。它之所以有效，是因为它表明了对 OC 来访者固有能力的积极信念（"一勺糖"），并设定课堂出勤（"药物"）是无可辩驳的，同时忽略（放到消退日程表上）OC 来访者暗示的任何与之相左的间接社交信号（见第 16 课 "'推拒'和'不要伤害我'反应"的相关材料）。实际上，OC 来访者大多是高度意识到自己优越的自我控制能力的，已经知道如果他们决定了，他们可以毫无怨言地忍受痛苦或生理上的疼痛，他们非常清楚自己的固有能力，能够抵制冲动（比如吃的欲望）、延迟满足或者对住在一起的某人几个小时、几天、几周甚至几年不说话，仅仅是因为他们决定这样做。他们与生俱来的控制能力使他们很难被治疗并且在主导人际关系（尽管这可能是一个被谨慎保守的秘密）。为了帮助不情愿的 OC 来访者实现他们的全部潜力，RO DBT 拥抱 OC 来访者固有的卓越的自我控制力，同时强调他们的核心价值观，那涉及做正确的事情、正直的行为和以履行承诺为荣。

然而，这些原则的成功实施有时需要治疗师进行自我询问，反思他们的个人反应或他们对治疗师这个角色的信念，他们对什么是有效治疗的看法，以及（或）他们对来访者的看法和态度。治疗师在向 OC 来访者介绍参加 RO 技能课程的必要性时，应警惕自己强烈的帮他们做心理准备、安抚或谨慎行事的欲望，并应将此作为自我成长的机会。

自我询问的问题举例如下：
- 如果我不小心翼翼地对待这位来访者，我害怕会发生什么？
- 我是否把来访者假定成了脆弱的或能力不足的？
- 为什么我认为帮来访者为课堂参与做心理准备是如此重要？
- 有没有可能是我之前的经验或这个来访者潜移默化地影响了我，让我认为技能课程对来访者来说将是极其困难的？

综上所述，治疗师不应假设来访者无能，而是应提醒 OC 来访者，他们在类似情况下已经有了大量的经验（也就是说，他们已经上过学并参加过有组织的课堂活动）。参加 RO 技能训练班就像回到学校一样——重点会放在教的内容上，而不是要教的人身上。OC 来访者卓越的自我控制能力以及他们之前的课堂经验就是他们有能力参加 RO 课堂的证明。

最后，本手册的结构是用于门诊设置的，包括开放式和封闭式小组。在开放式小组设置中，来访者可以随时加入技能组（RO 整合周除外，见第 30 课；也可参阅第四章中使用本手册的说明）。在封闭式小组中，所有来访者同时从第一课开始，新的来访者要等待，直到一个新的组开始。然而，应该指出的是，RO 技能训练课程可以灵活使用，以适应治疗提供者的需求和（或）限制。例如，RO 技能已经成功地应用于住院部、日间医院和司法环境（T. R. Lynch et al., 2013；Keogh, Booth, Baird, & Davenport, 2016）以及青少年和家庭（Simic, Stewart, Hunt, Konstantellou, & Underdown, 2016），还有，作为一种增效策略（Chen et al., 2015）。

第一章 技能训练课程的基本原理、治疗概述和整体结构

结构化的 RO 技能训练课

本手册包含 20 个新技能，压缩成 30 节课（或周），其中 RO 正念技能学习会重复一次（见表 1.2）。只要有可能，讲员就应该寻找机会，将每一项新技能与来访者所看重的、与社会联结紧密相关的目标联系起来。例如，在回顾作业时，讲员可能会问来访者一项新技能对其人际关系的影响程度。

表 1.2 RO 技能训练，第 1～30 周

周/课	课程主题
1	全然开放
2	理解情绪
3	激活社交安全系统
4	通过慈心提高开放性和社交联结
5	参与新奇的行为
6	情绪是如何帮助我们的？
7	理解过度控制的应对方式
8	部落很重要：理解拒绝和难为情的情绪
9	社交信号很重要！
10	利用社交信号来践行你的价值观：灵活心念 DEEP
11	正念训练，第一部分：过度控制的心念状态
12	正念训练，第二部分："什么"技能
13	正念训练，第三部分：核心正念"如何"技能：带着自我询问
14	正念训练，第四部分："如何"技能
15	人际诚实，第一部分：说出我们真实的想法
16	人际诚实，第二部分：灵活心念 REVEAL
17	人际效能：仁爱置顶
18	带着开放的心清晰有力地表达
19	用"认可"来展现社会包容
20	增强社会联结，第一部分
21	增强社会联结，第二部分
22	从矫正性反馈中学习
23	正念训练，第一部分：过度控制的心念状态（复习第 11 课）
24	正念训练，第二部分："什么"技能（复习第 12 课）
25	正念训练，第三部分：核心正念"如何"技能：带着自我询问（复习第 13 课）
26	正念训练，第四部分："如何"技能（复习第 14 课）
27	嫉妒与怨恨
28	愤世嫉俗、怨天尤人和听天由命
29	学着去原谅
30	RO 整合周

每次技能训练课的时间设置都是 2.5 小时，包括作业回顾、短暂休息和新的教学。讲义和作业单的纸质副本被认为是学习过程中必不可少的，应该在技能训练课程中提供。在不迟于第一堂课的当天，每个学员都要拿到一个 RO 技能训练文件夹，里面包含了所有的作业单和课堂讲义的复印件，应提供可以做笔记用的笔。讲员应提醒学员在上课时带好自己的 RO 技能文件夹，并为那些可能忘记带 RO 技能文件夹或把文件放错地方的学员准备一些额外的讲义和作业单。

治疗师也应该采用一个标准化的方案来联系缺席的学员，这通常需要在刚开始上课的时候让协同讲员暂时离开房间（例如，在正念练习时），简短地电话联系所有缺席的成员，鼓励他们参加当天的课。如果只需要很短的时间，可以同时评估和阻止适应不良的行为。例如，如果一个来访者说他太沮丧了以至于不能来上课，治疗师可能会说："这正是你需要练习技能的时候，做跟你把自己隔离起来的愿望相反的事，就是来上课。所以我希望你现在就坐车来上课。"要强烈表明总的治疗立场，即参加技能训练班对真正的康复至关重要，不是可有可无的。课程结构的概述如下：

- **课程的开始** 教师应建立按时开课的课堂规范；推迟上课会让你更难完成当天的课程计划，或者暗示迟到是可以的（因为"我们从不准时上课"）。事实上，推迟开课等待缺席成员可能会被那些准时到达的 OC 成员解读为非认可性的，并可能引发不公平、嫉妒或怨恨的情绪，这可能会微妙地破坏课堂功能，影响出勤率或引发联盟破裂。因此，如前所述，不应推迟上课时间，协同讲员应走出去给所有尚未到达的成员打电话，鼓励他们参加。

- **简短的正念练习（1～10 分钟）** 每节课开始时都进行简短的正念练习，理想情况下，该练习应与当天课堂上教授的新技能相联系。练习之后可以进行简短的讨论和分享观察结果，但之后不需要进一步讨论。此外，与不动声色地觉察的静默练习（如正念呼吸）不同，RO 正念练习优先考虑反复暴露性的练习，包括自我询问、跟同伴自我暴露和无计划参与。当涉及无计划参与时，鼓励讲员使用本手册中提供的"无计划参与"练习，而不是创建自己的（参见本章中后文的"直接按照手册进行教学"）。

- **作业回顾（约 40 分钟）** 接下来，讲员会检查前一周布置的作业，确保参与者有时间分享他们的作业。重要的是，RO 的日记卡不应该在 RO 技能训练课上回顾。虽然 RO DBT 日记卡包含了前一周使用的技能列表，但它仅用于个体治疗期间使用。

- **休息（10～15 分钟）** 回顾完作业后，会有一个短暂的休息时间。在课间休息时，应有至少一名讲员继续与其他学员待在一起。这促进了社交互动，提供了技能训练和鼓励参与的机会。休息时间也给 OC 来访者提供了一个在非结构化环境中练习社交技能的机会。此外，课间休息是讲员私下解决适应不良的行为和（或）潜在的关系破裂的核心方式。此外，课间休息为讲员提供了塑形亲社会课堂行为的重要机会（参见第三章"社会责任感的治疗性诱导方案"）或管理潜在的关系破裂。

- **本周或本节课的新技能教学（约 50 分钟）** 课间休息后，下半节课开始，由一名讲员教授本周的新材料。

- **布置作业（约 5 分钟）** 在课程结束前，要布置下周（也就是下一节课之前）的家庭作业。参加者也被鼓励继续练习他们以前学过的 RO 技能。讲员应寻找机会增加作业，为整个班级提供备选的作业，并（或）为特定的来访者提供针对具体相关问题的个性化的作业。分配给特定来访者的个性化作业应该是双方一致同意其适用性的，而且最好不要过于复杂或耗时。讲员应该把额外的家庭作业记录下来，以提醒自己跟进来访者个性化作业的完成进展情况。

RO 技能训练小组的组成

与 OC 来访者一起进行的技能课程最好由 7～9 名学员和 2 名讲员组成。虽然这似乎有点违背直觉，考虑过度控制的社交焦虑本质，对于 OC 来访者，小班（4 人或更少）比大班更困难和（或）更容易引起焦虑。造成这一明显难题的原因是，OC 来访者不喜欢受到关注。大多数来访者不习惯被注意，在人际互动的中心会让他们感到不舒适，小班自然提供了更多个性化的关注，而大班自然会让焦虑的来访者更容易在短时间内淡出背景，从而减轻他们的压力（例如，当他们需要时间来反思或调整时），同时不破坏课堂或引起不必要的注意。

因此，当某天的课堂上只有 4 个或更少的成员时（不管原因是什么），建议只有 1 名讲员授课（而不是像在一个较大的班级中通常有 2 名技能讲员）。在一个只有少数成员的班级里，如果有两个老师，可能会造成情绪上的紧张或暴露感，导致学习变成痛苦的，而承诺则会减弱。教师应避免根据班级成员的意见做出决定的诱惑；几乎无一例外的是，大多数参与者会报告说，他们很好，甚至对两位讲员都留下来感到高兴（回想一下 OC 的亲社会性质），而私下里却不这么认为，或者后来后悔自己的同意，而不让人知道。正如他们掩盖内心感受的自然倾向使他们不太可能说出房间温度高那样，他们也不太可能在被问及小班授课时说感到不舒服（参见本章中后文的"通过最大化物理环境最大化学习效果"）。

用去诊断的思维方式来扩大班级人数

好消息是，由于过度控制是一个跨诊断的问题，囊括了一系列具有相似生物气质特征和行为的障碍，因此临床上创建跨诊断 RO 技能训练班是合适的，而不是只关注入组成员的诊断状态。简单地说，只要班上的所有成员都同意过度控制是他们的应对方式（并同意针对这个问题采取行动），其诊断就并不重要*。RO 技能训练课程可能包括一系列不同问题和（或）诊断的个体，如厌食症、慢性抑郁、孤独症谱系障碍、慢性背部疼痛、难治性焦虑、强迫型人格障碍、偏执型人格障碍。

事实上，我们的临床经验表明，跨诊断的 RO 技能训练班的组成可能更理想，因为它们为 OC 来访者提供了一个独特的机会，让 OC 来访者从多样性中学习（OC 来访者通常会强迫性地寻求相同），并带来意想不到的临床受益。例如，一个被诊断为神经性厌食的年轻人可能会突然发现自己坐在一个被诊断为慢性抑郁和强迫型人格障碍的老年人旁边。他们都能很快认识到彼此的共同特质或价值观和痛苦挣扎，理想情况下，他们还能从表面上看起来很不一样的人身上学到东西。另外，如果一个人想要真正地以不同的方式看世界和（或）做出重要的生活改变，不总在同一个池子里游泳也会有所帮助。因此，患有厌食症的 OC 来访者突然不再只是被"进食障碍"的学员包围，这些学员可能会频繁地引发体重或身体形象的社会比较，从而强化对外在形象的强迫性关注或限制饮食。同样的，患有慢性抑郁的老年人可能会发现自己受到一个焦虑地学习如何应对的年轻人的挑战，并对新的可能性感到兴奋，

---

* 在某些临床环境中，特别是那些已经使用标准辩证行为疗法的环境中，可能会倾向于将过度控制和控制不足（under controlled，UC）的来访者归为一类。一般来说，不建议这样做，原因有两个：首先，RO 技能处理的是过度控制的问题，并与标准 DBT 中针对控制不足的问题教授的技能有根本的不同；其次，大多数 UC 来访者健谈且热情洋溢，这可能会在不经意间导致 UC 来访者的观察主导了课堂讨论，而更为克制的 OC 学员就会投入较少。如果被问及，OC 来访者可能会报告说对此非常满意，同时暗中怀有评判性想法或希望可以减少讲员对自己的个人参与的期待。

而不是自动化地认为什么都不会改变或生活是无望的。

此外，由于治疗的核心目标是帮助 OC 来访者学习如何与他人建立真诚、诚实和相互关心的关系，所以 RO DBT 并不认为班级成员在课外一起社交是一个问题。有趣的是，我们在临床试验中观察到，在没有提示的情况下，OC 来访者在完成治疗后往往会独立地形成由班级成员组成的社交网络，这一做法似乎有助于继续使用核心的全然开放和社交联结技能。这些独立形成的班级部落或结疗后的小组通常每周聚会一次，不涉及临床的监管，由来访者组织和管理，聚会通常在非临床环境中进行，如来访者的家、社区会议厅或当地酒吧。来访者对这些结疗后的团体有着高度的热情，利用它们来保持联系，与志趣相投的人练习 RO 技能，有时甚至找到终身伴侣。因此，当 RO 技能训练班独立地进行 OC 部落的创建时，治疗师应该赞美来访者的创造力，除非来访者特别请求帮助，其余时候治疗师应该避免干扰、指导或管理来访者结疗后自发的活动。不管来访者的举措如何，治疗项目被鼓励在可能的情况下，将类似的后续服务内容整合到现有的治疗路径中。虽然没有正式的要求，持续实践 RO 技能获得的好处可能是巨大的。

通过最大化物理环境最大化学习效果

物理治疗环境在提高来访者的参与和获得成功的结局方面可以是一个关键因素。这一点在 RO DBT 中被给予很高的优先级与 OC 来访者天生的生物气质-心理倾向有关，即具有高度的威胁敏感性。OC 来访者更有可能被其他人忽视的环境刺激引发低水平的防御性唤起。当被问及时，他们也不太可能承认自己有焦虑的防御唤起。治疗的主要目标是帮助 OC 来访者学习到，社会交往本身就可以是奖赏性的，在他人身边是有可能体验到安全感的。治疗不是让 OC 来访者通过勇敢面对或采取相反行为克服、击败或控制他们的社交焦虑。

因此，治疗师主动控制物理环境是有帮助的，以减少 OC 特质干扰来访者学习如何玩得开心、玩耍、更自由地表达自己、放松和不那么严肃。这意味着要考虑一系列常见的微妙的物理和非语言因素，这些因素可以增强（或减少）OC 来访者的社交安全体验。治疗师，即使是那些认为倾向于 OC 的治疗师，也不应该因为他们自己没有受到困扰，或者因为来访者否认不适而忽视这些因素。

OC 来访者通常比其他人更需要个人身体空间。身体距离的接近是亲密或对峙的非语言信号（Morris，2002）。RO 技能讲员应在教室里以最大化物理距离的方式安排座位。理想情况下，这种安排将包括一张长桌子，周围摆放着餐厅风格的椅子，并在前面放置某种白板或挂图，供讲员书写（见图 1.3）。这种课堂式的设置表明，小组的目的是学习技能，就像学习代数一样；桌子和房间的布置也为小组成员之间提供了一个物理缓冲，这一功能减少了 OC 来访者的暴露感，同时也为做笔记提供了空间，这可以给 OC 来访者时间去用一种不那么明显的方式调控自己。理想情况下，技能课程应该在一个宽敞通风的房间里进行，最多可容纳 9 人。一个大房间也允许来访者有更大的自由度来调整他们的座位或把他们的椅子移到离别人更远的地方，而不会引起别人的注意。

同样重要的是，技能训练课程要考虑室温。对于大多数人来说，炎热或非常温暖的环境自然会引发排汗。对于许多 OC 来访者来说，出汗是一种与焦虑和适应不良性回避有关的条件刺激。治疗师应将教室的温度设置在正常温度以下，如有必要，还应配备风扇或其他降温设备。一般来说，规则是保持教室凉爽。应鼓励觉得教室太冷的学员多穿几层衣服。

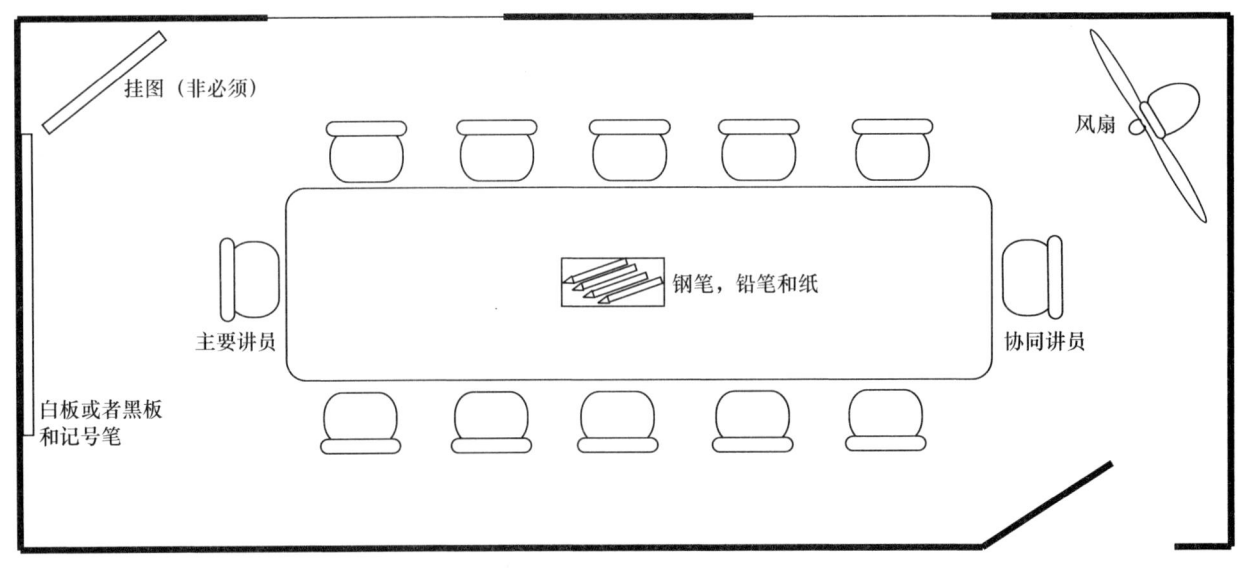

图 1.3　RO 技能教室布局

直接按照手册进行教学

尽管治疗师因为个人和（或）理论偏好，没有明确遵循本手册来教学可能会产生很多潜在的好处。我培养和督导了成千上万的治疗师，经验一再证实，偏离手册几乎总是会创造出更多的问题。这本手册就像菜谱。当学习一个新的菜谱时，好的厨师知道如果他们遵循这个菜谱，最有可能得到最美味的结果。同样地，RO 技能治疗师也被鼓励遵循这个方法，尤其是在第一次学习 RO 技能时。另外，使用手册还会暗暗植入一个关于谦卑和易错性的核心 RO 原则，这是 OC 来访者需要学习的。

依从手册来操作的科学、临床和伦理原因显而易见，特别是当学习一个新的循证方法或治疗时。想象一下被心脏外科医生手术会有更明显的体验，外科医生在使用一个新的或刚学到的技术时，如果还没有练习好最初始的方案，就改变或忽略特定的步骤，你会怎么想？重点是，人们更喜欢那些先成为一个新方案的专家，然后再考虑革新的心脏外科医生。同样地，RO 技能讲员被鼓励给自己时间来充分学习新的技能和原则，并成为依从手册教学的专家，然后再考虑修订、删除或创建新的技能或练习。

当治疗师和技能讲员偏离模板时可能出现的问题类型如下例所示。两位讲员都是经验丰富的治疗师（虽然对 RO DBT 来说还是新手），他们决定在 RO 技能训练课上引入一款新游戏。它没有包括在手册中，但设计的目的是创造性地扩展 RO "无计划参与"的练习，更广泛地提高课堂趣味和参与度，因为这个游戏被设计为在每一节课上都要玩。

游戏规则要求班级成员在讨论中插入一个写在白板上的之前选出来的无脑单词或短语，比如"西兰花""亲亲""你有福啦"或"会说话的马"。当无脑词被成功插入评论或陈述之后，会先停止教学，为获胜的人鼓掌，然后获胜者须想出一个新的无脑词来代替旧的，这标志着新一轮游戏的开始，每节课可能会有几轮。讲员很小心地引导学生了解游戏背后的基本原理，并在取得学生同意后才进行游戏。令他们高兴的是，这个班不仅接受了这个游戏，还提供了一些有用的建议，使它更有趣。在游戏的前两周，使用这些词语的程度明显增多，这进一步激发了大家的热情。第二周，在回顾作业的时候，一个不太爱说话的学员请求分享一个增加游戏乐趣的新点子。讲员鼓励来访者继续，以强化来访者的参与。来访者接着描述了一个新的规则，要求获胜者不仅要把这个无脑词加入他的陈述中，而且语法还得是正确的。全班投票支持这项新规则，并在当天将其纳入游戏。然而在接下来的那周，就"语法"这个词的意义发生了一场小辩论，有两名学员报告说感到焦虑，担心自己没有足够的能力竞争。技能讲员试图使用夸张的手势、热情的表达和提醒全班游戏不是关于完美的，来纠正这个局面。课间休息时，另一位学员向讲员透露，尽管他们对游戏保有热情，但他们发现上课时更难集中注意力，因为他们一直在想那个无脑词。而且，对比赛规则的频繁讨论，以及为获胜者鼓掌时的打断，都消耗了讲员们用来教授本应是当天主要任务的 RO 技能的时间。讲员们得出结论，也许这个新游戏并不是个好主意。

经过反思，不难看出刚才描述的游戏必定会导致一些困难。它鼓励了有着高度竞争性的来访者之间的竞争，却没有明确说明（也就是说，有赢家，但没有输家）；它违背了 RO "无计划参与"的核心原则，因为它不经过某种形式的排练或计划是不可能获胜的；而且它通过游戏规则强化了 OC 非适应性的、僵化和受规则支配的行为。核心 RO 技能训练原则和结构化的建议被忽视了。例如，游戏占据了大量的课堂时间。讲员们不仅把游戏设计成每节课都要玩儿的，还要停下 RO 技能教学，来让获胜者得到掌声，并有足够的时间在白板上写下一个无脑词。此外，这个游戏不是鼓励"无计划参与"的技能，而是鼓励了多任务加工和提前计划。

幸运的是，在这个实例中，讲员很快调整了他们的教学风格，并在他们的咨询团队的鼓励下，在下一周的课上承认了这一错误。这款游戏转化成了一个隐喻，象征着自我询问的重要性，并最终成为一首名为《傲慢不是很有趣吗？》的班歌。在督导中，技能讲员利用这段经历作为自我询问的机会，从而带来了重要的个人和专业成长。例如，一个讲员的自我询问让他们意识到不想遵循手册的部分原因是出于耗竭（哦不，我不想再学一种新的疗法了！），而另一些人表示他们抵制使用手册是因为他们认为这将反映出无能或者他们不够聪明，不能把核心原则运用自如。一些人透露，他们选择不使用手册是基于之前的培训，那些培训认为经验丰富的治疗师在不遵循手册时能做得更好。还有一些人说，对治疗本身的某些方面感到尴尬或不舒服（比如需要进行角色扮演的教学或故事的戏剧性的故事阅读）。无论如何，本节的主要目的是鼓励治疗师在发现自己不想使用手册时练习自我询问。

以下是一些自我询问的例子：

- 我在多大程度上真正遵循了 RO 治疗手册？问这个问题时，我感受到多大的能量或阻力？这对于我学习新疗法的意愿能说明什么吗？我需要学习的是什么？
- 如果我遵循了手册，我担心会发生什么？
- 我之前的培训在多大程度上影响了我学习 RO DBT 的行为和（或）开放程度？作为一个医疗保健服务的提供者，这对我意味着什么？
- 我开始学 RO DBT 的时候开放程度如何？我的开放程度改变了吗？这说明了什么吗？我可能需要学习的是什么？
- 哪些核心 RO 原则或干预是我不同意或认为是错误的？我在多大程度上坚持另一种治疗模式？这对我学习和使用这个疗法有什么影响？这告诉了我关于我自己的什么？
- 我在多大程度上认为，由于我的特殊地位、训练或天赋而要求我按原计划练习 RO DBT 是不公平的？我可能需要学习的是什么？

总结

全然开放的辩证行为疗法（RO DBT）是一种循证治疗方法，专门针对过度控制问题而设计。在 RO DBT 中，干预措施强调了我们作为人的部落天性以及亲社会信号发送、自我询问和社交联结对情绪健康的重要性。本章的目的是对 RO DBT 技能训练课作为一个临床项目引入时需要考虑的核心原则和结构要素做简要的概述。

第二章

辩证、全然开放和自我询问

RO DBT 中有三个核心哲学原则和思想，对治疗师的治疗方式产生重要的影响：

（1）辩证
（2）全然开放
（3）自我询问

RO DBT 中的辩证为治疗师在一次治疗中平衡和转换看上去不同的治疗风格提供了一个理论上合乎逻辑的方法——比如玩笑式的不敬与富有同情心的严肃。全然开放是 RO DBT 中的核心原则和技能。它代表了三种对情绪健康至关重要的能力的融合：开放性、灵活性和社会联结。自我询问是一种核心的 RO 正念技能，鼓励个体发展健康的自我怀疑以促进学习。本章的主要目的是为每一项原则提供理论基础的概述，并解释这三项原则是如何影响 RO DBT 治疗师（或 RO 技能训练讲员）在治疗中的行为表现的。

为什么要辩证？

RO DBT 中的辩证的策略与格式塔疗法中的存在主义和辩证法哲学（Perls，1969），以及标准 DBT 干预中的辩证原则有着相同的根源（Linehan，1993a）。辩证思维包括三个发展阶段：一个命题（例如"自我控制永远是必要的"），带来相应的反应；一个对立的命题（例如"太多的自我控制总是不健康的"），它跟上一个命题是矛盾的，似乎否定了上一个命题；而这两个对立视角形成的张力通过两者的综合得以解决，理想情况下，这不仅仅是妥协，而是产生更高级的功能（例如对于前面提到的两个例子的综合结果可能就是愿意根据情境需要灵活地选择放弃控制）。黑格尔的辩证法包括五个关键的概念或假设：

（1）一切都是短暂和有限的。
（2）生活中一切重要事物都是由矛盾（即对立的力量）组成的。
（3）当一种力量战胜了相反的力量，累积的变化就引发危机或转折。
（4）世界是整体的，一切都是相连的，是在关系之中的。
（5）变化是持续的和相互影响的（即，对立的视角相互影响并随时间的推移而演变）

在 RO DBT 中，治疗师使用辩证的原则来鼓励认知僵化的 OC 来访者以更复杂和更灵活的方式思考。

在自我询问的 RO 正念技能中可以看到一个辩证思维的例子。正如本章后面详细描述的，自我询问需要一个人愿意去质疑自己的信念、感知、行动的冲动和行为，而不是崩溃或简单地屈服。辩证的张力包括平衡信任还是不信任个人的感知或应对方式，同时对从反对性的反馈中学习的可能性保持开放。对于那些倾向于自动将其对事件的理解视为绝对真相或事实的 OC 来访者，要成功进行 RO 自我询问练习和学到健康自我怀疑的价值，运用辩证思维是一个基本要素（本章后面会讨论）。

辩证思维同时也可以很好地帮助 OC 来访者松动不灵活的受规则支配的行为、僵化的信念和高度的道德确定性（即认为对于一件事只有一种正确的观点和做法的信念）倾向，这些倾向会干扰灵活适应变化的能力和紧密社交纽带的形成。例如，许多 OC 来访者认为"依赖"是一个不好的词语（"依赖会使人变得脆弱而且容易被虐待"）。然而，不管每个人对此的看法是什么样的，所有人都至少会在一些时候依赖一些人和事物（比如，我们依赖食品商给我们提供鲜牛奶，依赖朋友对我们说真话，依赖攀岩教练教我们如何正确地打一个结，而当我们还是婴儿的时候，我们依赖父母的关爱）。此外，依赖他人也并没有否定我们独立生活的价值（比如我们会站出来反对不道德的行为，努力去没有人去过的地方，为退休生活存钱以避免给他人增加负担，或提出一些不受欢迎的意见）。因此，辩证思维是 RO DBT 中一个重要的治疗工具。它允许治疗师真诚地认同来访者的观点（"独立可以使人免受伤害"），同时也保持相反的观点（"依赖是生存的必要条件"），从而为新的思维和行为模式（新的综合体）的出现创造可能。最后，辩证思维也可以指导治疗师与来访者互动时的行为。在与 OC 来访者工作的过程中我发现了两对最常见的辩证对立（见图 2.1）：

（1）不动摇的中心立场与顺势放手
（2）玩笑式的不敬与富有同情心的严肃

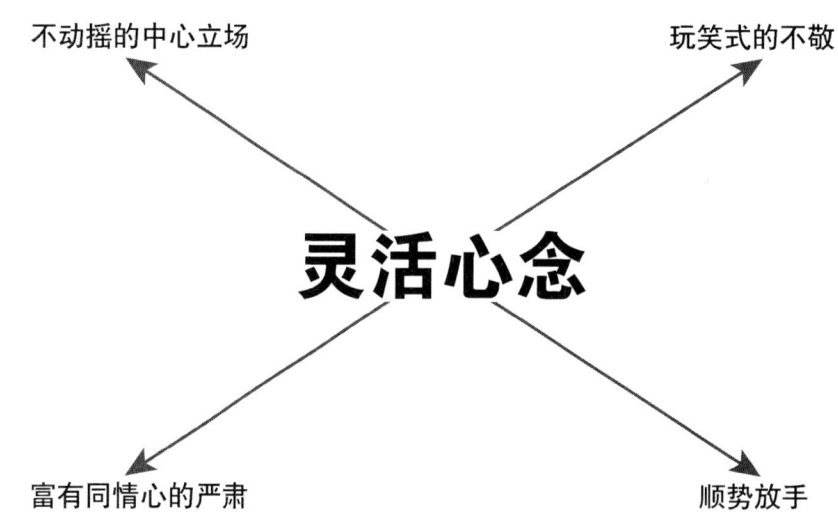

图 2.1　RO DBT 中的辩证思维

下面两个小节将介绍 RO DBT 如何运用这两种对立来增强治疗效果。

治疗师对不动摇的中心立场与顺势放手的应用

不动摇的中心立场与顺势放手，指的是治疗师在与 OC 来访者工作时的一个辩证困境：知道什么时候应该坚持（而不是放手）对他的个案概念化、理论见解或个人信念，以便能够示范核心 RO 原则、维持来访者参与度、修复联盟破裂或激发新的成长。这个困境是基于一个主要的 RO DBT 原则，该原则假设治疗师和来访者都将感知和调节偏差带入了治疗环境，并且这些偏差会影响治疗关系和治疗结果。因此，就以下治疗任务而言，能够认识到偏差并知道何时放下偏差是治疗师面临的一个重要的辩证困境：①最大限度地提高结成强大治疗联盟的可能性（RO DBT 认为与 OC 来访者的强大工作联盟在 14 次治疗之后才会形成）；②有效地为 OC 来访者示范全然开放；③为来访者的习惯性行为和思维方式提供替代方案。这些都不是小任务！然而，意识到这一困境并不一定会带来统合，也不一定会减轻治疗师试图解决这个问题时可能带来的情绪困扰（也就是说，放弃坚定的信念和坚持自己的信念都可能是痛苦的治疗选择）。此外，让事情更复杂的是，治疗师需要有所偏重，至少在一定程度上是这样；也就是说，医疗服务提供者的角色需要就来访者出现的问题和最佳治疗方案提供专业意见（这些意见也被称为个案概念化）。事实上，个案概念化被描述为"循证实践的核心"（Biling & Kuyken, 2003，p.53）。接受过培训的治疗师通常认为他们做出的个案概念化是可靠的，能大致准确地描述来访者的行为，尽管研究表明，不同的治疗师为同一来访者做出的个案概念化常常有着相当大的差异（Kuyken, Fthergill, Musa, &Chadwick, 2005）。然而，尽管有这些困难，RO DBT 仍认为有一条前进的道路。这条路包括当来自环境或来访者的反馈表明个案概念化可能有误时，治疗师主动创造一种暂时的自我怀疑状态。

健康的自我怀疑是 RO DBT 的一个核心结构（见第 13 课），它为治疗师提供了一种合乎逻辑的方法，在不放弃专业责任，也不必放弃先前观点的情况下放弃控制（另请参阅第 1 课中关于灵活心念 DEFinitely 技能材料）。举一个说明顺势放手的好处的例子，在我们的一项研究试验中，一位治疗师向他的咨询团队报告说，他正受困于如何解决与一位 OC 来访者之间潜在的联盟破裂。这位来访者一再驳斥治疗师的任何说她是一个正派的人，或者有亲社会的意图的说法，来访者说："你就是不了解我。我是个邪恶的人。我很抗拒加入人类。我本质上不是一个很好的人，我的过去就是我的证明，尽管我和你分享的很少。"治疗师曾试着指出与来访者的信念不符或部分不符的因素，但每一次尝试似乎都只会让来访者更加坚持她天生就是邪恶的。此外，这位治疗师报告说，他感到越来越焦虑，因为在他的世界观中，人类不可能天生邪恶。该团队鼓励治疗师练习自我询问（即创造一种暂时的自我怀疑状态），这最终导致治疗师发现，他认为世界上没有任何人有可能天生就是邪恶的，这是他的傲慢，这一洞察让他能够对来访者的观点全然开放，尽管这会带来痛苦。在接下来的治疗中，这位治疗师向来访者披露了他的洞察——他在之前的治疗中假定了他关于邪恶的世界观是唯一正确的，这是种傲慢的行为。他对于自我所做的工作和他愿意披露自己的意愿立即改变了治疗关系的动力，令治疗师感到惊讶的是，几次治疗后，这位来访者自主地暴露了自己的想法："我最近一直在想，也许我其实并没有那么邪恶。"这个临床例子证明了能够彻底让步或放下坚定的信念的治疗价值，无论它们看起来多么合乎逻辑或本质上是正确的。只有辩证的张力才能让新的发展潜力成为可能，因为这种辩证困境里保留了固执坚持一个信念所具有的治疗效用（即不动摇的中心立场）。

因此，不动摇的中心立场是顺势放手的辩证对立面。它指的是 RO DBT 治疗师不顾来访者或环境的强烈反对，坚持个人对来访者的看法或信念的重要性。这一立场的理由可能最好地体现了 RO 仁爱至上的原则（见第 17 课）。仁爱有时可能意味着为了帮助某人实现一个价值目标，需要告诉她一个艰难的事实（以一种承认自己也可能搞错的方式）。因此，RO DBT 治疗师认识到，为了促进成长，他们可能需要与 OC 来访者意见相左，不过绝大多数 RO DBT 的对质是去询问（而不是告知）来访者他们明显的问题，见 RO DBT 教科书第八章 "RO DBT 的治疗立场"），并结合使用非语言的、非支配性的社交信号（例如，轻微的低头、耸肩、张开手的手势，温暖的微笑、扬眉和直接的眼神接触，见第 8 课灵活心念 SAGE 技能），以传达平等和对批评性反馈的开放。当一个人处于上位状态（具有权力的一方），但又想要亲密的关系时，非支配性信号尤其重要（就像治疗师和来访者的关系一样）。在辩证困境中，为了阻止紧急的危及生命的行为，也允许发送不那么开放（或紧迫感）的信号，使用支配性的自信断言。（见 RO DBT 教科书第五章 "RO DBT 危机管理方案"）。

治疗师对玩笑式的不敬与富有同情心的严肃的应用

　　玩笑式的不敬与富有同情心的严肃是治疗师在治疗 OC 来访者时会经历的第二个常见的辩证困境。它代表着一种辩证手段，既挑战适应不良性行为，同时又表达爱和开放。玩笑式的不敬的姿态通常由 OC 来访者表现出的不一致的、奇怪的和不符合逻辑的言论和行为触发（来访者承认为了让一个同事被炒鱿鱼而撒了谎，同时却说自己对他没有敌意，或者用语言告诉治疗师自己说不出话来），始于治疗师使用语言或非语言的方式表示难以置信和引人发笑的困惑，伴随着开放和爱的非支配性信号。

　　"玩笑式的不敬"是朋友间的善意调侃在心理治疗中的表亲。朋友们之间总是会带着喜爱互相开玩笑。开玩笑和调侃是朋友之间非正式地指出对方缺点的方式，而不会显得太严厉。学习如何调侃和被调侃是健康社会关系的重要组成部分，而善意的调侃是社群、家人和朋友之间相互给予反馈的方式。好的调侃总是善意的。很多时候调侃始于一个用冷漠的（冷冷的或傲慢的）语调和令人生畏的表情（例如凝视）以及身体姿势（例如叉腰）而说出的挑衅言论，紧接着就是大笑、目光移开和缩肩的姿势。因此，善意的调侃会暂时带来冲突和社交距离，但会迅速通过非支配性的友好信号重建社交联结。这种非支配性信号对于调侃能被很容易地接受是至关重要的（也就是说，被当成一个友好的提醒，见 Kellner，Young，& Buswell，1997）。当调侃是嬉戏式的和相互的行为时，它就成了一种社交性的纽带，那些能够以友好的方式调侃他人并且也能够轻松地接受被调侃的人，往往是身心健康的，因为他们不会在生活中太较真，能一边自嘲缺点一边从中学习。

　　因此，当治疗师对一位 OC 来访者采取玩笑式的不敬态度时，治疗师传达了一个强烈的社交信号："我喜欢你，我把你当成我的朋友。"日常与朋友交往时，我们可能会使用更加丰富且不那么正式的语言（如俚语或脏话）自由地表达我们的内心感受，同时使用更夸张的手势，采取更放松的姿势（如懒散地坐着）互相调侃。而调侃的一个有趣之处在于它同时也提供了批评性的反馈，这也代表了 RO DBT 中玩笑式的不敬态度的本质，即加入一些批评性的反馈给来访者（比如，"真的吗？你从**来**都不想交朋友？"）并伴随着非支配性的身体姿势和面部表情，表达治疗师喜欢来访者，并且无意伤害来访者。这些非语言的信号结合了求和信号（如轻微的点头、耸肩或张开手的手势）和友好合作的信号（如温暖的微笑、扬眉和直接的眼神接触）。因此，在 RO DBT 中，玩笑式的不敬态度鼓励治疗师暂时放下专业的姿态，转而采取朋友的行为，以便向情感上孤独和孤立的 OC 来访者提供人际反馈，并鼓励来访者重新融入部落。

　　富有同情心的严肃是玩笑式的不敬的辩证对立面。它的目的不是调侃和挑战，而是试图理解并发出严肃认真的信号（也就是说，治疗师很认真地对待来访者）。同时这种手段也可以让来访者"减压减压"，而玩笑式的不敬则像是一种"加压加压"（见 RO DBT 教科书第六章"减压策略"和"加压策略"，以及本书第三章"使用加压和减压策略来塑造想要的行为"）。一个富有同情心的严肃姿态是为了放慢互动的节奏，并向来访者传达安全的社交信号。最常见的非语言的信号包括放慢说话的速度，用柔和的声调说话，并且每当来访者说完一段话之后稍微停顿一下，给来访者时间来表达更多（如果来访者需要的话），温柔的目光接触（而不是凝视），还有温暖的闭嘴式微笑，也有可能伴随着自发的亲和的治疗性叹息。其他常见的伴随富有同情心的严肃的非语言信号包括向后靠在椅子上，听来访者说话（或自己说话）时扬眉，以及通过轻微点头、耸肩，张开手的手势和闭嘴式微笑（见教科书第六章对于每个非语言信号的详细阐述）表现出非支配性的友善（尤其在修复联盟破裂的过程中）。富有同情心的严肃态度可以在很多种情况下使用，包括治疗师在自我暴露（当治疗师的个人世界观可能妨碍了治疗师对来访者视角的理解时）、修复联盟破裂、传递倾听的意图、传达温暖的善意或者平衡玩笑式的不敬言论时，以确保调侃不会被误解。总的目标是与来访者沟通："我希望能从你的视角（而不是我的）来了解你，并且我在很认真地对待你的情况。"

为什么要全然开放？

开放与健康

我认为，保持开放最困难的地方是要放下我个人的观点，而从他人的视角去体验世界（尤其当我认为自己是正确的时候）。之所以困难，是因为保持正确是很重要的（比如，为了生存，为了成功，为了升迁，为了让火箭登陆月球），它之所以有挑战性，是因为不是所有的观点都是正确的，选择相信哪种观点就成了一个难题。我们会担忧"如果这些新的信息是错的呢？"（比如，对于投矛来说，重要的不是紧握长矛而是投掷过程中矛身必须始终靠近身体）以及"如果这个信息来源意在欺骗我们呢？"（比如，我所谓的朋友故意给了我错误的建议，为了他自己能够在投矛比赛中获胜）。事实上，只要花点时间想想，保持开放其实有很多缺点。它需要主动地控制和花费宝贵的精力，而习惯不仅只需要较少的认知资源，而且往往也很有效，甚至比主动的努力更有效（比如，驾驶汽车不需要太多认知上的努力，因为我是一个有经验的司机，另外，我不去想太多的时候可能会开得更好）。所以为什么还要保持开放呢？

其中一个原因，是我们会本能地意识到开放对于人际关系的价值。我们会很自然地仰慕心智开放的人，并想要跟他们亲近。比如，有的人渴望见到得道高僧（他吸引了很多人），但并不是因为他的演讲口才、与众不同的外表或者之前的事迹（尽管这些可能是一部分原因），有的人渴望靠近他，是因为他的存在会告诉人们一件我们早就知道的事，作为一种社会动物，我们聚在一起时会生活得更好，而开放的生活方式就是"回家的路"。本质上，我认同开放很重要是因为部落和社群很重要。当我们感到自己融入社群时我们才有安全感。我们这个物种之所以能够生存下来，是因为我们发展了与非近亲关系的人（也就是完全陌生的人）建立长期的联系、分享宝贵资源的能力。因此，对于生活在恶劣环境中的人类早期祖先来说，部落生活对个人生存至关重要。而事实上，我们会不断地观察他人的面部表情和声音，以寻找反对自己的迹象，从生物学上来说，我们会倾向于将他人的意图理解为反对，尤其是社交信号很模糊的时候（见 RO DBT 教科书第六章）。

在互动中，尤其是在涉及冲突的互动中，开放心念是确保合作意图能被对方准确感知到的核心手段。开放是一个强大的社交安全信号，因为它承认我们都存在犯错的可能性，并愿意不断学习。它让我们能够放松警惕，因为我们发现心智开放的人会愿意倾听我们的观点。因此，尽管开放会消耗能量，但却被认为是人类独特进化优势的核心部分，它允许原本基因不相关的个体之间进行前所未有的合作（见教科书第六章）。换句话说，开放是使部落凝聚起来的"胶水"，它将人与人之间的不同弥合起来，创造出了新的、意想不到的关系。

另一个我们仍然要保持开放的原因，是我们天生就能认识到学习新事物的重要性。部落不仅提供了工具性的支持（例如，在暴风雨后帮助邻居修理栅栏，或者集体筑墙阻挡敌人），也允许个人从社群的集体智慧中获益，例如通过服从明确的指令（例如，一年中种植玉米的最佳时间，以及哪种石头最适合制造斧头），观察性的学习和对成功人士的模仿（例如，学习如何骑马和投掷长矛），以及从其他人那里获得直接的反馈（"你没有射中目标，是因为你把长矛握得太紧了"），这三者都要求个人对于新信息和经验教训持开放的态度。对来自部落中其他成员的新主意和批评性反馈（"那不是牛，那是老虎！快跑！"）的开放性为思想开放的个体乃至整个物种提供了很大的进化优势，因为我们个人的生存不再仅仅依靠个人的感知；见第19课"有趣的事实：Oog-Ahh的故事（有时牛不是牛）"。以上这些都可以解释我们为什么如此在意他人的意见。

然而，要想意识到自己何时是开放的（而不是封闭的）可以是非常困难的。我们的倾向是去关注那些符合我们信念的事情，而忽略或摒弃不符合的事情。我们会坚定地声称我们是开放的，到后来才发现我们实际上是封闭的（在争执时尤其如此），我们不知道自己不知道什么，这让我们更难注意到思维上的封闭性，因为我们的思考方式实在看上去太正确了！此外，对他人的观点持开放态度也需要我们能够去相信他人的善意，或相信集体智慧（如部落中长者的记忆和书面记录）的正确性。这些问题凸显了处理过度控制问题的难点所在，OC来访者是以较低的人际信任，以及对待新经验时较低的开放性为特征的，并擅长以微妙的方式忽视纠正性的反馈。

然而，尽管有这些困难存在，RO DBT仍然认为有路可走。这就涉及创造出一种暂时性的自我怀疑状态。这种暂时性的心理状态在RO DBT中被称作"健康的自我怀疑"。这基于一个假设，即我们所见之事，皆因自身而异，而非事物本来面貌。并且我们很难完全摆脱个人背景和生理心理状态的影响。因此，我们对世界的感知是受到"我是谁"的影响的，并不是现实的准确反映。这个核心原则在"自我询问"的RO正念技能中得到了最清晰的体现，它是更广泛的全然开放实践的重要组成部分（详见下述）。

什么是全然开放？

全然开放包括培养一种走到自身的对立面去的热情。这代表着更加深入地探索你生活中那些艰难、痛苦和困扰的部分的意图。它意味着以适当的谦卑和愿意牺牲的精神勇敢地向未知的源头前进，以便从这个世界学到更多的东西。然而，对学习新事物持开放态度并不意味着我们必须否定之前所学。相反，RO认为通常达到同样的目的或做同样的事情可以有很多种方法（有无数条路可以通往巴黎，有无数种方法可以用来切土豆）。因为世界在不断变化，所以总有新的东西需要学习。例如，最优秀的科学家总是谦虚的，因为他们知道，他们现在所了解的一切最终都会进化或转化为更伟大的知识。

全然开放是超出了觉察或采纳新的行为的，在最极端的情况下，它还包括主动寻找一个人想要避免或可能会感到不舒服的东西来学习。因此，它很多时候包括了尝试最终可能证明有好处的新颖行为方式，同时它还包括有目的的自我询问、自我探索和发现。它需要培养一种愿意犯错的意愿，一种对新的可能性保持开放的能力，并在需要改变时有改变的意愿。正如卡尔·荣格所说，全然开放意味着寻找我们的阴影部分——我们不引以为傲或不愿意承认的人格部分。因此，全然开放有时可能是一种困难和可怕的努力。作为一种改变策略，它要求我们对纠正性的反馈保持开放的态度，确定可能需要什么样的改变，并尝试新的行为方式或与他人相处的方式。对于全然开放的践行者来说，一个重要的效果就是他们灵活应对环境变化的能力得到了提高。

因此，比起想当然地认为是世界需要改变，RO更重视把某种不需要的情绪、想法或感觉看作学习的契机。全然开放的践行包括三个循序渐进的步骤：

1. 承认一个令人不安或意料之外的事件的存在，尽管这个事件会引发紧张、抗拒、厌恶、麻木，和（或）攻击、控制或逃跑的欲望。
2. 练习自我询问，暂时面对这份不安，问自己"有什么可能是我需要学习的？"而不是自动化地去调节、分散注意力、解释、重新评价或者接受。

3. 以谦卑的态度灵活应对，包括做当下需要的事来有效地应对情境，和（或）在顾及他人需求的前提下适应环境的变化。

重要的是，全然开放并不意味着赞同、盲目相信或默许。有的时候，那一刻需要的就是封闭，而改变则是不必要的。最后，全然开放不是那种只靠智力就能掌握的，而是需要体验。它需要不断的直接的练习，而对全然开放的理解会随着持续的练习逐渐加深。因此，RO DBT 治疗师和技能讲员需要在他们的生活中践行全然开放和自我询问。将 RO 和自我询问整合到督导和咨询团队会议中的方法详见教科书第七章。

区分全然开放与全然接受

值得注意的是，全然开放不同于标准 DBT 中教授的全然接受技能（Linehan，1993a）。全然接受指的是放弃与现实的抗争，将无法忍受的痛苦转变为可以忍受的痛苦的方法，而全然开放则是挑战我们对现实的认知。全然开放假设我们所见之事皆因自身而异，而非事物本来面貌。这也与标准 DBT 中的"智慧心念"概念形成了鲜明对比，智慧心念强调直觉（存在从根本上就知道某事物是"真实的或有效的"可能性）的价值，而且认为内在的觉知"几乎总是安静的"，并且有一种"平和"的感觉（Linehan，1993a）。从 RO DBT 的角度来看，事实或真理往往是误导性的，部分是因为我们不知道自己不知道什么，是因为事物在不断变化，而且大量的经验发生于我们的意识之外。因此，RO 鼓励培养自我询问和健康的自我怀疑，以谦卑的姿态从世界提供给我们的东西中学习。

为什么要自我询问？

RO DBT 的一个核心原则是，我们不可能没有个人倾向，也不可能完全了解自身的方方面面。例如，大约每 50 毫秒我们的大脑都能够有意识地觉察到自身的某一个想法、情绪、感觉或表象，这使得我们理论上能够在一呼一吸之间觉察到大约 80 种离散的体验。研究表明，面部表情，尤其是人类的面部表情，很可能是一种进化中与生俱来的非条件刺激（来自发送者），它会触发接收者的非条件反应。我们至少需要 17～20 毫秒才能有意识地觉察一个面部表情，然而我们的脑-身已经在低至 4 毫秒的时间内就做出了生理反应（Williams et al.，2004，2006）。这一过程发生在情绪加工的前意识感觉受体水平上，不受意识的调节。此外，学习、经验以及生物气质的个体差异使得对刺激的错误评价（例如将真诚帮助理解为操纵）变得相对常见。实际上，RO DBT 认为真相是存在，但通常难以追寻："如果我知道什么，那就是我什么都不知道，其他人也一样"（M. P. Lynch，2004，p.10）。重要的是对真相的追求，而不是得到真相。全然开放并不会假设我们永远都能了解现实情况，它假设我们每时每刻都带着感知和调节上的偏差，它们妨碍了我们保持开放的能力，以及从新的或纠正性的信息中学习的能力。这个全然开放的核心原则影响着治疗干预的方式。例如，RO 会把主动追寻自己想要避免的或可能引起不适的事物作为首重之事，而非建议来访者自动化地去调节、合理化、分散注意力或者接受令人不适的情绪，方法是通过定期练习自我询问（见第 13 课），目的是获得学习。

自我询问蕴含了挑战自身核心信念的意愿，即挑战我们通常认为是事实或真理的东西。它认为，在一定程度上，我们需要对自己的看法和行动负责，同时避免对自己、他人或世界的苛责，并鼓励培养健康的自我怀疑，为的是能按照我们的价值目标去生活和学习。当我们受到威胁或挑战时，我们要主动地质疑自己，而不是下意识地自我防御。自我询问不是要寻求解决问题或者避免不适。它认识到我们每次获得的新的洞察或理解都是有可能出错的、有限的，而且存在潜在的偏见。当我们发现自己在强烈地拒绝、抗辩或者假装认同那些我们不喜欢的或具有挑战性的反馈时，练习自我询问是非常有用的，不是直接认定自己的观点是正确的或者进行情绪调节，而是要先问自己"有什么可能是我需要学习的？"为了学习新东西，我们必须先承认自己知识的不足。因此，尽管自我询问寻求的是自我发现，但它会对迅速出现的答案保持怀疑，这也是为什么自我询问的练习要持续几天到几周的原因（见第13课）。

RO DBT 中的自我询问基于一个假设：我们的大脑会不断地检测差异，评估环境刺激，以适应不断变化的偶然事件。我们的自然状态是一种平静的准备状态，然而，当感觉输入是唤起性的，或者与期望不同，就会出现一个快速且通常无意识的评估过程来给这个刺激分配效价（积极的或消极的）和重要性［即与个人生存和（或）健康的相关性］，这也是一个由生物气质和过去的经验共同调节的过程。当我们判断一个刺激是有威胁性的，我们的脑-身（brain-body）就会进行一个自我防卫的过程，这会自然而然地让我们对于靠近差异性刺激（即未知的或者危险的刺激）保持警惕。自我询问认为这种防御性唤起是有益的，因为它能够提醒我们生活中的哪些地方可能还需要改变或成长。

因此，在 RO DBT 中，防御性的生理唤醒（如抗拒或厌恶的感觉）是一个获得成长的机会。RO DBT 并不会直接假设是环境需要改变（"你需要来认可我，因为你说的话让我感觉被误解了"），也不会把用于解决问题的调节或接纳策略作为首要的干预，它假设真相是伤人的。这说明在我们的自我成长中，最重要的时刻是来自于那些我们最不想改变或不愿意承认是问题的事情（也就是我们的已知部分与未知部分的交界点，在 RO DBT 中称为"找到痛点"）。RO DBT 中对鼓励自我怀疑的强调源于两个观察结论：

1. 我们不是全知全能的，所以我们会犯错。
2. 为了从犯的错中学习，我们必须关注那些我们不知道的东西。

自我询问并不是反刍性地思考一个问题，因为它追求的不是解决问题或者避免感到不适。事实上，自我询问的目标是找到一个好问题，而不是一个好答案。快速回答通常反映的是旧有知识，以及想要避免真正触及那份因为没法解决问题而感到的痛苦。因此，自我询问区别于其他正念方法之处在于，它是为了获得学习而主动找寻不适感，阻断快速回答，而不是简单地观察不适感，元认知性地与想法拉开距离，静待某种体验消逝。这也是为什么大多数自我询问练习要持续数天或数周，并练习向他人披露自我检视的发现，这个过程在 RO DBT 中被称作坦承自我（outing oneself）（见第13课）。

坦承自我

RO DBT 认为，我们可以向另一个人披露我们的自我发现和内心体验，从而通过我们部落的眼睛增强我们的自我认识。在对待 OC 来访者时，这一点的重要性怎么强调都不为过，因为向另一个人暴露自己的错误或弱点是与 OC 来访者掩饰内心感受的倾向背道而驰的。重要的是，由于向他人表达自己的脆弱其实会增强而非减弱他人与坦承自我者交往的欲望（见教科书第二章），坦承自我的做法能够成为 OC 来访者重新融入部落的强有力的方法。此外，RO DBT 还认为，我们需要他人来反映我们潜在的盲点，因为我们随时随地都会带着感知和调控上的偏差。向他人披露我们对自己和对世界的观察是可以增强人际关系的，因为它展示了谦逊和从世界中学习的意愿。这也为我们的自我成长带来了重大的机会，因为我们的个人幸福不再仅仅取决于个人的感知了。为了鼓励来访者更加深入地使用自我询问技能，技能讲员应准备好向来访者分享他们自己进行自我询问的观察所得（来访者不太

> 自我询问意味着找到一个好的问题，而不是一个好的答案。可能不是显而易见的。

可能相信将注意力转向不适或者暴露错误是健康的行为，除非他们看到治疗师先示范了这种行为）。

RO 自我询问日志

RO DBT 强烈鼓励治疗师在个人生活和职业生活中练习和应用全然开放的技能，以便更好地向 OC 来访者示范这些 RO 的核心概念，因为它们只能通过经验来掌握（也就是说，这些概念不能仅仅通过理性思维或逻辑来获取）。这种期望包括持续的自我询问练习，以及至少一些 RO "自我询问日志"的经验，即在日记中以书面形式记录在自我询问练习中产生的想法、意象、感觉和情绪。这让治疗师有机会由内而外地体验把自我询问的过程记录下来是一种什么样的感觉，也可能加深治疗师对自我询问的个人理解。

因此，技能讲员以及 RO DBT 治疗师首次向来访者介绍自我询问的原则时，要鼓励来访者使用一种记录的方法来记下在自我询问练习中出现的想法和情绪等（通常是记到日记本里）。而具体怎样记录则是由来访者自己决定。RO 自我询问日志的一个核心目标是提供一种私人的方法，能把关于自身的冲突、洞察或个人问题记录下来，持续的自我询问练习会让这些东西随着时间的推移而演化。因此，讲员应根据需要提醒 RO 技能训练班的学员，每个人的 RO 自我询问日志都是私密的，这些内容不需要与任何人分享，包括治疗师或其他成员（见教科书第七章）。而与此同时，技能讲员也应该寻找机会鼓励成员创造性地利用他们的自我询问日志。

在 RO 技能课上应用自我询问

一般来说，由 RO 技能讲员向某个学员提出一个自我询问的问题，是一种"加压"技术。而加压也是我们所有人学习的方式。因此，在教授 OC 来访者 RO DBT 技能时，讲员应抓住机会将个体化的自我询问与教学结合。讲员应提醒来访者自我询问的目标是找到一个好问题而不是一个好答案。最好的自我询问问题会让来访者面对自己的痛点（未知的部分，来访者不想承认的内心秘密，来访者不想到达的地方）。同样的，当 RO 技能讲员因为来访者对 RO 技能的反应感到沮丧、困惑和焦虑时，他们应该做的是自我询问，而不是想当然地认为问题仅仅出在来访者身上：我自己对这一技能的了解程度怎样？我凭什么假定只有一种方式能学习这个技能？有没有可能这个技能对于 OC 应对风格的人没用呢？我可以从这段经历中学到什么？

总结

在 RO DBT 中，对治疗师的治疗方式产生重要影响的三个指导原则分别是辩证、全然开放和自我询问。治疗师使用辩证原则来鼓励认知僵化的来访者以更复杂和更灵活的方式思考。在 RO DBT 中最常用的两对辩证矛盾是不动摇的中心立场和顺势放手、玩笑式的不敬与富有同情心的严肃。这些辩证的立场可以与全然开放和自我询问原则结合使用。

全然开放要求培养一种到与自己当下的立场相反的位置上去的激情。它代表了你想要更深入地探索生活中困难、痛苦和烦恼的领域。全然开放假设我们无法看到事物的真面目，我们所见皆因自身而异——我们每时每刻都带着感知和调节上的偏差，这些偏差会妨碍我们开放的能力，以及从新的或驳斥性的信息中学习的能力。全然开放的核心原则影响着治疗干预。

对反馈保持开放可能意味着当这些反馈与我们对自身及世界的感知不一致时，我们会感受到威胁和挑战，RO DBT 提倡在这个时候练习自我询问。自我询问包括愿意对我们的核心信念发起挑战——挑战我们通常所认为的事实或真理。它承认在一定程度上我们对自己的感知和行动是负有责任的，同时避免对自己、他人或世界严厉苛责的态度，并鼓励培养健康的自我怀疑，目的是获得学习和按照我们的价值目标来生活。我们要在感受到威胁或挑战时愿意去质疑自己而不是下意识地防御。自我询问的目标是找到一个好问题而不是一个好答案。

最后，RO DBT 认为，我们可以通过部落的眼睛来增强我们的自我认识，方法是向另一个人披露我们的自我发现和内心体验，这个过程叫作坦承自我。我们需要他人来反映我们潜在的盲点，因为我们随时随地都会带着感知和调节上的偏差。向他人披露我们对自己和世界的观察是可以增进关系的，因为它体现了谦逊和从世界中学习的意愿。

第三章

处理 RO 技能训练课程中的问题行为

一般来说，面向过度控制个体的技能培训课程没有特别的问题或困难，至少是不会有混乱和失控的行为表现。事实上，过度控制的个体在技能课程中基本是表现良好的，这很可能是因为过度控制的来访者重视结构、控制和约束，在公共场合与他人互动时倾向于表现得很自律、勤奋和尽职尽责。然而，总是保持勤奋或者优秀不仅会让人筋疲力尽，还可能会陷入麻烦。过度控制的来访者是自我控制的囚徒，他们天生的抑制（控制）情感表达的倾向使他人更难以了解他们的真实意图和建立社交联结的愿望。与其优先考虑调节和控制情绪表达或非情绪依赖性的行为，RO 技能优先考虑诚实地表达情绪、增加娱乐性和自我询问，以增强与他人的社交联结。

因此，RO 技能训练课程的设计是要做与 OC 特征性的约束和控制倾向相反的行为。尽管刚开始学习 RO DBT 的治疗师有时会感到害怕，但是绝大多数的 RO 技能训练课程绝对不是安静的；相反，课程中会经常有笑声、积极的分享、团体中真诚的相互支持以及自我探索。（我之所以有信心这样说，是基于 20 多年的临床和研究经验，对 RO 技能训练课程应用的教学、督导和细化以及世界各地的独立研究团队的成果，并且在不同的年龄和不同的疾病都有应用，参见教科书第一章）。不过要创造出这种活跃的学习气氛，不仅需要治疗师能觉察可能阻碍团体活动的 OC 核心的适应不良性行为，同时也需要他们能觉察自身带入治疗环境中的行为和信念，觉察那些可能在不经意间强化适应不良性过度控制的部分。本章的目的是概述技能培训师在与 OC 来访者工作时可能遇到的最常见的问题，以及如何使用 RO 原则来处理这些问题。

当课堂变得安静

当 RO 技能训练班在连续几周的课程中显得很安静、缺少回应、挑战或者似乎没有参与感时，技能训练讲员应该把这样的体验作为自己练习全然开放（RO）的机会。有时，一个安静或拘谨的课堂反映了技能训练讲员自身类似的安静或拘谨的应对风格。我们的研究显示大部分的治疗师都倾向于过度控制的应对方式。因此，有过度控制倾向的技能训练讲员有时会无意中强化来访者谨慎和完美主义的倾向，因为他们会过于努力地想要做对，并且（或）觉得在需要的时候做无计划参与的活动、表达脆弱、游戏或犯傻很困难。因此，不要想当然地认为困难来自过度控制的来访者，RO 讲员也需要练习自我询问和寻求督导（比如 RO 咨询团队会议），以找出潜在的盲点，并让自己能最大限度地基于 RO 的原则行动。以下是一些自我询问的示例：

- 我发出了怎样的社交信号或做出了什么行为可能会引发来访者不参与或不信任？
- 我在课程的教授过程中有多放松？我在多大程度上真正理解了我所教授的材料？我个人花了多少时间来练习这些技能？

- 是否有一部分的我是不相信这些技能会起作用的，或者想把它当作无关紧要、愚蠢或不正确的东西摒弃掉？
- 我在多大程度上愿意审视自己的反应？
- 我在多大程度上期望环境的改变，或者我认为治疗本身、课程或来访者是问题所在？有什么是我需要学习的？

然而，当你的课程中满是缺乏反应、平淡的脸孔或不真诚的表达时，仅仅告诉自己要练习自我询问、放松和娱乐以提高课堂参与度是不太可能起作用的。这是因为，我们在进化过程中天生就会对社会排斥的信号非常敏感。例如，研究表明我们可以很快地在人群中发现愤怒的面孔，它们会很容易地吸引我们的注意力（E. Fox et al., 2000; Schupp et al., 2004）。因为我们的祖先生活在一个非常严酷的环境中，如果没能检测到不赞成的信号需要付出很高的代价。被部落流放对我们的祖先来说就是被判处了死刑。因此，我们天生就具有社交焦虑的倾向，而且更容易把他人的意图理解为否定的，尤其是社交信号很模糊的时候（比如一个平淡的、中性的、低强度的面部表情）。例如，在互动过程，仅仅减少或限制目光接触的频率就会引发被忽视或排斥的负面情绪（Wirth, Sacco, Hugenberg, & Williams, 2010）。

另外，在一个自由表达情感是很安全的、习惯的和符合期待的情境下（比如在RO技能训练课程中、约会时、与配偶争吵时或者在聚会上），平淡的（或不真诚的）面部表情所引发的不适感不仅仅是因为没有表情，也是因为这种表情明显缺乏亲社会和互惠性的信号（如微笑和肯定的点头）。因此，如果OC的来访者普遍在RO技能训练课程中隐藏或抑制自己的内心感受，我们的大脑可能会自动化地将这种反应理解为不信任或不认同的信号。当课上同时有几个学员持续表现出不参与（例如被问问题时看向别处）或缺乏反应（例如几秒空洞的凝视）的信号时，我们可能就会感到被批评并开始感到难为情。我们的身体会变得紧张，呼吸变得又快又浅，心率加快，可能开始出汗，面部表情和身体姿势都会变得拘束。我们失去了轻松的态度，发现很难在不感到虚假的情况下真诚地表示友好或合作的意图。对于RO技能讲员来说问题在于与OC来访者工作时平淡的面部表情是常态，就可能会经常造成不舒服、尴尬、羞耻和难为情的感觉。

为了应对这个问题，讲员必须动员他们人类进化中较新的部分——非情绪性的执行控制系统来超越自动反应的冲动，以避免宕机或模仿学员们的平淡表情。重要的是，这并不意味着通过认知重构或告诫自己关注事实来把自己"说"出困境，不过也确实是利用类似的与语言和执行控制相关的加工过程，使用自上而下的加工，使用对社交信号的知识，认出那种被班级或一些学员排斥的感觉代表的是人类进化中较古老的部分自下而上的信号检测偏差——那是与种群生存相关的偏差，然后，使用这个知识鼓舞自己主动的努力，做出与隐藏或抑制放大式表达相反的行为。本质上说，当我们面对没有反应的课堂时，讲员必须抑制想要压抑情绪表达的冲动，而发出合作和友好的信号（通过挑眉、闭嘴式微笑、放大的手势和放松的姿态）。一个好消息是放大的合作信号很容易通过身体表达出来，而坏消息是在那一刻它很难过心理这一关，因为它往往与治疗师之前接受的训练背道而驰，或者与治疗师此时的内心感受（如恼火、讨厌和羞耻）格格不入。重要的是治疗师要认识到这些反应是不合理的，因为跟OC来访者的治疗核心目标是通过治疗师的示范来鼓励开放和脆弱的情感表达，而且因为对来自他人的非亲社会信号的焦虑反应是进化中固有的，即使最老练的治疗师也不可能完全控制得了。为了改变这样的动力，治疗师必须尽己所能地实践他们自己宣扬的东西，做与内心想要回避、攻击、抑制、姑息或隐藏的微妙冲动相反的行动，做与之前受到的强调克制的专业训练相反的行动，要开放地表达脆弱和自我发现的喜悦，而不是采用与学员对等的严肃和压抑的语调。这样会向全体学员（以及讲员）发出信号——表达自己没有什么可羞愧的，同时，表达脆弱或玩耍是可以增进亲密感的。

下面列出了处理安静和无反应的课堂的其他方法，并扩展了刚才提出的建议。

- **通过直接在课堂上寻求批评性反馈来践行全然开放**。例如问"刚刚发生了什么事情，大家好像很难一起参与我们的课程？"向学员要反馈的要求最好以一种将批评视为核心学习途径的态度来传达，平衡以富有同情心的严肃（扬起眉毛、温暖的微笑、略低些的音量、略慢些的语速，如果可能的话，与每个学员都进行目光接触），而不是传递警告（紧皱的眉头和沮丧的表情）。

- **做与安静下来和严肃举止的冲动相反的行为，有目的地用大幅度的手势动作将学员拉进社交安全系统中**。如前所述，一个平淡的面部表情是一种强烈的社交信号，表示不信任或不喜欢，并在接受者身上也引起对等的表现。讲员可以通过使用传递喜爱和信任的非语言行为来逆转这一过程，比如通过温暖的微笑、放松的身体姿势、聆听或讲话时扬起眉毛以及放大的手势动作。

- **随机邀请学员朗读讲义或作业单中的下一个要点**。这打破了沉默的障碍，而且，因为每个人都被要求轮流发言，这种方法的作用在于植入一个理念，即课堂参与是符合期待的行为。对于讲员来说，不允许某个学员跳过朗读的环节是很重要的，因为这样会让人觉得跳过是可以的，会让其他学员也更有可能想跳过去。虽然不参与在开始的时候可能会让人感到安全，但是不参与的来访者几乎不可避免地会在后面感受到更大的焦虑，感觉自己像一个局外人（尽管，不可否认的是，首先是来访者不参与的决定造成了问题）。讲员应该准备好连哄带劝、甜言蜜语，鼓动不情愿的学员参与朗读，并要对他的参与给予奖励（"做得好"或"很棒"）。有时，提醒不情愿或害羞的学员——只要简单地起来朗读一下，压力（不想要的关注）就会消失——会管用（请记住 OC 来访者不喜欢聚光灯）。因此，一旦来访者按顺序参与朗读了（哪怕只是读一个字），讲员就迅速回应，表达感谢，然后把注意力不动声色地转移开（也就是说，把压力移开），回到课上或转向其他学员，继续教学计划。

- **用肢体动作和无意义的声音来打破紧张的氛围**（见第 12 课"无计划参与"的正念练习）。例如，在没有任何预兆的情况下说："好，现在所有人一起拍手！"你抬起手开始拍，同时微笑着与每个学员进行目光接触："好，现在站起来。"站起来并继续拍手，"好，现在跟我一起说！"拍手并微笑着鼓励大家："说'哈'！（拍手）""说'哈'！（拍手）""说'吼'！（拍手）""说'吼'！（拍手）""说'哈哈吼吼，哈哈吼吼'！好的，现在让我们的身体摇摆起来，手向上伸，说'哈——哈——嘿——吼'！"通过微笑和点头的动作表示赞同，强化参与性的努力，即使是低强度的（如只是摆动手指或者小声嘟囔"哈"），同时忽略不参与性的信号（如翻白眼和皱眉）。结束时，要像开始那样突然："好，干得漂亮，现在请大家坐下。"接着，露出大大的微笑坐下，说："好了吗？"然后，不要停下来讨论，而是直接回到教学计划上来。重点是，所有"无计划参与"练习的持续时间都要在 30 秒～1 分钟（见第 12 课）。

- **当来访者拒绝加入部落时，将部落带到他们面前**。RO 技能训练课程是专门设计成以部落形式运转的。在"非计划参与"练习中，如果出现了少见的情况，有学员拒绝遵循指导语站起来，就像刚刚讲到的情况，讲员应该简单地改变指令，对站着的学员们说："好，做得好！现在继续，再坐回座位上。"讲员接着应该扬起眉毛，温暖地微笑（不做任何评论），做一个坐姿下能做的活动。继续活动的过程中要尝试与拒绝参与的成员进行眼神交流（告诉他们你真心希望他们加入课堂，并表现出你没有否定他们）。如果他们与你的目光相遇，迅速微笑，也许还会挥下手（这是在暗暗地传递嬉戏和喜爱之情；参见第 22 课"有趣的事实：调侃与被调侃"）。重要的是，接下来讲员要像什么都没发生一样继续下一个小练习，再要求大家站起来。一般来说，不依从的学员们会不情愿地跟着一起做（他们已经意识到不依从是无效的），这时讲员就可以朝他们微笑（甚至眨眼），表示对他们的决定感到高兴（在课间或课后，讲员可以私下对学员的参与表示感谢）。而如果学员继续拒绝参与，讲员只要继续重复前面说过的方案即可。我们的经验表明，随着时间的推移，学员最终会发现继续拒绝参与是不值得的（要记得他们是自愿成为课程的一员的），因为讲员的做法令不参与几乎是不可能的。这样做的作用是将部落带到不参与的成员面前，同时传达了几个重要的信息，而且不需要太大张旗鼓：

- 参与课堂是符合期待的。
- 如果你不加入我们，我们就加入你。
- 我们是一伙儿的，我们尊重你，所以我们才坐回来。
- 我们需要你的参与，这样我们都能体验到成为部落一员的快乐。

- **解释我们为什么会容易选择不参与**。首先要说明，人类对社交尴尬和羞辱的恐惧程度是很高的，以至于我们常常会决定不去参与某个群体。过度控制的来访者会极力避免真实的或想象的社交拒绝。拒绝参与的情况不仅常见，而且看起来也是个不错的方法，它似乎可以让我们摆脱想象中的他人的批评性审视。然而，矛盾的是，不参与反而会让一个人的行为更加引人注目，因为对于那些希望继续作为部落一分子的人来说这不是一种正常的反应。因此，不参与反而会让我们变得更显眼，例如拒绝在派对上跳舞或唱歌通常会让人觉得自己很独立，但从长远来看，当我们发现自己是唯一没有参与的人时，往往会让我们很郁闷（想得更多）。

- **提醒学员他们想要帮助他人和贡献社会的价值目标，以此鼓励他们参与**（使用"治疗性诱导社会责任的方案"，将在本章后面讲述）。回顾一下，尽管 OC 来访者的社交信号缺陷令他们很难体验到与他人的社交联结（同时他人也难以体验到与他们的联结），而 OC 行为在本质上却通常是亲社会性的（例如，提前规划是对社会有好处的）。这种方法最好私下（比如在课间）而不是在课堂上公开使用。讨论的重点在于鼓励成员使用自我询问来检查他的不参与会对班上其他学员产生什么样的影响，并检查这种行为在多大程度上符合他的价值目标（关于使用这种方法的更多细节参见本章中后文"迟到和不完成作业"）。

- **通过讲故事或使用隐喻来减压**（例如在下一节中我称为"只需 30 秒就能知道"的故事）。过度控制的来访者在团体的设置下不太可能主动提供个人信息或提问题，尤其是刚加入的时候。故事和隐喻能够暂时移除对课堂参与的期望（也就是减压），但又不会完全去掉期望（也就是说，这个故事会与正在讨论的主题相联系），从而帮助重建课堂参与。重要的是，讲故事需要使用一种戏剧性的却又轻松的态度（即有点儿随口说说的感觉）来向学员传达，讲员并没有把自己太当回事儿，参与进来会很有趣。过度控制的来访者往往对生活过于严肃，并会强迫性地奋斗，而研究表明，自嘲（而不是贬低自己）的能力意味着自信地接受自己的问题或弱点，这种特质与心理健康是相关的（Beermann & Ruch, 2011）。

最后，如果参与方面的问题持续存在，就应该由一位技能讲员私下来处理，比如课间休息或课程结束时，并且（或者）由来访者的个人 RO DBT 治疗师处理。关于更多 RO 技能讲员如何处理参与度问题的细节，参见本章中后文的"治疗性诱导社会责任的方案"和"处理联盟破裂和修复"。

使用隐喻来减压："只需 30 秒就能知道"

这个故事是我很喜欢的，它是基于 Ambaby 和 Rosenthal（1992, 1993）的研究，尤其适用于在成员因为不熟悉讲员而参与度比较低（比如第一节课）的情况下进行破冰。讲这个故事的时候，开始时要环顾大家，尽量与每位学员有目光接触，温暖地微笑和扬眉。

我想讲一个哈佛大学所做的非常有趣的研究，我相信大家会发现它很有帮助。研究者让一些人来给一位他们从没见过的教授所讲的课程的 5 分钟视频片段打分，评价这位教授的性格，比如是不是支配性的、共情的、温暖的或者诚实的。之后研究者将他们的打分同刚参加完这位教授 3 个月课程的人对比。他们惊奇地发现，两组的打分近乎完全相同！于是，作为聪明的研究者，他们决定再用另一组被试重做一次实验，但这一次他们只给打分者播放 1 分钟的片段。当他们再拿这次的结果跟上了 3 个月课的学生评分比较的时候，你们猜结果怎么样？他们又对上了！评分几乎相同！（这里戏剧性地暂停一会儿）之后大家觉得会发生什么呢？（这时挑起眉毛，展现一个温暖的微笑，如果可能的话和每一个成员进行眼神交流）是的！（开心地点头，就好像每位学员都回答了一样）这些聪明的研究者想："我们要再让这个任务更难一点！我们把视频片段缩短到 30 秒吧。"然后你们觉得结果如何？对，又对上了，被试的评分跟那些上了一整学期课的学生是一样的。哇！真的很神奇不是吗！仅仅 30 秒的时间，人们就可以对一个初次见面的人了解很多！（停下来，在椅子上向后靠，把讲话的速度放慢，采用一种富有同情心的严肃语调。）所以我想说的是，虽然你们大都是刚刚认识我，其实你们已经对我了解不少了，因为我们的交流早已经超过 30 秒了。比如，我在想象你们可能会猜测我是一个喜欢听到不同观点的人，或者觉得就算事情不完美也没关系。还有，也许……（使用非支配性的社交信号，见 RO DBT 教科书第六章）……你们可能感觉到我真的很关心我们在一起的工作。（停一下）所以带着这些想法，我想回到之前提的问题。（停一下）我们刚才讲到……（重复主题，重复尚未回答的问题或者对学员参与的要求）。

使用加压和减压策略来塑造想要的行为

行为后果管理（比如正负强化和消退原则）是 RO DBT 的核心部分，被用来强化与靶目标相关的适应性行为和减少与靶目标相关的适应不良性行为（行为策略的知识参见 RO DBT 教科书第十章）。然而在治疗 OC 时，知道什么该强化什么不该强化可能会有困难，因为大多数功能失调的 OC 行为都是以很微妙的方式表达出来的。OC 来访者会习惯性地掩饰和压抑内心感受，尽管内心感到痛苦，但仍努力保持正常的公众形象。他们间接的社交信号和天生的禁欲主义使人们很难了解他们。比如，当过度控制的来访者说"或许吧"，可能他们的意思是"不行"，或者"嗯……"可能表达的是"我不同意"。治疗师（以及其他人）面临的问题是 OC 的社交信号有着看似合理的否认性（"不，我很好，我只是不想说话"或者"不，我没有生气，我只是在思考"），这使得与适应不良性行为的直接对质变得很困难。而 OC 来访者面临的问题在于他们隐藏的意图和经过伪装的要求会对他们的关系造成负面影响（见第 15 课）。因此，与 OC 来访者工作的治疗师应该寻找机会强化开放和坦诚的情绪表达，而不是强调情绪调节。

此外，几乎所有的 OC 来访者都非常不喜欢聚光灯（成为关注的焦点），这使得移除审视和关注成为一个强有力的强化物。加压和减压技术通过注意力管理策略（包括例如，讲员聚焦在特定来访者身上的时间）来塑形 OC 来访者的行为。加压策略包括某种形式的社交关注，比如目光接触、提问题或要求参与。这里的"压"是关于 OC 来访者如何评估他们受到的关注。他们天生对威胁高敏感的生物学气质，以及家庭和文化因素把表现置顶的强化作用，使他们会把关注和要求看作是一种对自己表现的批评，变得更加敏感和难为情。比如，在回顾作业的时候治疗师问一个来访者，"你是否会认为自己已经知道他们会说什么，所以就不大会认真听了？"这对来访者来说是一个很好的自我询问的问题，同时，这也是个加压策略，因为这直接把注意力施加到了来访者身上，令其多少都要做些回应。

OC 来访者对于加压策略可能会有三种反应：

1. 他们可能会以愿意开放探索这个议题的态度直接回答讲员的提问。
2. 他们在回答之前延迟或停顿，这可能是由于各种各样的原因。例如，来访者可能会延迟回应，因为这种询问激发了经典的条件反射——关闭反应（应答性行为），他们也可能在使用"灵活心念"来抑制自动化的"推拒"反应（适应性的反应），或者他们可能在责怪自己没有解决问题（适应不良的行为）。
3. 他们的表现也可能介于上述两种反应之间。也就是说，他们可能会表现出真诚地试图回答问题或参与讨论，而同时一旦压力增加，他们的态度又有可能改变。技能讲员应该避免由某些特定的行为（比如突然沉默、避免眼神交流或者说话的速度加快）去推断 OC 来访者的内心体验。即使讲员的猜测是正确的，如果表现得好像他们知道 OC 来访者的情况（特别是在治疗早期）可能会让来访者觉得没有受到尊重、过度挑衅或不舒服（见教科书第十章"谜团困境"）。

对讲员来说，知道什么时候以及如何在 RO 技能课程中为来访者减压也是很重要的。RO DBT 的减压策略主要用于最大限度地提高参与度和强化新获得的适应性行为。这种方法能起作用是因为它能暂时将注意力从来访者身上转移开，但不会改变话题。这给 OC 来访者提供了下调情绪的时间，还不会引起注意或让人看出他在这么做。例如，在来访者回顾家庭作业的过程中，讲员注意到一个通常都高度投入和发言的来访者在作业的某个方面遇到了困难，尽管其他学员给出了好几个有用的提示。这时讲员不是重复问题或者等待回答来继续将注意力直接集中于那个来访者身上，而是换一种表述问题的方式并将其转向询问整个班级，以短暂地为来访者减压（"所以，大家觉得像玛丽的作业中那样，当我们想到人们对于赞美的各种反应时，是什么会让有些人很难给出赞美？"）。这种方法给了来访者一个喘息的机会，同时也能将话题保持在刚才的主题上。之后，讲员再将注意力转回到已经调节好自己的来访者身上，来让她完成作业。有时，仅仅移开几秒钟的目光接触就足以让 OC 来访者调整好自己并重新投入。其他的减压技术还包括讲一个相关的趣事、使用隐喻、让一个讲员做个类似的自我表露、在白板上写下与讨论的主题相关的教学要点等。

最后，加压和减压策略可以结构化地进行运用。一个很好的例子来自 RO DBT 的原则，是让新加入课程的学员知道，在他们进行了自我介绍之后，第一节课可以不用发言，不过要参与课堂练习（至少是非语言性的练习）。这个不用发言的例外也仅适用于新学员的第一节课。这个例外结构化地减轻了新学员的压力，并且适用于整个班级的动力，因为所有老学员在第一天参课时都享有这个例外。有趣的是，只是去掉他们必须发言的压力，反而能够导致学员更多地发言。

一些课堂上不能忽视的适应不良性社交信号

大多数时候，在课堂上出现的问题行为如果保持在较低的水平，就可以忽略，或者可以在课间和课后私下处理。绝大多数的问题行为都不是为了扰乱课堂，也不一定意味着来访者是不参与的状态。然而，在 OC 来访者的技能培训课上可能出现的问题行为里，有一些如果不立即解决，就会妨碍完成技能培训的主要目标——学习新技能，而且如果忽视了，它们可能很快就会被认为是适当的课堂行为。例如，假设一位来访者只是无心地拿起手机回复了一条消息，如果不加处理，教室里可能很快就会都是发信息的人，或者当一个来访者被问了一个让他不舒服的问题时，可能就会假装自己收到了短信要回复而避免回答（见第 15 课"隐藏的意图和经过伪装的要求"中的必做教学点）。

不管来访者的意图是什么，当一个行为明显有可能干扰技能的学习时，最好的处理办法是在一开始就礼貌地要求停止。比如，讲员可能会说："嗯……Joan 和 Sue，帮我个忙，别在上课的时候私下交流好吗？这样我很难集中精力"然后讲员带着温暖的微笑，扬扬眉毛说："谢谢。"大多数的 OC 来访者，即使他们不愿参与或者故意试图挑剔讲员和同学时，也会服从这种直接的要求。接着讲员可以直接回到刚才的教学，必要的话可以等到课间再单独和来访者进一步讨论问题行为。

我知道一些读者可能会认为刚才说到的问题行为——在课堂上发短信和私下交流——如果讲员向每个成员提供一套书面规则或者指导，并在每堂课开始之前复习一下，就可以很容易地防止或解决。然而，在 RO DBT 中我们明确反对这个做法——我们就想让治疗师挨累（嘿嘿）。不过说正经的，虽然给大家提供一套规则看上去是个好主意，可它制造的问题往往比它解决的问题要多。我们的经验是，向 OC 来访者提供一套规则，有点像给吸毒者海洛因来让他冷静下来，或者用汽油来灭火。规则一旦出现，无论是如何被引入的（给单个来访者定的或给整个班级定的），在 OC 来访者那里就会开始有了自己的生命。尽管 OC 来访者最初可能会对遵守给出的规则表现出热情和同意，但单独一个人的时候，他们会仔细地审视规则，以确定他们是否真的同意，以及（或）他们为了遵守规则需要做出哪些行为改变，并制订相应的计划（而控制不足的来访者则更可能会把这些规则抛诸脑后）。另外，让 OC 来访者回顾和同意一套规则的过程可能会产生新的规则、改进的规则，以及详细地分析发现差异和错误（比如语法和拼写错误），OC 来访者会认为自己有责任告诉讲员并且在课堂上讨论这些。下面的场景是由一位 RO 技能讲员描述的，凸显了一套规则是如何快速地占据 OC 来访者的注意力，并妨碍技能学习的。

> 当我们的诊所开始学习 RO DBT 的时候，我们的培训师告诉我们 RO 技能培训课在过程中没有明确的回顾课程规则和期望的环节，我们对此是持怀疑态度的。我们决定设置我们自己的课程规则来测试一下，便把这个规则介绍给了课程学员们。学员们的接受度很好，只提了几个建议。我们很开心！不幸的是，我们高兴得太早了，2 周后，问题开始出现了。在课程开始时，我们简要概述了课堂规则，过程中一个学员问，她是否可以对规则发表意见，接着她向全班提出了一个建议："我不会提到具体的人，哈哈，几个星期以来，我注意到一些学员似乎偶尔会忽略课堂规则的存在，因为讲员很忙，所以我建议我们指定一个学员作为班长来帮助确保规则是适用于所有人的。"这个建议引发了一场 45 分钟的大讨论，而且还不得不延长，因为它还引发了一些关于单词用法、语法错误甚至制定规则的伦理问题的讨论。同时另一个学员透露，他已经花了几周时间准备了一份更能代表 RO 原则的新规则，并且想在下一周向全班展示。还没等大家反应过来，整个班级突然发现，平时最沉默和最不健谈的一位学员默默地举起手，似乎表示她有重要的话要说。讲员意识到这一刻潜在的巨大的治疗意义，身体前倾，鼓励她发言，而此刻整个班级都屏住了呼吸。她说："我也想出了一份改进后的规则，我下个星期会带过来。"全体学员都发出支持的欢呼，而讲员们则开始怀疑设置课程规则是否明智，以及不知如何才能完成当天的教学计划。

这个故事告诉我们"不要给 OC 来访者订书面规则"。然而，我们关于 OC 来访者的课堂问题行为的讨论还没有结束。还有三种常见的社交信号，它们在课堂上十分重要，可能会影响到技能学习和课堂气氛：

1. "别伤害我"反应。

2. 对另一个学员的严厉批评。
3. 不完成作业。

"别伤害我"反应

这种反应是一种操作性行为，用来阻断不想要的反馈和加入群体活动的请求。这种信号一般通过非语言的动作表现出来——低头、用手遮住脸或者避开视线、眼睑向下、目光低垂、回避目光接触、肩膀下沉、姿势收缩——这些动作都和不自在的情绪相关联。"别伤害我"反应暗含的信息如下：

> 你不懂我，你对我的期望正在伤害到我，因为正常的行为期望并不适用于我，也不应该适用于我，因为我特殊的地位或才能、我特殊的苦难、我的创伤经历、我为社会做出的巨大努力、我的辛勤工作、我为他人的利益做出的自我牺牲。因此，如果你不承认我的特殊地位，并期望我像其他成员那样参与、贡献和负责任，这是不公平的。如果你是一个有爱心的人，你就不应该再强迫我改变、作出适当的行为或遵守什么规范。比如，不要再期望我完成家庭作业，不要再问我不喜欢的问题，不要再期望我参与课堂讨论或练习。

最后一个隐藏的或间接的信号是："如果你不停下来，我就会崩溃，那这就是你的错了。"

另一种理解"别伤害我"反应的适应不良本质的方法是从一个部落、家庭或者社群的视角来看，因为"别伤害我"反应总是在社交环境下发生的（而它的近亲"自怜"则通常是在独处时发生，且经常发生在"别伤害我"信号发出之前）。接收到"别伤害我"信号的人们往往会忽略一点，这种信号的发出者其实几乎总是自愿选择成为社群、团体或部落的一部分的，也就是说，他并没有被强迫加入，但仍然希望自己能得到特殊的待遇。"别伤害我"反应通常会得到间歇性强化，来自一些人善意的举动，比如安慰、给予注意、特别照顾，或者尽量不提出一些可能会令其感到困扰的话题，以避免进一步激怒他。然而，当这种适应不良的信号长期、普遍存在，并且他人提供的帮助并没有得到回应时，这种行为可能就会导致社交排斥。跟噘嘴反应类似，"别伤害我"反应的适应不良性是因为它是一种表达反对和不参与的间接信号，长此以往不仅会对信号发送者的自我感觉产生负面影响，还会妨碍亲密社交纽带的形成（见第15课与间接社交信号相关的问题）。

"别伤害我"反应可能很难被识别，因为它的表达往往是很微妙的，可能会伪装成类似对疼痛的应答性反应（比如扭伤脚踝后的哭泣，或者失去朋友后的悲伤）或类似一种莫名的不自在的情绪（比如在课堂上进行了适度的自我表露之后，低头和转移目光提示有了不必要的羞愧情绪）。此外，这种信号可以是有意识有目的地发出的，也可以是无意识地（习惯性地）发生的。关于如何区分"别伤害我"反应与应答性的疼痛反应、无端的不自在的情绪，"别伤害我"的反应相对来说会持续较长时间（比如一整堂技能培训课），并且如果接收方未能如其所愿做出回应（例如安抚、停止问问题、改变话题或道歉，见第15课"经过伪装的要求"），它的强度会逐渐增加，有可能会发展成一次消退爆发。相反，一种应答性反应，无论是不是合理，总是和诱发刺激强度相符（当你的脚被汽车碾过时表现出的疼痛肯定比别人踩到你的脚趾时更为剧烈），一旦刺激消除，这种行为表现就会慢慢消失，通常几分钟内就会消失，而且它并不会依赖周围其他人的反应。不过好消息是，不管行为是操作性的还是应答性的，治疗干预都是相似的，只是会根据环境有所变化（即根据反应发生在个体治疗中还是团体技能训练中而有所不同，参见教科书第10章中关于个体治疗的干预措施的内容）。因为本手册的重点在于技能训练，所以会重点关注在技能课程中这种行为的处理。

"别伤害我"反应是OC来访者在公共场合（即核心家庭或个体治疗室之外）表现出来的重要信

号。当这种信号出现在技能训练课堂上，而且持续时间长且明显，这就是一个强有力的信息，表明信号发出者需要某种形式的帮助或关注。一个技能训练课堂上的"别伤害我"反应往往会激起其他人感到自己有道义上的义务提供帮助，很快，这些信号就会微妙地代替课程占据学员们的注意力（唯一的例外是当"别伤害我"反应无意中成了班级常态的时候）。大多数时候学员们感受到的这种道德义务会变成对讲员的期待，希望讲员能对"别伤害我"反应做些什么，因为这看起来应该是他们的工作。不幸的是，如果讲员去关注信号发出者的这种适应不良的社交信号，评估发生了什么、做解决问题或者提供安慰，他们不仅会把宝贵的课堂时间花在与当天课程无关的行为上，还可能会强化这种"别伤害我"的反应（见教科书第10章"行为原则和策略"）。但如果讲员完全忽视持续且明显的"别伤害我"反应，他们可能很快就会发现自己面对着一屋子不参与的OC来访者，他们因为感觉到讲员没有行动所以越来越难受（回想一下大多数的OC来访者认为帮助那些感到痛苦的人是他们的责任），但却不会明确表达出来（OC来访者会隐藏内心的情感）。此外，完全忽视"别伤害我"反应可能会产生新的课堂规范，即你可以在课堂上封闭自己、噘嘴赌气，或者表现得你好像满不在乎，进而引发模仿和传染的现象（尤其是在有青少年的课堂上）。这种情况会迅速升级，最终讲员将面对满教室耷拉脑袋和肩膀、转移目光、用手和头发或衣服遮住脸的人，整个班级几乎完全关闭了学习系统，然后提前退出。

因此，在RO DBT技能培训课程中，持续的"别伤害我"反应不应该被忽视。处理的步骤如下：

- 讲员应该实事求是地承认这种行为的存在，但并不去探究可能引发这种行为的因素，而是简单地要求学员抬起头并加入到课程中来："Molly，我知道可能发生了什么让你感到有些悲伤或者不安，但帮我个忙好吗？你能先拿起笔，坐直身子，把注意力回到你手中这一页的材料上来吗？"这个表达的潜在信息是"你当然能做到"，只不过没有直接这么说——这是一种认可OC来访者自身能力的姿态，而不是假定来访者无法耐受改变、面质或直接的反馈。
- 讲员应该准备好在课堂上重复提出做出亲社会行为的要求，必要时可以多次重复，同时对依从的行为给予强化："谢谢，Molly，我真的很感激。"
- 讲员要向其他学员传递会在私下里进一步关注"别伤害我"信号发出者的意图："Molly，我想说不管发生了什么，我认为解决它都是很重要的，所以我想在课间（或者课后）跟你见面，讨论一下我们如何来应对已经发生的事情，并提高你学习的效果。同时，因为稍后我们就会处理这件事，所以如果此刻你能尽力投入到课程上来，我会非常感激（欣赏），好吗？"接着温暖地微笑。
- 如果以上的策略无效，讲员应该说："好吧，感谢你的努力。那接下来呢，我们回顾作业（或课程）的过程中请你还是尽力加入，我们可以在课间或下课时来讨论这个问题。"接着讲员应该继续进行教学而不要再过多地讨论，通过在课上尝试处理问题，并作出后续处理问题的计划，确认自己已经做了该做的工作（至少从OC来访者角度看来是这样）。

课间休息或者下课后，讲员应该请"别伤害我"信号的发出者简短地聊一下发生了什么，以及怎样处理为好。这个过程包括简单地检查是什么引发了来访者的"别伤害我"反应，并确定这在多大程度上属于应答性行为（这提示需要做问题解决），或者代表着可能的联盟破裂（这意味着需要做联盟破裂修复），或是一种适应不良的操作性行为（即间接的社交信号）。正如前面提到的，当"别伤害我"反应持续存在，它通常就是一个适应不良的社交信号，这也是最常见的情况（直到经过行为的塑造，它不再是来访者的保留节目）。无论这种行为是应答性的、提示了联盟破裂还是操作性的，这次讨论的目的在于要通过提醒来访者以下几点，获得他在课堂上表现出恰当行为的承诺：

- 他本性中重视做正确的事（这与OC者高度的道德感有关），而且有社会责任感（讲员会指出来访者在课上的不当行为——做出"别伤害我"的反应——影响到了其他学员的学习）。
- 来访者具有超强的自制力，因此，与很多其他人不同的是，他至少有能力选择表现如常，并参与课堂活动，即使内心感受并不好。
- 如果有必要，来访者可以与讲员以及个体治疗师进一步讨论这个问题。

最后，RO 技能训练手册有一整节课就是针对间接性社交信号的，包括"别伤害我"这个反应（见第 16 课中的灵活心念 REVEAL 技能）。因此，讲员可以提醒已经学习过那一课的来访者使用灵活心念 REVEALs 技能，如果他们还没有学到，讲员可以把第 16 课的讲义发给他们，或者告诉他们后面的课程将会涉及他们出现的这种行为。下面的例子展示了一名讲员在跟 OC 来访者接触并对引发其"别伤害我"反应的原因进行了简短的评估后是如何与之讨论了以上几点的。

讲员： Molly，在我们回去上课之前还有最后一件事，我想问你是否愿意帮我一个忙？是这样的，我这里看到的一个问题是，刚才上课的时候你那样低着头、不马上回答问题，给所有同学发出了一个强烈的信号，而这可能会对他们的学习造成负面的影响，即使这不是你的本意。但我很欣赏你的一点是，你实际上是一个真的很在乎这些的人，你很在乎问题得到解决和做正确的事，我说的对吗？

来访者： （点头表示同意）

讲员： 嗯，我也同意。另外，我猜你我都会同意，你具有很强的自制力，能延迟满足、抑制住冲动，以别人很难做到的方式耐受痛苦，对吗？

来访者： （点头表示同意）

讲员： 所以我想提的是，请你上课的时候动用自己抑制冲动的超强控制力和为他人着想的价值观，来抑制放弃、隐藏、不参与或者低头的冲动，以帮助你的同学们，不阻碍他们的学习（微笑），你愿意这么做吗？

总结来说，"别伤害我"反应是 OC 来访者一个重要的社交信号，随着时间推移被间歇性强化了。如果在技能训练课程中放任它继续发生，就可能会逐渐破坏课程本身目标的达成。当"别伤害我"反应出现在课堂上时，讲员应该和善地、实事求是地要求表现出这种行为的来访者抬起头来，尽可能将注意力放到当天的课程上。讲员还应该说明，不管发生了什么，他们都愿意在课间或者下课时与这些来访者讨论（见本章中后文"社会责任感的治疗性诱导方案"）。这样也可以让其他成员放心，他们并不需要去干预这件事，并把注意力重新放到技能学习之上。有趣的是，在课堂上表现出推拒反应的 OC 来访者（参见 RO DBT 教科书第十章"'推拒'反应"）却通常无法在其他学员中引起类似的保护行为。相反，指向讲员的推拒反应可能会引发学员保护讲员的冲动，因为"推拒"往往感觉像是一种人身攻击。下一小节里说明了如何在课堂上处理人身攻击的行为。

人身攻击

第二种最常见的、需要马上关注的 OC 行为是指向另一个班级成员的人身攻击和严厉的批评。OC 来访者对其他同学的人身攻击很少会有大喊、咒骂、挥舞手臂、跺脚、用手指对方、挥舞拳头、捶桌子、扔东西或肢体接触（大多数 OC 来访者会将 RO 技能训练课程当作一个公共场合，而他们的情绪泄露更常发生在私人场合）。然而，这并不意味着人身攻击没有发生。如果在过度控制来访者的技能培训课程中出现人身攻击，这些行为更可能以一种克制的方式出现，而且可能提前预演过。他们控制的天性使得他们对此不安。他们的语气可能是冷漠、简短、讽刺、愤怒的，甚至可能是中立的，可能有也可能没有眼神交流。发生这种行为的原因多种多样，例如，有时 OC 来访者对同学的批评态度仅仅来自过去团体治疗经历的影响，或者是因为他们认为学习关于人际关系和开放性的新技能意味着他们需要练习在课上对他人做出反馈。

此外，苛刻的批评往往反映出基本的归因错误。归因偏差是一种思维方式，它影响我们判定谁或者什么应该为某些事件或某人出现的行为负责（Ross，1977）。这种错误与一种认知上的偏倚有关，它倾向于把他人的问题行为评判为暴露了这个人的性格或人格的某些基本特征（我们指责他们），然而，当我们自己表现出同样的行为时，我们却会认为这是环境造成的，或者相信它是由超出我们控制范围的情境造成的（不该指责我们）。例如，如果 Jack 和 Jill 一起上山去打一桶水，Jill 摔倒了，Jack 可能会认为 Jill 粗心或者笨手笨脚，但如果 Jack 自己摔了一跤，还把自己的皇冠摔坏了，他更有可能认为这是个意外，责怪崎岖的地形。研究者认为，产生这种偏倚的原因之一是我们渴望一个"公正的世界"（Lerner，1997）。一个公正的世界指的是行为和事件的后果是可预测的和适当的——人们会因其行而得其果。因此，惩罚一个违规的人可以恢复人们对公正世界的信念。例如，一位 OC 来访者可能会认为自己在道义上有责任去纠正他人的错误或协助讲员教导他人该怎么做更好。

然而，并非所有 OC 来访者的行为都是道德驱动的。因为对大多数 OC 来访者来说，正确、赢和成就是至关重要的，他们比那些不太注重自己表现的人更容易参与社会比较。RO 技能训练课程成为 OC 来访者测试他们能力的另一个场所，这使得班级成员之间的社会比较变得很常见。因此，针对另一个成员的人身攻击可能反映了无益的嫉妒和有预谋的报复，希望被嫉妒的人经历失败或痛苦（见第 27 课对于幸灾乐祸的讨论）。嫉妒他人的 OC 来访者所面临的问题是，通过贬低别人赢得的胜利在感觉上是空洞的，因为这并不是通过个人的能力，而是通过阻碍对手的表现实现的。

好消息是，不管潜在动机是什么，对于 OC 来访者在课堂上进行人身攻击的干预措施总是相同的。第一步是要区分有益的批评性反馈和无益的严苛的人身攻击。对于这个问题没有标准正确答案，但一般的规则是，当反馈显得很不友善而且明显缺乏亲社会信号时（例如，不微笑、不点头、面无表情地凝视）就要去干预了。比如，一个学员对另一个同学说："John，我猜你可能是在宿命心念里了。"，这样可能就不是人身攻击，因为话语中表达了一个猜测，说明说话者认为自己也可能是错的（"我猜……"）。然而，"你表现得像个小孩子一样""我不相信你""我知道你在想什么"或者"你就是那些'我好可怜'的人中的一个"就更像是人身攻击了。人身攻击是问题行为，因为：①它通常没有考虑环境和背景也可能影响他人的行为；②攻击者认为攻击是正当的或正确的；③它暗示着攻击者对被攻击者有着特别的了解和洞察。简单地说，人身攻击可以从明显缺乏谦逊的表现中看出来。

当这种人身攻击出现时，讲员应该立即干预以阻止进一步的发展，同时也可以消除被攻击者进行防御性反击的必要性。例如，在一堂 RO 技能课上，一位来访者告诉班上的另一个成员，她觉得他总是不断重复一些单词真的很烦人。讲员立即意识到这是人身攻击，并马上介入阻止进一步无益的反馈：

讲员： （微笑）June，你知道的，有些小组是可以练习给予和接受批评性反馈的，但我们的课程并不是这样的小组，我们不是练习给出批评性反馈的，而是练习在学习新技能的时候互相支持的。因此，我希望你能想办法避免在课堂上给别人批评性的反馈，并专注于帮助别人和自己学习 RO 技能。（微笑）谢谢你。

一般来说，简单直接的指示告诉来访者怎么做就够了，尤其不要对来访者刚刚给出的反馈大惊小怪，这样的态度很重要。任何课堂上未解决的问题都放在课间和下课后私下与来访者讨论。最后，需要注意的是，这种方法是针对一个学员对另一个学员发起的攻击，而不是针对学员攻击技能讲员的情况。当来访者严厉地批评讲员时，应当把这个情况视为联盟破裂，要私下（即课间或课后）按联盟破裂修复方案来进行处理。

拖延或不完成作业

第三种最常见的需要在课堂上干预的问题行为是不完成作业以及不愿谈论作业（即，想跳过自己）。我还将在本节中讨论处理来访者反复迟到的方法，虽然这种情况不需要在课堂上干预，但是处理迟到的策略与处理家庭作业问题的策略有着相同的特点。此外，从RO的角度来看，不完成作业和反复迟到都被看作是一种社交信号。

讲员们，不要上来就假定迟到或不完成作业完全是来访者的问题，应该先问问自己这个来访者在试图通过这种方式跟我或跟班级表达什么？有没有可能来访者正在经历联盟破裂？应该立即做一个简短的自我询问练习：作为一个技能讲员，我可能在这个问题上起了什么作用？有什么是我需要学习的？好消息是，总的来说在大多数运行良好的RO课程班中，有关迟到和作业完成的问题发生的频率相对较低；事实上，大多数OC来访者都会强迫性地完成作业并教条地坚持准时出席。

处理迟到的方案是给迟到的成员减压。讲员应当简短地招呼一下迟到的学员，而不是大惊小怪，比如说："见到你很高兴。"微笑着补充道："请坐——我们正说到……"接着就回到教学当中，在休息的时候再和来访者简短核对下情况。不对迟到的行为大惊小怪，这样的做法使得对威胁高敏感的OC来访者不会把参与技能课程班（一个部落）与被置于他人的目光中、被审查、被羞辱或者必须为自己的行为辩解这些情境联系起来（回想一下OC来访者不喜欢聚光灯）。讲员也可以偶尔提醒学员如果确实迟到了，不要在门外等到一个合适的时间再进来（比如一个正念练习结束时或课间休息时），而是要赶紧进来，这样做能规避一些迟到相关的问题。讲员可以解释，迟到和打断是生活的一部分，可以成为迟到者以及其他班级成员练习RO技能的机会（例如，如果因为有成员迟到而产生了"能量"）。与此同时，虽然在来访者迟到时要使用减压技术，但迟到行为本身是一个需要改变的靶目标，不过这部分工作不是在课堂上做。

社会责任感的治疗性诱导方案

与私下处理"别伤害我"反应和迟到的方法相似，针对迟到、不完成作业、不参与课堂及其他不参与的行为的处理策略都是私下进行的，一般是在课间休息时。在一个闲聊中谈论"别伤害我"反应或者不完成家庭作业的事儿，其目的是通过提醒OC来访者自身关于公平的核心价值观，让他们有动力在课堂上表现出得体的行为，也就是做正确的事儿。下面的一段脚本显示了一位治疗师是如何践行这个理念的。

讲员： 我想说的是，我猜你并不想干扰其他成员的学习，但我觉得必须让你知道（迟到、不完成作业、不参与课堂活动）发出了一个强大的社交信号，会微妙地影响整个班级的学习。RO技能训练班就像一个个小部落。不管原因是什么，如果一个人反复迟到、不完成作业或者不参加课堂活动，会使得练习的例子主要来源于某个人而不是整个班级，就会给其他成员加上一个不公平的负担。我们需要这个小部落中每个人的努力来让课程顺利进行，不仅是相互学习，也要建立一种友爱的关系，这是克服OC问题特有的社交隔离和孤独所必需的。学习RO技能有点像加入三个火枪手——人人为我，我为人人！（微笑）我们依赖于你准时到达、准备好上课、练习技能、拥有开放的精神，这会鼓励你的同学们和你一样。（微笑）我知道这听起来可能有点傻，但是真的很重要。RO技能不是我们能单独学习或者仅通过阅读文本学习的。要充分把握好这些技能，就需要我们每一个人的热情参与。（温暖地微笑）现在你已经意识到自己的行为对其他人的影响了，所以我的问题是，你是否愿意用你高度的自制力和你所在乎的价值观，来帮助与你同行的火枪手们，并做到（准时到课，完成作业，参与课堂活动）……

处理不完成家庭作业的行为

处理未完成家庭作业的方案结合了前面讲到的减压策略（课间休息时对问题进行私下讨论）和在课堂上立即解决问题的加压策略。当一位 OC 来访者表示他没有完成家庭作业，讲员不是忽略或简单地接受这个报告、劝诫来访者、分析情境或者解决问题，而是采用玩笑式的不敬态度将关注保持在来访者身上（见第二章），假定来访者是愿意做的，忽视不参与的信号。在这个案例中，讲员要做出"就好像"来访者一直都想完成家庭作业，所以会抓住机会在课堂上完成的样子（嘻嘻）。回想一下，玩笑式的不敬也被称为治疗性调侃（见第 22 课"有趣的事实：调侃与被调侃"），这是朋友之间给予反馈的方式。

通常的做法是讲员简单地要求 OC 来访者当下完成作业（即，在课堂上）："那么 Tim，你能说一下这周的家庭作业是什么吗？"这个问题应该以一种真诚又不敬的好奇的语气提出（因为很明显，讲员和来访者都知道答案——教室里每个人都看得出来这是个看起来很蠢的问题）。这个方式有效的原因是它要求来访者说一些"我没完成家庭作业"以外的话，同时也表明关于家庭作业的讨论是不可避免的了。来访者回答问题之后（一般都会回答），讲员应该开始在课堂上跟来访者做家庭作业，至少做一部分，要欢快地进行，表达讲员认定来访者是有能力和有意愿做家庭作业的，并忽略来访者任何不情愿的表现。比如，如果家庭作业是练习灵活心念 ALLOW（见第 21 课）中的匹配＋1（Match＋1）技能，讲员可以要求来访者演示一下如果他在前一周里能做的话，那会是如何做的。这种方法一方面相信来访者是无辜的，另一方面也通过要求来访者在课堂上完成家庭作业（至少是一部分）来为不完成家庭作业提供了一个轻度的厌恶刺激（加压），这样就能使得不完成家庭作业的行为在未来更少发生（回想一下 OC 来访者不喜欢聚光灯）。

当来访者虽然完成了家庭作业但是不愿意谈论，也就是到了该每个人轮流汇报家庭作业的时候来访者表示想要跳过，这时也可以使用同样的玩笑式不敬的方法。当来访者说"我真的不想说"和"我想跳过"的时候，讲员应当以一种玩笑式不敬的态度，忽略来访者的话并问道："好，那么你可以说说上周的家庭作业是什么吗？"下面的脚本演示了主要的原则。

讲员： 那么 Jane，你的家庭作业完成得怎么样？

来访者： 我不想谈这个。

讲员： 好，那你能说说上周的家庭作业是什么吗？

来访者： 我说了我不想谈这个。

讲员： （做闭嘴式微笑并扬起眉毛）嗯，我知道，但你能提醒我一下家庭作业是什么吗？就看一下你手里的技能笔记本，念一下标题。

来访者： （停了一下，看了看笔记本）标题是"灵活心念 ALLOW，匹配＋1（Match＋1）技能"。

讲员： 谢谢，那么你有做家庭作业吗？

来访者： 我做了，但我并不想谈这个。

治疗师： 好的。（点头，闭嘴式微笑）那么你是对谁练习这个技能的呢？（做扬眉的动作）

来访者： 是我的一个同事。

治疗师： 是你之前谈到的那位吗？还是另外什么人？

来访者： 是同一个人。

治疗师： （微笑并扬起眉毛）如果我没记错的话，这是一个你决定要接近的人，对吗？

来访者： 是的。

治疗师： 我也是这么想的。练习了就好（微笑）。现在，所有人请拿出标题是"匹配＋1 亲密度评分表"的讲义，那么 Jane，当你练习这个技能时你的评分是多少呢？

接着，来访者分享了更多关于她在练习家庭作业时发生的事，我们发现她不想谈论作业的原因在于她认为自己没有做好。讲员能够利用这些信息来教授与建立新关系的过程相关的东西。最后，讲员特意缩短了 Jane 回顾家庭作业的时间，以此强化她成功完成作业的行为以及直接提出跳过自己的要求，而不是只沉默不语、噘嘴赌气或者表现出"别伤害我"的反应。通过忽略来访者开始提出的跳过作业回顾环节的请求，问一些相关且容易回答的问题，讲员：①向来访者和其他成员发出一个信号，即跳过作业回顾的环节在 RO DBT 中是不被接受的，不过下手不算太重；②给不愿意分享作业的来访者一个因完成作业而获得积极反馈的机会，并且也能在虽然不情愿但是却汇报了作业的过程中练习让自己变得灵活；③也强化了来访者完成作业的意愿，因为给来访者留了余地，允许她不用详细报告作业的每一个步骤。

偶尔，OC 来访者可能会坚持他们的要求，不管讲员多么熟练地诱导他们都不愿谈论作业。在讲员做了三次尝试，想让一位 OC 来访者参与和讨论作业后，如果来访者的语言和非语言信号都显示其越来越痛苦、紧张、抗拒或坚持，讲员则应该温暖地微笑，说："好吧，你在直接表达上做得很棒。我看得出来，不管是因为什么原因，你今天是真的不想谈论你的作业。首先我很高兴你完成了作业，今天先这样，我们先到下一位吧，课间咱俩再聊一下。当然，如果你改变了主意，请随时告诉我。"讲员接着微笑并向来访者眨眼示意，接着环顾教室，"好，下一个谁愿意来分享？"课间休息时讲员要与这个来访者确认联盟破裂的可能性（如果必要的话要修复破裂，见下一小节），然后使用社会责任感的治疗性诱导方案来防止未来再出现想要跳过作业回顾环节的课堂行为。

处理联盟破裂和修复

讲员也需要考虑那些迟到和不完成作业的行为可能是提示存在联盟破裂的信号。讲员不应该在课堂上修复联盟破裂，而应当私下评估和修复（在课间或下课时），如果存在联盟破裂，则应该在来访者返回课堂之前尝试修复（见 RO DBT 教科书第八章"治疗联盟的破裂和修复"）。这看起来是一项艰巨的任务，因为课间往往只有 15 分钟。但实际上，大多数联盟破裂都能够在几分钟内得到修复，并且按照联盟破裂方案，一次修复破裂的尝试都是要有时间限制的（理论上不超过 10 分钟），以避免因为长时间尝试修复（保持加压）无意中惩罚了来访者在自我表露方面的努力。如果有必要，讲员可以在接下来的一周重复进行修复的尝试，也应该鼓励来访者与他的个体 RO DBT 治疗师讨论这个问题。

处理自杀行为

OC 个体表面上看起来十分平静和自控，但过度控制的来访者中自杀和自残行为发生的比例却异乎寻常的高。RO DBT 教科书的第五章和附录 4 提供了详细的自杀和非自杀性自伤行为的评估和干预指南，包括具体的评估问题和危机管理方案，以处理 OC 来访者紧急威胁生命的行为。OC 威胁生命的行为往往与其他临床群体表现的有质的差别。其特征概述如下：

- OC 来访者的自杀和自伤行为通常都是事先计划好的，通常是几个小时、几天甚至几周之前就已经计划好了（有时甚至更长）。
- OC 的自伤行为一般都是秘密。这种行为可能已经发生了多年而没有人知道，或者可能只有直系亲属（或者非常亲密的朋友，加上治疗师）知道。因此，OC 的自伤很少是寻求关注的目的。为了避免看医生，他们会仔细控制伤害的严重程度，并把伤疤都隐藏起来。一个 OC 来访者有可能去接受医疗培训或者急救培训，以能够治疗自己的伤口而避免去医院。隐藏自伤行为也有例外，最常见的是有长期精神病院住院史的 OC 患者，他们自伤的激进表现经常受到间歇性的强化（自伤让患者被安排在个人观察室，这正是 OC 患者想要的，因为安置在普通住院患者群体中会带来更大的不确定感）。
- OC 来访者可能企图自杀以惩罚家人或者亲近的人（"我走了之后，你会觉得难过的"），或者为了报复而暴露自己道德上的缺陷，或者让对手的生活变得艰难（比如 OC 来访者希望他的死亡将使对手无法实现一个重要的目标）。
- OC 的自伤和自杀行为更有可能是受规则而不是情绪控制的（例如，OC 来访者可能会试图通过惩罚他们认为自己犯的错误恢复他们对公正世界的信念）。
- 一些 OC 来访者可能会把自杀行为浪漫化，认为沉思或者忧郁是高贵的或具有创造力的。

好消息是，一般来说当与 OC 来访者一起工作时，RO 技能讲员很少需要在课堂上或者课堂外（如果需要的话）处理紧急威胁生命的行为。当然，如果 RO 技能讲员同时也是有自杀行为的来访者的个体治疗师，那就是例外了（这时来访者可能更容易在课堂或者课间表现出自杀的倾向）。当来访者表现出自杀的意愿和计划时，处理的一般规则是，首先感谢来访者坦诚地说出来，并要求在课下或者课间单独与来访者见面，按需处理问题。这样可以让其他成员相信，讲员是在认真地对待这个问题，而讲员也可以放心地继续教学。重要的是，危机行为的评估和处理不应该在课堂上进行。在课间休息或者课后，讲员可以私下对自杀风险进行一个简短的评估。另外，当来访者不愿意承诺在下一次个体治疗会谈之前不实施自杀行为或者评估确定风险高到需要立即干预的话，就应该启用 RO DBT 的危机管理方案（见 RO DBT 教科书第五章 "评估 OC 来访者的威胁生命的行为" 和 "RO DBT 危机管理方案"）。当风险非常高而且非常紧急时，应该关注以下《RO DBT 危机管理方案》的核心内容：

- 着力于去除可获得的致命工具、手段以及增加短期内社会支持的可获得性。
- 提醒来访者他之前的承诺。如果来访者之前承诺过不自杀或自伤，那么就提醒来访者之前的承诺以及他的核心价值观，即做正确的事、尊重之前的承诺和诚信。
- 安排紧急情况下的支援。确保来访者有紧急联系电话。
- 与来访者订立不采取自杀行为的契约。如果来访者仍然有风险，就让来访者打电话叫人送他回家，如果来访者不愿意打电话，就替他打。
- 有一个统一的规则是，所有的班级成员都要留一个他们的社会支持网络中的人的联系方式（如电话号码和电子邮件地址），并将这些信息保存在方便讲员查看的地方。
- 如果自杀风险仍然很高而且找不到其他支持，或者来访者拒绝接受帮助，陪来访者去急诊室，打急救电话或报警。

正如前面提到的，对于一个 RO 技能讲员来说，在与 OC 来访者一起工作时，必须在课堂上管理危机行为的情况是极其罕见的。尽管如此，讲员仍然应该准备好要让一位讲员留在有自杀倾向的来访者身边，完成风险评估或解决问题，而另一名讲员继续授课。建议讲员熟悉处理紧急威胁生命的行为的指南，详细内容见教科书第五章。

总结

　　对 OC 来访者进行技能训练的设置下，与其他临床人群相比明显的问题行为要少得多，部分原因是 OC 性格本身的特质。如果问题确实出现了，涉及与过度完美主义的 OC 来访者合作时，讲员应当注意自己的角色是部落的大使，而不是一个执法者。加压和减压原则是基本的塑形手段，将课堂变得有趣并提高参与性和教学性。大多数的 OC 来访者的课堂会很快发展出一个支持性和鼓励参与的常态，因此，如果问题持续存在或者具有传染性，那么对于讲员来说需要做的是退后一步，进行自我评估和自我询问，了解他们自己在问题中发挥的作用，并依靠咨询团队和督导作为外部反馈的来源。

第四章

使用 RO 技能训练手册

　　这本手册包含 20 个新技能，压缩在 30 节课（或 30 周）内，其中 RO 正念技能重复一次。每节技能训练课都是在 2 个半小时的时间进行的。包括作业回顾、课间休息，以及新的教学。在每节课开始之前，讲员应熟悉课程的总体目标，并应使用手册来规划课堂练习和（或）正念练习，把必修的教学要点作为优先教授的内容（见第一章中的"结构化的 RO 技能训练课"）。讲员直接根据手册进行教学是很重要的（就像代数或历史老师可能会做的）。这在确保必修的教学要点和练习不会被遗漏或遗忘的同时，向 OC 来访者植入一个理念，即不必什么都懂。（见第一章中的"直接按照手册进行教学"）。每节课都从该课的主要内容开始，讲员应优先把必修的教学要点和练习做了。如果时间允许，可将推荐的和选修的练习和教学要点纳入课程计划中，并（或）保留到 RO 模块的最后一课（第 30 课"RO 整合周"）中使用。

解读 RO 课程计划

　　本手册是按照课程来组织的，标题就像地图上的图例。讲员需要完全熟悉它们，以便最大限度地利用本手册中的材料。

　　一堂课可以从一句箴言开始，而这句箴言也可以成为课堂讨论的基础。讲员可自行决定是否大声朗读这句话。

课程的主要内容要点

　　每堂 RO 课程的开始，都会以数字条目的形式列出该堂课中必须涉及的主要教学内容要点。讲员应该根据要点来组织课程计划，尤其是当时间有限，难以全面涵盖所有的材料时，要点则更有帮助。讲员应在课堂结束前检查所有的要点是否都已涵盖。主要内容要点不需要在课堂上朗读；列出来只是为了让讲员更方便。

所需材料

　　本堂课所需的关键材料、具体的作业单和讲义列在主要内容要点之后。在每个 RO 模块开始时，讲员应该提供整个模块的讲义和作业单的纸质版本，最好是装在一个夹子里，供学生使用。

必修、推荐和选修的正念练习、教学要点、讨论要点和课堂练习

技能课的每堂课都由一些特定的主题、练习和（或）讨论要点组成。这些练习和讨论要点都有注明是必修、推荐、还是选修。有些课程还包括"有趣的事实"，用星星图标（☆）标注。必修部分对于教授技能来说是必不可少的，必须在课上完成。推荐部分如果时间允许也可以在课堂上讲，选修部分如果时间允许，且讲员认为是学员需要的，也可以在课堂上讲。有趣的事实是用来朗读的，除非另有标记，否则是选修材料。

整个 RO 技能模块都有必修、推荐和选修的正念练习，当标记为选修，讲员可以以任何有用的方式将其纳入课程中，包括放在课程开始的时候。斜体字应在课堂上大声朗读给学员。

必修、推荐和选修的教学要点都用圆点标出。更大的和加粗的文字是重要的材料。目的是让讲员逐字逐句地朗读，以便最大限度地提高清晰度和准确性。更小的文字是对前面的具体说明，提供了重要的补充信息，和（或）关键的讨论问题，可以由讲员决定是否使用。

整个 RO 技能模块也包括必修、推荐和选修的讨论要点，为讲员提供了一系列的主题、示例、故事、隐喻和关键问题，旨在激发课堂讨论。讨论要点是为了扩展教学要点，并不是取代它们。因此，在时间有限的情况下，讲员可以不提出讨论要点中的所有问题。无论该讨论要点是必修、推荐还是选修。

整个 RO 模块也包括必修、推荐和选修的课堂练习。讲员需要努力涵盖所有必修的练习。

讲员须知

整个 RO 技能模块里也散布着许多讲员须知。这些材料是补充性的，但也是重要的，通常是给讲员提供关于某个具体问题的额外背景和（或）额外的科学研究，用来强化教学。

家庭作业

家庭作业是在每堂课结束时布置的，包括必修和选修的作业。课堂结束时布置的家庭作业应在下一堂课的第一个小时内回顾。大多数家庭作业都有作业单，教师应鼓励学生在完成家庭作业时使用作业单。

其他说明

- 规划课程。在规划 30 节课中的每节课要涉及的材料时，讲员应该在大约 15 节课（如果可能的话，可以更多）的开始或中间安排一个"无计划参与"的正念练习。练习的重点涉及不受约束的表达、部落参与和公开披露内心体验。在与 OC 来访者合作时，怎么强调这些都不过分。"无计划参与"的练习是帮助不喜欢冒险的 OC 来访者发现部落参与的好处和打破习得的抑制性屏障的核心手段。
- 开放性的班级。如果班级是开放性的，应避免让学员在 RO 整合周（第 30 课）加入，而是让他们在下一周开始（第 1 课）。
- 自我询问日记。建议每个来访者都写自我询问日记。可以准备一个空的笔记本来做这件事。在

参加第一堂技能课之前，就应该让来访者意识到自我询问日记的必要性。
- **根据手册进行教学**。鼓励讲员在教授 RO 技能时要"按照菜谱"来。
- **大声读和逐字读**。讲员应该养成大声朗读和逐字逐句地读 RO 手册中的脚本的习惯。因为：①这样做会给过度重视表现的 OC 来访者植入一个理念，即像个新手一样（必须大声读出课本）是可以的；②按脚本朗读可以确保涵盖所有的关键部分；③整个手册中的大多数文字都是有目的选择的，以最大限度地提高 OC 来访者的接受能力（回忆一下，RO 技能训练的主要目标是学习新技能）。
- **排版上的提示**。一般来说，用加粗印刷的文字表示对讲员的提示。用斜体印刷的文字表示应该向全班大声朗读。加粗斜体印刷的文字表示应该大声朗读，是最重要的教学要点。
- **保持轻松**。在整个手册中，"嘿嘿"经常与一个笑脸（☺）相结合，表示所提出的观点是一种治疗性的调侃，最好是以一种玩笑式不敬的方式传递出来。

第五章

RO DBT 课程规划

第 1 课

全然开放

第 1 课要点

1. 我们倾向于关注那些符合我们信念的事情,而忽视或摒弃那些不符合我们信念的事情。
2. 我们不知道自己不知道什么,这阻碍了我们学习新事物。
3. 要学习任何新东西,我们必须承认我们的知识不足,然后采取些不同的行动!
4. RO DBT 认为心理健康包括三个核心特征:①接受性和开放性;②灵活控制;③亲密和联结。
5. 开放和封闭各有利弊。
6. 我们只需要在自我封闭的时候练习全然开放。
7. 全然开放包括为了学习而主动追寻自己想要回避的东西。它需要勇气和谦逊,这可能是痛苦的,但也是解脱的。这是融入社会的关键。全然开放并不意味着赞同、天真地相信或盲目地默许。
8. 练习灵活心念 DEFinitely 和全然开放地生活所需要的三个步骤:①承认一个不想要的个人经验的存在;②通过面对不舒服的事件练习自我询问以获得学习;③通过做当下所需做的事情灵活地回应。

所需材料

- 讲义 1.1(墨迹)
- 讲义 1.2(什么是全然开放?)
- 讲义 1.3(从自我询问中学习)
- (选修)讲义 1.4(第 1 课要点:全然开放)
- 作业单 1.A(封闭心念的迷思)
- 作业单 1.B(灵活心念 DEFinitely:全然开放地生活三步法)
- 作业单 1.C(对新经验持开放或封闭态度的利与弊)
- 自我询问日志(注:来访者需要带上自己的日记本或笔记本)
- 白板或活页纸,记号笔

> 讲员须知:每堂 RO 课通常在回顾家庭作业前会有一个简短的正念练习。假设 RO 课是一个开放性的小组(即个体加入技能课程的时间不同),建议在课的开始,也就是在回顾上一节课的作业之前进行正念练习。讲员应力求使练习和之后的讨论保持简短;一般来说,一次正念练习和之后的观察分享应持续 6～8 分钟。

第 1 课：全然开放

（推荐）正念练习　对模棱两可的正念练习

请学员参阅讲义 1.1（墨迹）。
使用下面的脚本和随后的问题来引导练习。

现在开始练习，把刚刚给你的墨迹放在面前，使得你不用移动就能看到它。现在，有意识地慢慢深呼吸，把注意力集中在墨迹上。注意由此产生的任何图案或图像——当你的想法游走时，就像心智总是倾向于做的那样，轻轻地引导注意力回到你在墨迹中观察到的视觉特征或图案上。（暂停大约 10 秒钟。）好了，现在把你的注意力转回房间，让我们讨论一下你观察到的情况。

- ✓ *询问观察的情况*。你在观察墨迹时注意到了什么？你有没有注意到任何熟悉的形状或图像？例如，有没有人看到一只兔子？
- *强调不同的人观察到的不同形状的范围和多样性*。讲员应该指出，没有一个唯一的、完美的观察墨迹的方法。这和生活一样，没有一种完美的行为方式，也极少有一个完美的答案。打个比方，很可能班上的每个人开车的方式都略有不同，但每个人今天都能准时来上课。全然开放始于承认差异，并把它看作是学习新东西的机会，而不是自动将其视为错误的或潜在的威胁。
- *鼓励自我询问*。（注：讲员必须问的是下面给出的必修问题，选修问题只在时间允许的情况下才用。）
  - ✓ （必修）问：*你在多大程度上相信只有一种方法可以观察墨迹？延伸到你是如何看待自己和这个世界的，它能告诉你什么？你可能需要从中学习的是什么？*
  - ✓ （选修）问：*你在多大程度上注意到自己会把对墨迹的观察与他人的观察进行比较？你的比较是评判性的吗？对他人的评判？对自己的评判？还是对其他东西的评判？这对于你是如何看待这个世界的会有怎样的启发？你可能需要学习的是什么？*
  - ✓ （选修）问：*你是否曾经觉得很难同时看到一个问题的两面？*

额外的讨论要点可以包括游戏式的挑战，让学员想出尽可能多的方法来解决一个简单的问题或完成一个简单的任务，例如如何吃一个苹果或如何洗衣服。

（必修）课堂练习　我们的知觉偏差：我们是如何对新信息变得封闭的

这项练习的主要目的是帮助学员识别他们在处理驳斥性的反馈时那些可能是非适应性的方式，同时也要理解，所有人在对反馈保持开放方面都存在一定程度的困难。

讲员应争取把这个练习的时间限制在 5～7 分钟。只有在时间允许的情况下，才可以问下面列出的选修问题。

首先问下面两个必修问题。
- ✓ （必修）问：*当面对重要事情的不同观点时，你是如何反应的？*
- ✓ （必修）问：*为了避免听到不同的观点，你最喜欢的策略是什么？*
- ✓ （选修）问：*你觉得别人知道你在用这个策略吗？*
- ✓ （选修）问：*如果你相信自己对某件事已经了然于胸，对于提示你可能搞错了的反馈，你的开放程度会更大些还是小些呢？*
- ✓ （选修）问：*如果你相信地球是平的，你是更有可能还是更不可能去寻找关于地球是圆的的信息呢？*

接下来：在白板上列出学员们给出的不同策略。
举例：排练如何反驳，寻找反驳对方的证据，反复想这件事，关闭自己，假装没听见，攻击

> 对方，改变话题，表现得好像觉得很无聊，拿这事儿开个玩笑，认真倾听，开始自动化地怀疑自己，不同意时假装同意，花点时间思考。
>
> **最后**：在学员认为最可能无用或可能导致负面后果的策略旁边加星号（*）。

（必修）教学要点　知觉偏差

- *无论喜欢与否，我们都构建了自己的信念体系。* 通常，我们的信念体系已跟我们融为一体，以至于我们认不出它们只是信念；就好像要让鱼去认识水一样！
- *我们倾向于关注那些符合我们信念的事情，而忽视或摒弃那些不符合的。*
- *社会心理学家称其为"确认性（知觉）偏差"。* 例如，如果你在政治上是保守派，你很可能会只阅读或观看保守派的政治报纸或电视；如果相反，你就可能会阅读完全不同的东西。
  - ✓ 问：你认为哪种确认性偏差在过度控制的个体中最常见？例如，"获得成功的唯一方法是做出自我牺牲"*，"提前计划是必要的""正确比被别人喜欢更重要"。
- *我们不知道自己不知道什么，这阻碍了我们学习新事物。* 有时我们以为我们知道某件事情，但后来发现我们实际上知道的只是我们需要了解的东西的一部分而已。
- 例如，一些住在美国的人可能会认为他们知道如何在法国买一辆车，却发现在法国，有关购买汽车的法律要求一堆在美国购买汽车所不需要的文件（如居住证明、护照、水电费账单，等等）。
- 此外，有时我们甚至不知道我们缺乏技能，我们需要别人指出这一点（例如，当一个 2 岁的孩子想要加热燕麦片时，他不知道自己并不会使用微波炉）。
- 当不知道自己不知道阻碍了我们实现重要目标的时候，就成了问题。
- *当我们相信自己已经知道答案，或觉得被与自己不同的观点威胁到时，我们就已经做了一个决定*——这个新的信息是潜在的危险（因为我感到了威胁）或者是不重要的（因为我相信自己已经知道答案）。因此，我们不太容易接受潜在的有价值的信息。
- 要学习任何新东西，我们必须首先认识到自己知识的缺乏。
- *要学习新东西，我们的行为或思维方式也必须有所不同！* 但这样做可能是痛苦的，会令人焦虑和感到卑微。

（必修）教学要点　什么是心理健康？

- *良好的生活不仅意味着自我提升，还需要追寻健康。*
- 问：你在多大程度上相信真正的心理健康或幸福是可能的？你的回答说明了什么——你是如何看待这个世界或你自己的？你可能需要学习的是什么？
- *要寻求心理健康，首先应该了解什么是心理健康。*
  - ✓ 问：心理健康的人会表现出什么样的行为？
  - ✓ 问：心理健康的人有哪些共同特征？
- *RO 认为心理健康包括三个核心特征：*
  1. 对新经验和驳斥性的反馈保持**接受性和开放性**，以便从中学习。
  2. **灵活控制**，以适应不断变化的环境条件。

---

*译者注：例如，成功来自 1% 的天赋和 99% 的汗水；笨鸟先飞；勤能补拙等。

3. **与至少一个人保持亲密和联结**。人类的生存依赖于我们在部落或群体中形成的持久的纽带，以及一起工作的能力。

- *因此，或多或少……根据这一定义，一个适应性强的人不仅能够对驳斥性的反馈保持开放，而且能够根据他人的需要调整自己的行为，使之更有效。*
  - ✓ *问：你能想出这三个特点在一个人的生活中如何呈现出来的例子吗？你需要学习什么才能在你的生活中表现出这些特质呢？*

（必修）教学要点　开放还是封闭？这就是问题所在！

- *有时候，封闭心念恰恰是某一特定时刻所需要的，而改变可能不是必要的。* 例如，当一个人不喜欢白软干酪的味道时，保持封闭心念就没问题——假设还有别的东西可吃。当被强盗袭击或在战争中被俘遭受折磨时，封闭心念是非常有用的。保持封闭心念可能有助于保护某些家庭传统。例如，尽管不再相信圣诞，但还是坚持庆祝它。
- *封闭心念的好处几乎总是与回避或支配有关。*
- 封闭心念可能有助于回避某种感觉。例如失控感、尴尬感、窘迫感、压力或不确定感。
- 封闭心念还可能帮助一个人赢得一场战斗或争论，击败对手，证明自己的优越性，或实现一个目标。
- 当我们处于任务执行中时，封闭心念似乎通常是个好主意。
- *封闭心念有短期的收益，但常导致长期的负面后果。* 例如，拒绝听取吸烟可以导致癌症的反馈可能会让你继续吸烟，最终导致癌症、卒中，并带来巨额医药费。拒绝听取有关你傲慢的反馈可能会维持你的自尊，但会导致孤独和孤立。
- *但开放心念所带来并不全是乐趣和游戏！* 开放可能是痛苦的，因为为了学习或践行自己的价值观，它往往需要牺牲你坚定持有的信念或自我构建。
- *然而，开放是学习新东西的唯一途径。* 无论是学习拉小提琴、骑马，还是维持婚姻，学习任何东西或改善我们的行为方式都需要开放的心态。
- *开放也能增强人际关系，因为它展现了谦逊和愿意从世界中学习东西的态度。开放向另一个人发出的信号是，你愿意听取，而不是自动忽视他们的意见。* 重要的是，开放并不意味着赞同、天真地相信、盲目地让步或放弃。

（推荐）课堂练习　封闭心念的迷思

请学员参阅作业单1.A（封闭心念的迷思）。

指导学员在作业单1.A中每个他们或多或少相信是真的的迷思旁边的方框中打钩。

把学员分成两人一组。让每组的一方选择一个他们强烈相信的迷思，然后轮流练习自我询问并说出他们各自的想法。练习的步骤如下：

1. 披露方——也就是要吐露自己心声的人——首先要向搭档连续三次朗读他们的迷思。
2. 然后，倾听方朗读作业单上的几个自我询问的问题。例如，*你需要从这个迷思中学习的是什么？这个迷思告诉了你哪些关于你自己和你的生活的东西？重新检验这个迷思的想法会让你紧张吗？如果是的话，这可能意味着什么呢？你对关于这个迷思的不同想法有多开放？如果你并不开放或只是部分开放，那么这可能意味着什么呢？*
3. 然后两人互换角色，由原来的倾听方接替披露方的角色，说出与他们所选择的迷思有关的意象、想法和记忆。

> 4. 在每一对搭档扮演两个角色至少各一次后，讲员应该鼓励学员与全班分享他们对这个练习的观察。
>
> **学员应将他们认为最具挑战性的问题纳入他们日常的自我询问实践中**，并将他们的观察结果记录在自我询问日志中。

（必修）教学要点　什么是全然开放？

请学员参阅讲义 1.2（什么是全然开放？）

- 全然开放意味着为了学习而对新信息或驳斥性的反馈持开放态度。
- 全然开放帮助我们学会庆祝自我发现——这是从困境中摆脱的自由。
- 全然开放可能带来奖赏——它通常包括尝试新方法，这种新方法可以帮助我们更有效地应对。
- 全然开放是勇敢的——它提醒我们，我们的生活领域可能需要改变。
- 全然开放加强了人际关系——它展现了谦逊和乐于从世界所能提供的所有东西中学习。
- 全然开放包括有目的的自我询问和愿意承认自己可能出错——并有改变的意愿（如果需要的话）。它可能既是痛苦的又是解脱的。
- 全然开放挑战我们对现实的感知。*我们所见皆因自身而异，并非事物本来面目。*
- 对学习新事物持开放态度，包括愿意考虑到有许多方法可以达到同一个目的。
- 全然开放使我们为自己的个人反应和情绪负责，而不是下意识地去指责他人或世界。
- 全然开放帮助我们适应不断变化的环境。
- 全然开放不是：
  - 赞同、天真地相信或盲目地让步
  - 假设你已经知道答案
  - 仅仅通过智力就能理解的东西——它需要直接和反复的练习
  - 拒绝过去
  - 期待好事发生
  - 总是变化
  - 执着于开放

> **讲员须知**：使用你收集的自己或他人生活中的例子来强化之前的教学内容。例如，最优秀的科学家能够意识到，当前的知识最终会改变，并演变成更了不起的知识。科学是一个发现的过程；一个更精妙的理念最终会取代旧的理论。询问学员他们对新事物持开放态度的例子，这曾经带来新的知识或技能。例如，通往芝加哥的道路有许多条；煮土豆有无数种方法。努力让自己看起来完美无缺、从不犯错，这不仅是不可能的，更会让人筋疲力尽！开放释放了过去用来保护自己的能量；这是装模作样的反面。重要的是，全然开放并不意味着赞同、天真的相信或盲目的默许。有时候，封闭才是当下所需要的，而改变是不必要的。
>
> **讲员须知**：现有的有关自我询问和全然开放知识的范围，包括概念和技能，将取决于技能训练课程班是开放的（即学员可以在任何时候加入班级）还是封闭的（即班级从开始到结束学员都是一组学员，新学员要在下一班才能加入进来）。对于封闭的小组，每个学员都有可能是第一次

遇到自我询问和全然开放的概念。然而，对于开放的小组，许多来访者可能已经在其他技能训练班或通过个体治疗接触过这些概念。

- **全然开放是 *RO DBT* 的核心技能**，它是 RO 所有其他技能的基石。
- **封闭心念的小事件往往与大事件提供了一样多的自我发现的机会**（例如，在讨厌那个堵车时插你队的人时练习全然开放，这可能与跟你的配偶争吵时练习全然开放一样重要）。

（必修）教学要点　灵活心念 DEFinitely：全然开放地生活三步法

请学员参阅作业单 1.B（灵活心念 DEFinitely：全然开放地生活三步法）。

> 讲员须知：当教授灵活心念 DEFinitely 时，你实际上是在教授整个 RO 技能训练课程的核心技能。应该鼓励学员把灵活心念 DEFinitely 和自我询问问题（如果可能的话）带在身上，当发现自己处于固着心念或宿命心念中时好去查阅和参考。如果学员在第 1 课已教完后才进入技能训练课，治疗师可能需要在个体治疗中教授灵活心念 DEFinitely（这确保学员不必等到下一个周期来学习该技能）。直接使用讲义 1.3（从自我询问中学习）和作业单 1.B（灵活心念 DEFinitely：全然开放地生活三步法）。下面的教学要点并没有涵盖作业单上的所有材料（使用它们以来补充教学）。由于两者都是必做的家庭作业，对于讲员来说，在学员自行使用它们之前，一定要先花时间确保他们熟悉讲义 1.3 和作业单 1.B。

> 讲员须知：在教授"灵活心念 DEFinitely"时，在白板上写下首字母缩略词（DEF），把每个字母垂直排列在一栏中，但不要教授或说出每个字母所代表的具体意义。接下来，从首字母缩略词的第一个字母（DEF 中的 D）开始，使用这里列出的关键点来教授与每个字母相关的技能，直到涵盖了与之相关的所有技能。重要的是，当你教授与相应字母相关的技能时，只需要在白板上写下每个字母大致代表的意思。这种教学方法避免了要对缩略词使用的特定词汇做冗长解释，以及（或）过早地教授概念。每个字母的意义只有在与之相关的技能的正式教学中才会讲出来。

灵活心念 DEFinitely

D　看到和承认**痛苦**（Distress）或不想要的情绪
E　使用自我**询问**（self-Enquiry）以获得学习
F　带着谦逊**灵活地回应**（Flexibly respond）

> 讲员须知：讲员应帮助学员们熟悉如何在接下来的作业中使用作业单 1.B（灵活心念 DEFinitely：全然开放地生活三步法）和讲义 1.3（从自我询问中学习）。

D　看到和承认**痛苦**或不想要的情绪（例如：烦恼、焦虑、身体紧张、麻木）。
- **全然开放是 *RO DBT* 的核心技能。** 可以说，它是一切其他技能的基础。所以，你肯定会想练习你的 DEF 技能！
- **我们在封闭状态的时候才正是需要全然开放的时候。** 这种情况通常发生在我们遇到新奇的或不确定的情况时，当我们感到被否定或批评时，以及当我们对世界、自己和他人的期望和信念受到挑战时。

- ***不想要的情绪往往在暗暗地表达需求***。努力试着调节、控制、接受或改变一个不想要的情绪，让我们得以假装忙于调节以至于没有时间真正自我核查，无法得知这个不想要的情绪真正想表达的是什么（也就是说，教导我们："哎呀——我太忙于调节了，都忘了看看我到底是在回避什么)"。这有时会导致崩溃的发生（例如，情绪泄露）。

E **使用自我询问**以从痛苦中学习，而不是下意识地去调节、转移、改变、否定或接受。
- *面对情绪困扰和练习自我询问以促进学习。*
- *在激动的时刻进行自我询问*，也许只是意味着默默问自己：*我可能需要从这个不想要的体验中学习什么？*
- *自我询问应简短*（5分钟或更少）。长时间的练习通常（但不总是）反映了强烈的（通常是隐蔽的）寻找某种解决方案的愿望。当然，如果发生这种情况，就用自我询问来探索你对解决方案的强烈需求。
- *在进行自我询问时，请记住要对快速出现的答案或为自己的行为辩护的冲动适当存疑。*

F 带着谦卑**灵活地回应**，以一种顾及他人需要的方式，去做当下需要做的事。
- *灵活地回应意味着对我们个人对于世界的反应负责*（包括我们不想要的情绪）。
- *核对事实时要保持怀疑*。回想一下，我们的感知只能是有限的（受生理和个人经验的限制）。所以我认为是事实的东西，事实上，对你们来说可能不是事实。好吧，这可能有点像绕口令（嘻嘻☺）。
- *注意不要过度解决问题*。记住，对于大多数OC个人来说，他们的座右铭是："不确定的时候，就再多用用心"，因此，大多数OC来访者都有强迫性解决问题倾向。

> 讲员须知：虽然对于一些学员来说，这可能是他们第一次接触到自我询问的概念，但这并不是最后一次。讲员可以告诉学员，RO正念训练里也强调自我询问，而这在后面的课程中有更详细的介绍。而大多数学员在看过讲义1.3（从自我询问中学习）中提供的自我询问问题后，很快就能掌握其核心思想。

第1课家庭作业

1. （必修）作业单1.B（**灵活心念DEFinitely：全然开放地生活三步法**）讲员应该鼓励学员使用讲义1.3（从自我询问中学习）辅助灵活心念DEFinitely步骤2的练习。如果对于如何使用作业单有任何疑问的话，请提问。
2. （必修）鼓励班级学员随身带上一份讲义**1.3（从自我询问中学习）的复印本**，并且最好是在整个治疗期间都携带，无论他们去到哪里。鼓励他们使用这些自我询问的问题示例来启动自己的练习；或者在他们发现很难自己提出问题的时候去参考这些示例。在布置作业前，要问问学员关于自我询问或如何使用这份讲义还有没有任何问题。
3. （推荐）作业单1.A（封闭心念的迷思）。快速回顾这份作业单的指导语。鼓励学员们在接下来的一周内，使用这份作业单来加强全然开放的练习。
4. （选修）作业单1.C（对新经验开放还是封闭的利与弊）。使用作业单1.C来加深学员对开放心念和封闭心念各自优缺点的理解。

全然开放讲义 1.1
墨迹

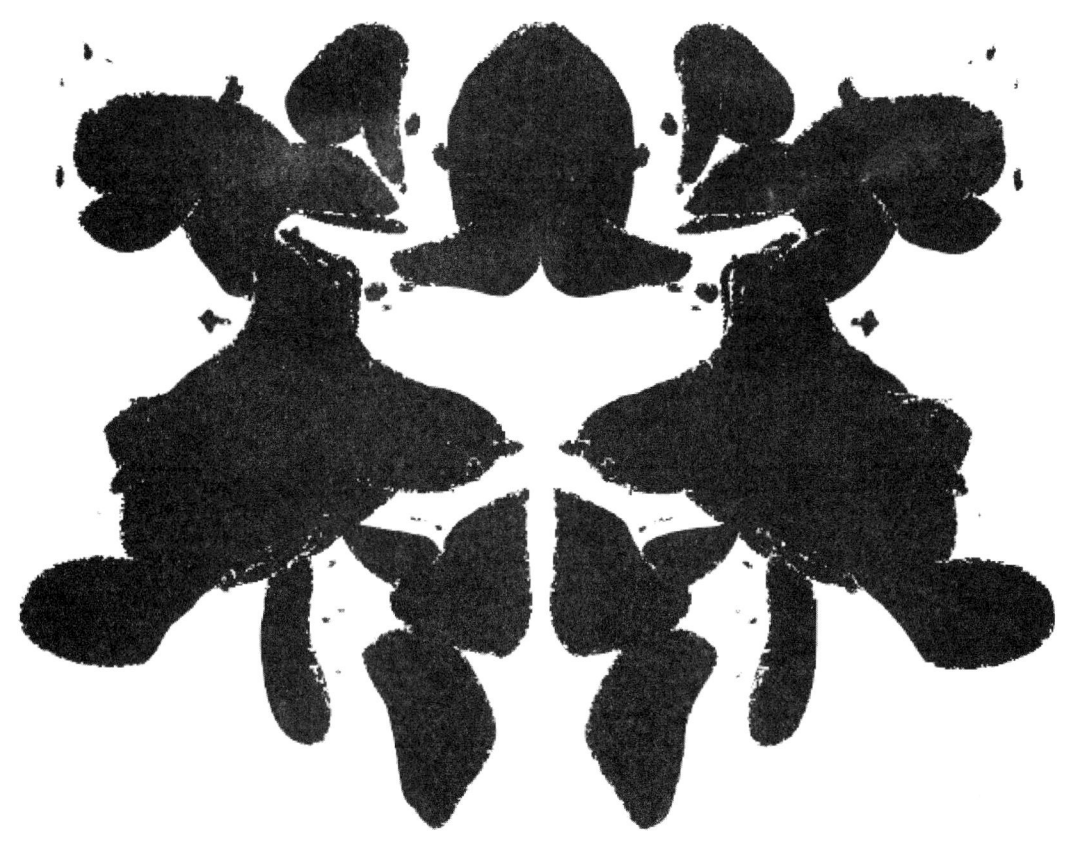

全然开放讲义 1.2
什么是全然开放？

- 全然开放意味着为了学习而对新信息或驳斥性的反馈持开放态度。
- 全然开放帮助我们学习庆祝自我发现——这是从困境中摆脱的自由。
- 全然开放可能带来好处——它通常包括尝试新的行为方式，这可能帮助我们更有效地应对。
- 全然开放是勇敢的——它提醒我们那些可能需要改变的生活领域。
- 全然开放加强了人际关系——它展现了谦逊和乐于从世界所能提供的所有东西中学习的意愿。
- 全然开放包括有目的的自我询问和愿意承认自己可能出错——并有改变的意愿（如果需要的话）。它可能既是痛苦的又是解脱的。
- 全然开放挑战我们对现实的感知。我们所见皆因自身而异，而非事物本来面目。
- 对学习新事物持开放态度，包括愿意考虑到有许多方法可以达到同一个目的。
- 全然开放使我们为自己的个人反应和情绪负责，而不是下意识地去指责他人或世界。
- 全然开放帮助我们适应不断变化的环境。

全然开放不是……

- 赞同、天真地相信或盲目地屈服
- 假设你已经知道答案
- 仅仅通过智力就能理解的东西——它需要直接而反复的练习
- 拒绝过去
- 期待好事发生
- 总是变化
- 执着于开放

第 1 课：全然开放

全然开放讲义 1.3
从自我询问中学习

说明：使用下面的示例问题来增强你的全然开放的练习；参见作业单 I.B（灵活心念 DEFinitely：全然开放地生活三步法）。

带着这张清单的副本，并把你发现的新问题写在全然开放的自我询问日志上。

- 有没有可能我身体的紧张意味着我对反馈没有全然开放？如果是，或者可能是，那么我在逃避什么？这其中有什么需要学习的吗？
- 我感到的抗拒、厌恶和紧张对自己有帮助吗？我可能需要从我的封闭心念中学到什么？
- 我是否发现自己想要下意识地解释、辩护或忽视他人的反馈或正在发生的事情？如果是，或者可能是，那么这是不是一个信号，显示我可能不是真正的开放？
- 我是否发现很难去质疑我的观点，甚至很难进行自我询问？如果是或可能是，那么这可能意味着什么？
- 面对他人的反馈或问题，我是否语速更快或者即刻做出回应？我有无屏住呼吸或呼吸变快？我的心率变了吗？如果是或可能是，那么这意味着什么？是什么驱使我这么快做出反应？有可能我感受到威胁了吗？
- 我能真正暂停下来并思考我是否有可能是错的或者需要改变吗？我是不是无论他们说什么，无论事情看起来怎么样，都对自己说"我知道我是对的？"抑或我想要封闭自己、离开或者放弃？如果是，或者也许是，那么是否可能我是在固着心念或宿命心念中？我害怕的是什么？
- 我拒绝对这种反馈持开放态度是否有部分原因是处于我相信这样做会从本质上改变我的一部分？如果是，或者可能是，那么这意味着什么呢？我害怕的是什么呢？
- 我是否因为自身的情绪反应下意识地责怪他人或环境？如果是，或可能是，那么这是否代表了我逃避对反馈保持开放的一种方式呢？
- 我是否相信自己知道给予我驳斥性反馈的人的意图？例如，我是否假设他们是在努力抬高自己？或者我是否认为他们是在试图操纵、胁迫或恐吓我？如果是，或可能是，是否有可能我没有真正给他们机会？如果我暂时放下我的理解，我会担心什么呢？
- 我是否认为充分倾听一个我认为没有倾听我说话的人说话是不公平的？如果是，或者有时是，那么现在是这种情况吗？如果是或可能是，那么为什么我需要事情是公平的？
- 当某人驳斥我，我是否感到不被认可、被伤害、不被赏识或者不被理解？是否有一部分的我的想法是需要他们先承认（或道歉）他们对我的不理解，然后我才可能愿意充分考虑他们的立场？如果是或者可能是，那么为什么我需要被理解呢？为什么我需要被认可？因为这种渴望是需要他人先改变，这是否阻碍了我的开放呢？
- 我是否认为因为我已经解决了问题、知道了答案或者已经对正在讨论的问题做了自己这部分必要的功课，所以没有必要进行进一步的自我检查？如果是，或者可能是，那么是否有可能是我不愿意真正地检查我的个人反应？为什么我如此确信自己已经知道答案了？有什么是我害怕会失去的吗？
- 我是否愿意屈服、放弃自己的立场或者同意别人的反馈？如果是，或者可能是，那么我的同意有可能是伪装的逃避吗？我的同意是否是为了避免冲突，而不是因为我真的相信他们是对的？这可能意味着什么呢？
- 我此刻得到的反馈是我以前从别人那里也听到过的吗？如果是这样，这可能意味着什么？有

没有可能从这些反馈中能学到什么的呢？

如果你发现自己抗拒自我询问或者没有感触，那就通过自我询问，提以下问题来进一步探索。

> *我的抵抗在试图告诉我什么？我需要从中学的是什么？*

> *我的抗拒说明了什么——关于我自己，或者关于我学习这个新技能的意愿？*

> *我在抵抗什么？有没有什么关于我自己或者当下的重要的东西需要我看到或认识到的？*

> *有没有可能为了逃避责任或做出重要的改变，我让自己变得麻木或封闭？我需要学习的是什么？*

利用下面的空白来记录你随着时间的推移出现的新的自我询问的问题。

_____

_____

_____

_____

_____

_____

全然开放讲义 1.4
第1课要点：全然开放

1. 我们倾向于关注那些符合我们信念的事情，而忽视或摒弃那些不符合我们信念的事情。
2. 我们不知道自己不知道什么，这阻碍了我们学习新事物。
3. 要学习任何新东西，我们必须承认我们的知识不足，然后采取些不同的行动！
4. RO DBT 认为心理健康包括三个核心特征：①接受性和开放性；②灵活控制；③亲密和联结。
5. 开放和封闭各有利弊。
6. 我们只需要在自我封闭的时候练习全然开放。
7. 全然开放因为展现了谦逊和从环境中学习的意愿而增进了关系。然而这可能是既痛苦又解脱的过程，因为它需要一个人放下自己坚定持有的信念，以学习新东西或与他人联结。
8. 练习使用灵活心念 DEFinitely 和全然开放地生活三步法：①看到和承认一个不想要的个人经验的存在；②通过面对不适练习自我询问以学习；③通过做当下所需做的事情灵活地回应。

全然开放作业单 1.A
封闭心念的迷思

说明：在你可能持有的迷思旁边的方框中打钩。

- ☐ 开放意味着别人可以利用你。只有傻瓜才会开放。
- ☐ 如果你对事情应该是怎样的没有自己的看法，你就会受到伤害。
- ☐ 提前计划总是必要的。
- ☐ 做事的方式方法有对错之分，就是这样。
- ☐ 行事正确是生活中最重要的事情。
- ☐ 我已经尝试了所有能试的东西，没什么新鲜的了。
- ☐ 即使我尝试新的东西，也无济于事。
- ☐ 老狗学不了新把戏。
- ☐ 如果我尝试了新东西并成功了，我就是个傻瓜，因为没早点儿这么做。
- ☐ 如果我尝试新事物，那就意味着我之前是错的。
- ☐ 新事物是为容易上当受骗的傻瓜准备的。
- ☐ 做一些不同的事情意味着放弃我的价值观。
- ☐ 不管你说什么，不管事情看起来如何，我知道自己什么时候是对的。
- ☐ 做我一直在做的事情感觉就是对的。
- ☐ 把事情做好总是很重要的。
- ☐ 规则就是用来遵守的——尤其是我的规则。

在下面的空白处，写下你可能有的关于情绪的其他上面没提到的迷思。

_____

_____

_____

第1课：全然开放

接下来：在前面的列表里挑选一个你非常相信的信念，并在接下来的一周内对其进行自我询问。

- **记住，练习时间要短**。例如，不超过5分钟。自我询问的目的是找到一个好问题，让你更接近自己的痛点或个人未知的领域（你不想去的地方），目的是获得学习。一周后，转向另一个信念，重复自我询问练习。
- 记得在你的**RO**自我询问日志中记录下你对这些信念进行自我询问时出现的意象、想法、情绪和感觉。
- 记得练习对自我询问时出现的快速回答存疑。允许自我询问练习中随着时间推移出现的任何答案。
- 记住，自我询问不是自动认为这些信念是错误的、糟糕的或不正常的。用下面的问题来加强你的练习。
    - *我可能需要从这个信念中学到什么？*
    - *关于我自己和我的生活，这个信念会告诉我什么呢？*
    - *做这个练习时我感到紧张吗？*
    - *我现在感到紧张吗？如果是的话，这意味着什么呢？我可能需要学习的是什么？*
    - *我对与这个信念不同的想法或改变这个信念有多开放？*
    - *如果我不是开放的，或者只是部分地开放，那么这意味着什么呢？*
    - *坚持这个信念是如何帮助我活得更充实的？*
    - *改变这个信念将如何让我活得更充实？*
    - *我对改变这个信念的抗拒心理能说明什么呢？*
    - *从我的抗拒中能学习到什么吗？*
    - *坚持这个信念能说明什么关于我自己的事？*
    - *如果我暂时放下这个信念，我会害怕发生什么呢？*
    - *我需要学习的是什么？*

利用下面的空白来记录从你的练习中产生的额外的自我询问问题或观察。

_____

_____

_____

全然开放作业单 1.B
灵活心念 DEFinitely：全然开放地生活三步法

灵活心念 DEFinitely

    D   看到和承认**痛苦**（Distress）或不想要的情绪

    E   使用自我**询问**（self-Enquiry）以获得学习

    F   带着谦逊**灵活**地回应（Flexibly respond）

说明：在接下来的一周中找一个时间，当你发现自己感到紧张、恼怒、烦恼、不确定、被否定、被批评、恐惧、评判、麻木、封闭、抗拒、反刍性地思虑或不喜欢某件事，使用以下技能来练习全然开放。

- **记住，我们只有在封闭的时候才需要练习全然开放**。另外，鸡毛蒜皮的时刻和重要的时刻一样重要（例如，在讨厌那个堵车时插你队的人时练习全然开放，这可能与跟你的配偶争吵时练习全然开放一样重要）。

D 看到和承认**痛苦**或不想要的情绪（例如：烦恼、焦虑、身体紧张、麻木）。

    在与你不想要的经历最相关的问题旁边的方框中打钩。

    ☐ 你是否处在一个新奇的或不确定的处境中？

    ☐ 你是否觉得被否定、被误解或被批评？

    ☐ 你对世界、他人或自己的期望或信念是否受到挑战？

    其他情形

_____

_____

_____

    请在下列空白处描述发生了什么事。事情发生时你在哪儿？和谁在一起？身体有什么感觉？

_____

_____

_____

E 使用自我**询问**以从痛苦中学习，而不是下意识地试图去调节、转移注意力、改变、否认或接受。

    在你练习了的技能旁的方框中打钩。

    ☐ 在关键时刻，我面对了自己的不适，问*"我需要学习什么？"* 而不是下意识地调节、转移注意力、解决问题或试图接受。

    ☐ 承诺在事件过去后进行多日的自我询问练习。

    ☐ 记住了自我询问意味着找到一个好问题使我更接近痛点（我个人的未知），而不是找到一个好答案。

    ☐ 通过把注意力转向我不想去想或不想承认的事情上，我找到了自己的痛点。

    ☐ 把发现自己的痛点看作成长的机会来庆祝。

第 1 课：全然开放

- ☐ 在 RO 自我询问日志中记录自己的痛点，并用它来聚焦我的自我询问练习。
- ☐ 准确地提出一个能够引出我的痛点的问题。
- ☐ 使用讲义 1.2（什么是全然开放？）中的自我询问问题来加强练习。
- ☐ 记得最好的自我询问问题是我最不喜欢的问题。
- ☐ 在几天的时间里，每天留出 5 分钟来进行自我询问，并把每天得出的结果记录在 RO 自我询问日志里。
- ☐ 有意识地让我的自我询问练习保持简短（5 分钟或更少），因为我意识到，长时间的练习往往是为了证明我在努力工作、惩罚自己或解决问题以使自己感觉好过些。
- ☐ 练习自我询问时，对快速出现的答案或为自己行为辩护的冲动保留轻微的怀疑。
- ☐ 记得沉思或反刍并不是自我询问——而是我在试图解决问题或调节（避免）我的不适。
- ☐ 在自我询问的练习过程中，不要责备自己、他人或世界。
- ☐ 在自我询问的过程中，我注意到一些避开痛点或下调情绪的隐秘的尝试，并利用这个观察加深了对自己的理解，而非将其作为又一个打击自己的机会。
- ☐ 阻止了把自我询问做到完美的企图。
- ☐ 当我发现自己在抗拒自我询问时，我使用了讲义 1.3（从自我询问中学习）中的问题进行自我询问来探索自己的抗拒。

把你认为最有用的自我询问问题记录在下列空白处。

_____

_____

_____

F 带着谦逊灵活地回应，以一种顾及他人需要的方式，去做当下需要做的事。
在你练习了的技能旁边的方框中打钩。

- ☐ 承认灵活地回应是我自由选择的；没有人能强迫我表现得灵活。
- ☐ 激活我的社交安全系统，最大化我的灵活回应（例如，闭嘴式微笑，扬眉，同时深而慢地呼吸）。
- ☐ 使用拖延战术来阻止下意识的、习惯性的、快速的回应。**选出所有适用的条目。**
    - ☐ 提醒自己花点时间反思是可以的——不是每个问题都需要立即解决。
    - ☐ 发生了扰动情绪的事件（例如，一封电子邮件、一个请求或一通电话）后，过两到三天再做决定或回应。
    - ☐ 与另一个人沟通，告诉他我需要一些时间来反思刚刚发生的事情——包括我在里面可能起到的作用——然后再决定要做什么或进一步讨论它，利用这段时间来练习自我询问。
    - ☐ 提醒自己，拖延并不意味着一走了之或放弃面对问题、不承担责任或放弃这段关系，而意味着短暂地停顿以练习自我询问，然后重新处理问题。
- ☐ 通过对我个人的反应和对世界的反应负责来践行我的价值观。**选出所有适用的条目。**
    - ☐ 阻止了我在事情没有按照预期发展时，责备他人或期待世界改变的下意识倾向。
    - ☐ 提醒自己没有人能强迫我有什么样的感受。

- ☐ 练习坦承自己隐藏的欲望，比如生气、拒绝、走开或阻止某人、某事的欲望，而不是假装自己没有不开心、是别人让自己做的或者他们的遭遇是自然而然的。
  - ☐ 假定他人是没有问题的［例如，假设他们是善意的，并且（或）他们正在尽力而为］。
  - ☐ 提醒自己我们所见皆因自身而异，并非事物本来面目，以此挑战认为自己是对的或正确的僵化信念。
  - ☐ 提醒自己，假定这个世界或其他人应该符合我的期望或信念是傲慢的表现。
  - ☐ 为了更容易接受当下正在发生的事情，记住：我不知道自己不知道什么。
  - ☐ 练习愿意承认犯错而不须崩溃或放弃。
  - ☐ 练习放弃傲慢（例如，通过承认所有人类与生俱来都容易出错，或通过回忆一个我的信念被证明是错误的时刻）。
  - ☐ 练习放下控制或支配他人的欲望。
- ☐ 练习认识到有许多种生活、行为或思考的方式，并庆祝这种多样性。
- ☐ 练习把问题当成新的学习的机会，而不是妨碍我享受生活的障碍。
- ☐ 练习从大局考虑而不是关注细节，通过问以下问题来达成：
  - ☐ *从长远来看，我所注意到的真的重要吗？*
  - ☐ *坚持我这种聚焦细节的观察有什么缺点？*
  - ☐ *还有什么价值目标会因为我的坚持而受到负面影响？*
- ☐ 用我想要的亲密程度指导我通过以下问题回应。
  - ☐ *我应该坚持还是暂停在不想要的体验出现之前我所做的行为？*
  - ☐ *我应该抑制还是释放我的行动冲动？*
  - ☐ *我应该表达还是限制我内心的感受？*
  - ☐ *我应该披露还是伪装我的信念、期望或内心想法？*
- ☐ 练习灵活地对待灵活性；有时，封闭可能是当下需要的，而改变反而是不必要的。

请在下列空白处描述你练习灵活回应的其他方式。

_____

_____

_____

全然开放作业单 1.C
对新经验开放还是封闭的利与弊

列出对新经验开放、尝试新事物、忍受没有答案的痛苦或被视为缺乏经验的利与弊。也要列出对新经验封闭或仅仅基于过去经验来做决定的利与弊。

	对新经验开放	对新经验封闭
好处		
坏处		

第 2 课

理解情绪

第 2 课要点

1. 我们的神经感觉系统不断地扫描着世界和我们自己，寻找与我们的幸福感相关的线索或刺激。
2. 我们的大脑天生就能对五大类与情绪相关的刺激或线索进行探测和反应。
3. 安全性的线索是与感到被保护、安全、被爱、满足、被照顾，以及作为某个社群或部落的一部分相关的刺激。
4. 新奇性的线索是能够触发自动评估过程的差异性的或意外的刺激，这种自动评估过程旨在确定线索是否对我们的幸福是重要的。
5. 奖赏性的线索是指被评价为潜在的、可能令人满意或愉快的线索。
6. 威胁性的线索是指被认为具有潜在危险或破坏性的线索。
7. 压倒性的线索触发我们的紧急宕机系统。
8. 我们从来都不是无情绪的，因为我们总是处于这五种情绪状态之一。
9. 一般来说，当一种情绪系统开启时，其他四种情绪系统就是关闭或抑制状态。
10. 最后，当一种情绪反应倾向无效时，我们就转向另一种神经调节反应。

所需材料

- 讲义 2.1（RO DBT 情绪的神经调节模型）
- （选修）讲义 2.2（第 2 课要点：理解情绪）
- 作业单 2.A（识别不同的神经基质）
- 白板和记号笔

（推荐）正念练习　无计划参与

从第 12 课 RO 正念技能训练模块提供的例子中选择一个"无计划参与"练习。例如，练习"我没有生气！"（也被称为"让我们来发个脾气"）或"耶！我是个傀儡！"记住，"无计划参与"练习前不需要引导或预告，而且持续时间要短（30 秒～4 分钟）

> 讲员须知：讲员可以在教授讲义 2.1（RO DBT 情绪的神经调节模型）时回顾这个正念练习，以帮助学员开始练习使用该模型来标记他们的情绪体验。例如，让学员看看他们是否能在课程开始时的正念练习中识别出可能触发了他们的新奇性评估系统的线索，并识别那些表明这个系统正在活动的行为。在教授这个模型的每个部分时都可重复这个过程——例如，当学习奖赏性线索的时候——讲员可以询问是否有人注意到他们的奖赏系统在练习中被激活，并使用他们反馈的经验来扩展教学点。讲员也应该准备好分享他自己在正念练习中激活的系统，并使用他们的个人经验作为可能的教学示例。

（必修）教学要点　五种情绪相关线索

让学员参考讲义 2.1（RO DBT 情绪的神经调节模型）。

- *我们的神经感觉系统不断地扫描世界和我们自己，寻找与我们的幸福相关的线索或刺激。线索可以出现在身体内部（例如，一个想法或意象），也可以发生在身体外部（例如，一声巨响），或者是情境性的（例如，一天中的某个时间唤起了吸烟的冲动）。*
- *这个扫描过程，在我们的模型中称为神经觉，定义了我们的情绪，并不断被经验更新或修订的。*

> ★　**有趣的事实：** *神经觉发生在毫秒水平内！*
>
> 神经觉能在毫秒内产生，而我们对此并无有意识的觉察：我们甚至不知道有这个过程。我们的大脑会不断地扫描周围的环境以寻找线索。对大多数人来说，基线点是一种安全、平静的准备状态，对新刺激是开放的，伴随着对环境输入信号的低水平、持续的加工处理。然而，当我们的大脑从环境或是我们的身体与思想中探测到一些不同的、新奇的刺激，一个快速的、通常为无意识的评估过程接着就发生了，其主要作用是为该刺激分配效价和意义——更确切地说，把刺激分类为安全的、新奇的、奖赏的、威胁的、压倒性的或综合性的，例如某一刺激既有奖赏性的一面又有威胁性的一面（想象一个蜂箱滴着蜂蜜，但是有蜜蜂围绕）。

- *我们的大脑天生就能对五大类与情绪相关的刺激或线索做出探测和反应。*

1. *安全性的线索是与感觉受保护、安全、被爱、满足、被照顾和作为社群或部落的一部分有关的刺激。*
   - 我们的自然设定状态是安全、平静而开放的准备状态，这种状态还包括持续进行的低水平的对环境输入信号或刺激的加工处理。
     - *安全性的线索能触发自然设定状态：这种平静–友善状态与腹侧迷走神经复合体（**ventral vagal complex，VVC**）有关，这一脑–神经基质*是副交感神经系统（parasympathetic nervous system，PNS）（Porges，2011）的一部分。
     - *我们的平静–友善状态或 PNS-VVC 社交安全系统控制我们如何用非语言的方式沟通*，也就是通过我们的面部肌肉（让我们毫不费力地做出面部表情）、我们的声带肌肉（让我们能发出悦耳的声音）、我们的中耳肌肉（让我们可以绷紧耳膜以更好地听到人类语言）和我们的颈部肌肉（允许我们调整目光和耳朵的朝向）实现的。
     - 社会安全系统激活的特征是出现满足感、幸福感、接受能力、好奇心和社交欲望。
     - *当社交安全系统开启时，我们身体的感受是放松的，心率是慢的，呼吸是慢而深的，我们会觉得开放地表达情绪是安全的（例如，通过面部表情）*。我们觉得自己平易近人、善于交际、善于接受别人的意见，我们更有可能进行目光接触，我们更能准确地听到别人在说什么，我们更有可能想要触碰别人，也更有可能被别人触碰。另外，我们还可以唱出一首歌的高音！（回想一下由 PNS-VVC 支配的肌肉。）我们也更有可能带着好奇心探索我们的环境，从而最大化我们发现和学习的潜力。
     - **安全性线索的例子：** 一杯温牛奶，在公园里漫步，大笑的孩子，拥抱，人的声音，温暖的微笑，抚摸心爱的宠物，坐在温暖的火边，快乐的记忆，慈爱的父母的形象，想到一个好朋友，与朋友愉快用餐，等等。
- 问：什么线索能触发你的安全感？你觉得自己有多少时候是有社交安全感的？
2. 新奇性的线索是一些差异性的或意外的刺激，能够触发一个自动评估过程，来确定这些线索对我们的福祉是否是重要的。
- *当意想不到的事情发生时，我们的平静–友善状态会短暂消失。我们不会被唤起，但也不会放松。*
- *我们会僵住、屏住呼吸、心率加快、血压升高，我们的注意力转向新奇线索。我们的身体是不动的，但随时准备移动*（Bracha，2004；Schauer & Elbert，2010）。

"两个朋友的故事。"朗读下面的文字：想象你和一个朋友在附近的街道上散步，刚刚喝完一杯好茶。你们都提到了不寻常的安静，路上好像都没车。你注意到前面远处，在街道的另一边，好像有一大群人，你俩都停下来盯着看，屏住呼吸，努力想要看清发生了什么，有很特别的东西，许多人站在街道中间。你看到一些人在笑，好像有些事情很滑稽；其他人则摇头好像表示反对。你继续盯着——你的大脑正试图找出这个意外事件的意义。这是好事还是坏事？靠得更近是有益还是有害？
- *这个故事说明，当意想不到的、新奇的或差异的事情发生时，我们的大脑如何快速地试图确定所发生的事情对我们的福祉是否重要。*

- 这个评估过程是自动的：它可以发生得如此之快（以毫秒计），以至于我们常常觉察不到它。
- **新奇性线索的例子**：一只叫个不停的鹦鹉，教堂里砰的一声巨响，老师扇学生耳光，中奖的彩票，降落在我们后院的宇宙飞船，放错了地方的书，朋友的批评。
  - ✓ 问：你生活中最近有哪些新奇性的线索？你如何评价它们（即，安全性的、奖赏性的还是威胁性的）？
3. 奖赏性的线索是指被评价为可能令人满意或愉快的线索。

朗读下面的文本来继续"两个朋友的故事"：让我们回到关于这两个朋友的故事。正如你所记得的，我们的故事说到了你和你的朋友在你家附近的街道上意外地遇到一群人。这个事件触发了你的新奇性评估系统，它暂时使你的社交安全系统失效。你们俩都停下脚步，聚精会神地盯着人群，试图弄清它的意义。现在让我们想象一下，你的朋友对这个新发现感到很高兴！他想接近它。他笑容灿烂，转向你，兴奋地叫道："哇，这是游行！让我们去看看！"他开始拉着你的袖子，督促你去靠近。
- 你虚构的朋友在故事中把新奇性线索（一个意外遇到的人群）评估为可能有奖赏性的。
  - ✓ 问：在真实生活中，你认为你会如何反应？你对这件事的评价会和你虚构的朋友一样吗？你的回答能说明什么关于你自己的东西？

- *当我们把一个新奇性线索评估为奖赏性的时，我们的交感神经系统（sympathetic nervous system，SNS）兴奋性趋近系统被激活*。参见讲义 2.1（RO DBT 情绪的神经调节模型）。
- *我们体验到一种期待感——愉快的事情即将发生。*

- *我们感到兴奋和激动——我们的心率加快，呼吸加快。*
- *我们体验到接近或追求潜在奖赏的冲动。*
- *我们的对话更生动，让我们跟人在一起时更有趣。*
    - ✓ 问：什么线索会触发你的奖赏或愉快体验？你有多经常感到兴奋或有兴致？
- *然而，奖赏状态也有一些缺点。*
- *奖赏状态被越极端或强烈地激活，PNS-VVC 社交安全系统就越不活跃。* 我们可能会发现很难休息或放松。例如，在高奖赏状态下，一个人可能会兴奋得睡不着觉，如果这种状态持续下去，就会导致精神和身体的疲惫。
- *我们可能变得高度专注于目标，对与奖赏无关的刺激不那么开放。* 例如，我们可能意识不到我们的谈话仅仅集中在描述我们将如何实现我们想要的目标上，或者当某人试图谈论一些与我们的奖赏状态无关的事情时，我们可能会感到无聊或不感兴趣。
- *我们可能会失去读取微妙（有时不算微妙）的社交线索的能力。* 例如，我们可能没有注意到另一个人显现出来的痛苦，或者他们可能对某事感到生气或悲伤，或者他们好像感到无聊，可能想要改变话题。
- *我们可能变得过度表达。* 例如，我们可能会表达出与情境不适切的情绪或感受（例如，葬礼期间开始傻笑），可能会变得自我中心或在社交互动中展现出支配状态（例如，与中餐馆的老板大谈亚洲菜系的知识，然后在未经允许的情况下，为餐桌上的每个人点菜），或可能会意识不到自己说话比别人快、声音比别人大。

★ **有趣的真相**：不是所有的侵略行为都源于愤怒

尽管大多数教科书都使用"战或逃"一词来描述由威胁引发的情绪性行为。然而，准确起见，这种语言的组织也许应该被倒过来（也就是"逃或战"）。当被威胁时，动物的第一反应是逃跑，只有在它被困住的时候才会产生防御性的攻击行为。尽管"战斗"涵盖了我们偶然见到或读到（或者有时还会参与）的大多数攻击性行为，但它不能解释那些令人感到愉快的攻击性行为，也就是说，它不能涵盖那些非防御性的攻击-趋近行为。非防御性的侵略性攻击也包括 SNS 的高度激活，但是在这种情况下，激活的是 SNS 奖赏系统（而非防御系统）。在捕食性动物中可以普遍观察到奖赏系统激活和追逐行为（例如，想象一只在鸡窝中的狐狸）。因此，一个冠军拳击手的侵略性能量、战争中士兵的杀戮欲、复仇的满足感以及与胜利有关的愉悦，并不是防御性愤怒的结果。尽管愤怒可能会刺激我们去攻击，但是通常来说，我们并不喜欢这种体验，因为感到被威胁并不有趣，然而胜利、控制和力量是令人愉快的。

✓ 问：还有什么攻击性追逐行为的例子？关于支配欲，这能说明什么？你在多大程度上喜欢支配、赢或控制某种情境或他人？这可能告诉你有关你自己的什么？

讲员须知：对于 OC 的来访者，区分愤怒和攻击是很重要的。OC 的来访者通常会否认自己感到愤怒，但大多数人会承认自己有赢、成就或支配的欲望。

4. 威胁性的线索是指被评价为具有潜在危险或破坏性的线索。

> **继续"两个朋友的故事",朗读下面的文本:** 让我们再回到我们的两个朋友的故事。我们上一集的结尾是你的朋友的 SNS 奖赏和兴奋性趋近系统被激活,导致他兴奋地鼓动你和他一起去追逐他认为的游行。现在让我们想象一下,你对情况的评估不同于你的朋友。你的大脑把这一大群人视为一种潜在的危险,而不是奖赏。当你的朋友兴奋地微笑并鼓励你加入他的行动时,你的身体会紧张,你的心脏会开始加速跳动,你的面部表情会变得呆板。你变得不再随和。你抓住你的朋友,认真地喊:"不,这不是游行,这是暴动。我们得离开这里!快跑!"你把你的朋友拉过来,开始从人群中跑开。你一边跑一边流汗,呼吸急促,你不敢回头看。
> - 在我们故事的最后一集——与你的朋友相反——你把人群解释为一个潜在的威胁。
> - "两个朋友的故事"告诉我们,人们可以在完全相同的情况下,有完全相反的理解!两种理解对当事人而言都是真实的,这就是为什么它们有时会引发争执。
>   - ✓ **问:** 你对事物的理解会和别人不同的频率是什么?你会认为自己与他人之间的分歧是跟对事件的不同理解有关的频率是什么?这能说明什么呢?

- 当我们感到威胁时,我们会有一种预感,觉得可能会有坏事发生,或者想要达到的目标可能会受阻。
- 我们的交感神经系统被激活,引发焦虑、引恼和逃跑或攻击的冲动。
- 我们的身体感到紧张;当准备战或逃时,我们的呼吸变快变浅、心跳加速。
- 由我们的社交安全系统(PNS-VVC)驱动的共情感知和亲社会信号的发送都受损。例如,我们只能勉强挤出一个假笑,我们的面部表情受到限制,我们的声调变得单调,我们的手势僵硬放不开,我们更有可能转移视线或带着敌意盯着对方,并误解对方说的话。
  - ✓ **问:** 什么线索会对你产生威胁?你感觉自己处于焦虑不安状态的频率是什么样的?

5. 压倒性的线索触发我们的紧急关机系统。
- 想象一下你正在被一只饥饿的熊追赶:你试图逃跑,但它跑得太快了;你试图击退它,但它太强大了。
- 当我们基于情绪的行为无效或不堪重负时(例如,当我们看起来像是要成为一只熊的晚餐),我们的脑体通过关闭我们的逃/战/趋近行为来应对,以保存能量和最大化生存的可能。
- 我们的心率、呼吸和身体运动减慢——我们动不了。我们的社交安全信号系统是失活的——我们失去了所有的面部表情。
- 这就像你在恐怖电影中看到的僵尸一样。

> **讲员须知:** 这是一个很好的时机,可以植入一个简短的"无计划参与"练习。说:就像变成你在恐怖电影中看到的僵尸一样。扬眉,温暖地微笑,然后,没有更多的开场白,说:好,大家都站起来!双臂伸直,与地面平行。现在让你的手摇摆。太棒了!好,现在让我们来练习当僵尸吧!开始大声呻吟,双臂伸直放在身前拖着脚步行走,同时鼓励全班同学也这样做。大约 30 秒后,告诉全班同学坐下来,面带微笑,说:哇,太好玩了!鼓励大家快速鼓掌。然后立即回到下一个要点的教学,不要进一步的评论或讨论(参见第 12 课"'无计划参与'练习讲员指南")。

- *我们的副交感神经系统的背侧迷走神经复合体（PNS-DVC）被激活。有趣的是，这个神经基质在进化上比其他情绪系统更古老——例如，青蛙也有 PNS-DVC 宕机反应。*
- *像一个僵尸，我们从外观和感觉上都是麻木的。恐惧、愤怒和其他强烈的情绪会消退。*
- *我们对疼痛的感受没有那么强烈。我们可能会解离或晕厥。*
    - ✓ **问：** 你觉得哪些线索给你的感觉是压倒性的？你觉得自己处于这种状态的频率如何？你感到宕机的频率如何？什么会触发这种反应？

（必修）教学要点　总结

- *我们没有无情绪的时候，因为我们总是处于五种情绪-情感状态之一。我们总是会感觉到一些东西，即使情绪上的感觉的持续处于非常低的强度水平或时间很短，以至于几乎察觉不到。*
- *一般来说，当一种情绪系统开启时，其他四种情绪系统关闭或受到抑制。例如，一个人不能同时感到极度愤怒和极度满足。话虽如此，有时两种（或两种以上）神经基质会同时被激活（例如，与你刚刚在网上认识的人的第一次约会）。*
- *最后，当一种情绪反应取向无效时，我们会转向另一种神经调节反应。*

（必修）故事和讨论　"那么近，又那么远"

> 讲员须知：下面的故事分了几段。讲员应该朗读完每一小段后，提出嵌入的问题，然后再读下一段。鼓励学员使用讲义 2.1（RO DBT 情绪的神经调节模型）来辅助回答问题。

第一段：故事背景

　　想象一个叫 Sally 的少女，她的偶像是著名的电影明星 Johnny Depp。她正在机场，和她慈爱的祖父母一起旅行，他们决定带她去看一场以加勒比群岛为背景的电影。（你能猜出是哪部电影吗？）他们的飞机还有两个小时才起飞，所以他们有足够的时间。爷爷给每个人买了一杯他们最喜欢的茶，他们都决定在登机区等待的时候享用。Sally 喝完茶后，静静地把头靠在祖母的肩上，她的祖母轻轻地抚摸着她的头发。当她的眼睛开始闭上的时候，她想起了她的祖母曾经是多么喜欢给她读睡前故事。她轻轻笑了，深深地吸了一口气。

- ✓ **问：** *Sally 最可能被触发的神经基质（大脑的一部分）是什么？是什么触发线索帮助你做出这个回答？什么行为冲动、行动或表情进一步确认了你的选择？*
- **答：** *神经基质是 PNS-VVC 社交安全系统。* 触发线索包括飞机是准点的；她和她的家人一起旅行，他们非常关心她；她刚喝完一杯她最喜欢的茶；她的祖母温柔地抚摸着她的头发；一个令人欣慰的童年记忆出现了。

    确认的行为冲动，动作和表情包括： 将头靠在祖母的肩上；眼睛开始闭上；轻轻微笑；在回忆的时候，深呼吸。

第二段：新奇信息

　　当 Sally 安静地休息时，她开始注意到她家的座位区域周围的噪声水平不同了——突然间显得异常安静。

✓ **问**：哪些神经基质（大脑的一部分）可能被抑制或至少部分被抑制了？这是由什么线索触发的？

答：PNS-VVC 社交安全系统被部分抑制了，因为出现了意外变化的环境噪声——"她的感觉系统检测到一个新奇的刺激。"

第三段："什么事？"

Sally 觉得不那么困了；她把头从祖母的肩膀上抬起来，扫视四周，专心地听着。坐在她家人旁边的人现在都站了起来——他们似乎在专注地盯着什么东西。她看了看，发现一大群人聚集在一个似乎是到达出口的地方。

✓ **问**：*什么神经基质（大脑的一部分）现在被完全激活了？什么线索触发了它？什么样的行动倾向、行动或表情进一步证实了它的存在？*

答：**她的新奇性取向系统已经完全激活**，社交安全系统已经退出。**触发线索**包括附近其他人的凝视行为；突然出现一群人，他们都朝同一个方向看。

能够确认这一点的行为倾向、行动或表达包括：她注意力被吸引了但并未兴奋，她调整身体姿势，从放松到警觉（头靠着到头抬起）。甚至在无须觉察的情况下，Sally 的大脑就已经开始工作，为新奇刺激分配重要性了——也就是说，它可能在多大程度上与她的个人福祉相关？它是不重要（即安全，意味着她可以恢复休息）还是重要（即潜在的奖励／威胁，意味着她可能需要活跃起来）？

> 讲员须知：讲员可以用前面的故事部分来指出，别人的行为如何影响了 Sally 的行为——也就是说，她的目光与周围人的目光投向了同一个方向。研究表明，我们天生就有这样一种冲动：当别人有意地盯着跟我们不同的某个方向时，我们会不由自主地把目光转向同一个方向。这为我们提供了巨大的生存优势，因为我们个人的生存不再仅仅依赖于我们个人的感知。在故事中，Sally 在没有意识到的情况下，就用周围人的注视方向来增强自己对环境的觉察。这也有助于"解释为什么我们如此关注他人的看法——因为在内心深处，我们知道他人的看法可能会影响我们的个人福祉"。

第四段：疯狂的冲刺

没有任何预警，人群中突然爆发出一阵掌声。有几个人似乎在兴奋地大喊大叫。Sally 露出微笑，转身对爷爷奶奶说："我们去看看发生了什么事吧！"掌声还在继续；她的心跳开始加速，呼吸加快，感觉血往上涌。当她走近时，她发现了人群掌声的来源。Johnny！Johnny Depp！就在这里——现在！她高兴地尖叫着，向他冲过去喊道："Johnny，Johnny，Johnny——我爱你！我爱你！"当她把别人推到一边，跳过他们，或者踩到他们的脚趾时，她没有注意到别人严厉的目光。她眼里只有她的 Johnny！她的祖父母急于赶上她。

✓ **问**：*此刻什么神经基质（大脑的一部分）被完全激活了？什么线索触发了它？什么样的行动趋势、行动或表情进一步确证了它的存在？*

答：**她的 SNS 兴奋唤起系统被强烈激活**，她的社交安全系统（PNS-VVC）停止运作。**触发线索**包括掌声，当然，还有发现她的偶像——Johnny Depp！

能够确认这一状态的行动倾向、行动和（或）表情包括她的身体是兴致勃勃的；心率和呼吸频率增加；感到激动；她兴奋地接近自己的奖励，变得高度聚焦目标；她的共情感知能力下降——例如，忽略了别人严厉的表情，并且在一心一意地追逐渴求的目标时，似乎没有意识到她正在推搡和踩踏他人。

第五段：崩溃

Sally 决心要来到她的 Johnny 面前！她跨过了三个惊呆了的长者，跃过了两名抓拍照片的记者，到了离她心爱的人不到五英尺的地方，却撞上了挡住她去路的三个肌肉发达的保镖。她动不了他们——无法通过。但是她的 Johnny 就在那里——触手可及！他转向她，而且看向了她！然后他做了不可思议的事儿——他确定地看着她，向她微笑！她觉得轻飘飘的，两腿发软。她感觉自己正盯着一条长长的隧道——她再也听不到人群的轰鸣声了。看起来 Johnny 好像想对她说什么……他是不是想说"我爱你"？她突然觉得全身麻木，然后晕倒了！

> ✓ **问**：什么神经基质被激活了？是什么线索帮你确定的？她为什么会晕倒？
>
> **答**：副交感神经系统背侧迷走神经复合体（parasympathetic nervous system's dorsal vagal complex，PNS-DVC）宕机系统被激活了。触发线索是压倒性的奖赏。虽然获得压倒性奖赏的经历很少见，但当它们发生时，大脑的反应与面对强烈威胁时的反应是一样的。在 Sally 的案例中，三个保镖阻止了她高能量消耗的 SNS 兴奋趋近行为后，触发了 DVC 宕机反应。此外，刺激的奖赏价值并没有消退，反而强度增加了（例如，Depp 对她微笑的时候）。
>
> **为什么晕倒？** Sally 获得或享用她的奖赏（可能是一个拥抱和一个亲吻）不仅不可能，而且是对宝贵精力的浪费。结果就是，她的在进化意义上更古老的紧急宕机系统（PNS-DVC）被触发，表现为晕厥。这样的例子可以在 20 世纪 60 年代的电影片段中找到，在披头士乐队举行的新闻发布会上，青少年们晕倒在地。

> **讲员须知**：对 Sally 的祖父母来说，这一事件触发的不是奖赏反应，而是威胁和回避反应。讲员可以用这个来说明相同或相似的刺激如何在不同的人中引起完全不同的反应，这是由于不同的经历和生物气质的作用。尽管如此，祖父母用自我控制克服自动想逃跑的冲动，这样他能够确保他们孙女的福祉（例如，他们能说服附近的一个警察不要逮捕她，并且能在她晕倒时接住她）。
>
> **讲员须知**：前面的故事也说明了我们的神经调节系统在怎样正常运作——从安全到新奇到奖赏/威胁的激活或回到安全；最后如果威胁、奖赏的强度增加或不消退，并且进化准备好的逃或战的反应倾向是无效的或被阻断，则发生宕机。可以观察到的宕机的例子包括：在绑架或酷刑受害者中看到的昏迷和麻木的表情；饥饿或严重脱水的人的茫然表情；害怕飞行的人进入飞机后晕倒。

第 2 课家庭作业

1. （必修）作业单 2.A（识别不同的神经基质）。询问是否有任何关于如何使用该作业单的问题。
2. （选修）鼓励学员在观察到不想要的情绪时使用讲义 1.3（从自我询问中学习）中的示例问题练习自我询问。

全然开放讲义 2.1

RO DBT 情绪的神经调节模型

	安全性线索	诱发性线索[a] SNS[c] 没有激活		威胁性线索	压倒性线索
		新奇性线索	奖赏性线索		
初级神经基质反应	PNS[c]-VVC[d] 参与	PNS-VVC 撤回	SNS[e]-E[f]（兴奋）参与	SNS-D[g]（防御）参与	PNS-DVC[h] 参与
ANS 系统被触发	社交安全参与系统（适应性功能：增强了物种内交流、促进社会联结）	定向和初级评价系统（适应性功能：提供快速的手段来识别环境中的威胁或奖赏，并恰当地做反应）	兴奋趋近系统（适应性功能：促进目标追逐行为，最大化实现目标的可能）	防御规避系统（适应性功能：促进防御性战斗和逃跑行为，最大限度地避免伤害）	紧急危机系统（适应性功能：当 SNS 战/逃/趋近反应均无效时，保存生存所需的重要能量储备）
初级行为冲动	社会化	站着不动	趋近或追逐	逃跑或攻击	放弃
自动化的反应	身体是放松的 呼吸是缓慢深长的 心率下降	身体定住 呼吸暂停 注意力朝向线索	身体是有活力和活跃的 呼吸加快 心率加快	身体紧张，激越 呼吸快而浅 心率快 出汗	身体动不了 呼吸和心跳变慢 疼痛阈限上升
与内感受性经验[i] 相关的情绪词语	放松的，合群的，满意的，开放的，逗趣的	警觉但尚未兴奋起来的，好奇的，专注的，探查的	兴奋的，鼓舞的，激情澎湃的，目标驱动的	焦虑的或敌意的，防御性唤起的	麻木的，无反应的，忧愁感的，淡漠的，对疼痛不敏感的
对社交信号发送的影响	社交信号发送增强	社交信号发送能力暂时抑制	共情感知能力受损，表达能力保持	共情能力和亲和社会信号发送能力均受损	SNS 战/逃/趋近反应均停止，无相关社交信号
行动或表情（外显的行为或社交信号）	毫不费力的眼神交流和面部表情 倾听和触碰他人 表现得平易近人，合群，力强，乐于探索	定向反应（"那是什么？"）停下来，看，听	兴奋地趋近，目标驱动的行为，放大的手势，对他人的面部和微妙的社交线索敏感	拘谨的面部表情，紧张的手势，单调的声音，躲避的目光或敌意的凝视，战/逃/逃的反应	平淡的，没有表情的脸，单调的声音 语速缓慢 解离，晕倒，昏厥

[a] 线索是一种情绪上的诱发剂。
[b] 神经觉一词是指一个人如何评估或评价诱发性评估。初级评价是快速的评估，是在没有自觉意识的情况下做出的，源于感官接受水平的。次级评价是较慢的，自上而下的对初级评价的再评价，涉及进化中较新的中央认知和意识加工（如一天中的时间）。
[c] PNS：副交感神经系统。
[d] PNS-VVC：副交感神经系统的腹侧迷走神经复合体（"新"迷走神经）；社交安全系统。
[e] SNS：交感神经系统；激活系统。
[f] SNS-E：SNS 兴奋趋近系统。
[g] SNS-D：SNS 防御回避系统。
[h] PNS-DVC：副交感神经系统的背侧迷走神经复合体（"旧"迷走神经）；危机系统。
[i] 术语内感受情指的是发生在身体内部的基干情绪的现象和感觉。

全然开放讲义 2.2
第 2 课要点：理解情绪

1. 我们的神经感觉系统不断地扫描世界和我们自己，以寻找与我们的福祉有关的线索或刺激的存在。
2. 我们的大脑天生会对五大类情绪相关的刺激或线索进行检测和反应。
3. 安全性线索是与感受到被保护、安全、被爱、满足、被照顾以及属于社群或部落的一部分相关的刺激。
4. 新奇性线索是有差异的或意外的刺激，它触发了一个自动评估过程，旨在确定该线索对我们的福祉是否重要。
5. 奖赏性线索是被评价为潜在的能带来满足或愉悦的线索。
6. 威胁性线索是被评价为具有潜在危险或破坏力的线索。
7. 压倒性线索会触发我们的紧急宕机系统。
8. 我们从来都不是没有情绪的，因为我们总是处于五种情绪-情感状态中的一种。
9. 广义上讲，当一个情绪系统开启时，其他四个系统就会关闭或受到抑制。
10. 最后，当一种情绪反应倾向无效时，我们会转向另一种神经调控反应。

全然开放作业单 2.A
识别不同的神经基质

说明： 接下来的一周里，持续关注与身体感觉和情绪状态变化有关的经历和事件（例如突然感到很热，意外地觉得激动不安，突然感到很累，突然头疼，突然出汗）。使用以下技能找出是五种情绪反应系统中的哪种在运行，并确定你体验到的情绪的名称。

第一步　描述触发情绪反应的线索

使用下列问题帮助你来描述。

- *线索是发生在身体内部吗？例如对前任的记忆。*
- *线索是发生在身体外部吗？例如一声巨响、美丽的日落。*
- *环境因素在多大程度上起作用？例如一天中某个时间点、一年中的某个季节。*

描述情绪诱发线索的其他特点。

_____

_____

_____

_____

第二步　用身体来确认线索触发的情绪系统

在最能描述身体感受的句子旁打钩。

☐ 我的身体感到冷静放松（社交安全性线索）。
☐ 我的身体感到专注警惕（新奇性线索）。
☐ 我的身体感到充满能量和强大（奖赏性线索）。
☐ 我的身体感到紧张激越并且燥热（威胁性线索）。
☐ 我的身体感到麻木且与现实脱离（压倒性线索）。

描述其他身体感觉。

_____

_____

_____

_____

第三步　观察自己如何发出社交信号

在最能涵盖你的体验的问题旁打钩。

☐ 对你来说眼神交流或表达情绪容易吗？你的语调轻松吗？你有触碰或去接触他人吗？（可能是副交感神经社交安全系统）

☐ 你是否突然发现自己站住不动，特意盯着一个地方看？或是在仔细倾听？（可能是新奇—评估系统）

☐ 你是否非常爱表达、健谈或使用夸张的手势？要去倾听他人说话是否得费些力气？在与他人互动期间，你是否似乎漏掉了他人谈话的某些重要内容或重要举动，而你却没有意识到？

（可能是 SNS 兴奋唤醒系统）

- [ ] 你是否觉得自己很难不假笑？你的面部表情是平淡的或冷漠的吗？你是否转移了视线或紧张地盯着？你的语调是平淡或尖锐的吗？你的姿势是紧绷的或拘谨的吗？（可能是 SNS 防御唤醒系统）

- [ ] 你是否面无表情、呆若木鸡？你的身体动作是否很慢？你的语速是否很慢，语调是否没有起伏？你是否会茫然地盯着某处？（可能是副交感神经关停系统）

描述你观察到的其他社交信号。

_____

_____

_____

第四步 有人和你经历了相同的外部线索或刺激但发出的反应信号与你不同，请描述。

_____

_____

_____

记录其他情绪反应倾向或行动。

_____

_____

_____

第3课
激活社交安全系统

第3课要点

1. 过度控制的个体在生物气质上（基因上）对威胁敏感，这使得他们更有可能在无意中带着防御性的情绪和行为（猎狗、盾牌和剑）进入社交场合，进而导致社会排斥。
2. 一个人可以通过激活大脑的社交安全系统改变自己的生理机能，从而自然地改善社交联结。
3. 有效的情绪表达总是要跟情境匹配才行，也就是说，有时不表达情绪是处理特定情境的最有效方法。

所需材料

- 讲义 3.1（通过改变生理改变社交互动）
- 讲义 3.2（合作性的闭嘴式微笑）
- （选修）讲义 3.3（第3课要点：激活社交安全）
- 作业单 3.A（激活社交安全）
- 白板和记号笔

（必修）讨论要点　猎狗、盾牌和剑

"不受欢迎的朋友的故事"

大声朗读下面的文字，

从前有个男士，他认为没有人喜欢他。

他的朋友说："到村里去，就在广场上消磨时间。你会看到没有人躲避你。"

男士说："你不明白——人们真的讨厌我：他们看着我好像我有什么问题似的，我觉得这么做不会有用。"

最后他的朋友说服他去试试，他就去了。

过了一个星期，他的朋友问他："你在村子里试得怎么样？"

男士回答说："我照你说的做了。我去村里时带了我的三只猎狗——当然是套了狗链的，背着我的盾，腰上挂着我的剑。小心驶得万年船嘛！你猜发生了什么？村里的母亲们抱起孩子，把他们带进屋里。父亲们轻蔑地瞪着我，我坐在广场中央的长凳上，没有一个人来跟我说话。我的狗甚至都没怎么叫！而你认为人们会喜欢我？"

　　✓ **问**：你认为这个故事的要点是什么？
　　　　回答：关键是，过度控制的个体可能会把情绪和行为（猎狗、盾牌和剑）带入社交情境，令情境变得更糟。这包括相对微妙的行为，如中性的面部表情和假笑，以及更明显的有问题的行为，如预设他人有邪恶的动机。虽然这些策略是为了保护他们免受伤害，但它们会破坏人际关系，最重要的是，其他人的反应往往会强化他们的信念和习惯。

第 3 课：激活社交安全系统

- ✓ **问**：*当你去村里的时候，你会带什么样的猎狗、盾牌和剑？* 例如，学员说他们会面无表情或即使很难受的时候也习惯性地强颜欢笑，这并不罕见。他们可能停留在谈话圈子的边缘，去参加聚会时不知不觉地面露不悦，或过度道歉（或从不道歉）。
- ✓ **问**：*你控制情绪的倾向是否可能产生非你所愿的社交后果？这对你的人际关系有什么影响？*

> 讲员须知：一般来说，唤醒我们的大脑系统（交感神经系统，简称 SNS）和使我们平静的大脑系统（副交感神经系统，简称 PNS）是相互拮抗的；一个开着，另一个就关了（Berntson, Cacioppo, & Quigley, 1991）。
>
> 讲员须知：讲员应该意识到，SNS 和 PNS 也可以同时激活，其中一个占主导。例如，当去参加一个工作面试时，一个人希望自己处于社交安全系统中，但很可能他也会"感到有些焦虑（参见第 2 课）"。

（必修）教学要点　社交安全系统

- 当我们感知到这个世界是不安全的，我们的防御-威胁系统就会进入警戒状态。
- 我们失去了与他人灵活互动的能力，我们的面部表情变得僵硬，因为我们的身体正在为行动（战／逃）做准备。
- 例如，当我们感到焦虑或受到威胁时，保持微笑可能会让人感到虚假、不真实或被迫，每个人都是如此。
    - ✓ **问**：你有没有注意到，当你感到沮丧或紧张时，你很难去唱歌、去倾听或真诚地表达对他人的积极感受？
- *好消息是，我们可以通过激活与社交安全相关的大脑区域来关闭或最小化防御唤起*（Porges, 1995）。例如，激活我们的社交安全系统会自动地改变僵硬的面部表情，因为我们会自然地感到更随和，表达更灵活。
- *当社交安全系统开启时，防御-威胁系统会关闭或最小化*。这是因为我们的大脑天生如此，当一个情绪系统运行时（例如兴奋奖赏系统），其他情绪系统（例如威胁防御系统、社交安全系统、新异系统）的表达就会下调，以便已激活的情绪系统充分地表达（见第 2 课）。
    - ✓ **问**：你有没有注意到你不能同时感到平静和恐惧？同样，我们不能同时体验到真正的快乐和真正的愤怒。
- *社交安全系统促进社会联结*。当社交安全系统被激活时，我们会体验到一种平静的准备状态和一种与他人交往的欲望——我们自然而然地就更开放，更爱玩，对世界更好奇。
- *我们的社交安全系统包含了一些神经，这些神经是支配那些沟通和形成紧密社会联结所需要使用的肌肉的。*
- *这些社交安全肌肉帮助我们：*
    - 通过接收与人类语言（中耳肌肉）相关的高频声音振动，*更好地倾听他人的讲话*。
    - 通过音乐般的音调（喉部和咽部肌肉或声带肌肉）*向他人传达温暖表达友好*。
    - 通过开放地表露（而不是隐藏）我们的面部表情（面部肌肉）*向他人传递真诚和值得信任的信号*。

（必修）课堂练习　玩儿眉毛

教授：扬眉指的是两条眉毛同时扬起，是表达喜爱之情的普世之举，是一种友好的信号。这个动作通常在不知不觉中做出，伴随着轻轻的微笑和温暖的眼神接触。无须言语，它就在对另一个人说"我喜欢你"和"你和我是一伙的"。朋友之间互相打招呼的时候，这个动作很常见。例如，当一个人问候一个他喜欢的人的时候，他很可能会在问候的过程中迅速且不自觉地扬起眉毛。而他们的朋友可能也会这么做。

指导班级成员与同学配对；讲员可能需要与某人合作（让每个人都参与是非常重要的）。

通过阅读以下文本开始练习。

想象一下，你的搭档是你许久未见的最好的朋友，而你出乎意料地碰巧在机场遇到了他。当再次见到他时，你感到高兴和狂喜——距离你最后一次见到他已经有大概十年了！哇，多么幸运的时刻！因此，带着这个想象，转向你的搭档，就像在真实生活中一样，问候你久违的朋友。来吧！来吧！现在就来问候你失散已久的朋友！（鼓励每个人转向他们的搭档，练习问候。）

大约一分钟后，停止练习，并赞叹：干得好！不要讨论，立即开始下一个练习，大声朗读以下文本。

*现在我们要做同样的事情——我们要去机场迎接我们失散多年的朋友！只是这次，当你跟他打招呼的时候，一定**不要**扬眉！意思是这一次跟他们打招呼，和之前一样，但是眉毛要向下。好，来吧！来吧！问候你的朋友——记得要让眉毛低垂！*

大约一分钟后，停止练习，征求学员们对两种问候方式的差别的观察。然后用下列所要求的教学要点来解释练习的重要性。

- ✓ **问**：*这两种互动有什么不同？哪种方式感觉更自然？在你的身体里你注意到了什么？当你的眉毛向下时，它是否改变了你的体验？你注意到你的声调有什么变化吗？（通常大多数人注意到他们失去了抑扬顿挫的音调，变得单调。）你有没有注意到在想要和他在一起的愿望上或对他亲近和信任的感受上有什么不同？眉毛向下时，微笑容易吗？这是否影响了你的用词？你觉得更喜欢还是更不喜欢触碰他？你还注意到了什么？*

（必修）教学要点　会说话的眉毛

- *当你说话时，知道眉毛的位置很重要，因为眉毛的位置（向上或向下）不仅关系到我们内心的感受，也关系到我们如何影响他人。*
- *神奇的是，只需通过移动我们的面部肌肉和（或）身体位置，我们的社交安全系统就可以打开或关闭*（见第2课）。这是因为我们的神经调节系统是双向的，这意味着我们的面部表情、我们使用的手势和我们身体的移动能改变我们对自己、他人和世界的感受。
- *我们神经调节系统的双向性也突显出了社交信号如何影响着我们彼此进行社交联结的欲望。*
- *我们的下一套技能将建立在这些观察之上。*

（必修）教学要点　激活我们的社交安全系统

请学员参阅讲义 3.1（通过改变生理学改变社交互动）。

> 讲员须知：社交安全系统可以很容易地关掉。仅仅通过想一些不愉快的事情，或跟某人用平淡的面部表情说话，或者在打招呼的时候抑制扬眉的动作（见"学会挑眉"课堂活动），我们就可以很容易地重新激活我们的威胁系统。因此，讲员应该提醒学员，他们将需要反复激活他们的社交安全系统，特别是在一个威胁性的环境中。
>
> 讲员须知：当教授下列每一种策略时，讲员应该利用所提供的例子或新的例子，在课堂上创造小的实践的机会。例如，讲员应该带领学员进行渐进式肌肉放松练习，或者带一些毛绒制品，让学员用这些物品抚摸自己的脸，让学员练习拥抱自己。重要的是，讲员应该鼓励每个人都参与进来。参见第 12 课"无计划参与"讲员指南，了解如何介绍（或不介绍。嘻嘻☺）每个小练习的技巧。

- *大 3 + 1 技能*。有 3 + 1（有条件的）种方法来激活我们的社交安全系统，它几乎随时随地都能起效，不管情况有多紧张，我把这四种行为称为"大 3 + 1"。当我们采用这些行为时，我们的大脑做出的反应就好像一切都很好。
  - *如果你是坐着的，从（+1）开始*——这一步包括身体向后靠在椅子上（而不是向前倾）。这有点像慵懒地躺在沙发上或在大沙发上放松，它对你的大脑说的是："我是舒适放松的。""+1"只能在坐着的时候使用，这就是为什么它与其他 3 个行为分开标识的原因。
  - *接下来，做一个缓慢的深呼吸，露出一个合作性的闭嘴式微笑，并扬眉*。这样"大 3"技能就同时完成了，不管你是坐着、站着还是躺着。
    - *缓慢的深呼吸告诉你的大脑"一切正常"*。它的工作原理是通过移动你肺部下方的一条肌肉带，也就是横膈膜肌肉，帮助你在休息或放松的状态下进行深呼吸。膈肌由你的 PNS-VVC 社交安全系统中的神经支配。缓慢地深吸一口气，以这样一种方式移动你的横膈膜肌肉，它向你的大脑发出信号："一切肯定是很好的"（因为当我们受到威胁时，我们要么屏住呼吸，要么呼吸得更快、更浅）。它可以被比作"满足的叹息"。
    - *合作性的闭嘴式微笑*包括嘴角向上翘起，嘴唇向牙齿上方伸展，但同时保持嘴巴紧闭，这样你的牙齿就不会露出来（参见讲义 3.2）。它几乎总是伴随着直接的目光接触、眼睛的轻微收缩或眯起，以及鱼尾纹，这些皱纹代表了真正快乐的微笑（也就是说，眼轮匝肌的激活）。
    - *扬眉指两条眉毛同时抬起，是传递喜爱之情的普世之举*。抬起眉毛的时候几乎总是伴随着一个轻轻的微笑，眼神的接触，和一个悦耳的声调。在朋友们互相打招呼，和（或）在彼此吸引或感兴趣的人之间进行互动时，就可以看到这个动作。
- *社交安全系统启动快，关闭也快（以毫秒计）*。因此，当你感到有压力或处于有威胁的情境中时，多次重复大 3 + 1 是非常重要的，如果效果消失了，也不要气馁。重复使用这个技能同样可以很快地把效果找回来。另外，大 3 + 1 技能还有一个额外的好处，那就是表示友好，这可能有助于减轻所有在场人的压力。

讲员须知：与其他有意识产生的微笑相反，合作性的闭嘴式微笑可以保持相对较长时间的静止状态，而不会感到做作或虚伪。闭嘴式微笑更可能让发送方和接收方都体验到是一种发自内心的快乐的微笑，并因此触发相互的微笑和（或）社交安全反应（例如，通过 PNS-VVC 激活）。通常情况下，合作性的闭嘴式微笑发生时，会同时或随即发出一声心满意足的叹息，这提示 PNS-VVC 社交安全系统激活了。这可以用来确认合作性的闭嘴式微笑是否做到位了，在最开始学习如何使用它们时尤其有用。合作性的闭嘴式微笑不同于求和性的闭嘴式微笑或尴尬性微笑（其特征是转移目光和低头，Sara & Otta，2001）。它也不同于所谓的浅笑（参见 Linehan，1993）。"浅笑"不太具有表现力，也就是说，它不需要拉伸嘴唇，不太宽，而且与眼角鱼尾纹的关系也不大。相反，浅笑在身体表现上更像窃笑，因此很容易被误读。"浅笑"和"窃笑"与多种不同的情绪和意图有关，从满意到强烈的厌恶，再到对他人不幸的幸灾乐祸。世界上最著名的浅笑——即达·芬奇的《蒙娜丽莎》画作——之所以耐人寻味，是因为这幅画中的女人脸上难以捉摸的笑容被微妙地遮挡了，以至于无法确定笑容的确切性质，人们从快乐到不屑的解释都有（见 Livingstone，2000）。

（必修）课堂练习 大"3＋1"技能

让我们练习。 开始，我们需要先让身体的位置处在我们的大脑通常会觉得是焦虑、紧张的姿势。为达到这个目的，每个人都应该保持一种直立坐姿，微微前倾（几乎像是在准备逃跑），做出僵硬或平淡的面部表情，然后尽可能轻轻绷紧全身的肌肉，但不要太明显（这模仿了身体的紧张感）。

利用大"3＋1"技能来激活你的社交安全系统：①坐进椅子里，身体向后靠，采用放松的坐姿；②缓慢地深吸一口气；③同时闭嘴式微笑；④加上扬眉的动作。讲员应该示范这是什么样子，然后让成员模仿。

边教边玩

指导成员模仿你的坐姿、手势和面部表情。 例如，讲员可以夸张地做出休闲、放松或者慵懒的坐姿，假装睡着了然后突然坐直，然后再次向后倒下，换一个不同的放松的姿势，或假装喝醉或飘飘然的样子。或鼓励大家用夸张的嬉皮士声音说话：*嘿，伙计，就让我们放轻松，休息，把眉毛抬起来，坐下来，感受时间的流逝。闭上嘴微笑，在爱中呼吸。让一切顺其自然。你会感觉很棒，顺其自然。是的，这就是生活。*

要求学员采用他们最放松的姿势，然后巡视一下，为那些有困难的人调整姿势。

把保持放松变成一次竞赛。 也就是说，谁的姿势最放松？谁的眉毛扬的最好？或者让我们玩"谁能不争上游？"的游戏！唯一的问题是，如果你赢了，你就输了，但如果你输了，你就赢了。呃……这应该很有趣。

- **然后讨论：** 做大"3＋1"感觉如何？你注意到了什么？你注意到你身体有什么不同的变化吗？你觉得这四个动作中哪一个比较容易做？哪个更难？记住要练习难的，直到它变得容易。

> 讲员须知：一些 OC 来访者会报告说在进行上述练习时感到尴尬。最典型的情况是当他们试图向后靠在椅子上的时候。这通常是因为他们平时不这样坐（尤其是在公共场合），而且他们可能曾经被父母或老师告知要"坐直！"或"不要懒懒散散的！"。讲员可以用变换不同的姿势的游戏来松动来访者过度习得的对身体姿势的抑制。

（必修）教学要点　用放大的姿势传达安全感

- 放大的姿势作为情绪的辅助成分能传达安全感。回想一下，人类会相互模仿他人的面部表情，从而引发相似的情绪体验。当我们使用放大的姿势和面部表情时，我们不仅触发了自己的社交安全系统，还向他人发出了一个重要的社交信号，即我们信任他们，从而促进了与我们互动的对方社交安全系统的激活（通过微模仿和镜像神经元）。当我们被防御性唤起时，为了自我保护，我们倾向于收紧——我们的手势和身体动作更有可能较小并贴近身体。所以，当感到紧张的时候，可以动动你的面部肌肉，张开手做一些大幅度的手势，而不是把胳膊和手贴近身体。张开你的双手（而不是紧握），掌心向上（而不是掌心向下），以及练习用手说话。当你独处并紧张的时候，可以把脸皱成一团，在睁大眼睛的同时把舌头尽可能往外伸，抖动四肢，频繁地挑动眉毛。所有这些身体动作都会向你的大脑传递这样的信息：一切肯定很好，否则你就不会像这样运动（也就是说，当我们紧张时，我们的手势和面部表情不会是大幅度的）。

> ## （必修）课堂练习　练习夸张的动作
>
> 　　讲员应在讲解的过程中要求学员模仿他们的姿势动作，并故意夸大这些动作。例如，让眉毛上下动，把眼睛往一起皱，噘嘴，把嘴最大限度地咧开，尽可能地张大嘴和眼睛，伸长舌头，扬起眉毛，尽可能在同一时间拉伸所有这些面部肌肉。现在用力闭眼，尽可能地用力把脸上所有的肌肉都皱成一团，尽你所能地绷紧它们，然后再放松。
>
> 　　尽可能多地收紧然后放松不同的面部肌肉，看看你是否能把这些肌肉都找到。转动你的头，从一侧到另一侧，从上到下，伸展和绷紧每一块肌肉。用手按摩你脸上的肌肉。把手臂向天花板伸展，手掌向上打开，并试着做一些掌心向上的手势。要运用想象力——假装你在和别人说话，尽量想出更多你能想到的新姿势；故意夸大你的身体动作。这样做的目的是让活动变得有趣，并成为一项集体练习——它只需要持续几分钟，尽管在理想的情况下可以重复几次，可以是在整节课中重复，也可以是在开始上课时或其他 RO "无计划参与"练习开始之前作为破冰活动用。应该鼓励学员在家里对着镜子练习夸张的动作，并将这些面部和身体的练习融入他们的日常生活中，在一天中尽可能多地重复（例如，在开车时绷紧和放松面部肌肉）。

（必修）教学要点　"放慢你的呼吸"技能

- *"放慢你的呼吸"技能：有意识地更深、更慢地呼吸，使用长而缓慢的呼气*。研究发现当受到威胁时，过度换气与极度的恐惧高度相关。将呼吸放慢到每分钟大约6次（一个完整的呼吸周期持续10～12秒），可以有效地降低情绪唤起。正常情况下，大多数人的呼吸频率要高得多。讲员应该强调腹式呼吸（移动横膈膜肌肉的呼吸）而不是浅层胸式呼吸。

> **（必修）课堂练习　放缓我们的呼吸**
>
> 　　**讲员应该进行一个简短的正念练习，强调慢而深的呼吸的重要性。**指导学员将一个吸气-呼气周期算作一次呼吸，计时1分钟。鼓励学员将呼吸频率降低到大约每分钟6次。提醒他们的目标不是要达到完美（即他们必须只有6次呼吸），而是要大幅降低呼吸速度。吸气时腹部而不是胸部鼓起。要求每位学员在一分钟的练习中报告他们的呼吸次数，然后再进行一次练习。

（必修）教学要点　张弛技能

- *张弛技能：有意地紧绷和放松大肌群*。这是最常用的放松方法之一。它包括先绷紧整个肢体，短时间内保持住，然后放松。网上有一些渐进式的肌肉放松的指导语。应该强烈鼓励学员去找些放松的音频。身体扫描的正念练习可能与渐进式肌肉放松技术有一些共同的特点，因为它们都聚焦在身体上，也可以使用。

> **（选修）课堂练习　肌肉放松练习**
>
> 　　**在课堂上进行渐进式肌肉放松练习。**把它录下来，并把录音发给学员用来练习，或者让学员自己录下来（现在大多数手机都有录音机）。从脚趾和脚开始，要求学员绷紧肌肉，保持住，然后慢慢放松。然后是腿和躯干，然后是胳膊和脖子，最后是面部肌肉。

（必修）教学要点　利用触碰、咀嚼、听觉和视觉的技能

- *利用触摸、按压、按摩和拥抱*。对人类来说，与物理上的亲密和触碰相关的身体感觉普遍的体验是舒服，因为它们向我们的大脑发出信号，表明我们回到了部落，是安全的了。即使周围没有其他人，你也可以用触摸来触发社交安全感。例如，练习触摸或拥抱柔软的物体（毛茸茸的宠物、毛绒玩具、枕头）；轻轻抚摸你的脸和脖子；按摩脸部、头皮和颈部的肌肉。学员还应该被鼓励去抚摸宠物，向好友或伴侣寻求拥抱，买一台按摩机，或者去做颈部、背部按摩，用毯子或毛巾紧紧地包裹住自己（像襁褓包裹），双臂胸前交叉拥抱自己，抚摸自己的脸或脖子，喝一些热水让自己的肠胃觉得温暖。

- *利用咀嚼的技能*。我们的大脑会将进食和咀嚼与休息和消化联系起来。咀嚼可以让与社交安全相关的面部肌肉动起来，并且已经被证明有助于增强记忆和减轻压力（Weijenberg & Lobbezoo, 2015）。吞咽食物能自然地让身体平静下来；当人真的难受的时候，是很难吞咽的。寻找你最喜欢的，能让你平静下来的食物，并将它们融入你的日常生活。嚼口香糖是能实现同样作用的另一种方法，但不需要真正摄入食物。（注意：与神经性厌食患者工作时，应建议使用没有通便作用的口香糖。）
- *利用声音增强社交安全感*。我们内耳的肌肉让我们能够听到人类的语言，这些肌肉与我们的社交安全系统的大脑区域相关联。当我们感到威胁时，我们听别人说话的能力就会减弱。音乐可以调节大脑情绪加工区域的活动。当你感到压力时，你可以用平静、舒缓的音乐来激活你的社交安全系统。避免听令人精神、不安或激动的音乐。使用你认为舒缓的歌曲，因为人的声音可以让人平静。
- 通过凝视所爱之人、宠物或风景的照片，*利用视觉来增强社交安全感*。你可以通过观看与温暖、舒展或宁静感相关的图片来触发你的社交安全系统。这些可能是一个朋友的照片，你的孩子或孙子小时候的照片，最喜欢的宠物，或是你的伴侣在一个能带来温暖回忆的地方。使用你可以随身携带的图片，当你感到威胁或紧张时看看它们。当你看的时候，深呼吸并注意发生了什么。

（选修）教学要点　通过激活其他神经基质下调防御性唤起

其他自主神经系统的激活（如 SNS-食欲，SNS-兴奋和 PNS-DVC）已被证明跟社交安全系统的激活（PNS-VVC；见第 2 课）有相似的神经抑制通路，即它们的作用是抑制或关停防御性唤醒。两个例子：

1. *潜水反射或脸浸冰水*。进行额头冷压实验（例如，把前额和眼睛放在一碗冰水里，屏住呼吸）能复制潜水反射，增加迷走神经的活动（Hughes & Stoney, 2000; Khurana, Watabiki, Hebei, Tbro & Nelson, 1980; Linehan, Bohus, & Lynch, 2007）。潜水反射可以减缓心率，并使人的感觉放缓，我们认为潜水反射可能激活了 PNS-DVC（见第 2 课），应该注意的是，潜水反射只能用于没有心脏风险或者是获得医生许可的有心脏问题病史的人（Houk, Smith, & Wolf, 1999; Linehan et al., 2007）。例如，潜水反射不应该推荐给没有得到医学许可的神经性厌食患者，因为低体重指数（body mass index, BMI）已被证明与心动过缓（心率缓慢）和电解质失衡有关，而后者会影响心脏健康。
2. *剧烈运动*。剧烈的体育锻炼（例如，仰卧起坐或跑步）会激活食欲情绪系统（大脑中兴奋或愉悦的部分），抑制防御性情绪系统。一般来说，对于严重低体重的个体（例如神经性厌食患者），不建议进行剧烈运动。

> 讲员须知：讲员应该意识到交感神经系统的激活，无论是威胁还是奖励，都抑制了 PNS-VVC 介导的社交安全系统的激活，该系统与满足和参与社交的愿望有关。因此，当 SNS 激活时（无论是积极的还是消极的），我们都失去了共情性地理解他人社交信号的能力，也失去了向他人发出合作性的亲社会信号的能力，表现为我们失去了读取他人面部表情的能力。同时，声音变得单调，听人说话的能力下降，没有了面部表情（见 Porges, 2003；参见第 2 课）。

第3课家庭作业

1. (**必修**)作业单 3.A(**激活社交安全**)。
2. (**选修**)**建立一个个人满足箱**。讲员应鼓励学员开始创建他们自己的个人满足箱,旨在激活社交安全系统。"满足箱"可以随着时间的推移慢慢建设;通过家庭作业来开启这个过程,鼓励学员与他们的个体治疗师分享他们的箱子。
3. (**推荐**)**下节课带一个录音机**。鼓励学员下节课带一个录音机或手机,这样他们就可以录下下周要练习的慈心禅脚本。

全然开放讲义 3.1
通过改变生理改变社交互动

- 我们的身体天生就有一个特别的社交安全调控系统。这个系统能使我们平静和放松。
- 我们有另一套调控系统，用于防范威胁和让我们兴奋。这个系统警示并唤醒我们。
- 当社交安全系统启动时，我们感到开放、灵活和放松；我们更可能想要去探索、玩耍和社交——这是我们的友好状态。
- 当社交安全系统运行时，我们的防御系统会关闭或静音。我们不可能同一时间既放松又愤怒，既害怕又满足，既兴奋又平静。
- 好消息是，当我们感到压力或焦虑时，我们可以做一些能让大脑自然联想到安全的行为，来开启我们的社交安全系统，关闭我们的威胁-情绪系统。
- 因此，我们不必通过思考摆脱焦虑，我们可以通过行动摆脱。
- 所以，如果你想感觉不那么紧张，让你的身体来做这件事吧！

练习以下技能

- *使用"大 3 + 1"技能*。向后靠在椅子上，慢慢地深呼吸，闭嘴式微笑，扬眉。
- *使用张开双手的大幅度的手势*，而不是让手臂和手都贴近在身体上。
- *活动你的面部肌肉*。当受到威胁或紧张时，我们的面部肌肉自然会僵硬，我们失去了通过面部表情灵活沟通的能力。通过有意识地动面部肌肉，我们向大脑发出了安全信号。面部运动告诉我们的大脑："我肯定是安全的，因为我没有试图掩盖我的内心感受。"当你独自一人的时候，在家里或其他地方对着镜子，练习绷紧、放松和伸展你的面部肌肉，使自己的面部表情尽可能地夸张。让你的眉毛上下摆动，然后把眼睛皱成一团，把你的嘴噘起来，然后把你的嘴尽量咧开到最大限度，把你的嘴和眼睛尽量张大，把你的舌头尽量伸出来，然后挑起眉毛，同时尽可能地伸展所有这些肌肉。现在闭上你的眼睛，尽可能地用力，把你脸上所有的肌肉皱成一团，尽可能地把它们都绷紧，然后再放松。绷紧和放松尽可能多的不同的面部肌肉，看看你是否能把它们都找出来！在一天里只要有可能就重复这个练习。
- *刻意地深而慢地呼吸；使用长而缓慢的呼气*。故意比平时呼气时间长。将你的呼吸频率降低到每分钟 6 次，吸气时，专注于腹部鼓起，而不是胸部。
- *刻意地绷紧和放松大肌肉群*。首先是脚趾和脚，然后是腿和躯干，然后是胳膊和脖子，最后是面部肌肉。绷紧每组肌肉，保持住，然后慢慢放松，注意有什么变化。
- *使用触摸、按压、按摩和拥抱*。练习触摸或拥抱柔软的物体（毛茸茸的宠物、毛绒玩具、枕头）；轻轻抚摸你的脸和脖子；按摩脸部、头皮和颈部的肌肉。在眼窝的最上角，找到每条眉头的正下方；用两个拇指向上按压这个点，注意一下会发生什么。用毯子或毛巾（襁褓）把自己裹紧。放置一个小的沉重的豆袋或沙袋在额头和大腿，注意一下会发生什么。拥抱自己，双臂交叉放在上胸部，直到你的手可以到达上背部，然后慢慢地前后摇摆身体。顺时针方向揉你的肚子。用毛巾包一个热水瓶，躺在地板上，在每个膝盖下面放一个垫子，然后把热水瓶放在你的肚子上——注意会发生什么。温柔而坚定地按压你的拇指和示指之间的空间——注意会发生什么。购买市面上有售的按摩机或振动/按摩椅。洗个热水澡；用热水浴缸里的喷淋按摩你的背部和颈部。如果你有同伴或朋友一起练习，请他帮你做颈部或脚部按摩；跟他要一个拥抱——如果可能的话，练习每天拥抱。躺在地板上，让你的朋友轻轻地扶着你的头，然后，用你的手指，轻轻地按揉鼻梁上方与眉毛相邻的点。利用触感做实验，发挥你的创造性，把触碰融入每天的生活中。
- ***咀嚼和吃食物***。当焦虑时，我们的身体就会紧张并准备行动。我们的大脑将进食和咀嚼与休息和消化联系在一起，而不是逃或战。咀嚼可以活动与社交安全感相关的面部肌肉。真难受的时候是很难吞咽的，咀嚼和吞咽食物能自然地使身体平静下来。寻找你最喜欢的能让你平静下来的食物（例如，牛奶和饼干），把它们融入你的日常生活。随身携带无糖口香糖、糖果或小吃。当有压力时，不要限制摄入，开始咀嚼和活动面部肌肉。
- ***听音乐和人声***。当有压力时，用你觉得平静或舒缓的音乐和（或）你觉得平静的人声录音来激活你的社交安全系统。避免听令人精神、不安或激动的音乐。
- ***凝视所爱之人、宠物或风景的照片***。你可以通过凝视与温暖、舒缓或平静感相关的图片触发你的社交安全系统。这些可能是一个朋友的照片，你的孩子或孙子的照片，一个最喜欢的宠物，或者你的伴侣在一个能唤起温暖回忆的地方的照片。使用你可以随身携带的图片，当你感到威胁或紧张时看看它们。当你看的时候，深呼吸，并注意发生了什么。

全然开放讲义 3.2
合作性的闭嘴式微笑

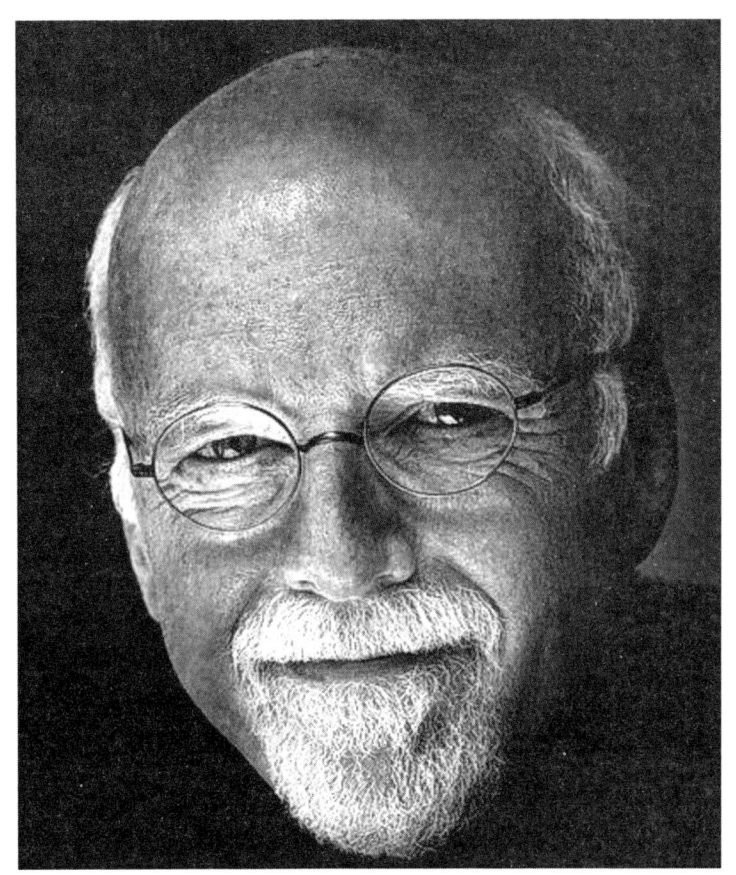

全然开放讲义 3.3
第 3 课要点：激活社交安全

1. 过度控制的个体存在生物气质上（基因上）的高威胁敏感性，这使得他们更有可能在无意中带着防御性的情绪和行为（猎狗、盾牌和刀剑）进入社交情境，结果引致社会排斥。
2. 一个人可以通过激活大脑的社交安全系统改变自己的生理状态，从而自然而然地改善社交联结。
3. 有效的情绪表达总是因情境而定的。也就是说，有时在特定的情境下，不表达情绪才是最有效的方式。

第 3 课：激活社交安全系统

全然开放作业单 3.A
激活社交安全系统

- 寻找机会练习激活你的社交安全系统。描述你选择的事件。

_____

_____

_____

_____

- 观察并描述任何你可能想带进社交场合的"猎狗、盾牌或刀剑",例如,进入房间时皱着眉头,在感觉不好的时候假装感觉良好,等等。

_____

_____

_____

_____

- 在你练习了的每个策略前面的方框里面做标记,在下面的空白处简要描述你的情绪体验,评估使用策略前后情绪的强度或身体的紧张度(使用评分 1～10,1 代表低强度,5 代表中等强度,9 或 10 代表非常强烈)。
  - ☐ 使用"大 3 + 1"技能调整身体姿势——向后靠,深呼吸,闭嘴式微笑,扬眉。

_____

使用前的强度_____ 使用后的强度_____
  - ☐ 做大幅度的手势,双手张开,而不是手臂和双手紧贴身体。

_____

做之前的强度_____ 做之后的强度_____
  - ☐ 刻意练习夸张的面部表情以及活动面部肌肉。

_____

做之前的强度_____ 做之后的强度_____
  - ☐ 故意放慢呼吸,缓慢绵长的呼气。

_____

做之前的强度_____ 做之后的强度_____
  - ☐ 刻意绷紧和放松身体的大肌肉群。

_____

做之前的强度_____ 做之后的强度_____
  - ☐ 使用触碰、按压、拥抱和按摩。

做之前的强度_____　　做之后的强度_____
☐ 吃能让自己平静的食物或嚼口香糖。

做之前的强度_____　　做之后的强度_____
☐ 利用听觉——听舒缓的音乐和舒缓的人声。

做之前的强度_____　　做之后的强度_____
☐ 利用视觉——凝视爱人、宠物或风景的照片。

做之前的强度_____　　做之后的强度_____
描述你使用的其他激活社交安全系统的技能。

第4课
通过慈心提高开放性和社交联结

> 讲员须知:在技能课上讲授慈心冥想(Loving-kindness Meditation,LKM)时,对大多数学员来说可能就是个复习的过程,因为它也在RO DBT个体治疗中讲授过(理想情况下,大约是第七次个体治疗),这使得教学有一定的灵活性;例如,如果所有的学员都已经在使用LKM,那么讲员可以快速地回顾主要的原则,做一个LKM练习,然后来处理学员在生活中应用LKM时可能遇到的问题。如果有额外的课堂时间,讲员应该利用这段时间问问RO技能整体使用的情况如何,处理提出的问题,询问之前课程材料涉及的内容是否有问题,做一个备选的课堂练习,或者教一个之前没教过的备选内容。

第4课要点

1. 慈心冥想(LKM)是一种激活大脑社交安全系统的情绪诱导方法。
2. RO DBT中的LKM练习被设计为在社交互动之前使用(据研究,社交安全效应持续的时间从20分钟到4小时不等)。
3. 重要的是,在RO DBT中,LKM练习的总体目标并不是提高一个人体验对自己或他人的爱和善意的能力,而是通过激活大脑与社交安全相关的脑区触发与满足、好奇、社交参与欲望相关的情绪状态。
4. RO DBT中的LKM不同于其他LKM练习。因为对许多OC来访者来说,把温暖、善意或爱加诸到自己身上很难,甚至是痛苦的,RO DBT中的LKM练习包括三个步骤:①营造一个温暖/爱/善意的经历;②把温暖加诸到来访者关心的人身上;③把温暖加诸到一个中性的人身上。

所需材料

- 讲义4.1(慈心冥想脚本)
- (选修)讲义4.2(第4课要点:通过慈心提高开放性和社会联结)
- 作业单4.A(慈心冥想的日常练习)
- 音频资料:理想情况下,每个学员都带着某种录音设备(如手机),以便在慈心冥想练习时录下讲员的声音

> 讲员须知:讲员应该警惕学员的反应,包括对与爱、善意或善意相关的概念的评判、摒弃,或者感觉不舒服。在一些OC的学员看来,爱的概念很假,或者他们可能认为那些渴望爱的人是天真或幼稚的。由于LKM源自佛教传统,许多人可能会觉得这令人不快,因为它可能意味着我们在推行宗教或试图让他们灵修。讲员应该提醒学员,在RO DBT中LKM练习的总体目标是通过诱导与社交安全系统相关的积极情绪状态降低SNS介导的防御性唤起。

（必修）教学要点　慈心冥想

- **慈心冥想是一种增强善意和积极的情绪状态以及社交联结的方法**。在美国 LKM 已被证明可以增加温暖的感觉和对自己和他人的关怀（Hofmann, Grossman, & Hinton, 2011; Salzberg, 1995）。LKM 练习使人们的日常体验发生了转变，产生了各种各样的积极情绪，包括爱、喜悦、感激、满足、希望、自豪、兴趣、娱乐和敬畏。慈心对减少学员的痛苦、愤怒和心理压力是有益的（Carsonetal, 2005）。即使练习者之前没有什么经验，只接受过几分钟的训练，也会产生积极的效果。短时间的 LKM 练习（约 7 分钟）已在实验研究中被证明可以显著增加对他人的积极体验和社交联结（Hutcherson, Seppala & Gross, 2008）。
- ***RO DBT 中的 LKM 练习旨在激活神经生物学上的社交安全系统***（PNS-VVC，见第 2 课），为了加强社交联结，高威胁敏感性的 OC 个体在社交互动前先改变生理状态是至关重要的。我们的目标是培养一种新习惯，让人在社交互动之前诱导出一种与安全和满足感相关的情绪状态。一个小练习可能需要 4 分钟或更少的时间，可能只是简单地重复几个短语，伴随闭嘴式微笑和缓慢呼吸，就能产生安全感、善意或温暖的感觉。
- ***即使开始的时候只能产生少量的爱、温暖、善意或温柔感，也值得坚持下去***。研究表明，通过不断的练习，一个人能够更容易地产生这些感觉（Carson et al., 2005）。

讲员须知：与许多传统的 LKM 练习不同，RO DBT 有意去掉了 LKM 中涉及将爱或善意延伸给到自己、关系不好的人或这个世界的步骤。我们的理由很简单。LKM 的主要目标是激活社交安全系统，以增强社交联结。许多 OC 来访者发现包括了将善意或温暖延伸给到自己（或难相处的人）的 LKM 练习很困难，因此会激活 SNS 介导的防御唤起系统，而非社交安全系统。因此，我们有意地去掉了传统 LKM 练习中常见的三个步骤，作为防止这种情况发生的一种方法。此外，一些学员可能会问，如果 RO DBT 中 LKM 的主要目标是激活一种与神经生物学上的社交安全系统相关的情绪状态，为什么要使用"爱"和"善意"这两个词。讲员可以解释说，在 RO DBT 的 LKM 中使用的词汇是那些已经被研究证明为能最可靠地激活社交安全系统的词汇（也就是说，如果说"bloop"能激活社交安全感，那也可以用）。因此，如果有人强烈反对 LKM 脚本中某些单词的使用（参见讲义 4.1）；那么应该鼓励学员与他们的个体治疗师一起寻找适合他们的措辞（作为辅助手段，可参考稍后建议的短语）。最后，讲员应鼓励学员每天练习 LKM。随着时间的推移，通过反复练习，许多学员能够随时随地触发他们的社交安全系统，只要他们简单地重复几个 LKM 核心短语（例如"愿他们感到平静""愿他们感到安全"）。

（必修）课堂练习　慈心冥想练习

请学员参阅讲义 4.1（慈心冥想脚本）。

> 讲员须知：在开始阅读 LKM 脚本之前，讲员应要求带了录音机的学员（参见第 3 课的作业）开始录音。或者，由讲员把 LKM 练习录下来（不包括之后的讨论），并将音频提供给学员。这份录音可以作为来访者扩展 LKM 练习的工具。

> **使用讲义 4.1 中的脚本来指导练习**。由于 RO DBT 中的 LKM 是为了产生温暖的感觉和激活社交安全系统（PNS-VVC）而设计的，所以在练习时，讲员应该随心采用平静和放松的语气。事实上，研究表明，温暖的人声语调可以激活社交安全系统 PNS-VVC（Porges，2007）。（不要用录音来代替现场练习）

（必修）讨论要点 慈心冥想练习

在完成慈心冥想后，讲员应询问大家的观察并讨论各自的体验。使用下列问题引导这个过程。讲员应该熟悉这里列出的各种障碍，并利用这些来辅助教学，处理练习中遇到的困难。

- ✓ **问**：你在这次练习中有什么体验？
- ✓ **问**：找到一段与慈心有关的记忆或先前的经历有什么困难吗？（讲员应认可这是正常的，并使用常见困难教学要点来帮助学员理解他们的经验。）
- ✓ **问**：在练习过程中，你能产生一种温暖或善意的感觉吗？这样做你会感到更平静或更满足吗？如果没有，你的体验是什么？
- ✓ **问**：是否有人除了温暖之外，还感到悲伤，或不是温暖，而是悲伤？
- ✓ **问**：你需要采取哪些步骤能让这个练习对你更实用，更有益？

第 4 课家庭作业

1. （必修）讲义 4.1（慈心冥想脚本）。
2. （必修）作业单 4.A（慈心冥想的日常练习）。在下节课（并为 RO DBT 后续的治疗），学员应设置出 LKM 的日常练习（如果目前还没有的话）。在社交活动之前进行 LKM 练习是最有益的，学员应使用作业单 4.A 记录他们在练习中的观察。学员可以在练习中使用讲义 4.1 作为脚本或指南。然而，最理想的情况是，他们可以使用在第 4 课中做 LKM 练习时的录音，或者在个体治疗中进行的 LKM 练习录音。重要的是，不应该使用其他来源的 LKM 脚本、讲义或音频。讲义 4.1 中提供的提纲是为了促进社交安全而特意设计的，而非 RO DBT 的 LKM 练习通常会有不同的目标和措辞。最后，应鼓励学员自己录制音频，并让他们的治疗师参与创建适合他们的 LKM 练习。

全然开放讲义 4.1
慈心冥想脚本

记住，LKM 练习的目标是诱导出与社交安全相关的积极情绪状态。

- **使用下面的脚本来录制音频。你可以大声朗读，我们建议你不要改变措辞，就先用当下这个脚本来进行练习。研究表明，这个脚本在 RO DBT 技能课程中是最有用的。如果你决定要对脚本进行修改，请在修改之前与你的个体治疗师或技能讲员讨论这个问题。**
- **承诺每天坚持练习。**

就坐

在椅子上、地板上、沙发上找一个舒适的座位。最重要的是找到一个让你感到警觉并且不会睡着的坐姿。你可以睁着眼睛，也可以闭着眼睛——这是你自己的选择，你要知道我们的目标是尽可能保持清醒。

注意呼吸

一旦你找到了合适的坐姿，就开始简单地吸一口气，带着觉察。只是关注吸气和呼气的整个过程，不要试图去改变或以某种方式修正。你可能会注意到呼吸在鼻子和喉咙处的感受最强烈。有些人会在胸部或腹部的感受最强烈。无论呼吸在哪里对你来说最强烈，只要允许自己把你的意识放在那里。如果你走神了，很容易就会这样，那么，不评判，只需把你自己拉回到呼吸上。

感受我们的心

现在，非常轻柔地，让你的意识从你的呼吸转移到你的心中。到那个地方，就在那里，在胸腔的中部。不是物理上的心，而是我们能感受到温暖情感的地方。如果你愿意，也可以张开手轻轻地放在柔软的心上，这有助于促进练习，是很有帮助的。

尽你所能，试着找到一段你体验到强烈的慈心时的记忆或感觉，可以是别人对你的慈心，也可以是你对别人的。那可能是你第一次遇见你的人生伴侣的那天；孩子或孙子出生的那天；可能是和你最喜欢的宠物度过的一个特别的下午，或者是在帮助别人或被别人帮助后感到温暖。这个想法不是为了找到完美的经验或意象，如果你发现自己想到了很多不同的事件或经历，你也不用担心。这样做的目的是尽你所能地去重新创造温暖、温柔或积极的感觉，这些感觉与你先前的慈心经历有关，让这些感觉在你的心里生长，让这些感觉生长一会儿。

给我们关心的某人送去慈心

现在，在你的脑海中，温和地把你的注意放在你所关心的某人的意象上，这个人是你已经有了温暖的感觉，可能感到爱，或可能感到积极的连接的人。这不一定是一个完美的关系，也不一定是一个没有冲突的关系——目的是找到一个你认识的、带给你温暖体验的人的形象或感觉。尽你所能，在你的心中保持住这个形象或对这个人的感觉。现在，从你胸腔中心的慈心感觉开始，将温暖的祝福延伸给到你关心的这个人，使用这些短语，默默地对自己重复：

愿他平和宽心。
愿他对自己的生活感到满足。

愿他快乐。
愿他安全感满满。

再次，对你关心的这个人致以温暖的慈心祝福。
愿他平和宽心。
愿他对自己的生活感到满足。
愿他快乐。
愿他安全感满满。

再一次，从你内心深处的慈心出发，向你关心的这个人致以美好的祝愿……
愿他平和宽心。
愿他对自己的生活感到满足。
愿他快乐。
愿他安全感满满。

现在，慢慢地让你所关心的人的形象或感觉从你的脑海中慢慢消失，把你的注意力放回内心深处，回到那些温暖的、充满慈心的感觉中——尽你所能。

给我们感受平平的人送去慈心

让你的脑海中浮现出一个你并不怎么了解的人的形象，这个人你至少见过一次，但没什么联结感。可能是快递员，可能是你见过的超市售货员，也可能是别的什么人。再一次，尽你所能，从你的内心深处，对这个你几乎不认识的人表达出温暖的、充满慈心的祝福，默默地说：

愿他平静。
愿他对自己的生活感到满足。
愿他快乐。
愿他安全感满满。

再次，向这个你几乎不认识的人致以温暖的、充满慈心的祝福。
愿他平静。
愿他对自己的生活感到满足。
愿他快乐。
愿他安全感满满。

再一次，从你内心深处的爱之源，向你几乎不认识的人表达慈心……
愿他平静。
愿他对自己的生活感到满足。
愿他快乐。
愿他安全感满满。

现在，带着温暖的关爱，轻轻地把你的注意力转回到你的呼吸和你心中的感觉上，放走对这个你几乎不认识的人的想象或感觉。就让自己在这里静静地休息，在这一刻，与你温暖和善意的感觉待在一起。记住，温暖的爱与善意的感觉会持续一整天，在你需要的时候总能找到你的心，然后做出一个善意的承诺，将这种慈心练习尽可能地融入你的生活。当你准备好了，你可以睁开眼睛，把注意力带回到房间。

结束练习

全然开放讲义 4.2
第 4 课要点：通过慈心提高开放性和社交联结

1. 慈心冥想（LKM）是一种情绪诱导，它激活了我们大脑的社交安全系统。
2. RO DBT 中的 LKM 练习被设计为在社交互动之前使用（据研究，社交安全效应持续时间从 20 分钟到 4 小时不等）。
3. 重要的是，在 RO DBT 中，LKM 练习的总体目标并不是提高一个人体验对自己或他人的爱和善意的能力，而是通过激活大脑与社交安全相关的脑区触发与满足、好奇、社交参与欲望相关的情绪状态。
4. RO DBT 中的 LKM 不同于其他 LKM 练习。因为对许多 OC 来访者来说，把温暖、善意或爱加诸到自己身上很难，甚至是痛苦的，RO DBT 中的 LKM 练习包括三个步骤：①营造一个温暖/爱/善意的体验；②把温暖加诸到来访者关心的人身上；③把温暖加诸到一个中性的人身上。

全然开放作业单 4.A
慈心冥想的日常练习

- 慈心冥想是一种积极情绪的诱导方法,能激活我们大脑的社交安全系统,即我们的"友好系统",它与平静、满足和轻松的社交方式的感觉有关。
- 在社交互动前使用 LKM 练习,以增加对他人的积极态度和社交联结。
- 短短 6 分钟的练习就够了;研究表明,练习得越多,效果越强。让它成为你日常生活仪式的一部分。
- 记住,RO DBT 中的 LKM 只涉及三个步骤:①营造一种温暖/爱/善意的体验;②将温暖加诸到你关心的人身上;③将温暖的感觉加诸到一个中性的人身上。
- 请记住,在 RO DBT 中,LKM 的目的不在于延伸爱或善意,而更多的是要激活我们的社交安全系统。
- 使用讲义 4.1 中的脚本指导练习,或指导制作电子音频,用来每天练习慈心冥想。每天在离开家之前进行练习。用下面的每日练习日志记录你的体验。

第4课：通过慈心提高开放性和社交联结

日期	在练习中我注意到了什么？社交安全感持续了多久？它对我这一天的影响是怎样的？
周一	
周二	
周三	
周四	
周五	
周六	
周日	

在练习慈心冥想时，有没有遇到什么障碍？描述它们，以及你是如何使用全然开放技能来处理它们的。

_____

_____

_____

_____

第 5 课
参与新奇的行为

✻ *如果不好玩，那就不是游戏。* ✻

第 5 课要点

1. 发现需要开放和愿意接受没有答案的可能。这世上最高效的人每天都能学到新的东西！
2. 学习新东西通常包含了犯错的过程。
3. 在学习新东西时，我们都要经历四个阶段：无意识的能力不足、有意识的能力不足、有意识的胜任和无意识的胜任。
4. 使用灵活心念 VARIE 技能来尝试新事物。
5. OC 来访者需要放下总想做得更好或更努力的尝试。放松、玩耍和低效，是 OC 个体需要练习的技能。
6. 每天做一些新的或不同的事情有助于打破旧的习惯，并鼓励自发性。新的行为往往能开辟新的天地。它告诉我们的大脑，不把一切都计划好是可以的。

所需材料

- 讲义 5.1（参与新奇的行为：灵活心念 VARIE）
- 讲义 5.2（使用经验来检验学习的意愿）
- 讲义 5.3（无用和冒点儿傻气的艺术）
- 讲义 5.4（我们玩得开心吗？对幽默和游戏的自我询问）
- （选修）讲义 5.5（第 5 课要点：参与新奇的行为）
- 作业单 5.A（参与新奇的行为：灵活心念 VARIE）
- 作业单 5.B（无用的和新奇的行为监测日志）
- 白板和记号笔

（推荐）正念练习　Oompa-Loompa

> 讲员须知：Oompa-Loompa 唱诵或舞动是一种"无计划参与"的正念练习。在 RO DBT 中，"无计划参与"练习开始前没有导入或预告。这是因为谈论将要发生的事情通常会引发预期的焦虑和反刍性思考，导致来访者更有可能拒绝参与（参见第 12 课"无计划参与"练习讲员指南"）。无计划参与对于 OC 来访者来说是一项基本的技能，让他们学会如何融入社群，并感觉自己是其中的一部分。重要的是，Oompa-Loompa 唱诵应该是有时间限制的，最好不要超过 1 分钟。使用以下说明作为指南。

- **在开始 Oompa-Loompa 时对学员说（没有任何预告）："好的，大家站起来！现在跟着我做！弯曲手臂，一个向前一个向后，像这样！现在开始前后移动它们！"**

- 然后，讲员应该开始轻轻地左右摆动他们的手臂，并说：*现在重复我接下来说的话！"你所认为的，不等于是真的"*，同时继续向每个人发出信号，让他们加入。
- 协同讲员可立即加入进来跟随动作和唱诵，以演示该做什么。
- 讲员应该继续重复唱诵*"你所认为的，不等于是真的"*，同时不断改变他们的身体动作（例如，把手举过头顶，抖动，挥舞着胳膊从一边到另一边像海藻摇曳在洋流中，减速，然后加速）。轻轻地拍桌子，然后加大力度，提高声音，同时加大音量，然后慢下来，慢慢地把音量降低到耳语的程度。
- 在整个练习过程中保持唱诵和动作，同时挑眉，面带温暖的微笑。
- 结束练习时，将手臂举过头顶大喊：*"你所认为的，不等于是真的！"*
- 和全班一起庆祝：*干得好！给所有人掌声！为自己庆祝！* 也就是说，鼓励班级成员为他们的练习鼓掌。
- 然后说：*好，大家都坐下吧。*
- 征询大家的观察和教学。

练习结束后，要求学员分享他们所观察到的，重点放在他们前面可能有过的想法或预测上。例如，讲员可以这样说："如果你在练习前或练习中有想过诸如'我不想做这个'，或者'我做不了这个'的，请举手。"总会有几只手举起来。讲员应该温暖地微笑，轻声低语："你所认为的，并不等于是真的。"（注：这突出了班上每个人都要参与的重要性，至少在某种程度上是这样；否则对于那些没有参与的人，他们的想法就变成真的了。）讲员可以继续说："在练习中大家还有什么其他的想法吗？"例如，"我以为你会让我们唱歌"或"我以为我会尴尬死"或"我以为有人会从外面走过，然后叫警察"。在每一个不准确的预测或不合理的想法之后，指导者应该简单地微笑着重复："你所认为的，并不等于是真的。"讲员应该准备好分享他们自己不准确的或不合理的想法的例子（例如，"我突然想到我的老板走进来，想知道我在做什么"），然后鼓励全班同学用重复这个唱诵口号来回应自己。讲员应该强调，尽管每个人都在想各种各样的事情（例如，不好的事），但大多数预测实际上并没有发生（例如，尽管我认为我会死的，但令人惊讶的是，我仍然活着）。"你所认为的，并不等于是真的"这句话应该被记住，并作为一个提示来提醒学员，内在的经验（即想法、感觉、想象或情绪）并非事实或真相。

（必修）教学要点　为什么要参与新奇的行为？

＊ **当我们接近我们最害怕的东西时，我们学到的最多。** ＊

- ✓ **问：** 尝试新事物的好处是什么？缺点是什么？
- *如果你不冒险，就永远学不到新东西。*
- *新奇是生活的调味品。* 例如，每天早餐吃粥，周日洗衣服，走同一条路去上班，穿同样的衣服，在跑步机上以同样的速度行走有时会变得有点单调！
  - ✓ **问：** 你总是会重复做的是哪类行为？有多少行为是规则使然？总是重复做同一件事的后果是什么？
- *发现需要开放和愿意接受没有答案的可能。* 这世上最高效的人每天都能学到新东西！
- *学习新东西通常包含了犯错的过程。*

（必修）教学要点　我们如何学习新东西？

- *学习新东西时，我们都会经历四个阶段：*
  1. *无意识的能力不足，或不知道我们不知道。* 例如，在我们的生活中，我们所有人曾经都有一段时间不知道自己不知道如何系鞋带。这是无意识的能力不足。
  2. *有意识的能力不足，或知道自己不知道什么，但不知道该怎么办。* 我们终于意识到，鞋子有鞋带，当它们绑成大姐姐一直说的"结"时，它让我们的鞋子牢牢地附着在我们的脚上！这一惊人的发现让我们进入了学习一项新技能的第二阶段：意识到能力不足，或觉察到自己缺乏知识。
  3. *有意识的胜任，或知道怎么做，但做的时候不是非常熟练。* 我们现在可以系鞋带了！全靠自己！但我们真的很慢。我们必须非常努力地专注于每一步，而且有时我们会弄错。此外，大姐姐看到我们更有创意的打结尝试时的忍俊不禁并不是特别有帮助。
  4. *无意识的胜任，或者说我们是如此的精通，可以不假思索，也被称为专家。* 我们的努力工作得到了回报：我们可以像专家一样系鞋带，无须思考！（我们可以在睡觉的时候系鞋带，在黑暗中，在倒立的时候，甚至当我们和大姐姐谈论她的鼻子有多大的时候（嘻嘻☺）——从来没有做错一步！我们登上了世界之巅！
- *对于许多成年人来说，他们渴望体验或承认自己所处的唯一阶段是第四阶段*，也就是通常被认为不再必须学习新东西的阶段。
  - ✓ **问：** 作为专家的弊端是什么？（提示：当他们的知识受到挑战时，专家因为已经假定自己知道正确答案是什么，所以思想可能会更加封闭。）
  - ✓ **问：** 你对学习的早期阶段的接受程度如何？这可能意味着什么呢？
  - ✓ **问：** 你总是重复做的同样的行为都有什么？你觉得自己这样保持不变有多少是为了减少由于未知带来的压力？你可能需要学习的是什么？
  - ✓ **问：** 你是否经常认为尝试新事物会是一种糟糕的经历，结果却发现它并没有你想象的那么糟糕，甚至你可能会很享受（天哪！）。例如，吃牡蛎、骑马，跟爱人夜间漫步、敬酒、向某人打招呼？
- *记住，做你不习惯做的某件事的目的就是去做些你不习惯做的事情*（嘻嘻☺）。
- *而且，"这里没人，只有我们这些小鸡！"* * 尝试新事物会让我们感到害怕，而不去尝试也会让我们感到害怕。不做和做一样会影响我们的幸福。我们无法逃避自己的行为产生的影响。
- *做新事情需要有容忍不确定性的意愿。*
  - ✓ **问：** 你对不确定性的适应程度如何？对混乱呢？对障碍呢？你的回答会告诉你什么是你可能需要学习的吗？
- *好消息是，当我们接受了那些我们最害怕的事情时，我们会自然而然地感到更加坚定，然后从中得到学习。*
- *练习"灵活心念 VARIE"，以学习如何从新奇中学习，并从勇敢的行动中收获好处*（尽管不要太紧张）。

---

*译者注：1931年的一个电视剧里的台词，一个小孩子躲在鸡棚里被人问"谁在那儿"时太害怕了，回答了这样一句话。后来经常被幽默的引用，来形容想回避问题的胆小之人，鼓励他们为自己的行为和困难负责。

（必修）教学要点　参与新奇的行为：灵活心念 VARIE

请学员参阅讲义 5.1（参与新奇的行为：灵活心念 VARIE）。

讲员须知：在白板上写下首字母缩写词（VARIE），每个字母垂直排列在一列中，但不教授或命名每个字母所代表的具体技能。接下来，从首字母缩略词中的第一个字母（VARIE 里的 V）开始，使用下面列出的要点教授与相应字母相关的技能，直到你涵盖了与每个字母相关的所有技能。重要的是，当你讲解字母对应的相关技能时，只要在白板上大概描述其代表的含义就好。这种教学方法可以避免对首字母缩略词中某些单词的使用进行冗长的解释或提前讲解概念。在正式讲解相关技能时再介绍每一个字母的意义。

灵活心念 VARIE

- V　核对（Verify）个人体验新事物的意愿
- A　检查犹豫、厌恶或回避的**准确程度**（Accuracy）
- R　**放弃**（Relinquish）强迫计划、排练或准备
- I　激活个人的社交安全系统，然后**开始**（Initiate）新的行为
- E　不带评判地**评估**（Evaluate）结果

V　核对个人体验新事物的意愿。

- *世界上最高效的人每天都能学到新东西！他们通过对变化和尝试新事物持开放态度来学习*。成功人士适应能力强；他们适应性强，他们学习适应变化的环境。[讲员可以从电视竞赛节目中举例，比如《美国偶像》（American Idol）或《与星共舞》（Dancing with the Stars）]。例如，有时反馈最严厉的评委是那些能让选手学到最多东西的人，而那些对每个人都说好话的评委实际上并没有给选手提供任何促进进步的东西。
- *尝试新事物包括积极的学习和实践*。从马背上摔下来后，必须再骑几次才能重新感到舒展。同样，要想知道新事物可以是有趣的，有教育意义的，甚至是好玩的，你必须先尝试它们。
- *要从新事物中学习，一个人必须愿意以开放的心态去体验它*。对改变的真正承诺代表了从事一个新的行为和仅仅思考它之间的核心区别。
- *对意愿进行自我询问，问自己：*
  - *尝试这种新行为会让我离我的价值目标更近还是更远？如果我尝试新的行为，我觉得可能会发生什么？如果我做些不一样的事情，我会害怕发生什么呢？*
  - *我在多大程度上真的想要改变或尝试新事物？如果很低，这可能意味着什么？*
- *当你想象进行新的行为时，闭口微笑，扬起眉毛，缓慢地深呼吸，开放和柔软*而非紧张和抵制。

A　检查对进行新的行为犹豫不决、厌恶或想要回避的冲动的**准确程度**。以确定你的情绪是否合理。

- *记住，自我发现需要愿意接受没有答案。*
- *记住，人就是通过冒险和犯错来获得学习的*。学习新事物通常包括犯错的过程；否则，这就不是新事物！例如，当你真正投入去学习小提琴、舞蹈或微积分的时候，你会不断发现新的或更

好的方法来完成新的行为。
- **练习自我询问，问自己：**
  - ➢ 我是否相信自己已经知道如果尝试新的行为将会发生什么？
  - ➢ 我是否相信自己知道所处情境的所有事实？我是否发现自己想要下意识地解释或捍卫我对事实的看法，或贬低他人对事实的看法？如果是，或者可能是，那么这是否表明我处在固着心念中？
  - ➢ 我是不是在对自己说，我已经在过去尝试过这种新的行为，并且相信再试一次也没用！我是否认为自己必须做一些不同的事情是不公平的？如果是，或可能是，那么这意味着什么呢？有没有可能我是处在宿命心念中？
  - ➢ 有没有可能我不是真的想改变我的行为或想法？在尝试新行为时，我是否暗自希望自己会失败？如果是这样的话，这将如何影响我实现价值目标的能力呢？
  - ➢ 有没有可能我是在淡化积极的结果？

R 在尝试新行为之前**放弃**强迫性的计划、排练或准备。

> 讲员须知：大多数OC来访者在社交活动开始之前会强迫性思考，特别是那些可能需要自发或亲密交流的活动（例如约会、聚会）。不必要的过多的计划和排练会消耗精力；它会导致精疲力竭。

讨论事先计划和排练的利弊。
- ✓ **问**：什么样的行为或事件是最好事先计划或排练的（例如，跳伞、骑马、重要演讲、会议报告）？哪些类型的行为或事件最好不要事先排练或计划（例如，约会、聚会、与朋友共进午餐？）
- ✓ **问**：我真的需要准备才能参与这个新的行为吗？
- ✓ **如果是这样**：正念地研究从事新行为需要的步骤，并做好准备，不要把完美作为目标。
- ✓ **如果不是**：有目的地决定放弃策划和排练。练习把你的注意力转移到不相关的活动上（例如，读一本有趣的书，洗个舒服的澡或小睡一下，练习正念呼吸，做一次慈心冥想），并使用下面的技能。

- *提醒自己，强迫性的计划或排练可能感觉像是很明智的样子，但实际上可能就是伪装的逃避*（例如，"我只需要再读一篇文章，然后我就准备好了"。）
- *练习爱上你的完美主义倾向，而不是试图修正或摆脱它们*。试图摆脱完美主义的想法就像试图用泥巴洗掉汽车上的泥巴——只会让事情变得更糟。善待自己。
- *给想要提前排练或计划的那部分你送去慈心，而不是责备*。默默地对自己重复：愿我的完美主义心念放松，愿我的完美主义心念满足，愿我的完美主义心念平安。
- *对想要排练如何说或做的愿望进行正念冲动冲浪练习*（参见第12课的冲动冲浪材料）。除了正式的讲课或演讲之外，提前排练要说的话往往会适得其反——我们不再去听正与我们互动的人说了什么，而是专注于记住自己的台词。

I 激活个人的社交安全系统，然后开始新的行为。
- *在开始新的行为之前，先激活你的社交安全系统*。使用第3课的技能；参见讲义3.1（通过改变生理学来改变社交互动）。使用慈心冥想来诱导一个持久的社交安全心境状态（见第4课）。

- *"别想了，就去做吧！"* 全身心地投入到体验中来热情地参与其中，并不断地将你的心思转回到体验中。提醒自己，你正在学习如何在不总是把一切都计划好的情况下参与生活。把你的心思从评判或忧虑的想法上移开。
- *在进行新的行为时，重复使用大 3 + 1 技能来让自己保持在社交安全系统中*（即，向后靠，深呼吸，闭嘴式微笑，扬眉毛）。
- *尝试新事物时感到尴尬意味着你在学习，而不是在做错事或失败。* 新经验是成长的唯一途径，它是自满的反面。
- *当感到不适时，请把它当成一次练习自我询问的机会，问问自己我该如何从中学习？* 而不是自动崩溃或指责世界。
- *如果可能的话，在评估自己的表现之前，一遍遍地重复新的行为。*

E 回顾发生的事情，不带评判地**评估**结果。

- *在开始新的行为后，留出时间不带评判地检查事情进展如何，以及你从经验中学到了什么。* 使用觉察连续体（参见第 12 课）来描述发生了什么，包括你在事件中体验的情绪、想法或感觉。
- *练习注意进展顺利的部分，以及你如何从经验中受益*，而不是什么是你本可以做得更好的或哪里出了错。
- *在评估他人的反应的时候，要聚焦在我们观察到的客观证据上。* 请记住，我们只能想象另一个人内心的想法或感受（如果他们没有向我们披露的话）。
- *练习自我询问，问以下问题：*
  - ➤ *除了直觉或观点之外，我还有什么客观的证据来支持我对事件或他人的结论呢？*
  - ➤ *有没有可能是我弄错了？*
  - ➤ *我愿意在多大程度上质疑我的个人观点？*
  - ➤ *我需要学习什么？*
- *通过回忆"我们所见皆因自身而异，而非世界本来面目"来松动固着心念。*
- *阻止责怪他人或世界的自动化倾向。* 这意味着要对我们个人的行动和反应负责，而不是自动化地期望这个世界符合我们的愿望。
- *阻止宿命心念，不要崩溃或苛责自己，而是提醒自己——是自己在选择如何回应这个世界。* RO 认识到，在大多数情况下是我们选择了自己的感受（也就是说，没有人可以强迫我产生某种特定的情绪）。
- *记住要经常练习。每天做一些新的事情对过度控制的人来说就像刷牙一样——代表良好的心理卫生情况。* 每当我们做一些新的或不同的事情时，我们就会获得新的学习（例如，不去把一切计划好是可以的，犯错或拥抱不确定性是我们在学习）。
- *练习自我询问，检查你在尝试新事物方面的开放程度，并发现任何阻碍成长的潜在障碍。*

请学员参阅讲义 5.2（使用经验来检验学习的意愿）

讲员应随机挑选一名班级成员从讲义中选一条自我询问的问题来朗读，然后简要讨论这个问题。之后挑选另一个班级成员朗读另一个问题，以此类推。重要的是，没有必要把所有问题都读一遍，通常几个问题就足以帮助学员体验讲义内容了（这也是回顾讲义的目的所在）。鼓励学员养成在练习灵活心念 VARIE 后使用这个讲义的习惯，以进一步促进他们的成长。

- *只要尝试了新事物，无论你如何评价自己的表现，都要花时间奖励自己。* 养成每做一件新的或不同的事情就奖励自己的习惯，不管你觉得自己是否值得奖励。灵活心念 VARIE 的目标不是为了追求完美，而是为了学习。

- **要尝试新的奖励，而不是一遍遍重复同样的事情。** 例子包括：看半个小时闲书，喝一杯酒，吃你最喜欢的巧克力，洗个长长的芳香蜡烛热水浴，小睡一会，听你喜欢的音乐，享受你最喜欢的饮料，看你最喜欢的电视节目，坐在花园里，享受阳光。当然，现在你已经因为做了不一样的事情而奖励了自己，你还需要因为奖励了自己而奖励你自己！

（必修）教学要点　记住怎么玩：无用和冒点儿傻气的艺术

> ★ **有趣的真相：天生狂野！**
>
> 　　人类天生就有玩耍的能力，家庭或环境或文化经历决定了它的表达方式。事实上，玩耍是哺乳动物的一种自然行为（想想一只小猫在玩一团纱线）。许多 OC 来访者认为游戏或娱乐很幼稚或自私。考古记录表明，自史前时代以来，游戏和娱乐一直是人类经验的核心部分，骰子、游戏棒、游戏板和各种形式的由石头、棍棒和骨头制成的球类游戏材料的存在为其提供了支持（S.J.Fox，1977；Schaefer & Reid，2001）。游戏让我们专注于过程（即我们正在做的事情）而不是目的（我们想到达的地方）（Pellegrini，2009）。它让我们有机会在一种新行为真正重要之前（例如，战争游戏）重复、练习、排练、夸大或实验它。
>
> 　　因此，游戏在灵长类动物解决问题技能的发展中起着至关重要的作用。对于人类来说，它也为我们成功所必需的一系列高阶认知和社会情感技能提供了实践基础。一个重要的警告：如果不好玩，那就不是游戏。小心别把你的游戏看得太重。

> 讲员须知：OC 来访者不太可能真的相信成年人玩、放松或开放地表达情感是社会可以接受的，除非他们先看到他们的治疗师的示范。因此，治疗师（尤其是那些倾向于 OC 的治疗师）如果想要有效地教授他们，可能需要先练习以下部分中所列出的技能。

请学员参阅讲义 5.3（无用和冒点儿傻气的艺术）。

- **"总是工作而没有玩耍会让人变成木偶！"** 过度控制的个体不需要学习如何更认真、更努力，或努力做得更好！他们是这方面的专家。
- **如果你是过度控制的人，你需要学习如何放轻松，找点儿乐趣！**
- **能够不带评判地自嘲我们的缺点是心理健康的标志，也是健康人际关系的要素。** 它向世界表明，我们不把自己看得太严肃，我们多半会对反馈持开放态度。
- **然而，放松和玩耍对于过度控制的人来说可能更像个苦活儿！**
    - ✓ **问：** 你记得最后一次玩得开心、开怀大笑或冒傻气是什么时候？玩、笑或放松的好处是什么？闹着玩儿如何有益于人际关系？你觉得生活中什么是好玩儿的？
    - ✓ **问：** 什么迹象表明你可能需要休息一下？你的身体发生了什么变化（例如，头痛）？你与他人相处的方式是否发生了变化（例如，更加冷淡疏离、更孤立）？
    - ✓ **问：** 休息对你来说意味着什么？你总是做同样的事情来奖励自己吗？在你的生活中，你分配了多少时间来做那些没有意义的事情（例如，打个盹，读本小说，享受漫步）？
- **好消息是，我们可以重新学习如何不总是把生活看得那么严肃，学习如何去笑、去玩！**

第5课：参与新奇的行为

- 与此同时，我们的座右铭可以是"弄假，直到成真！"
- 问：你认为我为什么这么说？

答：因为做一些新的或不同的事情可能一开始会觉得很假，但这是学习的必经之路。

- *练习新的表达自己的方式和新的身体动作有助于打破损害了社交联结的习得的抑制性障碍。*回想一下，研究表明，当我们与一个没有表情的人互动时，我们的焦虑会被唤起，我们宁愿不与他们亲近。而情感的开放表达——即使是负面的情感——则是真诚和值得信赖的信号。研究表明，人们更愿意和那些向人披露内心感受的人相处。
- 此外，参加集体活动向我们的大脑发出了一个强有力的信息，即我们是部落的一部分，没有做过任何让我们感到羞耻的事情，即使我们内心感到害怕。

讲员须知：在复习完讲义5.3（无用和冒点儿傻气的艺术）之后，讲员应该立即开始下面的练习，不做任何提前预告或导入。

（必修）课堂练习　极为有趣的极限表达工作坊

讲员须知：除非绝对必要，否则千万不要给OC来访者做这个练习的导入，或者事先预告（参见第12课"'无计划参与'练习讲员指南"）。如果他们事先得到预告，他们更有可能担心，更有可能专注于预期的焦虑或变得麻木，而不是听从指令，他们真正参与的可能性就会降低。

讲员须知：讲员在第5课应随机分配5次简短的"无计划参与"练习。每次练习应持续30秒～1分钟，以庆祝大家参与的掌声结束；重要的是，在"极为有趣的极限表达工作坊"中使用的练习应该在整堂课中随机分配，而不是集中在一起。其中的理念是提供多次短暂的暴露——事前不多想，作为部落的一部分参与集体活动。

极为有趣的极限表达练习

- **带着温暖的微笑对全班同学说：***好的，大家站起来！现在让我们拍手说 HA HA…HO HO HO！*随着每一次笑声有节奏地拍手：*Ha ha…ho, ho, ha…ha ha…ho, ho, ho…ha, ha, ho, ho, ho…ha, ha…ho, ho, ho！*重复一次。鼓励目光接触，使用大幅度的手势，一边拍手，一边移动。同时鼓励全班加入你。跟每个学员对视的时候微笑并扬眉。30秒～1分钟后停止，并说：*干得好！为所有人鼓掌！*鼓励所有班级成员互相鼓掌。然后不给任何人发表评论或评价的机会，迅速进入下一个迷你练习。
- **对全班说：***噢，我是个气球！*模拟向气球里吹气。*Phoof…phoof…*，说：*来吧，把你的气球吹起来！Phoof…phoof…让它更大……phoof…phoof…phoof…哦不…漏气了！*做气球漏气的动作。随机地在房间里跑动…噗…嘶…*Ha ha ha ha ho ho ho ho…ha ha ha ha ho ho ho*。在你鼓励学员们把自己吹大和漏气的过程中，一定要确保跟班上的每个人都有目光接触。然后停下来，让成员们为自己鼓掌，然后不给任何人发表评论或评价的机会，迅速进入下一个练习。

- 练习"我不是自大，我只是比你强！"全班同学说：*好，大家站起来！现在跟我做！扬起你的下巴，肩膀向后打开，高昂你的头！昂首阔步！*讲员应该开始大摇大摆走路，边走边说："*现在喊'别挡道！你知道我是谁吗？我是个很重要的人！你以为你是谁？哼！'*"继续前进，做出不忿的样子，保持10～15秒。讲员应该以拍手庆祝来结束，鼓励同学们给自己鼓掌，并说：*干得好！好的，坐下来，让我们分享一下我们对正念练习的观察。*

- 练习"哎哟，好痛啊！"讲员应先跟一位同学做示范。让他轻触讲员的手臂，不要告诉他你将如何反应。在被轻轻碰了一下后立刻大叫：*哎哟！好痛啊！实在太疼啦！疼死啦！哇哇哇！*然后让全班同学结成对子，轮流练习，即每个搭档轮流轻触对方的手臂，被触碰的一方也会做出类似的吵闹的反应。鼓励学员尽情发挥，在空中挥舞手臂，发出哀号和咆哮。咬牙切齿。说这样的话：我的胳膊要掉下来了！快，叫救护车！但愿你买过保险！最后，讲员应该与学员一起庆祝，微笑着说：*真好！干得太棒了！掌声送给大家！*鼓励学员互相鼓掌。然后说：*现在，开始下一个练习！*

- 学火山。对全班同学说："*我们来学个火山！*"深吸一口气，夸张地屏住呼吸。示意全班做同样的动作，然后说："*屏住，屏住，让那些泡泡升起来，它们正在升起来。然后它们爆裂了！Blub, bla blubble, blob！Ha ha…ho ho ho…ha ha…ho ho ho…ha ha ha ha hee hee hee ho ho！现在抓住你身边人的手……深呼吸……现在屏住，屏住，来，屏住，好，放气-bloo bloo, ha ha ha…ho ho…hee hee ho ho…把胳膊举过头顶，Blub blub bubbling blub…Ha ha…ho ho ho…hee hee ha ha。*"微笑，并确保与每个学员进行眼神交流，同时，你要笑着鼓励全班同学模仿你的动作。然后停下来，让班级成员给自己鼓掌，并迅速进入下一个练习，不让人有机会发表评论或评价。

- "我们来做意大利人吧！"对全班同学说："*好了……大家都站起来！现在让我们用意大利口音说话吧！*"说："*妈妈咪呀！我叫Marco Marconi，是一位意大利画家！也就是说我是意大利人！但我很悲伤地说，我与恶魔Vissario，一起工作，他喜欢看我过得悲惨。他认为他是如此的伟大！但他不是Marconi！啊，妈妈咪呀，我该怎么办啊！*"讲员应该做些夸张的动作，做些大的手势，露出鼓励的微笑，并与全班同学进行眼神交流。全场鼓掌。

- "让我们一起做鬼脸吧！"对全班同学说："*好吧，大家跟着我做！我们来做鬼脸！做个鬼脸，就像这样！*"换个表情。"*还有这样！*"换个表情。"*现在试试这样！*"再试几个。鼓掌，结束练习。

- "该修剪草坪了。"对全班同学说："*好吧，我们需要割草坪了。*"然后弯下身子，就好像你在拉割草机的启动绳一样。每拉一下割草机的绳子时就说："*Ha…ha…ha…ha。*"再来一次："*Ha ha ha ha…BRRROMMM！BRA BRA RHH RHH…Wow，它启动了！*"抓住割草机的手柄。开始随意割草，然后说："*VRRRMMMMM…VRRRMMMM！*"撞到别人的割草机，然后反弹，或者熄火。坚持下去，鼓励创新。如果可能的话，一定要和每一个学员进行眼神交流，同时微笑和扬眉。然后停下来，高举手臂，说："*哈哈哈呵呵呵哈哈哈呵呵呵！*"鼓励大家鼓掌，不要让成员发表评论或评价，然后进行下一个练习。

- 在至少进行了上述练习中的一个后询问大家的观察。

第 5 课：参与新奇的行为

> 讲员须知：需要指出的是，重要的不是一个人在参加上述练习时发出的信号有多大，而是他们是否通过走出自己的舒适区把自己带到了成长点（即，他们个人的未知领域）。小的改变和尝试应和大的一样值得庆祝。

（选修）课堂练习　如果不好玩，就不是游戏

参见讲义 5.4（我们玩得开心吗？对幽默和游戏的自我询问）。

> 讲员须知：使用讲义的最好方法是随机选取一个学员朗读其中一个问题（由他们自己选择），然后在小组内进行简单讨论。然后随机选择另一个学员做同样的事情。不一定要把每个问题都读到。目的是熟悉讲义，以鼓励学员以后将其用作个人成长的资源。提醒学员，他们认为最不舒服的问题可能是他们最需要从中学习的问题（见第 29 课关于发现个人痛点/成长点的内容）。

第 5 课家庭作业

> 讲员须知：讲员应鼓励学员在开启新的行为之前记得激活他们的社交安全系统；参见讲义 3.1（通过改变生理改变社交互动）。

1. （必修）作业单 5.A（参与新奇的行为：灵活心念 VARIE）。
2. （必修）作业单 5.B（无用的和新奇的行为监测日志）。
3. （选修）讲义 5.4（我们玩得开心吗？对幽默和游戏的自我询问）。
4. （选修）鼓励学员使用讲义 5.3（无用和冒点儿傻气的艺术）。

> 讲员须知：附加的选修作业可以是个体化的。例如，可以鼓励那些以贬低他人为乐的学员（如果他们承认的话）观看搞笑电影或电视节目，其中的幽默不是讽刺、嘲弄、指责或贬低（例如，Robin Williams 主演的电影《妙手情真》；Bill Murray 主演的《土拨鼠之日》；Bill Murray 和 Dan Aykroyd 主演的《捉鬼敢死队》）。从事竞争性娱乐活动的学员可以尝试以目标为导向的活动。可以指定做简单的行为实验（包括在活动中练习激活他们的社交全系统。）——例如：穿着不一样的衣服去上班，泡澡而不是淋浴，把手表戴在另一只手腕上，走新的路线开车去商店，或尝试一种新的食物。应鼓励学员实验和创新，并记住灵活心念 VARIE 技能并不是要把新的事情做到最好。而是学会真正地挑战自己，打破自己的抑制性的外壳。

全然开放讲义 5.1
参与新奇的行为：灵活心念 VARIE

灵活心念 VARIE

- V **核对**（Verify）个人经验新事物的意愿
- A 检查犹豫、厌恶或回避的**准确程度**（Accuracy）
- R **放弃**（Relinquish）强迫计划、排练或准备
- I 激活个人的社交安全系统，然后**开始**（Initiate）新的行为
- E 不带评判地**评估**（Evaluate）结果

V 核对个人体验新事物的意愿。

注意当你想象进行新的行为时，会产生什么样的情绪；对这种情绪的强度进行评级，用 1 到 10 的评分（1 为最低，10 为最高）。留意任何想要回避的倾向。

A 检查对进行新的行为犹豫不决、厌恶或想要回避的冲动的**准确程度**。以确定你的情绪是否合理。

- ✓ **问**：如果我尝试新的行为，我期待或预测会发生什么？我是否相信自己已经知道尝试新行为的结果了？
- ✓ **问**：我是否相信自己知道所处情境的所有事实？我是否发现自己想要下意识地解释或捍卫我对事实的看法，或贬低他人对事实的看法？如果是，或者可能是，那么这是否表明我处在固着心念中？
- ✓ **问**：我是不是在对自己说，我已经在过去尝试过这种新的行为，并且相信再试一次也没用！我是否认为自己必须做一些不同的事情是不公平的？如果是，或可能是，那么这意味着什么呢？有没有可能我是处在宿命心念中？
- ✓ **问**：有没有可能我不是真的想改变我的行为或想法？在尝试新行为时，我是否暗自希望自己会失败？如果是这样的话，这将如何影响我实现价值目标的能力呢？
- ✓ **问**：有没有可能我是在淡化积极的结果？

R 在尝试新行为之前**放弃**强迫性的计划、排练或准备。

- 提醒自己，强迫性的计划或排练可能感觉像是很明智的样子，但实际上可能就是伪装的逃避（例如，"我只需要再读一篇文章，然后我就准备好了"。）
- 使用自我询问来确定是否真的需要计划。问：我真的需要准备才能参与这个新的行为吗？
- **如果是这样**：正念地研究从事新行为需要的步骤，并做好准备，不要把完美作为目标。
- **如果不是**：有目的地决定放弃策划和排练。练习把你的注意力转移到不相关的活动上（例如，读一本有趣的书，洗个舒服的澡或小睡一下，练习正念呼吸，做一次慈心冥想）。
- 使用冲动冲浪来避免强迫性地提前计划或过度排练。

"冲动冲浪"指的是正念观察冲动，就像观察一个涌起又退去的浪头。提醒自己过去曾经成功地做到冲动冲浪的时刻（例如，如果你曾戒过烟，你肯定反复经历过抽烟冲动的冲浪，最终，吸烟的欲望会随着反复练习而逐渐消失）。以同样的方式，反复练习观察提前计划或排练的冲动（以及伴随它们的想法、情绪或图像），就像观察起伏的波浪一样。尽你所能，观察这些冲动，不屈从于它们——不试图赶走它们，允许它们自然地起落——知道它们是暂时的经验，不需要立即响应。在它们出现的时候，不把注意力停留在它们上面，而是不断地转移到呼吸的感觉上。每天一遍又一遍地重复

这个练习，直到你的大脑学会计划或排练的冲动并不是行动的命令。
- 练习全然接受没有人知道未来会发生什么；正念地活在当下。
- 记住，学习新事物通常会犯错误；否则，你就已经知道这个技能了！

I 激活个人的社交安全系统，然后**开始**新的行为。
- 在开始新的行为之前，先激活你的社交安全系统。使用第 3 课的技能（通过改变生理学改变社交互动）。使用慈心冥想来诱导一个持久的社交安全心境状态（见第 4 课）。
- 在进行新的行为时，重复使用大 3＋1 技能来让自己保持在社交安全系统中（即向后靠，深呼吸，闭嘴式微笑，扬眉毛）。
- 充分正念地参与到体验中去，同时放下评判性的想法。一次又一次地重复这种行为，直到焦虑开始消失。
- 记住新的行为是学习新事物的唯一途径。尴尬提示的是你在学习，而不是你在失败。

E 回顾发生的事情，并不带评判地**评估**结果。
- ✓ **问**：我从这次经历中学到了什么？我是不是因为没有表现得完美而很难有成就感呢？如果是这样，试着接受你的完美主义倾向，而不是试图去修正它们。试图摆脱完美主义思维就像用泥巴洗汽车上的泥巴——只会让事情变得更糟。
- 开放和软化你的风格，对你完美主义的部分练习慈心冥想。例如，"愿我完美主义的自我快乐，愿我完美主义的自我满足，愿我完美主义的自我安全"。
- 提醒自己，为了社会的繁荣，努力达到或超过人们的期望的特质是需要的（没有完美主义，火车就永远不会准点运行；我们永远不会登上月球，等等）。
- ✓ **问**：我是否发现自己想要自动地忽略别人对我工作的积极反馈或表扬？如果答案是肯定的，那就提醒自己，当你相信自己本可以做得更好时，接受别人的赞美，这将有助于你学到新的东西，而不是习惯性地只看重完美的表现。
- 练习对赞美你的人说"谢谢"，不要进一步解释或贬低你的努力。
- 奖励自己尝试了新事物，并建立一个潜在的奖励清单，以便在未来使用。例如，窝起来看半小时不严肃的书，喝杯酒，吃一块你最喜欢的巧克力，用香薰蜡烛洗个长时间的热水澡，打个盹，一边听着你最喜欢的音乐，一边享受你最喜欢的饮料。看你最喜欢的电视节目，坐在你的花园里，享受阳光。养成每次做新的或不同的事情时奖励自己的习惯，无论你觉得自己是否值得奖励都奖励自己，尝试并记住，庆祝自己的成功是防止倦怠和疲惫的核心手段。

全然开放讲义 5.2
使用经验来检验学习的意愿

- 在尝试一种新的行为后，用自我询问来评估你的经验。
- 用下面的问题来检验你对尝试新事物的开放程度，并发现任何潜在的成长障碍。
  - 我在多大程度上发现自己喜欢这种新的体验？
  - 我再次尝试这种行为的愿望有多大？我的回答可能说明了什么？
  - 我有贬低或淡化所产生的积极收益吗？这意味着什么呢？
  - 如果我对这个行为有自我批评的态度，有什么重要的东西是我要学习的吗？
  - 在评估发生的事情之前，我给自己足够的时间来练习或尝试新的行为了吗？
  - 我是否因为没有表现得完美而难以有成就感？如果是的话，这意味着什么呢？
  - 当我尝试这种新行为时，是否会因为发生的事情自动化地责怪别人？这说明了我什么样的应对方式呢？我需要学习的是什么？
  - 当我第一次尝试新行为时，我有暗自期待自己做得完美或期待新行为让我感觉良好吗？如果是这样的话，这能解释我现在的感受吗？
  - 我在多大程度上告诉自己，我的经验只是证明了我对这种新行为的判断一直是正确的？这个反应说明我对新经验的开放性如何？
  - 我是否有因为事情没有按计划发展而赌气或放弃的冲动？如果有或可能有，那么我需要学习的是什么？
  - 我是否在利用这次经历作为另一个打击自己的机会，或向自己或他人证明我是一文不值的呢？我是否有那么一部分希望自己在尝试新行为时失败？如果是，那么这可能意味着什么？
  - 我曾经暗中辜负或试图破坏别人的期望（甚至是我自己的），这样我就不会被期望在未来有所突破？我是否曾经严厉地责备自己，来让别人减少对我的期待？
  - 我愿意在多大程度上改变我的行为？我可能在做什么增加个人痛苦的事？我怎样才能从这件事中学习，而不把它当作又一个证明自己是失败者的机会呢？我需要学习的是什么？
- 写下其他你认为有用的自我询问问题。

_____

_____

_____

_____

全然开放讲义 5.3
无用和冒点儿傻气的艺术

- 过度控制的个体不需要学习如何更严肃地对待生活。相反,那些有过度控制倾向的人需要学习如何放松下来,不紧张。我们需要练习放松,找时间做没用的事儿,学会不那么严肃地对待生活(和自己)。
- 重新学习大笑和玩耍是需要练习的。这个过程包括了愿意走出自己的舒适区。
- 每天尝试做一些新的或不同的事情。请记住,无论何时我们做了新的或不同的事情而没有加以评判,我们都会收获新的学习(例如,学到不提前计划好一切也是可以的,以及我们是通过犯错或拥抱不确定性学习的)。
- 下面列出了一些主意。努力每天加入些不一样的事情来创建你自己的清单。理念是通过改变旧习惯来增加你的灵活性!
  - *把你的戒指戴在不同的手指上。*
  - *把手表戴在另一只手臂上。*
  - *使用不同的床上用品。*
  - *做不同的发型。*
  - *穿戴不一样的东西。*
  - *使用一支紫色(或银色)的笔。*
  - *用另一只手写字。*
  - *用餐时坐在不同的座位上。*
  - *听不同的音乐或电台。*
  - *要求人们用一个不同的名字称呼你一天(例如,名字的缩写或加长形式、绰号)。*
  - *为了好玩儿,做跟你通常在某个情境下会做的截然相反的事情。*
  - *阅读不同的报纸或收看不同的新闻节目。*
  - *在派对上和每个穿粉红色衣服的人说话。*
  - *看电视,用意大利口音重复里面说的每句话。*
  - *走进一家高级餐厅,点一份汉堡和薯条。*
  - *点一份比萨饼,并以"记住,我们从来没有谈过这个"结束电话。*
  - *在和别人谈话时,重复你说的每句话的第三个词。*
  - *倒着走。*
  - *用哑剧的方式交流。*
  - *开车上班时走一条不同的路。*
  - *穿一件夏威夷风格的衬衫(图案艳丽、短袖)。*
  - *内衣反着穿。*
  - *先吃甜点,再吃正餐。*
  - *问别人做某件家务的最佳方法,然后在接下来的几天里照着做。*

- 制定你自己的新异行为清单，并在下面写下你的想法。

全然开放讲义 5.4
我们玩得开心吗？
对幽默和游戏的自我询问

- **记住**，自我询问练习的时间要短，不要超过五分钟。自我询问的目标是找到一个好问题，让你接近自己的痛点/成长点或个人的未知领域（你不想去到的地方），目的是获得学习。
- **记得在你的自我询问日志中记录**当你练习自我询问下列问题（或浮现的其他问题）时出现的图像、想法、情绪和感觉。
- **记住要练习对自我询问的问题引发的快速回答保持怀疑态度**。允许自我询问练习随着时间推移出现不同的答案。
- **记住，我们最不喜欢的问题通常是最好的问题**，它们往往蕴含着一些真理或知识的精华，我们可能知道它在那儿，却想要回避。对触发以下情况的问题保持警觉——引发身体紧张、烦恼、恐惧、回避或为自己的行为辩护的冲动，以及（或）崩溃、攻击或责备他人和（或）自贬的冲动。
- **利用下面的问题来发现你的痛点/成长点，促进学习。**
  - *我的娱乐活动中有多少是竞争性的？*
  - *如果我没有赢，我还会觉得这个活动有意思吗？*
  - *我对我的娱乐活动有多认真？*
  - *我的游戏、游戏时间或娱乐活动在多大程度上是需要事先计划的（例如，跳伞需要事先仔细检查降落伞是否装备妥当）？*
  - *我多久进行一次不需要预先计划或准备的娱乐、放松或娱乐活动？*
  - *我多久会去读一本书或看一个电视节目——是跟教我些什么、学习新东西或自我提升无关的？*
  - *我有没有得到过这样的反馈：我工作太努力了，或者我需要放松一下？*
  - *我是否发现自己很难不带罪恶感地去自我安抚、放松或体验到快乐？*
  - *我在多大程度上认为从事娱乐和（或）没有明显价值的行为是不道德或自私的？*
  - *我的娱乐活动中有多少是与他人面对面接触的（也就是说，不是通过互联网或手机）？*
  - *我在多大程度上认为放松、玩耍或娱乐活动必须是挣来的？*
  - *我觉得什么是有趣的？*
  - *我觉得有趣的东西里到底什么那么有趣？*
  - *什么类型的电视节目或电影我觉得有趣或幽默？我对我看的节目感到自豪吗？如果不是或不总是，我可能需要学习的是什么？*
  - *我认为自己有敏锐的幽默感吗？这对我的社会交往有什么影响呢？*
  - *我是否会暗自为自己能够把机智或讽刺的评论伪装成天真的笑话说出来而感到自豪？是什么让我不能更直接些？*
  - *我是否认为自己擅长幽默的贬低或挑剔？*
  - *我喜欢别人挑剔我吗？这能说明我有什么样的价值观呢？*
  - *我有多少时候是出于社交的义务而笑的？*
  - *我是假笑的专家吗？这可能意味着什么呢？*

- *我能多自如地当众表达快乐或大笑?*
- *我曾经对别人隐藏过笑的表情吗? 这对我的人际关系的影响可能是怎样的?*
- *我是否为自己能让别人笑而感到骄傲?*
- *我花了多少时间去记忆或排演那些搞笑的故事或逸事?*
- *我在多大程度上用笑话来回避严肃的事情? 这给我带来过麻烦吗? 这样做有什么缺点呢?*
- *当我给别人讲笑话或有趣的故事时, 我有没有觉得自己像个骗子? 这可能说明了什么呢?*
- *如果我不讲笑话, 我担心会发生什么?*
- *我发现自己被别人的笑话逗乐的频率有多高?*
- *有多少次我发现自己自发地在笑、轻笑或者略略地笑?*
- *我在多大程度上相信真心的笑是可能的?*
- *当我听到"傻"这个词时, 会升起什么样的想法、情绪或图像?*
- *我经常犯傻吗?*
- *我可以犯傻吗? 如果不行, 是什么阻碍了我?*
- *如果我犯傻了, 我担心会发生什么?*
- *我都在跟谁犯傻呢?*
- *我在多大程度上相信犯傻是一件很傻的事?*
- *写下其他浮现的问题。*

_____

_____

_____

_____

全然开放讲义 5.5
第 5 课要点：参与新奇的行为

1. 发现需要开放和愿意接受没有答案的可能。这世上最有效的人每天都能学到新的东西！
2. 学习新东西通常包含了犯错的过程。
3. 在学习新东西时，我们都要经历四个阶段：无意识的能力不足、有意识的能力不足、有意识的胜任和无意识的胜任。
4. 使用灵活心念 VARIE 技能来尝试新事物。
5. OC 来访者需要放下总想做得更好或更努力地尝试。放松、玩耍和低效，是 OC 个体需要练习的技能。
6. 每天做一些新的或不同的事情有助于打破旧的习惯，并鼓励自发性。新的行为往往能开辟新的天地。它告诉我们的大脑，不把一切都计划好是可以的。

全然开放作业单 5.A
参与新奇的行为：灵活心念 VARIE

灵活心念 VARIE

- V 核对（Verify）个人体验新事物的意愿
- A 检查犹豫、厌恶或回避的**准确程度**（Accuracy）
- R **放弃**（Relinquish）强迫计划、排练或准备
- I 激活个人的社交安全系统，然后**开始**（Initiate）新的行为
- E 不带评判地**评估**（Evaluate）结果

V 核对个人体验新事物的意愿。

注意当你想象进行新的行为时，会产生什么样的情绪；对这种情绪的强度进行评级，用 1～10 的评分（1 为最低，10 为最高）。留意任何想要回避的倾向。

_____
_____
_____
_____

A 检查对进行新的行为犹豫不决、厌恶或想要回避的冲动的**准确程度**。以确定你的情绪是否合理。

使用讲义 5.2 中的自我询问问题（使用经验来检验学习的意愿）来帮助完成这一步。**在这里记录你的发现**。

_____
_____
_____
_____

R 在尝试新行为之前**放弃**强迫性的计划、排练或准备。

检查你使用了哪些技能：

- ☐ 提醒自己，强迫性的计划或排练可能感觉是对的，但实际上也许并不需要。
- ☐ 问我自己，是否真的需要准备才能进行这种新的行为？
    - ☐ 如果是，那就正念地计划或排演需要的内容，放弃做更多准备的冲动。
    - ☐ 如果不是：通过做不相关的活动来有意识地练习不做计划。
- ☐ 对提前计划或过度排练的强迫性愿望做了冲动冲浪练习；参见讲义 5.1（参与新奇的行为：灵活心念 VARIE）。
- ☐ 对我无法预测或控制未来将会发生什么练习全然接纳，回转心意，充分地活在当下。
- ☐ 记住冒险和犯错是学习新技能的唯一路径。

其他练习了的技能。

第 5 课：参与新奇的行为

I 激活个人的社交安全系统，然后**开始**新的行为。

检查你使用了的技能。

☐ 在从事新的行为之前，激活我的社交安全系统（请在下面的空格内写下你用了哪些技能）。

☐ 在进行新的行为时使用了大 3 + 1 技能。

☐ 正念参与体验，同时放下评判的念头。

☐ 记住做不一样的事是学习新东西的唯一途径，任何尴尬或不适的感觉都是成长的痛苦，而不是失败的标志。

其他练习了的技能。

E 回顾过去发生的事情，并不带评判地**评估**结果。

通过尝试新的行为，我学到了什么？说到这个新的行为，还有什么是我需要做的或练习的？我能允许自己因尝试了新东西而体验到一种成就感或自豪感吗？ **把答案写在这里，并在你练习了的技能旁边打钩。**

☐ 记得：不同的行为意味着新的学习——给之前害怕或回避的行为赋予新的积极意义。

☐ 练习了接受我的完美主义倾向，而不是强迫性地试图忽视它们，赶走它们，或控制它们。

☐ 练习了将慈心延伸到自己的完美主义部分，而不是因为完美主义而惩罚自己。

☐ 提醒自己：努力达到或超过期望（完美主义）是社会繁荣所需要的。

☐ 练习了说"谢谢"，并阻止对自身表现的表扬或积极反馈自动化拒绝的倾向。

☐ 奖励自己尝试了新的行为。在这里写下你实际做了什么。

全然开放作业单 5.B
无用的和新奇的行为监测日志

每日练习日志:每天练习尝试一些新的或不同的东西。关注那些与自我提升、工作或义务无关的行为。拓展你自己——让这个过程变得有趣——但要保持真实;使用讲义 5.3(无用和冒点儿傻气的艺术)里的主意。记录下你做了什么,以及你在这些空间里经验到了什么情绪、想法和感觉。

使用自我询问来增加自我发现。例如,*我发现自己最抗拒哪种类型的新行为?我是否倾向于选择与自我提升有关的行为?我是否发现自己很难不做点儿有用的事儿?这可能意味着什么呢?什么技能对我做练习有用?* 记录下其他从这个练习中产生的自我询问的问题,并描述它们把你带到了哪里。

日期	你做了什么不一样的事?出现了什么情绪、想法和感觉?	你用了什么自我询问的问题来增加自我发现?
周日		
周一		
周二		
周三		
周四		
周五		
周六		

1. 描述这周内出现的任何固着心念或宿命心念下的行为。它们是如何影响了你的行为的?如果你切换到了灵活心念,你使用了什么技能?

_____

_____

2. 尝试一些新的或新异的东西,表现得不那么严肃,冒点儿傻气,或者练习不那么富有成效地生活,带来了什么后果?你学到了什么?你需要做什么来加深你的学习?

_____

_____

3. 描述一下你将如何让这种练习成为你生活的一部分。有哪些障碍可能使这一过程变得困难?你需要使用什么技能来克服这些障碍?

_____

_____

第6课

情绪是如何帮助我们的？

第6课要点

1. 在处理人际关系或做出快速决定时，纯粹的逻辑往往行不通。
2. 我们中的大多数人都带着关于情绪的迷思，这些迷思会使我们对世界的反应产生偏差。与其通过挑战迷思以摆脱它们，不如使用自我询问以从它们那里获得学习。自我询问可以询问一个迷思，但不会自动假定它是错误的、坏的或功能失调的。
3. 情绪的存在是有原因的。它们有四个主要功能或目的：①它们帮助我们做决定；②它们激励我们的行动；③它们向他人传达我们的内心体验和意图；④它们促进强大社会纽带的形成。
4. 并非所有重要的东西都是情绪性的。OC个体的特点是卓越的自我控制和注重细节的能力，这些特点从本质上讲是非情绪的，但当它们被过度或强迫性地使用时，会产生情绪上的后果。

所需材料

- 讲义6.1（情绪的存在是有原因的）
- 讲义6.2（并非所有重要的东西都是情绪性的）
- （选修）讲义6.3（第6课要点：情绪是如何帮助我们的？）
- 作业单6.A（关于情绪的过度控制的迷思）
- 作业单6.B（使用神经基质标记情绪）
- 白板和记号笔

（推荐）正念练习　分发一种情绪

请学员们在1到10之间默选一个数字。接下来，"分发一种情绪"，**给每个数字分配一个不同的情绪词**（例如，"如果你选了1，你的就是'羞辱'；选了2，就是'恐惧'；选了3，就是'嫉妒'；选了4，就是'喜悦'；选了5，就是'内疚'；选了6，就是'愤怒'；选了7，就是'爱'；选了8，就是'轻蔑'；选了9，就是'嫉妒'；选了10，就是'满足'"）。接下来，指导学员默默地重复他们分到的情绪词，并通过有意识地尝试产生这种情绪向其靠拢。指导学员正念观察练习过程中产生的身体的感觉、想法、记忆和情绪，鼓励他们觉察想要分到另一种情绪的愿望、对分到了你想要的情绪的人的羡慕、对参与练习的抵触、评判性的想法、麻木的感觉和（或）无法产生那种情绪的情况。练习应该保持简短，即大约3分钟。

结束练习，然后询问大家的观察。使用下面的问题来促进讨论和自我询问。

- *你能感受到你被分到的情绪么？如果不能，这可能意味着什么？*
- *你是否暗中渴望分到另一种情绪？这可能在说明你的什么呢？你讨厌拥有的情绪是什么？*

> **（推荐）课堂练习　关于情绪的过度控制的迷思**
>
> **请学员参阅作业单 6.A**（关于情绪的过度控制的迷思）。
>
> **指导**全班浏览作业单，在他们相信或有些相信的迷思旁边的方框内都打上钩。
>
> **将学员配对分组。** 每组中的两人分别选择一个他们坚信的迷思，然后轮流练习自我询问和坦承自己。
>
> **用以下步骤来安排这个任务。**
>
> 1. 披露方——也就是要坦承自己的那个人——开始大声朗读他们的迷思，连续读三遍给他们的搭档听。
> 2. 然后，倾听的搭档大声朗读作业单 6.A 中的几个自我询问问题（将"我"改为"你"）。例如，搭档可以问：*你可能需要从这个迷思中学习的是什么？这个迷思可能在说明你和你的生活的什么东西？你现在有感觉紧张吗？如果是，那么这可能意味着什么？你可能需要学习的是什么？你对以不同方式思考这个迷思或改变这个迷思的态度有多开放？如果你不开放或者只是部分开放，那么这可能意味着什么？*
> 3. 然后，两人应互换角色，听者换成坦承自己的角色，大声说出与他们所选择的迷思有关的表象、想法和记忆。
> 4. 在每对学员都至少扮演了一次这两种角色之后，讲员应鼓励学员与全班分享他们对练习的观察。
>
> **学员应该将他们认为最具有挑战性的问题纳入他们的日常自我询问练习中**，并将由此产生的观察记录在自我询问日志中。

（必修）教学要点　情绪的存在是有原因的

请学员参阅讲义 6.1（情绪的存在是有原因的）。

- ✓ **问：** *情绪有什么好处？你认为我们为什么会有这些情绪？*
- 对许多人来说，理想的生活是一个相对没有情绪的生活，决定完全基于逻辑推理而来。
  - ✓ **问：** *你可能在多大程度上相信这一点？*
- 不幸的是，当涉及人际关系或做出快速决定时，纯粹的逻辑往往行不通。例如，如果我们仅仅依靠我们的能力来逻辑地计算被迎面飞驰而来的大巴车撞上的概率，然后再让开道路，我们很可能早就被撞死了。当涉及对高速行驶的大巴车、坠落的物体、购买或出售股票、刹车等作出决定时，我们的命运往往是在逻辑运算完成之前就已经决定了。

（必修）故事和讨论　"逻辑的浪漫主义者"

大声朗读以下故事。

　　曾经有一个非常有逻辑的人，他确定结婚是更有好处的。由于他在这方面没有很多经验，所以决定在这个过程中先列出他认为最重要的配偶的特征——例如，认真负责、勤奋工作、没有异味、有条不紊、喜欢长途徒步，有一口好牙，诸如此类。接下来，他开始寻找自己的理想伴侣。

第 6 课：情绪是如何帮助我们的？

经过一段时间后，他终于找到了符合他所有搜索标准的人（清单上所有方框都被勾上了）。然后他求婚了。在对方同意后，他们就结婚了。但是两年内他们就离婚了。为什么？因为这个非常有逻辑性的人发现，他从一开始就没有真正喜欢过自己的配偶！这个故事的寓意是，当涉及人类关系时，情绪很重要。

> 讲员须知：为了进一步促进前面的讨论，有时可以鼓励学员回忆一下《星际迷航》科幻系列中以无懈可击的逻辑而闻名的人物——Spock 先生，指挥官 Data 和生化人 Seven of Nine 遭遇的各种问题。
>
> 讲员须知：直接用讲义 6.1（情绪的存在是有原因的）讲授下一小节。

- 因此，情绪是我们的朋友。它们有四个主要功能或目的。
    - **它们帮助我们做决定**，例如，与谁结婚。
    - **它们激励我们的行动**，例如，战斗或逃跑的行为。
    - **它们传递我们的内心体验和意图**。比如，愤怒的面部表情表明有人越过了你的底线，而不需要实际的身体攻击来向对方表明这一点。
    - **它们有助于形成强大的社会纽带**。例如，研究表明如果我突然痛苦地龇牙咧嘴，你们所有人都会模仿我的面部表情。你们会有自发的微表情，而不自知，因为它发生得太快了（以毫秒计）。你的微表情然后将信息反馈给你的大脑，触发你大脑中的神经元，这些神经元镜映了我在痛苦中龇牙咧嘴时大脑中激活的相同神经元。因此，你的微模仿和镜像神经元使你能够实实在在地感受到我的痛苦，知道我的身体体验到了什么。
    - 通过能够与另一个人的内心相通，我们更有可能以我们希望得到的方式来对待他们。（甚至愿意冒着生命危险来拯救我们可能几乎不认识的人）。这个过程是我们物种中共情和利他主义发展的基础，并为我们的物种提供了巨大的进化优势（Schneider, Hempel, & Lynch, 2013）。

（必修）教学要点 为什么要给情绪贴标签？

> 讲员须知：OC 来访者经常报告说，在大多数其他人可能报告为情绪激荡的情境里，他们的情绪体验是减少的（例如，葬礼、生日聚会、退休庆祝活动、与配偶的分歧）。他们经常发现很难标识情绪或在情绪体验和其他身体感觉之间做区分。

- ***给情绪贴标签使我们更容易预测未来***，因为我们更有可能意识到与某一特定情绪相关的想法、感觉或行动倾向。
- ***给我们的情绪贴标签有助于我们向他人传达我们的内心体验，从而增进社会联结***。例如，将一种情绪标记为"塑料的"或"干净的"可能对你来说是完全可以理解的，但大多数人却很难理解你的意思。

> 讲员须知：鼓励学员使用作业单 6.B（使用神经基质标记情绪）和讲义 2.1（RO DBT 情绪的神经调节模型）来帮助识别五大类情绪系统中的哪一个可能已经被激活，以帮助缩小寻找情绪标签的范围。

（必修）教学要点　情绪标识的四个步骤

请学员参阅作业单 6.B（使用神经基质标记情绪），并使用该作业单来补充这里的教学要点。

步骤 1　通过询问来描述触发情绪的线索……
- *该线索是否发生在我的身体内部？*（例如，对考试失败的想法）
- *该线索是否发生在我的身体之外？*（例如，一头长相凶恶的牛正盯着你看。）
- *背景因素在多大程度上是重要的？*（例如，星期一综合征）

步骤 2　通过观察身体的感觉，确定可能是哪个脑-体情绪系统被线索触发了。
- 如果你的身体感到放松和平静，该线索可能与社交安全有关。
- 如果你的身体感觉到警觉和专注，那么该线索很可能与新异有关。
- 如果你的身体感到精力充沛和强大，那么该线索可能与奖赏有关。
- 如果你的身体感到紧张、激动和热，该线索可能与威胁有关。
- 如果你的身体感到麻木、与现实脱节，那么该线索可能与压倒性的威胁或奖赏有关。

步骤 3　问问你是如何发出社交信号的，以加深你的理解。
- 是否很容易进行目光接触或表达你的情绪？你的语音语调是否随和？你有没有触摸或主动接触某人？（可能是副交感神经的社交安全系统）
- 你是否突然发现自己站在原地，仔细地打量或者仔细地听？（可能是新异评估系统）
- 你是否有很强的表现力、健谈或使用大开大合的手势？是否需要努力才能倾听别人？在互动过程中，你是否似乎错过了另一个人说过或做过的重要事情但却无法识别？（可能是 SNS 兴奋唤起系统）。
- 你是否发现很难笑的时候不觉得假？你的表情是否平淡或呆滞？你是否转移目光或盯着看？你的声调是否平淡或尖锐？你的手势是否紧张和拘谨？（可能是 SNS 防御唤醒系统）。
- 你是否面无表情？你是否动作缓慢？你是否语速缓慢，语气平淡？你是否呆呆地凝视？（可能是副交感神经宕机系统）。

步骤 4　观察行为冲动和欲望。
- 这一步把已经证实与不同的情绪有关的行动冲动和欲望作为准确标识情绪的工具。其核心思想是，每种情绪都对应一个独立的行为冲动，可以用它来追溯到情绪的名称。例如：
  - **恐惧**触发逃离或逃跑的冲动。
  - **羞愧**触发隐藏的冲动。
  - **内疚**触发修复或弥补的冲动。
  - **悲伤**触发隔离或停摆（躺平）的冲动。
  - **厌恶**触发一种排出、驱逐的冲动。
  - **喜悦**触发接近和上下跳跃的冲动。
  - **爱**触发放松和社交的冲动。

- **好奇**触发探索的冲动。

完整的细节见作业单 **6.B**。

> 讲员须知：无论是 PNS-DVC 宕机反应还是 SNS 新异评估反应，都没有被其他情绪理论或研究人员与某种特定情绪联系起来。极端的羞耻感可能代表了最接近 PNS-DVC 宕机反应的一种原发情绪标签。部分而言，这可能反映出大多数情绪理论家的一种偏见，即他们未将那些传统上并未与许多人认为的原发情绪联系在一起的动机性冲动或行为倾向（例如抽烟的冲动、支配的冲动）纳入研究范围。
>
> 讲员须知：步骤 5、6 在作业单 6.B（使用神经基质标记情绪）中进一步详细说明。

（推荐）教学要点　并非所有重要的东西都是情绪性的

> 讲员须知：有一致的证据显示（包括最近对神经性厌食和孤独症的系统综述和荟萃分析，Happé & Frith, 2006; Lang, Lopez, Stahl, Tchanturia, & Treasure, 2014），OC 来访者在需要全局加工的任务上表现出弱势，而在细节或局部加工方面却表现出卓越的能力（Aloi et al., 2015; Lopez, Tchanturia, Stahl, & Treasure, 2008, 2009; Losh et al., 2009）。不幸的是，对于 OC 来访者来说注意到环境中微小变化的特殊感知能力往往主导了他们的日常生活，几乎没有时间休息、放松、娱乐或社交。

请来访者参考讲义 6.2（并非所有重要的东西都是情绪性的）。

1. *都是细节搞的事儿！*
- *过度控制的人的大脑天生会注意信息的细节，而不是整体特征*。例如，他们可能经常表现出对细节的高度记忆，并且注意到微小的差异（如语法错误，书柜里有本书排得不整齐）。
- *研究表明，这种行为方式可能是非情绪性的*。就是说，OC 个人似乎非常善于识别小细节，不管他们当时的感觉如何。
- *然而，聚焦细节加工的后果可能是情绪性的*。例如，注意到一本书在书架上不整齐，可能纯粹是一种非情绪性的感觉受体反应。然而，要将其对齐的强迫性需要可能会触发强烈的情绪。
- *此外，这种注意到细小变化的卓越能力可能会触发由情绪驱动的社会比较*（例如，当细致的观察不被他人欣赏时的挫折感，或为能够注意到别人没有发现的错误而暗自得意）。
  - ✓ **问**：*你在多大程度上会留意到细小的变化或错误？*
  - ✓ **问**：*细节加工能力优于整体加工能力的缺点是什么？*（提示：使你更难看清全局，对秩序和对称的强迫性需求可能会主导日常工作；对快速搞定不确定性的强迫性需求可能导致过度工作而疲惫不堪，或在异常情况不能搞定的时候频繁感到易怒和烦躁。导致频繁的社会比较，造成无益的羡慕或怨恨。）

2. *救命！我的自控力失控了！*
- *根据定义，过度控制的人拥有卓越的自控力*（例如，能够提前计划、延迟满足、忍受痛苦、抑制情绪性的行动冲动）。

- *自我控制涉及大脑中本质上非情绪性的区域*（例如，背外侧前额叶皮层）。
- *尽管是非情绪性的，但自我控制确实是个苦活儿！* 控制基于情绪的行动冲动和延迟满足都是需要付出努力的。过度的自我控制会耗尽能量资源（以葡萄糖的形式）。
- *因此，过度的自我控制有情绪上的后果。*
- *过多的意志力消耗了克服过多意志力所需的能量资源。* 使得一个人在情感上更加脆弱或敏感。
- *自我控制方面的卓越能力会导致频繁的基于情绪的社会比较*（例如，为自己能在冥想练习中坐上几个小时而不咳嗽或痉挛而感到自豪，并暗中评判那些做不到的人；见 RO DBT 教科书第十章谜团困境部分对自我控制的秘密骄傲的讨论）。
- *过度的自我控制（例如，过度的受规则支配的行为）会导致一个人对变化的环境不太开放，并可能损害重要的关系*（例如，坚持让我的伴侣按照我的规则在洗碗机里放碗可能会导致争吵，或强迫性计划可能会使人在一段关系中变得不自然）。
  - ✓ **问**：在你的生活中，自我控制的情绪后果是什么？你的自控力对他人产生了什么情绪上的影响？

第 6 课家庭作业

1.（必修）作业单 6.A（关于情绪的过度控制的迷思）。

2.（必修）作业单 6.B（使用神经基质标记情绪）。

3.（选修）鼓励学员在接下来的一周内寻找情绪反应，观察他们是否能够识别这些反应的功能，使用作业单 6.B 来辅助这个作业。

全然开放讲义 6.1
情绪的存在是有原因的

情绪有**四个**主要功能或目的。

1. 它们帮助我们做决定。
- 情绪帮助我们对外部环境做出快速的决定,而不需要思考太长时间。
- 例如,如果我们仅仅依靠我们逻辑运算的能力计算出被迎面疾驰而来的巴士撞上的概率,我们很可能早就被撞飞了。

2. 它们激励我们的行动。
- 情绪帮我们准备好行动——每种情绪都有独特的行为冲动或反应倾向,这是为提高我们的生存能力而进化的。
- 例如,恐惧使我们准备好逃离威胁,愤怒有助于保护我们不受伤害,而幸福感有助于我们融入他人。

3. 它们传达我们的内心体验,表达我们的意图。
- 我们这个物种的生存依赖于向其他成员发出合作的信号,以形成部落来对抗敌人或捕食者,分享宝贵的资源,并一起工作以实现长期目标,这些在孤立的情况下是不可能做到的。
- 我们的面部肌肉比任何其他物种都多,我们能够做出1万种不同的表情。
- 面部表情传达了我们的意图。
- 例如,一个愤怒的面部表情向另一个人发出信号,告诉他已经越界了,而不必非得通过实际的身体攻击来表明态度。

4. 它们有助于共情性的反应和强大的社会纽带的形成。
- 我们会自动化地微模仿(即复制)正在与我们互动的人的面部表情。这将触发与对方相同的大脑区域,产生与之类似的情绪体验。
- 这种面部反馈过程涉及我们大脑中的镜像神经元系统,它发生得如此之快(在几毫秒内),我们几乎意识不到。
- 因此,如果我们观察到一个人因痛苦而龇牙咧嘴,我们往往会在没有意识的情况下做出微表情,结果,通过镜像神经元系统的影响,我们的身体差不多是真的知道对方的感受。
- 情绪(和微模仿)有助于促进强大的社会纽带的形成,因为知道别人的感受意味着我们更有可能以同理心做出反应,甚至愿意冒着生命危险去拯救(或为之奋斗)一个我们几乎不认识的人,并以我们希望得到的方式对待他们。一个陌生人可以突然成为家庭的一部分。

全然开放讲义 6.2
并非所有重要的东西都是情绪性的

1. *都是细节搞的事儿!*
   - **过度控制的人的大脑天生会注意信息的细节,而不是整体特征**。例如,他们可能经常表现出对细节的高度记忆,并且注意到微小的差异(如语法错误,书柜里有本书排的不整齐)。
   - **研究表明,这种行为方式可能是非情绪性的**。就是说,OC 个人似乎非常善于识别小细节,不管他们当时的感觉如何。
   - **然而,聚焦细节加工的后果可能是情绪性的**。例如,注意到一本书在书架上不整齐,可能纯粹是一种非情绪性的感觉受体反应。然而 要将其对其的强迫性需要可能会触发强烈的情绪。
   - **此外,这种注意到细小变化的卓越能力可能会触发由情绪驱动的社会比较**(例如,当一个细致的观察不被他人欣赏时的挫折感,或为能够注意到别人没有发现的错误而暗自得意)。

2. *救命!我的自控力失控了!*
   - **根据定义,过度控制的人拥有卓越的自控力**(例如,能够提前计划、延迟满足、忍受痛苦、抑制情绪性的行动冲动)。
   - **自我控制涉及大脑中本质上非情绪性的区域**(例如,背外侧前额叶皮层)。
   - **尽管是非情绪性的,但自我控制确实是个苦活儿!** 控制基于情绪的行动冲动和延迟满足都是需要付出努力的。过度的自我控制会耗尽能量资源。
   - **过多的意志力消耗了克服过多意志力所需的能量资源**。使得一个人在情感上更加脆弱或敏感。
   - **自我控制方面的卓越能力会导致频繁的基于情绪的社会比较**(例如,为自己能在冥想练习中坐上几个小时而不咳嗽或痉挛而感到自豪)。
   - **过度的受规则支配的行为会导致一个人对变化不太开放,并可能损害重要的关系**(例如,坚持让我的伴侣按照我的规则在洗碗机里放碗可能会导致争吵,或强迫性计划可能会使人在一段关系中变得不自然)。

全然开放讲义 6.3
第 6 课要点：情绪是如何帮助我们的？

1. 在处理人际关系或做出快速决定时，纯粹的逻辑往往行不通。
2. 我们中的大多数人都带着关于情绪的迷思，这些迷思会使我们对世界的反应产生偏差。与其通过挑战迷思以摆脱它们，不如使用自我询问以从它们那里获得学习。自我询问可以询问一个迷思，但不会自动假定它是错误的、坏的，或功能失调的。
3. 情绪的存在是有原因的。它们有四个主要功能或目的：①它们帮助我们做决定；②它们激励我们的行动；③它们向他人传达我们的内心体验和意图；④它们促进强大社会纽带的形成。
4. 并非所有重要的东西都是情绪性的。OC 个体的特点是卓越的自我控制和注重细节的能力，这些特点从本质上讲是非情绪的，但当它们被过度或强迫性地使用时，会产生情绪上的后果。

全然开放作业单 6.A
关于情绪的过度控制的迷思

说明：在你认为是正确的或有些正确的每个迷思旁边的方框中打钩。

- ☐ 当情绪被排除在外时，我们才能做出最佳决定。
- ☐ 在每种情况下都有正确的感觉方式。
- ☐ 情绪应该得到控制。
- ☐ 让别人知道我的内心感受是软弱的标志。
- ☐ 大多数人不喜欢情绪激烈的人。
- ☐ 负面情绪是糟糕的和破坏性的。
- ☐ 感到快乐或兴奋是幼稚或孩子气的。
- ☐ 爱只是一种化学反应。
- ☐ 重要的是永远不要让别人知道你内心的真实感受。
- ☐ 情绪化意味着失去控制。
- ☐ 大多数情绪都是愚蠢的。
- ☐ 所有痛苦的情绪都是不良态度的结果。
- ☐ 痛苦的情绪其实并不重要，应该忽视掉。
- ☐ 感到快乐的人都是骗子。

在以下空白处，写下你的此处可能尚未提及的关于情绪的其他迷思。

_____

_____

_____

下一步：选择你坚信的上述迷思之一，并在下一周里练习有关该迷思的自我询问。自我询问的时间要短，不要超过 5 分钟。自我询问的目的是找到一个很好的问题，带着你更接近自己的痛点或未知领域（你不想去的地方），目的是获得学习。1 周后，请转向另一个迷思，并重复你的自我询问练习。

在你的自我询问日记中记录练习中出现的图像，想法，情绪和感觉。练习对自我询问问题的快速答案持怀疑态度。在自我询问练习中，允许任何答案随着时间的推移浮现出来。

请记住，自我询问不会自动假设迷思是错误的、糟糕的或功能失调的。请使用以下问题来促进日常练习。在自我询问日志中记录出现的内容。

- *我可能需要从这个迷思中学习的是什么？*
- *这个迷思可能在说明我和我的生活的什么东西？*
- *我做这个练习的时候感到紧张吗？*
- *我现在感到紧张吗？如果是，那么这可能意味着什么？我可能需要学习的是什么？*
- *我对以不同方式思考这个迷思或改变这个迷思的态度有多开放？*
- *如果我不开放或只是部分开放，那么这可能意味着什么？*
- *坚持这个迷思是怎样帮助我更加充实地活着的？*

- *改变这个迷思将怎样帮助我更加充实地活着?*
- *我对改变这个迷思的抵触可能说明了什么?*
- *我可以从这种抵触中学到什么吗?*
- *坚持这个迷思能说明我自己的什么东西呢?*
- *如果暂时放开这个迷思,我担心会发生什么?*
- *我需要学习的是什么?*

使用以下空白处记录在练习中浮现的其他自我询问问题或观察结果。

_____

_____

_____

_____

全然开放作业单 6.B
使用神经基质标记情绪

说明：在下一周里，就像你上周一样，要注意与身体感觉和情绪状态变化有关的经验和事件，并使用以下技能来确定可能涉及五个情绪反应系统中的哪个。但是，本周我们会更进一步，重点是指出你可能体验到的情绪的名称。

步骤 1 描述触发你的情绪反应的线索。

使用以下问题来帮助你描述。

- *线索是否出现在你的体内（例如，关于前任伴侣的记忆）？*
- *线索是否发生在你的身体外部（例如，巨大的响声，美丽的日落）？*
- *背景因素在多大程度上起作用（例如，一天中的时间，一年中的季节）？*

描述诱发情绪的线索的其他特征。

___

___

___

步骤 2 利用身体来识别由线索触发的情绪系统。

在最能描述你的身体感觉的语句旁边的方框中打钩。

- ☐ 我的身体感到放松和平静（社交安全线索）。
- ☐ 我的身体感到警醒和专注（新异线索）。
- ☐ 我的身体感到精力充沛而有力（奖赏线索）。
- ☐ 我的身体感到紧张、激越和发热（威胁线索）。
- ☐ 我的身体感到麻木，与现实脱节（压倒性的线索）。

描述其他身体感觉。

___

___

___

步骤 3 观察你的社交信号。

在最能说明你的经验的问题旁边的方框中打钩。

- ☐ 进行目光接触或表达情绪对你来说容易吗？你的语音语调是否随和？你有触碰或主动接触某人吗？（可能是副交感神经的社交安全系统）。
- ☐ 你是否突然发现自己站在原地，仔细地打量或者仔细地听？（可能是新异评估系统）。
- ☐ 你是否有很强的表现力，健谈，或使用大开大合的手势？是否需要努力才能倾听别人？在互动过程中，你是否似乎错过了另一个人说过或做过的重要事情但却无法识别？（可能是 SNS 兴奋唤起系统）。

第 6 课：情绪是如何帮助我们的？

- ☐ 你是否发现笑的时候不觉得假很难？你的表情是否平淡或呆滞？你是否转移目光或盯着看？你的声调是否平淡或尖锐？你的手势是否紧张和拘谨？（可能是 SNS 防御唤醒系统）。
- ☐ 你是否面无表情？你是否动作缓慢？你是否语速缓慢，语气平淡？你是否呆呆地凝视？（可能是副交感神经宕机系统）。

其他社交信号。

_____

_____

_____

步骤 4 观察你的行为冲动和欲望，以标记你的情绪。
在最能描述你的经验的陈述旁边的方框中打钩。

- ☐ 我想逃走（可能是害怕）。
- ☐ 我想隐藏自己或消失（可能是羞耻）。
- ☐ 我感到有修复或弥补的冲动（可能是内疚）。
- ☐ 我想隔离自己或躺平或不动（可能是抑郁或悲伤）。
- ☐ 我想推开或远离（可能是厌恶）。
- ☐ 我希望发挥自己的优势（可能是支配欲）。
- ☐ 我想苛刻地评论某人（可能是无益的妒忌）。
- ☐ 我想拒绝别人的帮助（可能是怨怼）。
- ☐ 我想追求（可能是令人愉悦的占有欲）。
- ☐ 我想放弃，但将其归咎于他人（可能是怨怼）。
- ☐ 我想报仇（可能是嫉妒）。
- ☐ 我想阻止某人认识一个我觉得很亲近的人（可能是嫉妒）。
- ☐ 我感到有一种静止不动或定住的冲动（可能是新奇感）。
- ☐ 我想社交（可能是满足的爱意）。
- ☐ 我想探索我的环境（可能是好奇心）。
- ☐ 我想逃跑（可能是害怕）。
- ☐ 我体验到攻击的冲动（可能是愤怒）。
- ☐ 我想探索（可能是好奇心）。

记录其他情绪反应倾向或反应。

_____

_____

_____

133

步骤 5 识别情绪的功能,记住它可能不止一个。

在最能描述你的经验的短语旁边的方框中打钩。

- ☐ 帮助我做决定。
- ☐ 激励我的行动。
- ☐ 传达我的内心体验并表达我的意图。
- ☐ 帮助我和某人变得亲密和(或)与某人共鸣。

情绪的其他功能。

_____
_____
_____
_____

步骤 6 注意线索是否促发了与 OC 倾向相关的非情绪性的反应,如注意细节、差异,使用受规则控制的行为和(或)超强的自我控制能力。

在最能描述你的经验的陈述旁边的框中打钩。

- ☐ 我做了详尽的观察,是其他人没注意到的。
- ☐ 我注意到有一个差异,别人都没注意到。
- ☐ 我的行为是按规则来的。
- ☐ 我做了强迫性计划的行为。

其他反应。

_____
_____
_____
_____

第 7 课
理解过度控制的应对方式

第 7 课要点

1. 过度的自我控制之所以能维持，是因为它能带来回报。例如，通过不屈服于吃东西的冲动而减掉 2 磅（0.9 kg）的体重，可能会引发自豪感和成就感。
2. 要打破一个习惯，必须知道它是如何被强化的。

所需材料

- （选修）讲义 7.1（第 7 课要点：理解过度控制的应对方式）
- 作业单 7.A（过度控制会成为一种习惯）
- 作业单 7.B（找出我们习惯的应对方式）
- 白板和记号笔

（必修）教学要点　过度控制是一种难以摆脱的习惯！

> 讲员须知：大多数人认为，他们痛苦的根源来自情绪。RO DBT 强调，尽管情绪有时可能是痛苦的，但问题不在于一个人在任何特定时刻的感受如何，而在于如何对待这些感受。过度的自我控制和低开放性会对社会联结产生负面影响。讲员在教学中应寻找机会强化与此相关的观察。

- *自我控制*＝为追求长期目标而抑制情绪性的强烈欲望、一时的冲动和行为的能力。
- *它是大多数社会（也许是普遍）高度重视的*，许多人把它看作是成功和幸福的秘诀。
- *不幸的是，过度控制的人则过了头*：他们的自我控制失去了控制，结果带来痛苦（尽管是悄悄地）。举例来说，对于过度控制的人来说，他们的座右铭是"只要拿不准，就多用用自控力"，而不考虑环境或潜在的后果。他们往往是完美主义者，在哪儿都是看到问题（主要是在自己身上），并比大多数人都更努力，以防止未来问题的发生。
- *但是，如果过度控制是这样一个问题，为什么它不会自己消失？* 这个问题的答案是我们今天要学习的技能的基础。
- *过度控制的应对方式之所以持续，是因为它至少偶尔会得到奖赏（或强化）*。例如，假装没事有时可以防止冲突，长时间工作有时可能会导致工作晋升，提前计划往往可以防止未来的问题，遵守规则通常会使生活更容易。

> ★ **有趣的真相**：偶尔的奖赏使习惯更难打破！
>
> *也许有点反直觉，间歇性的强化或偶尔的奖赏使习惯更难打破。例如，老虎机并不总是吐钱——如果它能一直吐钱，那不是很棒吗？它只偶尔强化我们。尽管如此，我们还是不断向它投钱！为什么？为什么？因为我们的大脑知道奖赏是可以得到的，只是不知道它什么时候会到来，或不知道需要花多少精力——也就是钱——才能获得它，那个金色的大奖！因此，在玩拉斯维加斯的老虎机时，如果没有得到即刻的奖赏，我们会再试一次，而当我们使用其他类型的机器，如苏打汽水机时，我们就不会为了得到冷饮而一次又一次地把钱放进去，反而会想去踢它一脚（嘿嘿）。为什么呢？因为我们的大脑已经学会了每次都期待从苏打水机中获得奖励，而老虎机则把我们的期待塑形成只偶尔获得奖励。间歇性的强化是使赌博成瘾的原因，也是过度控制等习惯难以打破的原因。*

（必修）教学要点　过度控制会成为一种习惯

请学员参阅作业单 7.A（过度控制会成为一种习惯）。

> 讲员须知：使用这张作业单的最好方法是在白板上画出作业单 7.A 所示的模型的每一个组成部分，然后对每个部分举个例子。然后再继续下一个部分。例如，首先在白板的左侧画一个方框，并标明"线索"。接下来，请大家举例说明线索是如何体现在班级学员的生活中的（例如，不确定性、成为注意力的中心、晚餐桌上器具摆放不整齐、被问及意见、被批评、犯错），并使用下面的教学要点，教授核心概念。接下来，画一个"不想要的或不喜欢的个人体验"的方框，像前面一样征求例子并教授核心概念。以类似的方式进行每个直到画完整张图，并获得每个部分的例子。应鼓励学员在作业单 7.A 的空白处记录每个部分与自己相关的例子。

步骤 1　寻找触发过度控制的应对方式的线索。

- *当环境被感知为否定性的、出乎意料的、新奇的或不一致的时候，过度控制的和成见下的行为最常被触发。*
    - ✓ 问：*哪些类型的线索会触发你的封闭心（成见）和过度控制的应对方式？* 常见的线索：包括处在一个新的环境中，被要求进行表演，文件中出现了拼写错误，犯了一个错误，以及感觉到暴露或脆弱（例如，成为注意的中心）。讲员应要求学员与全班分享他们的线索，并在作业单的线索框中写下与他们有关的例子。

步骤 2　描述与过度控制的应对方式有关的内心体验（想法、情绪、感觉、记忆／图像）。

- ✓ 问：*在我使用过度控制的应对方式之前，最经常出现的不想要的个人体验是什么？* 例如脖子僵硬或突然头痛，想到"*他们不感激我的自我牺牲*"，感到恼怒，有强烈的欲望或冲动去修正某个差异，感到焦虑或不确定，感觉麻木，想到"*必须遵守规则*"，感到难堪。

步骤 3　识别由不想要的体验触发的行为冲动。

- ✓ 问：*我是否渴望逃避或主宰这个压力事件？*
- *过度控制的个体会强迫性地使用趋近应对*。例如，被驱使去解决问题；在旧洗衣机出现故障后，立即订购新的洗衣机。工作到深夜，以完成当天的待办事项；在体重增加 3 磅（1.4 kg）后，立即限制所有额外的热量；感到必须回复每一封电子邮件才可以放松；或者，他们可能会强迫自己参加社交活动，而不是避免社交活动以逃避焦虑的感觉，甚至在回避可能才是更适应性的选择时，还强迫自己参加。

- **过度的趋近应对通常是由极度渴望获胜、控制或支配他人或局面的欲望驱动的**。这些欲望可能成为 OC 自我憎恨的前兆。例如当被询问时，他们可能会通过用问题回答问题来让对方变成答辩方；可能会同意一个计划，但内心知道他们永远不会依从甚至会破坏这个计划；可能会通过说谎或作弊获胜；可能会故意装作自信或正确，以控制局面；或隐瞒重要信息来主导局面。
- **过度控制的个体也会使用回避来应对**。例如，试图不去想这个问题；转移自己的注意力；远离问题；放弃关系；转移他人的注意力；假装没听见；改变话题；试图压制相关的情绪；将问题归咎于他人；坚持认为这不是自己的责任，或者认为这种情况没法处理。
- **回避和趋近都可以是有用的应对方式，具体取决于情况如何**。如果不顾情况僵化地采用这些方法，就会出现问题。比如说。当旧的洗衣机出现故障时，有人可能会立即订购一台新的洗衣机，第二天才发现问题是排水管堵了，而不是机器本身的问题。有时等待对解决问题是有益的，因为我们会发现新的信息。

步骤 4 观察过度控制应对方式的表现形式。

- **例如**：宕机（shut down）；否认问题；忽视不想要的反馈或假装没听见；假装一切都很好，其实不然；放弃一段关系，而不是处理冲突；噘嘴赌气；生闷气；走开；重做别人的工作；沉默以待；面无表情；通过找错来扭转局面；破坏或贬低他人的努力或工作；生气时微笑；强迫性地照顾他人；沉迷于细节；失去大局观；改变话题；假装同意别人的观点；强迫性地排练或计划；假装合作，却暗中破坏；想到死亡或自杀；自伤行为；自我剥夺；惩罚自己；坚持一成不变；告诉别人应该做什么或怎么做；坚持认为只有一种方法可以做某事或自己的观点是正确的；批评与自己不同的人；假装关心；为了避免社会的不认可或者为了获胜而说谎；避免出风头；渴望被欣赏但从不主动要求；尽管有明确的证据表明可能造成伤害，但仍坚持一种行为或忍受痛苦；参加聚会或社交活动仅仅出于义务或责任而不是因为自己想参加；从不或很少让自己休息；掩饰内心的感受；淡化自己的成功；拒绝赞美；很少或从不赞美他人；拒绝别人的帮助；计划或参与报复行为；尖刻地八卦别人；与人攀比；与他人隔离；口不对心；执着于解决问题；把自己的情绪或反应归咎他人或环境；过度关注秩序和对称性；过度道歉或从不道歉。

步骤 5 留意到过度控制行为的后果。

- **过度控制的行为会造成长期问题**。例如，回避行为可能会阻碍学习新的东西或阻碍用更好的方法来解决一个问题。强迫性的控制或修复也可能导致疲惫和倦怠，如果一个人的辛勤工作或自我牺牲没有得到别人的（充分）欣赏和感激，则会加剧这种情况，进而导致怨恨和痛苦。
- **尽管通常是不会明言的，但过度控制的行为会强烈影响到其他人**（例如，沉默以待是一种微妙却有力的社交信号，表达了不赞成或愤怒）。在其核心，OC 被认为是一个情感孤独的问题，与社交信号发送缺陷和难以形成亲密的社交纽带有关。
    - ✓ **问**：你觉得你表现出来的过度控制的方式如何影响了你与他人的关系？
- **另外，过度控制的行为得以维持，是因为它（至少偶尔地）得到了奖赏**。提前计划、努力奋斗、超越期望和延迟满足可以帮助人达到预期的目标。执着于解决问题或修复错误可能会被工作上的晋升强化。事先排练有助于提高表现。把话题转移到没那么大情绪的东西上可能会被松口气的感觉强化。
    - ✓ **问**：是什么强化了你过度控制的行为？

第7课家庭作业

> 讲员须知：在布置第7课的家庭作业之前，讲员应让学员查看作业单7.B，并确保他们明白在接下来的一周里应该如何完成它。

1. （必修）作业单7.B（找出我们习惯的应对方式）。

全然开放讲义 7.1
第 7 课要点：理解过度控制的应对方式

1. 过度的自我控制之所以能维持，是因为它能带来回报。例如，通过不屈服于吃东西的冲动而减掉 2 磅（0.9 kg）的体重，可能会引发自豪感和成就感。
2. 要打破一个习惯，必须知道它是如何被强化的。

第五章 RO DBT 课程规划

全然开放作业单 7.A
过度控制会成为一种习惯

线索

不期待的事件、矫正性的反馈、书没有放整齐、抱怨、错误

是什么线索触发了我过度控制的应对方式或封闭心态的行为?

↓

不想要的或者不喜欢的个人体验

例如：愤怒、无聊、尴尬、不确定、担心、头痛

在我出现过度控制的应对方式之前有什么不想要的个人体验?

行为冲动 ↑

我是否想要回避或者主导压力事件?

↻

过度控制的应对方式

例如：不说话、假装自己很好、换个话题、走开、工作得更努力

我会如何表达我的过度控制?

↺ **结果**

我的过度控制是如何被强化的?

140

全然开放作业单 7.B
找出我们习惯的应对方式

在这一周中，寻找会引发你不喜欢、不想要的压力或情绪的触因，它们有可能是紧张、激惹、不耐烦、烦恼、悲伤、焦虑、麻木的感觉。使用下面的步骤来确定发生了什么。

描述你当时的情境。 是什么触发了你的情绪？如，也许你的老板想听你对新项目的观点，或者你的邻居邀请你去喝茶，或者你收到一封通知你的竞争者升职的邮件。

_____
_____
_____

观察并描述你的想法和情绪。 观察，然后写下你的想法，标记你的情绪，评估情绪强度（1～10分，10分是最强烈）。**想法的示例：** *我不确定在这种情况下什么才是恰当的；他们会认为我很愚蠢；人们很假、很虚伪或我很假、很虚伪；人们并不欣赏我；我绝不能让别人看到我的脆弱；必须遵守规则；做正确的事比让别人喜欢更重要。* **情绪示例：** 愤怒，挫败，复仇的渴望，恐惧，焦虑，绝望，悲伤，羡慕，嫉妒，羞耻，尴尬，羞辱，冷淡，漠然，麻木，崩溃，有恶意地，内疚。

_____
_____
_____

描述你在该情境中做了什么。 例如，你有装作没事儿的样子吗？虽然心里不认可，但表面还是同意那个人？避免参加活动？非常努力地寻找解决问题的方案？很快地举出被建议的方案为什么无效的原因？改变话题？指出别人的错误？隔离自己或避免谈论该话题？想方设法让别人失败？躺在床上睡觉？努力让事情做得完美？

_____
_____
_____

描述你行为的结果。 例如，因为没有出席聚会而感到放松？熬夜准备演讲，做到完美时感到十分欣慰但却因此错过了你儿子的音乐演奏会？因为暂时摆脱了对问题的思考而松了一口气，但之后却因为睡了一整天而感到昏昏沉沉糟糕透顶？

_____
_____

问问你自己： *这些后果是如何强化了我的行为的？换句话说，你的行为是否在短期内让你感觉更好？你的行为的长期后果是什么？*

第 8 课
部落很重要
理解拒绝和难为情的情绪

第 8 课要点

1. 我们在一起的时候会更好：成为部落的一员对个人生存至关重要。
2. 两个人就可以组成一个部落。
3. 当两个人承诺在对方处于困境时为对方做出自我牺牲，而不期望任何回报时，部落关系就开始了。
4. 大多数人都归属于多个部落。
5. 对我们的祖先来说，被排斥在部落之外几乎意味着必死无疑。
6. 我们天性上就关心我们是属于团体内还是团体外的，因为被部落放逐本质上是被判了死刑。
7. 难为情的情绪包括羞耻、尴尬、羞辱和内疚。当我们感到难为情时，我们就会怀疑自己在部落中的地位。
8. 当我们为了个人利益而故意伤害或欺骗其他部落中的成员或者我们做了可能威胁整个部落福祉的行为时，羞耻是合理的情绪。
9. 当感到羞耻、尴尬、被拒绝或被排斥时，使用灵活心念 SAGE 技能。

所需材料

- 讲义 8.1（部落很重要：理解拒绝和难为情的情绪）
- 讲义 8.2（灵活心念 SAGE：处理羞耻、尴尬和被拒绝或被排斥的感觉）
- 讲义 8.3（RO DBT 难为情的情绪评定量表）
- 讲义 8.4（发出非支配性信号）
- （选修）讲义 8.5（第 8 课要点：部落很重要 理解拒绝和难为情的情绪）
- 作业单 8.A（灵活心念 SAGE 技能）
- （选修）给学员每人一份"在一起会更好"的故事复印件，这样大家可以每日一句轮流大声朗读。
- 白板和记号笔

（选修）教学要点 在一起会更好

> 讲员须知：讲员可以自己大声朗读这个故事，也可以复印发放，让全班同学每人一句轮流大声朗读。

"在一起会更好"：大声朗读这个故事，最好闹着玩儿地配上电视播音员的声音。

想象一下两个石器时代的部落——生活在数百万年前的 Clog 部落和 Roc 部落。他们模糊地意识到彼此的存在，因为他们游荡在同一个地理区域，但他们从未真正见过面。现在想象一下，在他们的区域里有一群非常庞大而又令人讨厌的狮子，它们每晚都会捕食两个部落的成员。每晚的尖叫声几英里外都能听到。幸运的是一个非常聪明的 Clog 部落成员叫作 Kowock——这个名字的意思是"奋斗者"，因为他有着独特的提前计划和延迟满足的天赋，他想了个关于捕获狮子的主意，可以让 Clog 部落永绝后患。不幸的是，这个计划虽然很好，但是不能实现，因为没有足够的部落成员来完成必要的工作。如果 Clog 部落能有更多的部落成员，这个计划就会奏效。Kowock 很有毅力，他对酋长说："我建议我们见见 Roc 部落，让他们和我们一起对付狮子。"酋长回答说："Kowock，有个问题，Roc 部落怎么知道我们的意图是合作和友好的呢？"仔细琢磨后，Kowock 回答："我们得让 Rock 部落看到我们脆弱的部分。我们必须把脸上的战争涂料洗干净，让 Roc 部落能随便看到我们的肚子。我们绝对不能躲在盾牌后面，而是要大大方方地走过去，敞开心扉，愿意分享展示我们的恐惧和喜悦，这样 Roc 部落才会知道我们是他们的兄弟，而且只有团结起来我们才能战胜狮子。"

提问学员：这个故事背后的意义是什么？它告诉我们人类是如何生存下来的？与陌生人建立紧密的社会纽带需要什么？

讲员须知：前面故事的主要观点是，我们物种的生存依赖于我们在群体或部落中通过向完全陌生的人发出合作意愿的信号，形成持久关系纽带并一起工作的能力。

（必修）教学要点　你加入部落了吗？

请学员参阅讲义 8.1（部落很重要：理解拒绝和难为情的情绪）。

- *对于人类来说，部落很重要。*例如，与其他物种相比，我们并不是跑得特别快或非常强壮——我们没有锋利的爪子、角、厚厚的兽皮或毛。甚至我们的狗都能跑得比我们快，然而，不可否认的是我们这个物种不仅存活下来，而且茁壮成长，逐渐主宰了动物和自然界的大部分（尽管有时可能有些过头了）。
    - ✓ *问：你认为是什么因素导致了这种情况？*
- *我们身体的虚弱证明了*我们的生存依赖于比个人力量、速度或韧性更多的东西。
- *靠数量赢得安全：我们能够生存下来，是因为我们发展了与非直系亲属*（即完全陌生的人）*建立持久关系和共享宝贵资源的能力。*
- *部落纽带和亲密关系是建立在互相交流脆弱性、互相开放以及情感互动的基础上的。*
- *我们在一起会更好。*当我们一起工作时，可以完成一个人不可能完成的任务，克服一个人不可能克服的障碍或实现一个人不可能实现的目标（例如，造登月火箭，建设埃及金字塔，制服凶猛、贪婪的狮子）。
    - ✓ *问：还有哪些任务只有通过共同努力才能完成？*

（必修）教学要点　部落意味着什么？

> ＊ 我伴随着鼓声醒来，我就知道我终于回家了。＊

- **部落的定义是什么？从 RO DBT 的角度来看，两个人就能组成一个部落。**
- **当两个人承诺在对方陷入困境时为对方做出自我牺牲，而不期望任何回报时，部落的纽带关系就开始了。** 例如，如果你受伤了，他们会放下一切来帮助你，或者你可以相信他们会在你需要帮助的时候出现。研究表明，我们只需要一个真正关心我们个人幸福的人来获得安全感。
- **部落成员之间的亲密和承诺程度越高，社交安全感就越强。** 见讲义 21.2（匹配＋1 亲密度评定量表）。
- **大多数人属于多个部落中**（例如，娱乐俱乐部，工作团队，家庭和亲人，我们生活的国家，共享的文化）。部落通常是建立在共同的价值观和目标上的，尽管有些部落是我们出生的地方（例如，我们的家庭，我们的国家），而有些可能是强加给我们的（例如，监狱里的囚犯），但大多数时候是我们来选择部落。我们的 RO DBT 技能班也是一种类型的部落——我们有一个共同的目标是学习新技能，我们努力互相支持来实现这个目标。
- **部落的运行是有代价的：部落群体要求成员为了共同的利益做出自我牺牲。** 这可能包括冒着生命危险（例如，消防员进入燃烧的建筑物，或者当两个部落为了同一个目标而竞争时去打仗）。

> 讲员须知："部落"不是临床中描述社区重要性的常用词。"部落"一词在 RO DBT 中的使用，从战略上强调了我们对他人的需要在进化上的重要性（也就是说，我们物种的生存需要形成持久关系纽带和团队合作的能力）。绝大多数 RO DBT 治疗策略和原则都源于这种进化倾向，即成为一个部落或群体的一部分。因此，部落很重要——不仅因为它突出了心理健康的核心特征，还因为这个词本身有助于提醒我们祖先的起源，至今仍强烈地影响着我们。

（必修）教学要点　人类害怕社会排斥

> ＊ 孤独的猿类会死掉 ＊

- **对于我们早期生活在恶劣环境中的祖先来说，在一个部落中对于个体生存至关重要。** 那些被所在族群社交孤立了的灵长类动物在几天到几周的时间里就会死于暴露、缺乏营养或被捕食（Steklis & Kling, 1985）。同样，与部落隔离对我们的祖先来说也几乎肯定意味着死亡（饿死或被捕食）。
- **我们的大脑仍然在像生活在原始时代那样作出反应。**
- **我们在进化的过程中发展出天生的对社会排斥信号的高敏感。** 例如，研究表明，我们可以在人群中迅速发现生气的面孔，而生气的面孔会吸引我们的注意力（E. Fox et al., 2000；Schuppetal, 2004）。
- **我们不断地分析他人的面部表情和声音，以寻找否定的迹象，即关于我们的社会地位、我们的行为在社会上受欢迎的程度和（或）另一个人喜欢我们的程度的信息。
- *由于我们的祖先生活在恶劣的环境中，察觉不到真正的反对信号的代价太大了。* 对我们的祖先来说，被部落放逐基本上就是宣判死刑。
- *因此，我们在生理上天生倾向于产生社交焦虑，并将他人的意图理解为不赞同，尤其是当社交信号模棱两可时。* 强烈的负面评价（她恨我）是会在非常少的信息基础上迅速形成的。恐惧和侵略性的面部表情会自动触发非条件性的防御反应（Adolphs，2008）。中性的没有表情的脸也通常会被解释为敌意或不赞同（Butler et al.，2003）。

> 讲员须知：这有助于解释为什么几乎所有人都害怕公开演讲：演讲者会受到来自听众的各种肯定和否定的信号，而他们的大脑天生就会对这些信号做出反应。无论听者的真实意图是什么，茫然的表情、皱起的眉头或轻微的皱眉都会被理解为不赞成（例如，有些人在高度集中注意力时会蹙眉或皱眉）。

（必修）教学要点　拒绝：不，谢谢！

- *被部落拒绝会使我们感到受伤：* 研究表明，社会排斥会触发和我们身体疼痛时一样的脑区（Eisenberger & Lieberman，2004），而当我们被部落接纳时我们会感觉良好——例如，我们的自尊感会提升（Leary, Haupt, Strausser, & Chokel，1998；Murray, Griffin, Rose, & Bellavia；2003）。
- *拒绝会引发一些难为情的情绪，如羞愧、内疚和尴尬，* 常被描述为感觉不舒服、紧张、犹豫、胆怯、不确定、张口结舌、不把握、不好意思、慌乱、不安、惭愧、气馁、谦卑、被谴责、懊悔、羞辱、丢脸。
- *羞耻感是难为情的情绪里最有力和最痛苦的一种。* 它可能包含极端的自我贬低，以及与他人相比的不一样、低人一等、不正常、令人反感或有致命缺陷的感觉。
- *羞耻感会触发顺从的表现和求和的姿势，* 旨在降低冲突，引发同情，并重获回归部落的许可（Keltner & Harker，1998；Tsoudis & Smith Lovin，1998）。在人类身上看到的羞愧表情同样也出现在非人灵长类动物身上，并被认为具有类似的社会功能（De Waal，1996；Gruenewald, Dickerson, & Kemeny，2007；Keltner & Harker，1998）。人类普遍的服从信号包括低下头，用手遮住脸，姿势松下来，眼睑下垂，向下看，避免目光接触，肩膀下垂和姿势收缩。
- *人会尽一切可能避免羞耻、屈辱或尴尬的感觉，* 比如马上转为愤怒，立即寻找别人指责，通过反诉推翻某个真实或想象中的原告，一走了之，通过改变话题或假装无知转移或混淆问题，说谎，宕机，解离，或麻木。
    - ✓ *问：你会做什么来避免感到羞愧或尴尬？*

> ★ **有趣的真相：** *羞耻与内疚不同*
>
> 羞耻感中包括了真实或想象中的失败或严重违反部落规范的行为公开曝光或如期曝光后，来自他人的对一个人核心自我感的真实或想象的否定。而内疚感则源于一个人对自身的负面评价，是当一个人没有按照自己的价值观或理想化的自我生活时产生的，与羞耻感中评价来自他人刚好相反。与羞耻相比，内疚感没有专属的身体、面部、声音或生理表达模式（Ekman，1992b；Scherer & Wallbott，1994）。相反，内疚感是以象征性的方式表达的（例如，提供礼物作为补偿），或者用言语表达（例如，道歉），提示这是一种相对于羞耻感而言进化水平上较新的情感。此外，研究表明，如果人们没有伴随着羞耻感的典型身体表现，例如姿势收缩、目光下移和脸红，人们就不信任内疚感的表达（例如说"对不起"）(Ferguson，Brugman，White，& Eyre，2007）。道歉时羞耻的表情表明，违规者重视这段关系，因为他们对自己的行为感到发自内心的痛苦，这让受委屈的人更容易相信他们不会再这样做了。

（必修）教学要点 尽管羞耻感是痛苦的，但它是亲社会的

- *羞耻感发展出来是用于"惩罚"可能破坏部落生存的极端有害行为的*，不是用来惩罚无心的错误、不同的观点和表达、新的思维方式、对权威的挑战或虐待的受害者的。
- *当我们感到羞耻时，我们会想要求和或服从他人（或部落）*以保持我们的社会地位，降低冲突，和（或）引发同情。
- *羞耻感是我们这个物种为了部落生存而进化出来的解决方案*，它比在进化上更古老的与个体生存相关的"自私"倾向更重要。
- *大多数羞耻感都是不合理的*，来自低强度的社交信号被评价为高强度的社交排斥，和（或）来自与过去创伤相关的线索，而不是来自当前的情境或体验到羞耻感的个体实际的行为。
- 当一个人为了个人利益故意伤害或欺骗其他部落成员（例如，偷邻居的牛，为了获胜撒谎或欺骗，利用部落里较弱的成员），或者当他的行为威胁到整个部落的福祉（例如，一个警卫执勤时睡着，负责保管的人把部落唯一的火种放错了地方，鼓动部落成员为个人利益争斗）时，*羞耻感就是合理的*。
- *轻微的社交违规行为只是体验尴尬，而不是羞耻或内疚*。例如，表现出糟糕的餐桌礼仪，在部落的日常冥想练习中大声放屁，忘记把牙膏盖放回去，忘记向领导鞠躬。
- *尴尬的表现不同于羞耻的表现*。两者都涉及低头和目光躲闪。然而，尴尬涉及微笑或拘谨地微笑，有时是紧张地触摸脸，而羞耻的表情涉及皱眉和用手捂住脸。此外，尴尬比羞耻更难假装出来——脸是很难说红就红的。

> ★ **有趣的真相**：*这里没有人，只有我们这些鸡！*
>
> *羞耻感和它的对应物——社会排斥——帮助我们理解为什么全世界的人都那么关心群体内和群体外的动态。人类利用他人表达的羞耻和尴尬作为社交安全检测器。我们的大脑已经进化并发展出一些方法，可以可靠地检测出另一个人在多大程度上是亲社会的，并有可能参与互惠的合作行为。研究表明，我们可以通过以下方式识别他人的亲社会意图：基于情感的触碰、微笑和整体的情感表达水平*（Boone & Buck，2003；Brown & Moore，2002；Hertenstein, Verkamp, Kerestes, & Holmes，2006；Schug, Matsumoto, Horita, Yamagishi, & Bonnet，2010）。
>
> ✓ **问**：*你用什么社交信号来确定你是否在某人的部落里？你在多大程度上觉得自己是部落的一部分？*
>
> *另外，为了让羞耻或尴尬的表达发挥充分的社会效益，语境是很重要的！研究表明，在一个小的过失之后，羞耻的表达会遭到他人的反感和冷遇，而尴尬的表达会引发同情和温暖。相反的情况也适用：当在更严重的违规行为之后，表达尴尬的话会受到人们反感和冷遇，而表达羞耻则会被感知为亲社会的，获得更多的温暖*（Feinberg, Willer, & Keltner，2012）。

讲员须知：羞耻感和内疚感主要发生在有其他人在附近的时候（80%～90%的时间）（Tangney, Miller, Flicker, & Barlow，1996）。当一个人独处时触发的羞耻感，往往与过去被拒绝或被排斥的记忆有关（例如，性虐待，小时候被欺负），对最近被排斥的经历的反刍（例如，那天早些时候被发现说了一个谎），或者对想象的或预期的排斥经历的反刍（例如，被发现作弊）。引发难为情情绪的调节因素还包括：过去的与排斥有关的学习和经验、个人生物气质的差异（例如，高威胁敏感性）以及当前的语境（即社交情境的类型）。最后，重要的是要提醒学员，当行为理应被反对时（例如，撒谎、欺骗、偷窃），社交拒绝信号是提供矫正性反馈所必需的。不过，一个行为是该被否定还是不该被否定，是很难说有个确定的界限的，这也解释了为什么我们需要法院和独立法官。重点是社交拒绝信号本身并不是糟糕的；其效用取决于如何使用它们。

（必修）教学要点　难为情的情绪是在社交互动中被触发的

- *羞耻和其他难为情的情绪可以是合理的，部分合理的，或完全不合理的*。它们最常发生在周围有人的时候（Tangney et al.，1996）。
- *社交互动中，难为情的情绪可以由如下线索触发：*
  - *容易被误解的低强度或模糊的社交信号*（例如，茫然的凝视）。
  - *该有的或惯例的亲社会信号明显没有或较少*（例如，缺乏对等的微笑或点头）。
  - *公开的拒绝信号或与羞辱仪式有关的高强度的社交信号*（例如，厌恶的翻白眼、撇嘴、嘲笑）。
- *模糊的信号是强大的，因为它们很容易被误解，也很容易被否认*。模糊或低强度信号的例子包括：空洞的目光，平淡的面部表情，眼睛微眯，一侧嘴角微微上扬（可能是轻蔑）。毫无变化的语调，当某人陈述观点时窃笑，每当某人试图说话就改变话题或打断他，身体或肩膀轻微地转离开某人，皱眉或噘嘴，当某人进入房间时不理他，当某人发表意见时打呵欠或闭上眼睛。
- *低强度信号可以反映出表达习惯或与反对毫无关系的情绪*（例如，信号发送者有在别人说话时自己闭眼听的习惯；信号发送者刚好牙疼）。

- **然而，低强度信号也可以反映出真正的反对、不喜欢或嫉妒，但故意伪装或克制**，以便惩罚、支配或控制某人（例如，在对手说话时打哈欠，假装没有注意到对方的痛苦，冷冷地看着对方）。
  - ✓ 问：当一个人问你对天气、太空旅行的可能性或房间的颜色有什么看法时，如果他皱着眉头，你会怎么理解？

> 讲员须知：大多数人都会把上述情况下的眉头紧皱理解为一种无端的否定，特别是由于他们已经合作地依从了对方的要求，包括坦诚地说了他们对一个没有正确答案的话题的看法。然而，许多人在专心致志地听别人说话时，都会皱起眉头。他们并非反对，而是有浓厚的兴趣。如果这一点在前面的讨论中没有自然地出现，讲员应该注意提出来。

（必修）迷你课堂练习　探索低强度信号

讲员应使用以下步骤来进行这项练习。

开始：让我们来试试刚才我们自己讨论的例子吧！找个搭档。（指导班级成员分成两人一组。如果学员人数为奇数，导师可能需要与学员搭档。）

说明：轮流来。其中一个人问另一个人的想法，比如对天气的看法，然后，当你的搭档回答的时候，刻意地盯着他，皱起眉头。然后和你的搭档讨论一下，当他对一个皱着眉的人发表意见时，感受是什么。然后交换角色，再试一次。好了，你们可以开始了，祝你们玩得开心！

讨论：鼓励学员分享他们学到的和观察到的。
- ✓ 问：当你和别人互动时，你有多少时候会把别人皱眉头当成反对或批评？
- ✓ 问：你多大程度上觉得自己可能会在互动过程中皱眉？这会如何影响你的人际关系？
- ✓ 问：你还会有意无意地使用哪些低强度的信号？

- **缺乏亲社会信号可能是最强大的**：一个行为的没有或缺乏很容易被否认，因为没有什么可用来对质。
- **不幸的是，表现出这类行为（哦，我不是说这类行为能表现出来☺）者的意图经常被误解为敌意或反对**，尽管他们的真实意图并非如此。

缺乏亲社会信号，可以触发羞耻或其他难为情的情绪，例子包括问候或交流的时候没有微笑，明显缺乏亲社会性的接触（例如，拒绝握手），缺乏肯定的点头，打招呼或对话的时候眉毛不动，很少双手打开和大幅度的手势，缺乏眼神交流，在沟通时缺乏面部表情或情绪的表达，或者未能给出与对方表现出的情绪表达水平匹配的回应（例如，当他们笑时一起笑）。

- ✓ 问：你有多容易把互动中面无表情、没有肯定性的点头或缺乏眼神交流解读为否定或批评？
- ✓ 问：你有多经常有意识地避免表现出亲社会信号（例如，微笑）？这会如何影响到你的人际关系？

- **公然的拒绝信号与羞辱仪式有关——它们不太常见，但会更明显。**高强度或明显的羞辱信号包括嘲弄的笑声加上指指点点，撇嘴，翻白眼，发嘶嘶声，嘘声，吐口水，奚落，起哄，讥讽的语调和粗鲁的手势。**不过，这些也可能经常被信号接收者误解。**例如，厌恶的表情可能反映的是自我谴责而不是指责他人。

（选修）教学要点　部落的惩罚

- **"皇帝的新衣"**：当安徒生的故事中的小男孩（见 H. C. Andersen，1837/2004）用所有人都能听到的声音宣称皇帝"什么也没穿"（Lee & Pinker，2010），这并没有告诉观众任何他们不知道的事儿，但却确实改变了他们的知觉状态，"因为现在每个人都知道了别人*知道*皇帝是裸着的，这促使他们通过笑来挑战他的权威"。
- 当意图、行动或行为成为大家都知道的——即成为共同的、相互的和（或）所有人都能获得的——公平或公正的原则就占了主导地位，不法行为或反部落行为就必须被曝光和受到惩罚；例如，见"（不那么）有趣（但有意思）的事实：羞辱仪式的使用"，见本课后面的内容。
- **部落通常通过羞辱、放逐和污名化的仪式来惩罚可耻的行为**。羞辱性社交信号的例子包括大声嘲弄、嘲笑、辱骂、夸张模仿、讥笑以及诸如伸出舌头这样的粗鲁的姿势；更多的例子参见本课稍后部分"（不那么）有趣（但有意思）的事实：羞辱仪式的使用"。
- **除了直接死亡外，对可耻行为最可怕的惩罚是完全驱逐出部落**。我们非常不喜欢被迫隔离，这就是为什么监狱使用单独监禁作为他们最厌恶的和害怕的惩罚。对我们的早期祖先来说，被社会排斥在部落之外几乎意味着死亡。

★ **不那么有趣（但有意思）的事实**：*羞辱仪式的使用*

历史上，羞耻感一直被用作所有社群的一种社会化手段，通过羞辱仪式来表达。尽管表达方式千差万别，但羞辱仪式都有一个核心特征，似乎是跨越文化和年代的，它们都涉及某种形式的公开羞辱，并将犯人的违法行为曝光给部落的其他成员。例如，在工业化前的社区中，最常见的是将罪犯放在镇子的中心，然后当地居民进行一种暴民正义，罪犯被迫以夸张滑稽的方式表演他们的部落罪行。

罪犯往往被迫在公共场合穿上羞辱性的衣服或明显的标志（例如，穿有条纹的囚服、不允许穿鞋、剃光头、被迫倒骑驴子或打扮成小丑），使罪犯与部落区别开来，象征着他们失去了地位和个人自主权。

（必修）教学要点　当感到羞耻、尴尬、被拒绝或被排斥时，练习灵活心念 SAGE

请学员参阅讲义 8.2（灵活心念 SAGE：处理羞耻、尴尬和被拒绝或被排斥的感觉）。

> 讲员须知：在教授灵活心念 SAGE（本课的下一节）时，在白板上写下首字母缩略词（SAGE），每个字母垂直排列在一列中，但不教授或命名每个字母所代表的特定技能。接下来，从首字母缩略词中的第一个字母（SAGE 中的 S）开始，使用下面列出的要点教授与相应字母相关的技能，直到你涵盖了与每个字母相关的所有技能。重要的是，当你讲解字母对应的相关技能时，只要在白板上大概描述其代表的含义就好。这种教学方法可以避免对首字母缩略词中某些单词的使用进行冗长的解释或提前讲解概念。在正式讲解相关技能时再介绍每一个字母的意义。

灵活心念 SAGE

- **S** 用**自我询问**（Self-enquiry）来确定羞耻感是否有恰当理由
- **A** 如果羞耻是有或部分有恰当理由的，那就**求和**（Appease）
- **G** 如果羞耻是没有恰当理由的，那就做与躲藏的冲动**相反的行为**（Go opposite）
- **E** 表现出**尴尬**（Embarrassment）以增强信任和社交联结

S 用自我询问来确定羞耻感是否有恰当理由。

- *在遭遇激发羞耻感的事件时和之后练习自我询问*，以增强开放性，提醒自己生活中可能需要改变的地方，对自己的行为负责，并对自己独特的弱点和习惯培养一种幽默感。研究表明，那些能对自己的个人习惯或缺点（带着善意）自嘲的人更有可能拥有健康的情绪。
- *在激烈的情绪之下，当自己陷在引发羞耻感的社交互动中时，养成一个习惯——在采取任何行动之前先问自己：我可能需要从此刻的情绪中学习的是什么？*记住，自我询问的目标是提出一个好问题，而不是得到一个好答案。允许答案在几天或几周内出现（如果有的话）。使用讲义1.3（从自我询问中学习）或讲义16.2（使用自我询问探索"推拒"和"不要伤害我"行为）来加深你的自我询问实践。
- *事件过后，使用讲义8.3（RO DBT难为情的情绪评定量表）*来确定你的情绪反应在何种程度上是有恰当理由的。

（必修）迷你课堂练习 有效地使用RO DBT难为情的情绪评定量表

让学员参阅讲义8.3（RO DBT难为情的情绪评定量表）。

要求学员找出最近一次引发羞耻感或其他难为情的情绪的互动。

向学员解释说，今天的练习，目的是使用一个最近引发羞耻、内疚或尴尬的事件，并涉及其他人。尽管同样的技能可以应用于由非社交性线索引发的羞耻体验（例如，看到玫瑰花可能会引发在花店遭受虐待的人的羞耻感），但这次练习的重点将是社交信号线索。

下一步：请学员找出他们认为可能是其羞耻感或难为情的情绪反应的来源，即他们在事件中做了的或没有做的具体行为。**鼓励学员**使用他们所确定的行为和该事件作为回答讲员即将朗读的问题的模板，并在纸上记录他们回答"是"的数量。

说明：然后，学员应将回答为"是"的数加起来，并使用讲义后面RO DBT难为情的情绪评分量表的评分指南来确定羞耻是有、部分有还是无恰当理由的。

A 如果羞耻是有或部分有恰当理由的，那就**求和**。

- *通过承认自己的错误行为承担责任，不为自己辩解或辩护。*第一，对自己；第二，对亲近的人；第三，对那些被你伤害的人。
- *通过不崩溃表现诚信。*
  - *崩溃、生闷气、赌气和严厉地自责是虚假的担责行为，*它们是宿命心念的想法和行为（见第11课）。
  - *做好受苦的准备，并决定从中学习。*有恰当理由和部分有恰当理由的羞耻提醒我们，在我们的生活中，我们可能最需要成长的是哪些领域。愿意从羞耻中学习（而不是逃避）是一种勇气的表现。勇敢地行动意味着践行你的价值观。利用自我询问来强化这一过程。
- **通过向别人披露你的错误坦承自己。**
  - *为自己加油打气：开放地承认有恰当理由的羞耻或内疚的人会被普遍视为亲社会的*。坦承羞耻代表了重新获得信任、修复受损的关系、重新回到你的圈子里的重要的第一步。
  - *当你坦承自己时，要阻止听者试图对你的行为表达认可*。解释说你正在学习如何为自己的行为负责，而坦承自己有恰当理由或部分有恰当理由的羞耻且不要马上得到认可，是实现这一目标的核心手段。
  - *在坦承自己的过程中运用觉察连续体*去阻止下意识地想要为自己辩解的冲动。（见第 12 课）。
- **确定你是否希望与你伤害过的人维持关系。如果是，那么：**
  - *为自己的过失做出补偿而不期望任何回报，使用下面的修复关系八步法指导你的行动。*
    1. *当你进行修复时，要发出尊重和放弃控制权的信号，表现得有礼貌，不冒犯对方，保持低音量，允许对方控制谈话的节奏和内容。*
    2. *准确识别所造成的伤害，并将其传达给相关人员。*
    3. *从受伤害的人那里确认你对所造成的伤害的看法是准确的。不要傲慢地假设你已经知道了——练习倾听对方的观点而不打断。*
    4. *阻止自动合理化或为自己的行为辩护。*
    5. *做出真正的努力来补偿所造成的实际损害（例如，如果一个人损坏了一堵墙，不只是说"对不起"，而是找到一种方法来修理好这堵墙）。*
    6. *承诺真正努力不再以类似的方式伤害对方，并保证在未来对他们更加坦诚。*
    7. *积极采取措施，防止未来的伤害（例如，请一个中立方来检查你的进展；参加一个课程或获得专业帮助）。*
    8. *原谅自己对他人的伤害，使用"灵活心念 HEART"技能来辅助完成这个过程（见第 29 课）。*
- **改变你的社交信号，以匹配你的过失行为的严重程度。**
  - *如果你的羞耻是有恰当理由的*，那么在道歉的时候低下你的头，转移你的视线，并皱起眉头来表达羞耻感。
  - 小练习：请学员转向一个伙伴，轮流练习羞愧的表现。

    讨论：展示这种行为的感觉是什么？作为接收者的感觉如何？这对你自己的社交信号发送方式有什么启示吗？
  - *如果你的羞耻只是部分有恰当理由的*，可以通过略微低头、耸肩、手掌打开的手势来表达抱歉和求和，同时与对方保持目光接触，以表示你对改变的信心和承诺。
  - 小练习：请学员与伙伴一起练习求和手势。

    讨论：展示这种行为的感觉是什么？作为接收者的感觉如何？这对你自己的社交信号发送方式有什么启示吗？
- *在你成功修复关系后，定期发出非支配和开放的信号，把求和信号*（例如，轻微低头、轻微耸肩，张开手的手势）*和合作友好的信号*（例如，温暖的微笑、扬眉毛、目光接触）结合起来使用。非支配性的信号传达了平等、对批评性反馈的开放性，以及你不是在试图操纵对方。
- *如果你与受伤害的人相比处于权力高位，非支配性信号就显得尤为重要*。见讲义 8.4（发出非支配性信号）。
- *当你的行为涉及违反文化上的特定社会规范或惯例时，发出尴尬的信号*。（例如，说错话、踩到别人的脚趾、餐桌礼仪不当、忘记把牙膏盖放回去、忘记向领导鞠躬、在教堂里放屁！？）
- 前面这些是当你的羞耻是有恰当理由或部分有恰当理由的时候你需要使用的技能。接下来的技能部分是用于你的羞耻或其他难为情的情绪没有恰当理由的时候。

G 如果羞耻是没有恰当理由的，就做与躲藏或求和的冲动**相反**的行为。
- *表现得好像你没有做错什么*——因为你就是没有做错。
  - *不要道歉或求和。*
  - *发出自信的信号*。站着或坐着时肩膀向后打开，下颌抬起，保持目光接触。用就事论事的语气和正常的音量说话（也就是说，不要蚊子声）。
  - *小练习*：要求学员与同伴练习如何表现出自信。
    讨论：展示这种行为是什么感觉？接收方的感觉是什么？这对你自己的社交信号发送方式有什么启示吗？
- *平衡支配（自信）和非支配的信号*，以便让别人清楚地看到，尽管你的羞耻感是没有恰当理由的，但你仍然愿意接受批评性的反馈。*见讲义 8.4（发出非支配性信号）。*
- *向一位朋友坦承你没有恰当理由的羞耻经验*，以便找出自己的盲点。对把你的羞耻经验归类为"没有恰当理由"这一结论的批评性反馈或异议持开放态度；见讲义 22.1（对他人的反馈持开放态度：灵活心念 ADOPTS）。
- *使用下面的问题识别那些可能引发没有恰当理由的羞耻感的潜在变相的有毒社交环境*。如果"不"的回答多于"是"的回答，那么你的环境可能就是有毒的。
  1. *我是否相信对方的真实意图或动机？是/否*
  2. *我是否相信他们会告诉我真实想法？是/否*
  3. *当他们在场时，我通常会感到平静和安全吗？是/否*
  4. *我是否有任何证据或过去的经验表明他们把我的最大利益放在心上？是/否*
  5. *他们是否给我时间来表达我内心的感受和想法？是/否*
  6. *他们对我提出的批评意见或不同意见是否是开放态度？是/否*
- *如果你相信环境可能是有毒的，那么……*
  - *准备好体验更多没有恰当理由的羞耻感。*
  - *如果可能的话，与相关的人谈谈你的感受*（特别是如果你以前从未这样做过）。在给对方提供反馈时使用讲义 22.1（对他人的反馈持开放态度：灵活心念 ADOPTS）练习开放性。
  - *如果你害怕跟对方交谈时对方出现极端的反应，请一个第三方在场。*
  - *如果毒性来自一个长期关系，请寻求第三方咨询*（例如，婚姻咨询师）。
  - *使用自我询问来检查你在这个问题中起了什么作用，不要自我苛责。*
  - *考虑放弃这段关系*。有些关系是永远无法修复的。在采取这一选项之前，确保你寻求了第三方咨询。
  - *如果你相信他们是故意给你的生活出难题，就不要试图在小事儿上占上风。*

到目前为止，我们主要关注的是羞耻和其他难为情的情绪有问题的一面。下面的 SAGE 技能部分将更多聚焦在难为情的情绪的积极方面。

E 表现出**尴尬**以增强信任和社交联结。
- *羞耻或其他难为情的情绪里有好的吗？*
- *答案是令人尴尬的*（嘿嘿☺），*因为答案是尴尬*。发出尴尬信号是羞耻和其他难为情的情绪里的好东西。
- *感到尴尬没什么可尴尬的*。
- *感到尴尬意味着你关心其他人（和你所在的部落）*。如果你真的不在乎任何人，你就不会感到尴尬——只能假装尴尬。
- *人们信任和喜欢表现出尴尬的人*。我们觉得与表现出尴尬的人更有联结感，因为这表明他们对社交逾矩的行为是在乎的（例如，伤害别人，麻木不仁）。
- *表现出尴尬是吸引人的*。例如，人们在调情时会发出尴尬的信号（腼腆的笑，脸红）。人们更愿意花时间和那些表现出强烈尴尬的人在一起，而不是和抑制自己的人一起。
- *所以，如果你试图不脸红，停止努力！并且开始脸红！继续脸红，脸红，脸红——人们会喜欢你，想和你一起出去玩！*
- *关键的一点是，你不必心里感到安全了才能发出社交安全和信任的信号！*

第8课家庭作业

1.（必修）作业单8.A（灵活心念SAGE技能）。指导学员注意自己出现羞耻、尴尬、内疚、羞辱或类似的难为情情绪的时候。并在接下来的一周使用作业单8.A来练习灵活心念SAGE技能。

2.（推荐）讲义8.3（RO DBT难为情的情绪评定量表）。鼓励学员使用讲义8.5来确定难为情的情绪是否是有恰当理由的。

> 讲员须知：虽然SAGE技能可以用于最近或过去很久的引发羞耻感或类似难为情情绪的事件，但鼓励学员用未来一周内的事件练习SAGE技能，要求事件触发的羞耻感或其他难为情的情绪至少有部分恰当理由（也就是说，要从本课程计划中学习全部技能，最好不要只针对没有恰当理由的羞耻感经历来练习）。

全然开放讲义 8.1
部落很重要：理解拒绝和难为情的情绪

部落对于物种的生存是至关重要的。
- 人多才安全。
- 我们在一起的时候会更好。
- 两个人就可以组成一个部落。当两个人承诺在对方处于困境时为对方做出自我牺牲，而不期望任何回报时，部落关系就开始了。
- 大多数人都归属于多个部落。（例如，娱乐俱乐部、工作团队、家庭和亲属、我们生活的国家、共享的文化）。

社交排斥和难为情的情绪
- 对我们的祖先来说，被排斥在部落之外几乎意味着必死无疑。几天或几周内就会死于暴露、营养缺乏或被捕食。
- 我们天性上就关心我们是属于团体内还是团体外的，因为被部落放逐本质上是判了死刑。
- 当我们怀疑自己在部落中的地位时，就会变得难为情。
- 难为情的情绪包括羞耻、尴尬、羞辱和内疚。常被描述为感觉不舒服、紧张、犹豫、胆怯、不确定、张口结舌、心里没底、不好意思、慌乱、不安、惭愧、气馁、谦卑、被谴责、懊悔、羞辱、丢脸。
- 人类几乎会做任何事情来避免羞耻、屈辱、内疚或尴尬的感觉。例子包括马上转为愤怒，立即寻找别人指责，通过反诉推翻某个真实或想象中的原告，一走了之，通过改变话题或假装无知转移或混淆问题，说谎，宕机，解离或麻木。

羞耻感尽管是痛苦的，却是亲社会的。
- 羞耻感和类似的难为情的情绪进化出来的目的就是为了对有可能损害部落福祉的行为提供痛苦的矫正性反馈的。
- 当我们感到羞愧时，我们就渴望向对方（或部落）求和或低头，以保持我们的社会地位，缓和攻击，和（或）争取同情。

羞耻感在以下情况下是有恰当理由的……
- 个体为了个人利益而故意伤害或欺骗其他部落成员（例如，偷邻居的牛，为了出人头地或获胜而撒谎或作弊，剥削部落中较弱的成员）。
- 个体的行为威胁到整个部落的福祉（例如，一个警卫在值班时睡着了，指定的守火人把部落唯一的火种放错了地方，为了个人利益鼓励部落成员之间内斗）。

大多数羞耻感是没有恰当理由或只有部分恰当理由的。
- 羞耻和其他难为情的情绪可以是有恰当理由的，部分有恰当理由的，或者完全没有恰当理由的。
- 我们在进化中偏向于将他人的意图误解为不赞成，特别是当社交信号模糊不清时。
- 羞耻感进化出来是为了"惩罚"可能损害部落生存的极其有害的行为，而不是为了惩罚无辜的错误、意见或表达上的差异、新的思维方式、对权威的挑战或虐待的受害者。

全然开放讲义 8.2
灵活心念 SAGE：处理羞耻、尴尬和被拒绝或被排斥的感觉

灵活心念 SAGE

- S 用**自我询问**（Self-enquiry）来确定羞耻感是否有恰当理由
- A 如果羞耻是有或部分有恰当理由的，那就**求和**（Appease）
- G 如果羞耻是没有恰当理由的，那就做与躲藏的冲动相反的行为（Go opposite）
- E 表现出**尴尬**（Embarrassment）以增强信任和社交联结

S 用自我询问来确定羞耻感是否有恰当理由。

- 在遭遇激发羞耻感的事件时和之后练习自我询问，以增强开放性，提醒自己生活中可能需要改变的地方，对自己的行为负责，并对自己独特的弱点和习惯培养一种幽默感。
- 在激烈的情绪之下，当自己陷在引发羞耻感的社交互动中时，养成一个习惯——在采取任何行动之前先问自己：我可能需要从此刻的情绪中学习的是什么？记住，自我询问的目标是提出一个好问题，而不是得到一个好答案。
- 事件过后，使用讲义 8.3（RO DBT 难为情的情绪评定量表）来确定你的情绪反应在何种程度上是有恰当理由的。

A 如果羞耻是有或部分有恰当理由的，那就求和。

- 通过承认你的错误行为来承担责任，不要为自己辩解或辩护。
  - *第一，对自己*
  - *第二，对亲近的人*
  - *第三，对那些被你伤害的人*
- 通过不崩溃表现诚信。
  - 崩溃、生闷气、赌气和严厉地自责是虚假的担责行为。
  - 做好受苦的准备，并决定从中学习。有恰当理由和部分有恰当理由的羞耻提醒我们，在我们的生活中，我们可能最需要成长的是哪些领域。愿意从羞耻中学习（而不是逃避）是一种勇气的表现。
- 通过向别人披露你的错误坦承自己。
  - 为自己加油打气：开放地承认有恰当理由的羞耻或内疚的人会被普遍视为亲社会的。
  - 当你坦承自己时，要阻止听者试图对你的行为表达认可。解释说你正在学习如何为自己的行为负责，而坦承自己有恰当理由或部分有恰当理由的羞耻且不要马上得到认可，是实现这一目标的核心手段。
  - 在坦承自己的过程中运用觉察连续体去阻止下意识地想要为自己辩解的冲动。（见第 12 课）。
- 确定你是否希望与你伤害过的人维持关系。如果是，那么：
  - 为自己的过失做出补偿而不期望任何回报，使用下面的修复关系八步法指导你的行动。
    1. 当你进行修复时，要发出尊重和放弃控制权的信号，表现得有礼貌，不冒犯对方，保持低音量，允许对方控制谈话的节奏和内容。
    2. 准确识别所造成的伤害，并将其传达给相关人员。
    3. 从受伤害的人那里确认你对所造成的伤害的看法是准确的。不要傲慢地假设你已经知道了——练习倾听对方的观点而不打断。

4. 阻止自动合理化或为自己的行为辩护。
5. 做出真正的努力来补偿所造成的实际损害（例如，如果一个人损坏了一堵墙，不只是说"对不起"，而是找到一种方法来修理好这堵墙）。
6. 承诺真正努力不再以类似的方式伤害对方，并保证在未来对他们更加坦诚。
7. 积极采取措施，防止未来的伤害（例如，请一个中立方来检查你的进展；参加一个课程或获得专业帮助）。
8. 原谅自己对他人的伤害，使用"灵活心念 HEART"技能来辅助完成这个过程（见第29课）。

- **改变你的社交信号，以匹配你的过失行为的严重程度。**
  - 如果你的羞耻是有恰当理由的，那么在道歉的时候低下你的头，转移你的视线，并皱起眉头来表达羞耻感。
  - 如果你的羞耻只是部分有恰当理由的，可以通过略微低头、耸肩、手掌打开的手势来表达抱歉和求和，同时与对方保持目光接触，以表示你对改变的信心和承诺。
- 在你成功修复关系后，定期发出非支配和开放的信号，把**求和信号**（例如，轻微低头，轻微耸肩，张开手的手势）和**合作友好的信号**（例如，温暖的微笑、扬眉毛、目光接触）结合起来使用。非支配性的信号传达了平等、对批评性反馈的开放性，以及你不是在试图操纵对方。
- **如果你与受伤害的人相比处于权力高位，非支配性信号就显得尤为重要**。见讲义 8.4（发出非支配性信号）。
- **当你的行为涉及违反文化上的特定社会规范或惯例时，发出尴尬的信号。**（例如，说错话、踩到别人的脚趾、餐桌礼仪不当、忘记把牙膏盖放回去、忘记向领导鞠躬、在教堂里放屁！ ☺ ）。

G 如果羞耻是没有恰当理由的，就做与躲藏或求和的冲动相反的行为。

- 表现得好像你没有做错什么——因为你就是没有做错。
  - 不要道歉或求和。
  - **发出自信的信号**。站着或坐着时肩膀向后打开，下颌抬起，保持目光接触。用就事论事的语气和正常的音量说话（也就是说，不要蚊子声）。
- 平衡支配（自信）和非支配的信号，以便让别人清楚地看到，尽管你的羞耻感是没有恰当理由的，但你仍然愿意接受批评性的反馈。
- 向一位朋友坦承你没有恰当理由的羞耻经验，以便找出自己的盲点。对把你的羞耻经验归类为"没有恰当理由"这一结论的批评性反馈或异议持开放态度；见讲义 22.1（对他人的反馈持开放态度：灵活心念 ADOPTS）。
- 使用下面的问题识别那些可能引发没有恰当理由的羞耻感的潜在变相的**有毒社交环境**。如果"不"的回答多于"是"的回答，那么你的环境可能就是有毒的。
  1. *我是否相信对方的真实意图或动机？是 / 否*
  2. *我是否相信他们会告诉我真实想法？是 / 否*
  3. *当他们在场时，我通常会感到平静和安全吗？是 / 否*
  4. *我是否有任何证据或过去的经验表明他们把我的最大利益放在心上？是 / 否*
  5. *他们是否给我时间来表达我内心的感受和想法？是 / 否*
  6. *他们对我提出的批评意见或不同意见是否是开放态度？是 / 否*
- 如果你相信环境可能是有毒的，那么……

- 准备好体验更多没有恰当理由的羞耻感。
- **如果可能的话，与相关的人谈谈你的感受**（要对他人的任何反馈持开放态度）。
- 如果你害怕跟对方交谈时对方出现极端的反应，**请一个第三方在场**。
- 如果毒性来自一个长期关系，请寻求第三方咨询（例如，婚姻咨询师）。
- 使用自我询问来检查你在这个问题中起了什么作用，不要自我苛责。
- 考虑放弃这段关系。有些关系是永远无法修复的。在采取这一选项之前，确保你寻求了第三方咨询。
- 如果你相信他们是故意给你的生活出难题，**就不要试图在小事儿上占上风**。

E　**表现出尴尬**以增强信任和社交联结。

- **尴尬的表现**涉及微笑或拘谨的微笑，有时紧张的触摸脸或脸红。尴尬是很难假装出来的——脸红是很难说红就红的。
- 感到尴尬没什么可尴尬的。
- 感到尴尬意味着你关心其他人（和你所在的部落）。如果你真的不在乎任何人，你就不会感到尴尬——只能假装尴尬。
- 人们信任和喜欢表现出尴尬的人。我们觉得与表现出尴尬的人更有联结感，因为这表明他们对社交逾矩的行为是在乎的（例如，伤害别人，麻木不仁）。
- 表现出尴尬是吸引人的。例如，人们在调情时会发出尴尬的信号（腼腆的笑，脸红）。人们更愿意花时间和那些表现出强烈尴尬的人在一起，而不是和抑制自己的人一起。
- 关键的一点是，你不必心里感到安全了才能发出社交安全和信任的信号！

全然开放讲义 8.3
RO DBT 难为情的情绪评定量表

第 1 步，确定触发你羞耻感或其他难为情情绪的事件、环境或互动。
第 2 步，确定在这个事件／环境／互动中你表现或未能表现出来的具体行为。
第 3 步，使用你刚刚确定的事件和具体行为，来回答下面的问题。
第 4 步，将回答"是"的题目总数加起来，并在讲义末尾使用计分规则来确定你的羞耻感是有恰当理由的、部分有恰当理由的或是没有恰当理由的。

1. 我是否为了达到目标或使自己受益而故意撒谎、捏造或掩盖了重要信息？　　　　　　　　　是／否
2. 我的行为是否严重损害了重要的关系和（或）对其他部落成员或整个社群造成了严重伤害，但对我自己有利？　　　　　　　　　是／否
3. 是否由于我的疏忽、贪婪、嫉妒、恶意或自大而使我的行为对他人和（或）部落造成了严重的身体或心理伤害？　　　　　　　　　是／否

注意：如果你对前面三个问题中的任何一个回答"是"，那么你的羞耻或其他难为情的情绪都是有恰当理由的。如果你对所有三个问题的回答均为"否"，请回答以下问题，以决定你的羞耻或其他难为情的情绪是可能有恰当理由的、部分有恰当理由的还是没有恰当理由的。

4. 我是否（可能）不情愿在触发羞耻感的事件中向相关人士公开和（或）披露我的隐藏意图，目的是获得我想要的或给事情出难题？　　　　　　　　　是／否
5. 我是否回避去补偿因我的行为给相关人士造成的损害？　　　　　　　　　是／否
6. 如果一个孩子的行为和我一样，我是否认为纠正他是必要的？　　　　　　　　　是／否
7. 我的行为是否背叛或违反了我与相关方之间的事先协议、承诺或默契？　　　　　　　　　是／否
8. 当引发我羞耻或其他难为情的情绪的事件发生时，我是否比相关方更有权力或权威？　　是／否
9. 我的行为或不作为对不在场或在场但地位低于我的人造成了伤害或不公平的优势，我是否曾试图为自己的行为或不作为辩解或辩护？　　　　　　　　　是／否
10. 考虑我当时的职位、角色或工作，我的社群或客观观察者是否会认为我的行为不当、不负责任或不道德？　　　　　　　　　是／否
11. 我的羞耻、尴尬或内疚是适用于我所处的实际情境，而不是类似的过去事件？　　是／否
12. 我以前是否有过这类行为，别人告诉过我（或我自己知道）这是不适当的或在道德／伦理上是错误的？　　　　　　　　　是／否
13. 我是否有意避免对这些问题回答"是"？　　　　　　　　　是／否

计分规则

- 如果条目 1、2、3（前三个问题）有一个回答为"是"，那么羞耻或难为情的情绪是有恰当理由的。
- 把 4～13 条回答"是"的条目数相加。
  - 7～10 分，羞耻和其他难为情的情绪很可能是有恰当理由的。
  - 4～6 分，羞耻和其他难为情的情绪是部分有恰当理由的。
  - 0～3 分，羞耻和其他难为情的情绪很可能是没有恰当理由的。

全然开放讲义 8.4
发出非支配性信号

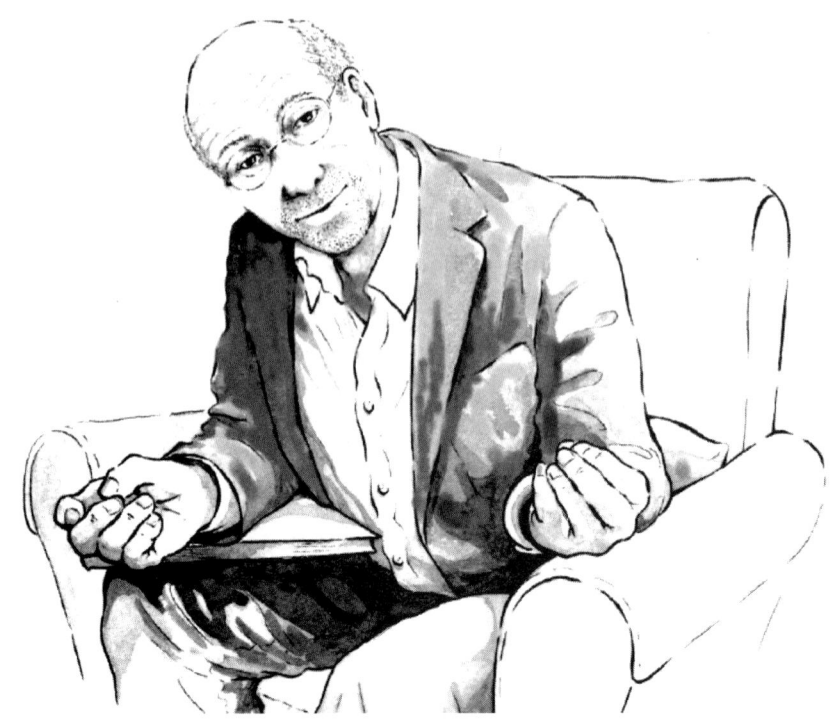

全然开放讲义 8.5
第 8 课要点：部落很重要
理解拒绝和难为情的情绪

1. 我们在一起时会更好：成为部落的一部分对个人生存至关重要。
2. 两个人就可以组成一个部落。
3. 当两个人承诺在对方处于困境时为对方做出自我牺牲，而不期望任何回报时，部落关系就开始了。
4. 大多数人都归属于多个部落。
5. 对我们的早期祖先来说，被排斥在部落之外意味着几乎必死无疑。
6. 我们天性上就关心我们是属于团体内还是团体外的，因为被部落放逐本质上是判了死刑。
7. 难为情的情绪包括羞愧、尴尬、羞辱和内疚。当我们变得难为情时，我们就会怀疑自己在部落中的地位。
8. 当我们为了个人利益而故意伤害或欺骗其他部落成员，或者我们从事的行为可能威胁到整个部落的福祉时，感到羞耻是有恰当理由的。
9. 当感到羞耻、尴尬、被拒绝或被排斥时，使用灵活心态 SAGE 技能。

全然开放作业单 8.A
灵活心念 SAGE 技能

灵活心念 SAGE

- **S** 用**自我询问**（Self-enquiry）来确定羞耻感是否有恰当理由
- **A** 如果羞耻是有或部分有恰当理由的，那就**求和**（Appease）
- **G** 如果羞耻是没有恰当理由的，就做与躲藏的冲动**相反的行为**（Go opposite）
- **E** 表现出**尴尬**（Embarrassment）以增强信任和社交联结

留意你体验到羞愧、尴尬、内疚、羞辱或类似的难为情的情绪的时刻。SAGE 技能可以用于最近或过去引发羞耻感和类似的难为情情绪的事件。

选择一个事件来练习你的 SAGE 技能。

描述事件（例如，谁在场，他们与你的关系是什么以及互动的主要目的是什么）。

_____
_____
_____
_____
_____

描述你做出的或未能做出的可能导致或助长了你的羞耻或难为情情绪反应的**具体行为**。

_____
_____
_____
_____
_____

S 用**自我询问**来确定羞耻感是否有恰当理由。

在你练习过的技能前的方框中打钩。

☐ **在情绪激烈的时刻**，在试图调节、接受或否认你的情绪体验之前使用了自我询问，问自己：**我可能需要从我的情绪中学习的是什么？** 把接下来发生的记录下来。

_____
_____
_____

☐ 记住自我询问的目标是要找到一个好问题，而不是一个好答案。

☐ 在未来几天到几周的时间里**练习针对你的羞耻感或难为情的体验进行自我询问**。

第 8 课：部落很重要　理解拒绝和难为情的情绪

在此处记录你认为最有帮助的一个或多个问题。

_____

_____

_____

_____

- ☐ 使用 RO DBT 难为情的情绪评定量表（请参阅讲义 8.3）来确定你的羞耻感在多大程度上是有恰当理由或没有恰当理由的。

在此处记录你的分数。

问题 1～3 回答"是"的条目数_____

问题 4～13 回答"是"的条目数_____

A 如果羞耻是有或部分有恰当理由的，那就**求和**。

在你练习过的技能前的方框中打钩。

- ☐ 通过不崩溃表现诚信。
- ☐ 意识到我不想破坏与我所不当对待的人的关系，而且（或）我想重新加入部落。
- ☐ 练习坦承自己的过错。
- ☐ 制止听者想解释、合理化或认可我的行为的尝试。向他们解释我坦承自己的练习是我学习对自己的行为和情绪负责，而不是崩溃掉或转而指责他人的一部分。
- ☐ 弥补自己的过失而不期望任何回报，使用这修复关系的八步法指导行动。*在你练习过的技能前的方框中打钩。*
    - ☐ *发出尊重和放弃控制的信号。*
    - ☐ *准确识别你所做的伤害关系或伤害对方的行为，并告诉对方。*
    - ☐ *从对方的视角确认你对造成的伤害的理解是准确的。*
    - ☐ *阻止自动合理化或为自己的行为辩护。*
    - ☐ *做出真正的努力来修复所造成的实际损害。*
    - ☐ *承诺真正努力不再以类似的方式伤害对方。*
    - ☐ *积极采取措施，防止未来的伤害。*
    - ☐ *原谅自己对他人的伤害或者所犯的错误。*
- ☐ 改变自己发出的社交信号，与自己的过错的严重性相匹配。
    - ☐ *如果羞耻有恰当的理由，就表现出羞耻该有的样子。*
    - ☐ *如果羞耻只有部分恰当的理由，就表现出求和或后悔的样子。*
    - ☐ *在成功弥补过错后，平衡求和信号和友好合作信号，传递开放性和承诺不再伤害的意愿。*

在此记录其他观察结果或使用的技能。

_____

_____

_____

G **如果羞耻是没有恰当理由的，就做与躲藏或求和冲动相反的行为。**
在你练习过的技能前的方框中打钩。
☐ 评估我是否处于有毒环境中，并使用灵活心念 SAGE 技能来改善处境、保护自己或结束关系。
在此处记录你练习过的具体技能。

_____

_____

_____

☐ **表现出自信**。站立的时候有意地双肩打开，要背挺直，下颌抬起，保持眼神接触，用正常的语调语速讲话。

☐ 不道歉或求和。

☐ 平衡支配（自信）和非支配性信号的发送，目的是表达开放性。

☐ 向我的朋友坦承这份没有恰当理由的羞耻体验，以识别潜在的盲点。

在此处记录其他你练习过的技能和结果。

_____

_____

_____

E 表现出**尴尬**以增强信任和社交联结。

☐ 当我的过错涉及违反社会规范的行为时，表现出尴尬。

☐ 记住感到尴尬其实没什么好尴尬的。

☐ 记住人们信任并喜欢表现出尴尬的人。

☐ 表现出我的尴尬而不是隐藏它。

☐ 练习展示和喜欢脸红。

☐ 观察自己的坦承和表现出尴尬是如何影响关系的。

在这里记录其他观察和所使用的技能。

_____

_____

_____

第9课
社交信号很重要！

第9课要点

1. 你若不表露，别人就不会真正了解你。
2. 我们相信我们所看到的，而不是所听到的。
3. 人们喜欢开放表达情绪的人；与那些压抑或掩饰的人相比，他们被认为是更真诚和值得信赖的。
4. 开放表达并不意味着在没有觉察或思量的情况下简单地表达情绪；相反，有效的表达总是有赖于环境的。
5. 要形成长久的亲密关系，你必须暴露出脆弱的一面。
6. 开放地表达脆弱会传递两个强大的社交信号：①我们信任对方。当我们不信任某人时，我们会隐藏我们的真实意图，掩盖我们的内心感受。②我们是一样的，因为我们有一个共同的纽带，那就是人类都会犯错。

所需材料

- 讲义9.1（开放表达＝信任＝社会联结）
- 讲义9.2（情绪会向他人传递信息）。
- （选修）讲义9.3（第9课要点：社交信号很重要！）
- 作业单9.A（练习加强面部表情）
- 白板和记号笔

> **（必修）课堂练习　我们外在表现出来的东西很重要！**
>
> 大声朗读下面的每个故事，同时表现出与每个故事相关的语气和表情，然后进行讨论。

> 讲员须知：对于故事1来说，讲员在读那个遇到麻烦的同事的台词时，必须始终保持一成不变的假笑。看到一张假脸能让学员（在身体上）直观地体验到与故事中描述的人互动的感觉（通过微模仿和镜像神经元系统，见第3课）。假笑是只有嘴唇会动，眼睛平视，眉毛不动。讲员应该更假一些，在微笑时露出牙齿，确保笑容始终静止不变。这不仅确保突出了故事的重点，而且将幽默和不把自己太当回事的能力植入教学中。

故事1:"这是个可爱的外遇"

朗读:想象自己身处以下情境下。你和一个新同事出去吃午饭,吃饭时她透露了一些非常私人的信息。她一边微笑着点头,一边说……

(开始微笑)"昨天晚上我发现我丈夫有外遇。"

(继续微笑)"另外,我发现我们已经破产了,因为他把我们的钱都花在了那个女人身上。"

(继续微笑)"所以我决定放火烧掉房子。"

(保持微笑)"那么,你昨天晚上过得怎么样?"

讨论故事1,使用以下问题:

- 如果你与表现出这种行为的人交往,你会有什么想法或感觉?这位同事描述的经历是否应该微笑?人类进化出微笑是为了向其他部落成员传递什么信号?(答案:快乐、喜欢、满足、联结的愿望、合作、求和。)这个例子中的微笑传达了什么?
- 在这次互动之后,你想和这位同事多相处还是少相处?这位同事可能感觉到但没有表现出来的是什么情绪?(答案:很可能是苦涩的愤怒。)当你内心感到的实际上是愤怒或快乐以外的情绪时,你在多大程度上会微笑?你有觉察到发生这种情况的时候吗?当发生这种情况时,你可能试图向对方传达的(尽管不是直接地)可能是什么呢?这可能会对你的关系产生怎样的影响?

讲员须知:对于故事2,讲员必须完全没有情绪,带着一副平淡的面部表情和平淡的语气,才能使故事有效(表现得像个僵尸)。看到一张平淡的脸能让学员(在他们的身体里)直观地体验到与故事中描述的人互动是什么样子。与故事1一样,如果阅读故事的脚本不配上里面描述的表情,就需要学员在头脑里想象与故事中的人互动会是什么样子,这样会使学习的体验性降低。在朗读故事的同时进行表演,也是以非语言的方式将重要的RO原则传递给OC的来访者,比如说犯点儿傻没关系,以及可以寓教(学)于乐。

故事2:"我有些真正激动人心的消息"

朗读:想象自己身处以下情境:与我们上次的情况类似,你出去吃午饭,但这次是和另一位同事一起。在吃饭的时候,他透露了一些非常激动人心的消息,说……

(开始没有表情和单调的语气)"昨晚我发现我在彩票中赢了1000万美元。我激动极了。"

(继续用没有表情和单调的语气)"当我丈夫回家时,我还没来得及告诉他这个好消息,电话就响了。是电影导演史蒂文·斯皮尔伯格从好莱坞打来的。他刚刚看了我发给他的剧本。他刚刚读了我的剧本,那是我三个月前一时兴起发给他的。他说他非常喜欢这个剧本,以至于他要寄来头等舱机票,让我和我的全家人飞到洛杉矶,讨论把我的剧本拍成电影。我太高兴了。"

(继续用没有表情和单调的语气)"你能把盐递给我吗?"

讨论故事2,使用以下问题。

- 如果你与有这种行为的人交往，你会有什么想法或感觉？这位同事对这晚的描述是不是应该面无表情呢？
- 当我们没有表情时，我们在发出什么信号？你在多大程度上会对他人表现出没有表情或者语气单调？什么时候会出现这种情况？当你这样做时，你通常是想向对方发出什么信号？这可能对你的关系产生怎样的影响？

讲员须知：对于故事3，与故事2类似，为了让故事有效，讲员在作为被试2发言时，必须做到完全没有情绪，给出平淡的面部表情和语气（再想想僵尸）。下面的故事是基于Emily Butler等人（2003）的研究，其他大量的研究也证实了这些结果，使用了类似的范式（见第2课）。

（选修）故事3："我们来讨论一下刚刚一起看的电影吧"

用正常的语气，朗读下面这段话。

设想一个心理学实验，涉及两个从未见过面的研究被试。他们被要求一起观看一部电影。这部电影充满了有趣的、悲伤的、恐怖的和恶心的图片、声音和对话。电影结束后，两人被带到另一个房间，相对而坐。然后给他们每个人都戴上一个血压计。他们被递上书面指导语，并被告知默读这些指导语，同时注意不要将指导语的内容透露给另一个研究被试。被试1的指导语说的是："与你的伙伴谈论电影，并表达你对电影的想法、情绪和感受，就像你平时一样。"然而，被试2的指导语略有不同，说的是："与你的伙伴谈论电影，并表达你对电影的想法、情绪和感受，就像你平时一样，但这样做的时候脸上不要表现出任何情绪。"在互动过程中，两个被试的面部表情都被录了下来，而且都不知道另一个被试在互动过程中被指示做什么。现在，想象一下你正在与被试2（被要求不在脸上表现出任何情绪的那个）互动。他说……

讲员在读下一小节时应该演出被试2表达被压抑的样子，给出没有表情的脸和不带情绪的语气。

（没有表情和语气）"我觉得这部电影很刺激——有些地方真的很吓人，但其他部分又非常有趣。比如当坏人射击穿粉红色衣服的女士时，我特别愤怒。但当我意识到真子弹被她用果冻做的子弹代替了，并开始在房间里到处弹跳时，我又高兴地哈哈笑。另外，当邪恶的射手掉进一大桶糖浆里时，我快笑尿了。"

使用以下问题进行讨论：

✓ 问：你认为研究人员发现了什么？

被试2的血压上升；这表明他们在抑制情绪表达时变得更加焦虑。别忘了，被试2是那个被指示要抑制表情的人。

而被试1的血压也上升了，当被问及他们是否愿意花更多的时间与被试2互动时，他们几乎都拒绝了。

> ✓ 问：关于压抑情绪，这个研究给了我们什么启示？
>
> 表情和语气中体现不出情绪会被视为不友好，并被他人视为可能不合作的危险信号。另外，当我们和那些压抑自己情绪的人在一起时，我们会变得焦虑，尤其是在应该可以自由表达的时候。可靠的研究表明，人们倾向于避开那些习惯性地掩饰自己内心感受的人。他们更有可能把这样的人看作是不值得信任的，这可能导致社交排斥、拒绝，孤独和严重的心理健康问题。
>
> ✓ 问：这项研究对那些倾向于掩饰自己内心感受的人来说可能意味着什么？
>
> 僵硬或平淡的面部表情会对我们与他人的关系产生负面影响，无论我们是否有意这样做！

> 讲员须知：掩饰感受是正常的，但当它普遍存在时，就会破坏关系。讲员应该鼓励学员对自己的社交信号风格进行自我询问练习：我的社交信号风格会如何影响他人？我的面部表情与我内心的感受一致的时候有多少？如果我向别人表露我的真实感受，我担心会发生什么？我需要学习的是什么？

（必修）教学要点　开放表达＝信任＝社会联结

请学员参阅讲义 9.1（开放表达＝信任＝社会联结）。

- *你若不表露，别人就不会真正了解你。*
- *我们相信我们所看到的，而不是听到的*。人们优先考虑非语言表达，认为它比语言描述更能真实地表明一个人的内心状态。研究表明，人们认为情绪的非语言表达比语言交流更能说明一个人的真实感受。

> ★ **有趣的真相：**_肉毒毒素——漂亮但孤独_
>
> 研究表明，肉毒毒素，一种广泛用于美容减少脸部纹路的神经毒素，会导致以下结果：会让使用者觉得自己不真实，表达情绪的能力不足，不能够快速和准确地回应情绪性的情境（Havas, Glenberg, Gutowski, Lucarelli, & Davidson, 2010）。与肉毒毒素接受者互动的人报告说他们不太真实或不太值得信赖（例如：面部表情显得很勉强，笑容不那么真诚）。
>
> 面部肌肉被肉毒素冻结或麻痹，类似于中风患者常见的面部瘫痪（尽管没有那么极端），从而损害了"发送"和"接收"的沟通渠道。肉毒毒素使用者报告的不真实感类似于当我们对着镜头微笑，但是摄影师一直没有按下快门时发生的情况。我们的笑容很快就凝固了，但感觉很假；我们可能会疯狂地鼓励摄影师快点拍，因为我们从内心深处认识到僵硬或强迫的表情是不真实的。
>
> ✓ 问：这项研究的内容适用于过度控制的吗？

- *开放性和合作意图是通过行动而不是语言来评估的*（例如，面部表情、语音语调、语速、眼神接触、身体姿势和手势）。

- 正如我们在上一课所讨论的，**面部表情是强大的非语言社交信号**。在互动过程中，我们仔细检查对方的面部表情。现代人拥有的面部肌肉比任何其他动物物种都多。我们可以做出超过一万个不同的面部表情。然而，大多数人只用过一百个。因此，**要多加练习！你还有九千九百个表情可以尝试！**

（必修）课堂练习　四个迷你社交信号练习

讲员须知：接下来的三个迷你练习应该遵循RO DBT中"无计划参与"正念练习的原则（见第12课），这意味着对接下来要发生什么没有导入，没有预警，也没有事先讨论。相反，讲员应不做任何评论，直接开始每一个新的迷你练习。这些迷你练习的一个核心目标是植入一种感觉——与你的部落一起做大开大阖的动作可以很好玩，与此同时，你还可以学到东西！严格遵循脚本和教学要点；它们被有意设计以使这些迷你练习快速而有趣（最简单的方法是逐字逐句地朗读教学要点）。延长时间或增加额外的练习，会暗示有一些东西必须修正，或者我们必须得玩得开心。这可能会引发强烈的难为情的情绪，而你的OC来访者不太可能报告这些（OC来访者是出了名的有礼貌），从而失去了练习的主要目的。因此，为了获得成功的经验，**请谨遵以下的脚本和教学要点，不要觉得直接从文本中读出来很尴尬**，并保证讨论要简短。

给讲员的重要辅助说明：万一有同学拒绝按照指示站起来，讲员应该简单地转变他们的指示，对站起来的同学说："好，做得不错！现在继续，请再坐回去。"然后，讲员应该挑眉，带着热情的微笑（不做进一步评论），坐着做这个练习。这样做的作用是将部落带到不合群的成员面前，同时传达几个重要的信息，而不需要大惊小怪：①希望大家参与课堂；②如果你不加入我们，我们会加入你；③我们亲近你，尊重你，这就是为什么我们要坐下来；④我们需要你的参与，以便我们都能体验到作为部落一员的快乐。

讲员在开始进行练习时，应尝试与拒绝的班级成员进行眼神交流（以传达你对他们加入班级的真诚愿望，以及你并不会否定他们）。如果来访者与你对视，请迅速微笑，也许还可以轻轻招手示意（这暗暗传递的是玩耍和喜爱；另见"有趣的事实：调侃与被调侃"，第22课）。

重要的是，讲员应该像什么都没发生一样进行下一个迷你练习——也就是说，以要求大家站起来开始。大多数情况下，不合群的学员会不情愿地依从（也就是说，他们已经知道不依从是行不通的），这时讲员可以向他们热情地微笑（甚至眨眼），以示对他们的决定感到高兴。在休息时间或课后，讲员可以私下里对他们的参与表示感谢）。然而，如果他们继续拒绝，讲员应该简单地遵循前面描述的相同方案。随着时间的推移，我们的经验是，学员最终会决定参与（要记得他们是自愿选择成为课堂的一部分的），因为讲员使他们几乎无法回避参与。这可能是许多OC来访者获得学习的一个重要时刻。

第一个迷你练习

指导学员站起来。当每个人都站起来时,说:"好,大家做一个大大的像这样的动作"。讲员应该示范,将他们的手高高举过头顶,然后,将两只手臂向外向下扫,尽可能地远离自己的身体,划一个大大的圆圈,直到两只手臂与大腿平行。立即鼓励全班说:"好的。轮到你们了,来做这个大动作"(也就是说,每个人都应该在同一时间做动作,包括讲员)。"好了,大家可以坐回去了。"

讨论:你注意到了什么?你做的动作和我做的一样大,还是你的动作更小一些?这可能让你对自己如何发送社交信号有什么认识吗?

讲员须知:大多数 OC 来访者会用他们的手臂划一个比讲员示范的更小一些的圆。利用这一点来加强讨论。

第二个迷你练习

- ✓ **问**:人们是如何发出接受和开放的信号的?让我们试一试。每个人都再次站起来。好的,现在跟我一起:抬起手臂,伸向两侧,远离身体,与腰部平齐。双手打开,掌心朝前。讲员应做个示范。

教学:这个张开手的手势普遍表示了对另一个人的开放。当你这样做时有什么感觉?

练习:好的,让我们再试一次——把你的手臂放下,落在身体的两侧,攥紧拳头。现在,让我们发出开放的信号——将手臂伸展开来,离开身体,手掌向外。现在,闭口微笑,扬眉。注意你的感觉如何?好了,大家可以坐下了。

讨论:你注意到了什么?发送开放的信号的感觉是否与你平时的感觉不同?这告诉了我们什么?

第三个迷你练习

教学:大幅度且手掌朝前的手势表示接受、安全、愿意,并且最常与满足、喜悦、庆祝和胜利等积极的情绪状态有关。

教学:回忆一下奥运会运动员在赢得比赛或赛事后是如何发出社交信号的。无论什么文化,当我们庆祝成功时,我们都会高举手臂,手掌朝外。这几乎就像我们是在拥抱世界。

教学:这些类型的社交信号不是我们学来的,也不因文化不同而不同。比如一生中从未见过他人的面部表情或手势的盲人运动员,事实证明当他们赢或输的时候,他们也会表现出与非盲人运动员相同的情绪性的面部表情和手势。

练习:让我们一起来试一下。站起来。好的,我们刚刚在 500 米短跑中取胜。我们会表现出怎样的社交信号?像这样!高高举起双手,手掌向外,拥抱天空,下巴抬高!说"耶!我们赢了!"再来一次,高举双臂,手掌向外,下巴抬起来!"我们赢了!"好,做得好。大家可以坐下来。

> **第四个迷你练习**
>
> ✓ **问**：人们如何发出失败的信号？他们的身体是怎样的，面部表情又是怎样的？
>
> **练习**：*（用单调的声音和平淡或悲伤的面部表情）。好的，让我们都来试试失败的样子。我们站起来好吗？哦，我太失败了，无所谓了。我几乎连站都站不起来——何必呢。我好惨。然后讲员应该开始低下头，耷拉着肩膀，闷闷不乐。然后结束练习。*
>
> **讨论**：那是什么感觉？你是否注意到发送胜利或庆祝信号的感觉与发送失败信号的感觉有什么不同？你注意到了什么？这可能告诉你什么？

（必修）教学要点　人类是社交安全检测的专家

请学员参阅讲义 9.2（情绪会向他人传递信息）。

- **人类是社会安全检测专家**。我们能够根据语音语调、身体姿势和面部表情，感觉到另一个人在互动中是否感到真正的安全和放松。

> ★　**有趣的真相**：*根据一点点行为来了解他人*
>
> 人类是社会安全检测专家；我们的大脑天生就能检测出另一个人在互动过程中是否感到真正的放松还是紧张，不舒服，或难为情的程度。例如，研究表明，我们善于辨别笑容是真是假。我们可以准确地检测出一个人声音中的紧张，即使是在电话中（Pittam & Scherer，1993）。研究表明，接触到几分钟的非语言行为，甚至只是一张脸的照片，就能让观察者对陌生人的个性特征、社会经济地位和道德属性，如可信度和利他主义（Ambady & Rosenthal，1992；Kaul & Schmidt，1971；Kraus & Keltner，2009）形成可信的印象。我们对他人形成的最可靠的第一印象之一是他们是温暖的（例如，善良的、友好的）还是冷淡的（冷漠的、带刺的）。

- *我们对那些隐藏内心感受的人感到怀疑*。在他们身边时，我们感到紧张并更有可能避开他们。
- *人们喜欢那些开放表达情绪的人*。跟那些压抑或掩饰情绪的人相比，他们被认为是更真实和值得信赖的。
- *开放表达并不意味着没有觉察或不加思考地简单表达情绪。有效的情绪表达总是要考虑环境的*。有时，约束或控制的表达是有必要的，能避免不必要的损害，和（或）践行自己的价值观（例如，警察逮捕嫌疑人的时候；玩扑克牌的时候；与青春期的孩子进行激烈讨论的时候）。

> **讲员须知**：当涉及情感表达时，语境很重要。比如有时抑制情绪的表达可以是一种善意的行为（例如，母亲在告诉她的小儿子她被诊断出患有癌症时没有流泪）。在其他一些时候，抑制情绪表达是生存所必需的（例如，在战争中被俘时抑制攻击的欲望）或保护自己或自己的部落（例如，不让对手知道你在害怕；假装爱吃为你而做的饭），和（或）约束情绪可能是实现一个重要目标所需要的（例如，毫不拖延地通过护照检查）。

- *它也不意味着无节制地发泄或为自己的情绪指责他人。* 它涉及开放地表露情绪，并承认我们在情绪的产生中所负的责任。这意味着我们为自己表达的东西负责，而不是将我们的经历归咎于他人。
- *此外，开放表达并不意味着当不好的时候假装一切都很好。*

> ★ **有趣的真相：" 保持冷静，继续前进 " 赢得了战争，而不是爱情**
>
> 当我们不信任某人时，我们自然会隐藏我们的内心感受，因为我们没有安全感。在需要公开和无拘无束地表达情感的情况下表现得过于控制、过于自负或过于接受（例如，发现你的朋友刚刚被诊断出患有癌症、在派对上跳舞、向某人求婚、称赞孩子做得很好、与同事出去喝啤酒或与配偶争吵）可能会发出错误的信息。平静的外表可以被（且经常被）别人误解为傲慢、冷漠、操纵或不喜欢。人们喜欢自由表达自己情绪的人，即使是负面的情绪，也胜过那些习惯压抑情绪的人。正如我们前面所学到的，表达尴尬（例如，脸红）是一个特别强大的亲社会信号——人们喜欢并信任那些表现出尴尬的人。我们感到与那些表现出尴尬的人有更多的联结感，因为这表明他们对社交不当的行为是在意的——例如，伤害他人或者麻木不仁。[见讲义 8.2（灵活心念 SAGE：处理羞耻、尴尬和被拒绝或被排斥的感觉）]。

- *重要的是，没有正确或最佳的社交信号发送方式。* 我们每个人都有自己独特的表达方式。
- *重要的是，你的方式要真正起到向对方传达你的意图和内心体验的作用*，特别是当那个人是你想要与之有密切关系的人时。
- *有效的表达要考虑关系的类型*（例如，是竞争对手、新老板或警察，还是最好的朋友、配偶或隔壁邻居），*以及在特定背景下表达的适当性*（例如，是通过入境护照检查、商务会议、高风险的扑克游戏，还是第一次约会、赢得彩票或参加聚会）。
    - ✓ **问：** 还有哪些例子说明开放表达可能需要受到控制、掩盖、隐藏或限定？
- *然而，为了形成长久的亲密关系，你必须在不贬低自己的情况下暴露出脆弱的一面。这向对方传递了两个强有力的社交信号：*
1. *我们信任他们。* 当我们不信任某人时，我们会隐藏我们的真实意图并掩盖我们的内心感受。
2. *我们是一样的，因为我们有一个共同的纽带，就是人类都会犯错。* 真正的友谊始于两个人不仅能够分享他们的成功，而且能够分享他们的秘密的疑虑、恐惧以及过去的错误。
    - ✓ **问：** 你在多大程度上喜欢全知全能的人？（对于这个问题，人们几乎一致表示"完全不喜欢"或"不怎么喜欢"。）人们为什么不喜欢万事通呢？
    - ✓ **问：** 你在多大程度上喜欢谄媚者和拥护者？（对于这个问题，人们几乎都说"完全不喜欢"或"不太喜欢"）。人们为什么不喜欢马屁精、奉承的人或者卑躬屈膝的人？
    - ✓ **问：** 在你的生活中，有多少人被你看作是平等的？当你内心觉得自己比对方优越（或至少是平等）时，你有多少时候会假装不如对方？你的答案可能说明你需要学习什么？

> 讲员须知：真正的亲密关系并不意味着只是表达自己的情绪而不考虑对方的体验，强调这一点很重要。例如，研究表明，对互动伙伴来说，处于权力高位或支配地位的人更有可能自由地表达愤怒。然而，开放表达并不意味着只要感到愤怒就简单地表达。开放表达要想有效（和友善），必须在关系上和语境上都是恰当的才行。

> ★ **有趣的真相：** *我们为什么喜欢我们的朋友？*
>
> *这似乎是一个愚蠢的问题，但知道我们为什么喜欢我们的朋友是很重要的——至少是出于对个人理解的考虑。问问你自己：我喜欢我的朋友是不是因为他们有钱买两艘游艇，可以去夏威夷度假美黑，或者他们能获得三个博士学位，还能和贫困儿童工作，被提名为"诺贝尔人道主义工作奖"。也许是这样，不过你们的友谊可能不仅仅建立在你了解他们的优点，更有可能的是，你的朋友向你透露了他们可能难以与他人分享或不那么自豪的事情。例如，他们的疑虑，他们的恐惧，他们过去的错误，秘密的欲望，以及他们的成功。当我们发出脆弱的信号而没有崩溃时，我们自然而然地使关系更加亲密和平等了。因为暴露弱点使我们有可能受到对方的伤害，但当我们的朋友向我们提供有用的建议或不同的观点时，我们也有可能学到新的东西。真正的朋友（亲密关系）知道可能会伤害对方的事情，但不会利用这些事情来对付他们。*

讲员须知：脆弱的情感表达会增加依恋。回顾一下，当我们对他人有依恋感，我们就会感到自己是部落的一部分；我们就会感到安全。我们的社交安全系统被激活（见讲义 3.1；见 Porges，2003）。我们的身体是放松的，我们的呼吸和心率是缓慢的。我们感到平静而有趣。我们会少些难为情，会渴望与人交往。我们可以毫不费力地进行目光接触并灵活地使用我们的面部肌肉进行交流。我们的声音会很悦耳。我们喜欢抚触和被抚触。我们是开放的、接受的、好奇的，对他人的感受有同情心。

第 9 课家庭作业

1. （必修）作业单 9.A（练习加强面部表情）。指导学员在与他人互动时练习加强面部表情的变化。鼓励他们在倾听时使用挑眉、点头，说话时使用大幅的手势或身体动作。要求他们尝试表现得比平时夸张些，并思考这会如何影响他们的关系。
2. （选修）表达实验。指导学员练习一天增强表达，隔天抑制表达，并鼓励他们观察表达日和不表达日有何差异，包括内在的（想法、情绪）和外在的（社交参与程度）的部分。

全然开放讲义 9.1
开放表达＝信任＝社会联结

- **人类是社交安全检测的专家**。我们能够根据语音语调、身体姿势和面部表情，感觉到另一个人在互动中是否感到真正的安全和放松。
- **我们对那些隐藏内心感受的人感到怀疑**。在他们身边时，我们感到紧张并更有可能避开他们。
- **人们喜欢那些开放表达情绪的人**。跟那些压抑或掩饰情绪的人相比，他们被认为是更真实和值得信赖的。
- **开放表达并不意味着没有觉察或不加思考地简单表达情绪。有效的情绪表达总是要考虑环境**的。有时，约束或控制的表达是有必要的，能避免不必要的损害，和（或）践行自己的价值观（例如，警察逮捕嫌疑人的时候；玩扑克牌的时候；与青春期的孩子进行激烈讨论的时候）。
- **它也不意味着无节制地发泄或为自己的情绪指责他人**。它涉及开放地表露情绪，并承认我们在情绪的产生中所负的责任。这意味着我们为自己表达的东西负责，而不是将我们的经历归咎于他人。
- **此外，开放表达并不意味着当不好的时候假装一切都很好**。
- **重要的是，没有正确或最佳的社交信号发送方式**。我们每个人都有自己独特的表达方式。
- **重要的是，你的方式要真正起到向对方传达你的意图和内心体验的作用**，特别是当那个人是你想要与之有密切关系的人时。
- **然而，为了形成长久的亲密关系，你必须暴露出脆弱的一面**。这向对方传递了两个强有力的社交信号：

1. **我们信任他们**。当我们不信任某人时，我们会隐藏我们的真实意图并掩盖我们的内心感受。
2. **我们是一样的，因为我们有一个共同的纽带，就是人类都会犯错**。真正的友谊始于两个人不仅能够分享他们的成功，而且能够分享他们的秘密的疑虑、恐惧以及过去的错误。

第 9 课：社交信号很重要！

全然开放讲义 9.2
情绪会向他人传递信息

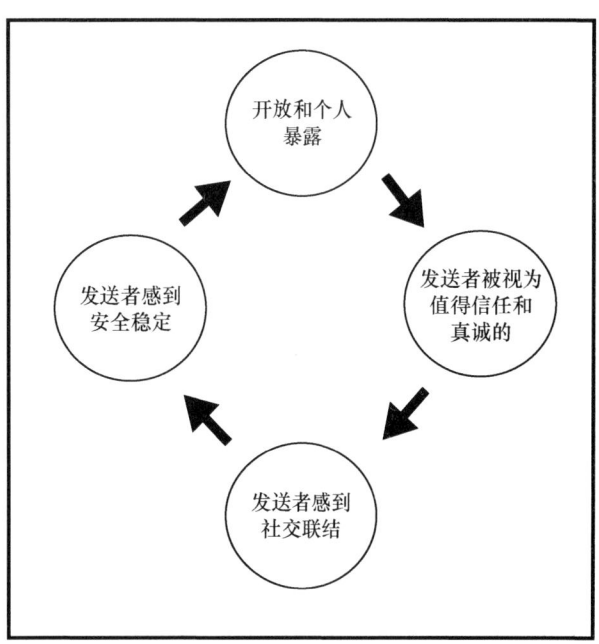

- 记住，开放表达并不意味着在没有觉察或不加思考的情况下表达情绪。
- 恰恰相反，有效的情绪表达总是要与情境相匹配的。

全然开放讲义 9.3

第 9 课要点：社交信号很重要！

1. 你若不表露，别人就不会真正了解你。
2. 我们相信我们所看到的，而不是所听到的。
3. 人们喜欢开放表达情绪的人；与那些压抑或掩饰的人相比，他们被认为是更真诚和值得信赖的。
4. 开放表达并不意味着在没有觉察或思量的情况下简单地表达情绪；相反，有效的表达总是有赖于环境的。
5. 要形成长久的亲密关系，你必须暴露出脆弱的一面。
6. 开放地表达脆弱会传递两个强大的社交信号：①我们信任对方。当我们不信任某人时，我们会隐藏我们的真实意图，掩盖我们的内心感受。②我们是一样的，因为我们有一个共同的纽带，那就是人类都会犯错。

全然开放作业单 9.A
练习加强面部表情

在下一周里，寻找机会尝试表达各种情绪。
1. 留意在社交互动过程中你想要表达给其他人的情绪。
2. 练习把情感表达的强度提高一点，高于你平时的表达。
3. 你具体做了什么来提高强度？
4. 描述加强表达后发生了什么。

	记录你想表达的情绪	你做了什么来提高强度？	加强表达后发生了什么？
星期一			
星期二			
星期三			
星期四			
星期五			
星期六			
星期日			

第 10 课
利用社交信号来践行你的价值观
灵活心念 Deep

第 10 课要点

1. 人类的情绪表达可以归类为三大功能领域：*地位、生存和亲密关系*。
2. 在互动中使用与你希望表达的情绪相关的主要表达渠道——面部、身体或触碰，以最大限度地让你想传递的东西被对方真实地接收到。
3. 使用"灵活心念 DEEP"来改善关系，并践行你的价值观。

所需材料

- 讲义 10.1（情绪表达的三个渠道）
- 讲义 10.2（人群中的面孔）
- 讲义 10.3（利用社交信号来践行你的价值观　灵活心念 DEEP）
- （选修）讲义 10.4（第 10 课要点：利用社交信号来践行你的价值观　灵活心念 DEEP）
- 作业单 10.A（灵活心念 DEEP　确认价值目标）
- 作业单 10.B（灵活心念 DEEP）
- 视频播放设备或可联网的屏幕设备，用于播放视频。读者可网上查询视频资料。
  - Michael McIntyre 的 *Comedy Roadshow* 中的"会说话的眉毛"（Talking Eyebrows）片段。
  - "静止脸试验（Still Face Experiment）"
- 白板和记号笔

（必修）教学要点　情绪的三种功能

请学员参阅讲义 10.1（情绪表达的三个渠道）。

- **人类的情绪表达可以归纳为三大功能领域：*地位、生存和亲密关系*，** 可以通过该领域特有的主要表达渠道来识别（App，McIntosh，Reed，& Hertenstein，2011）。这一领域的研究显示：
  - *身体渠道促进社交地位情绪的表达*（例如，尴尬、羞辱、羞耻和骄傲）。
  - *面部渠道支持生存情绪的表达*（即愤怒、厌恶、恐惧、享受、快乐和悲伤）。
  - *触碰渠道支持亲密情绪的表达*（例如，爱、同情）。
- 因此，如果你想让别人知道你的真实意图，请把在进化中形成的与你想要表达的情绪意图（地位、生存、亲密关系）相关联的社交信号渠道作为你的主要沟通手段。

> ★ **有趣的真相**：*生存情绪是快速的*
>
> 请学员参阅讲义 10.2（人群中的面孔）。
>
> *生存情绪（即愤怒、厌恶、恐惧、快乐和悲伤）是被快速表达和快速评估的（通常在几毫秒内），一般人普遍可以识别与每种情绪相关的独特面部表情（Ekman，1993）。例如，我们可以在一群人中迅速发现内斜眉和紧锁眉，这是愤怒的面容特征，即使该表情是用简单的白描手法画的。你能发现讲义 10.2 中的愤怒表情吗？*

（必修）教学要点　非语言的社交信号很重要！

- *非语言信号很重要！例如，扬眉是表达友好和喜爱的普遍信号*。眉毛摆动是表达"我喜欢你"或"你属于我的部落"的本能方式。大多数情况下，它们伴随着真诚的微笑、亲切或快乐的眼神，以及悦耳的语调。这些信号可以在朋友见面打招呼时和（或）跟觉得有吸引力或有趣的人互动的时候看到（也可参见第 3 课中的必修课堂练习"玩儿眉毛"）。

> 讲员须知：当一个不喜欢我们的人和我们互动，或者在与对手的互动中，眉毛的摆动会明显地缺失。然而，在互动过程中没有摆眉毛并不能作为不喜欢的确切证据。例如，对方可能正处于痛苦之中，或感受到与你无关的威胁（痛苦和威胁都会关闭社交安全反应和亲社交信号），或者他们可能很少对任何人摆动眉毛，不管在什么情况下（也就是说，即使在朋友之间）。

> ★ **有趣的真相**：*社交信号能影响大脑！*
>
> *眉毛摆动不仅传达了亲社会的意图，而且还自动触发了发送者和接收者的社交安全系统。安全系统（通过发送者的脑-体调节系统的双向性质以及通过接收者的微模仿和镜像神经元；见第 3 课）。我们在几毫秒内自动微模仿他人的面部表情，这会触发相同的大脑结构，或镜像神经元，从感受到对方的生理体验（Montgomery & Haxby，2008；Van der Gaag，Minderaa，& Keysers，2007）。因此，如果我们观察到一个人疼得龇牙咧嘴，我们往往会在没有意识到的情况下做出微表情，而且相应地，通过镜像神经元系统的影响，我们能本能地知道对方的内心感受（T. R. Lynch, Hempel, & Dunkley, 2015；Schneider et al., 2013）。*

（推荐）课堂练习　阿波罗眉毛！

播放 Michael McIntyre 的 *Comedy Roadshow* 中 1.3 分钟的视频剪辑"会说话的眉毛"。以此为基础，讨论喜剧演员的友好程度是如何仅仅通过移动眉毛的方式而变化的。我们发现这个视频片段是一个非常宝贵的教学工具，它直观地展示了亲社会信号的重要性。

使用以下问题讨论视频片段。

> ✓ **问**：你注意到了什么？当喜剧演员压低眉毛时发生了什么？他的语气变了吗？这是怎么回事呢？
> - **教学**：讲员应强调他的语气如何从欢快的语调（当他抬起眉毛时）变为平淡或单调的攻击性语气（当他压低眉毛时）。回想一下我们脑-体的双向性质：当他压低眉毛时，欢快的语调消失，这可能反映了喜剧演员的社交安全系统（副交感神经腹侧迷走神经系统；见第 2 课）的关闭。
>
> **使用以下问题介绍接下来的课堂练习。**
> ✓ **问**：如果父母在与孩子互动时习惯性地表现出扑克脸或使用毫无兴致和单调的语调，会对婴儿或孩子产生什么后果？

（必修）课堂练习 "静止脸实验"

播放 2.5 分钟的视频片段"静止脸实验"，由 Dr. Edward Tronick 主讲。用以讨论对他人使用平淡或中性的面部表情产生的强大社交信号作用。

使用以下问题讨论该视频片段。

✓ **问**：关于社交信号的发送，这个视频片段说明了些什么？
- **教学**：讲员应该强调，这个研究表明，人类的面部表情（例如，愤怒、恐惧、快乐）是无条件刺激，会自动触发接收者的情感体验。面部表情是在进化中准备好的刺激物，无论我们喜欢与否，我们都会对其做出反应（例如，与蛇、模糊的东西、蜘蛛相似）。我们对它们的反应开始于感官感受器水平，是低于意识觉察水平的。
- **教学**：这个视频中的婴儿是完全按照进化出来的程序做出反应的。尽管只接触了无表情的妈妈 2 分钟，婴儿的反应也是遵循典型模式的，而这种模式是跨文化的。婴儿先试图通过合作信号（即微笑、大笑、眉毛摆动、发出之前分享过的快乐的声音，并用手指妈妈）来吸引无表情的妈妈重新加入进来。当这一切失败后，婴儿变得更加绝望，发出原始的求救信号（尖叫、哭泣和扭动）。当这一方法失败时，婴儿就会使用在他这个发展阶段仅剩的策略，即它试图远离痛苦的源头（妈妈）。
✓ **问**：如果父母在与孩子互动时习惯性地没有表情或使用毫无兴致的单调语调，对婴儿或儿童来说可能会有什么后果？
- **反思**：当与婴儿互动时，大多数人都会自发地采用一种欢快和游戏性的语调（"婴儿语"）。这可能告诉我们关于社交信号的什么呢？

（必修）教学要点 利用社交信号来践行你的价值观：灵活心念 DEEP

请学员参阅讲义 10.3（利用社交信号来践行你的价值观：灵活心念 DEEP）。

> 讲员须知：如同在 RO 中使用的其他缩写，在白板上写下首字母缩略词（DEEP），每个字母垂直排列在一列中，但不教授或命名每个字母所代表的具体技能。接下来，从首字母缩略词的第一个字母（DEEP 中的 D）开始，使用下面列出的要点教授与相应字母相关的技能，直到你涵盖了与每个字母相关的所有技能。重要的是，当你讲解字母对应的相关技能时，只要在白板上大概描述其代表的含义就好。这种教学方法可以避免对首字母缩略词中的某些单词的使用进行冗长的解释或提前讲解概念。在正式讲解相关技能时再介绍每个字母的具体含义。

灵活心念 DEEP

- D　**确定**（Determine）你的价值目标和你希望表达的情绪
- E　通过让非语言信号与价值目标匹配上实现**有效表达**（Effectively Express）
- E　用自我询问来**检查结果**（Examine the outcome）并学习
- P　一次又一次地**练习**（Practice）开放表达

互动之前

请学员参阅作业单 10.A（灵活心念 DEEP　确认价值目标）。

D **确定**你的价值目标和你希望表达的情绪。

- *思考你希望与对方关系的亲密程度*。使用匹配＋1 亲密度评定量表（见第 21 课），对当前关系中的亲密程度和期望的亲密程度都进行评分。
- *确定为了达到你渴望的亲密程度，你将需要践行的价值目标*。并使用作业单 10.A（灵活心念 DEEP　确认价值目标）来辅助完成这一过程。
- *当有多个价值目标时，确定在当前情况下对你所渴望的关系类型最重要的一个*。
- *确定与你最重要的价值目标连在一起的情绪*（例如，与遵守伦理这个价值目标相连的情绪是内疚，与承认犯错这个价值目标相连的情绪是悲伤，与不无谓地违反社会规范这个价值目标相连的情绪是尴尬）。
- *确定有效沟通这种情绪所需的主要表达渠道*。
  - *地位情绪是通过身体来表达的*（例如，尴尬、羞辱、耻辱和骄傲）。
  - *生存情绪是通过脸部表达的*（即愤怒、厌恶、恐惧、享受、快乐和悲伤）。
  - *亲密关系的情绪是通过触碰来表达的*（例如，爱、同情）。

在互动过程中

E 通过让非语言信号与价值目标匹配上实现**有效表达**。

- *练习表达而不期望得到任何回报*。给对方时间来反应——不要以为没有反应就意味着他们没有注意到、他们不关心或者他们不喜欢你做的事情。他们可能对你行为的改变感到高兴和震惊，也可能他们自己就很难开放表达，和（或）可能只是不知道如何回应。
- *要给对方机会，以善意度之*，特别是如果你开放表达的对象在过去跟你有过冲突。
- *使用与你希望在互动中传达的情感相关联的主要表达渠道*——**身体、面部或触碰**——以最大限度地让你所传递的东西被对方真正接收到。
- *让你的非语言信号与你的价值目标匹配上*。讲员应该对以下每个例子中所描述的非语言社交信号进行示范，并鼓励班级成员进行模仿。
- *如果你的价值目标是被认真对待，那么就发出庄重和自信的信号*（例如，看着对方的眼睛，平静而坚定地说话，保持你的肩膀向后打开，下颌向上抬起）。
- *如果你的价值目标是与某人建立紧密的社交关系，就发出友好的信号*［例如，扬眉、温暖地微笑、张开手、用悦耳的声音讲话、点头、交谈时轮流说话，和（或）轻轻地触碰他们的手臂］。
- *如果你的价值目标是坦率和诚实，那么当需要时，就把你内心的感受表达出来*（例如，经历丧失后感到悲伤就哭出来；当对某件事情不确定时，就耸耸肩；当你喜欢你听到的东西时，就点头；当受到表扬时，就热情地微笑并表示感谢）。
- *如果你的价值目标是保持公平心，就发出开放的信号*（例如，在倾听反馈时，扬眉；如果坐着，就靠在椅背上；做一个深呼吸放慢谈话节奏；给对方时间对问题做出反应或在你说话前让对方说完他们的观点。让自己的反应跟对方的表达强度匹配，而不是试图表现出平静，以此来认可他们的体验；使用张开手的姿势；在不确定时通过耸肩来传递非支配姿态；保持一个悦耳的语调说话）。
- *如果你的价值目标是不骄不躁，那么就发出谦逊的信号*（例如，保持目光接触，略微低头耸肩，使用张开手的手势和富有同情心的语气）。

（必修）课堂练习　检验如何不说一句话就表达出价值目标

说明： 参考作业单 10.A（灵活心念 DEEP　确认价值目标），并要求学员挑出他们所持有的价值目标的其他例子。

向全班同学征集价值目标的例子，然后用以下问题来帮助理解他们是如何以非语言方式发出信号的。鼓励全班同学表演他们为每个价值目标确定的外显行为。

- ✓ **问：** 一个客观的观察者如何不须交谈就知道（或至少能猜到）某人可能是按照这个价值目标生活的？哪些动作、面部表情、语音语调和手势最常与这个价值目标相关？当一个人按照这个价值目标生活时，最常体验到的或表达的是哪类情绪？你认为哪种情感表达渠道——身体、面部或触碰——可能最能代表它？
- ✓ **问：** 这里列出的价值目标的例子里是否有哪个是只能通过语言来表达的，也就是说，不能用动作来表达？如果有，这可能意味着什么？它是如何表达的？
- ✓ **问：** 这里列出的价值目标里是否有哪个是你不愿意向别人透露的？这可能说明了什么？
- ✓ **问：** 这里列出的价值目标里是否有你非常不喜欢或认为不道德的？这可能说明你自身的什么东西吗？你对这些特定的价值目标的反应会如何影响你的关系或你的行为？

更有趣的是： 从价值目标的讲义中随机选择几个没有被学员选中的例子。这些例子通常都是非 OC 价值目标。如果同学们对这些价值目标有强烈的反应或评判，鼓励他们使用自我询问。他们可能需要学习的是什么？

现在，回到"灵活心念 DEEP"！

互动之后

E 用自我询问来**检查结果**并学习。
- *对自己的情绪反应负责*，而不是因为互动不完美或没有完全按照你的希望或预期进行，就将责任归咎为对方。

- *使用自我询问来检查你的经验*，并在你的自我询问日志中记录你的观察。
  - ➢ *在互动过程中，你的开放是否改变了对方的开放程度？如果是这样，他们是如何表达的？这可能说明了什么？*
  - ➢ *互动是否是如你希望或预期的那样进行的？如果没有，那么你可能需要学习的是什么？*
  - ➢ *在互动之后，你觉得与他们的关系更近了还是更远了？这可能说明了什么？*
  - ➢ *是否有部分的你故意想让事情变得困难？为难自己？为难对方？这可能意味着什么？你需要学习的是什么？*
- *练习庆祝多样性*。放下想让别人像你一样思考或行动的期待。
- *欣赏你自己独特的表达风格，同时不认定你的方式更好*。例如，欣赏你的冷幽默或轻声细语的说话方式，但也愿意超越你的表达方式的舒适区，去配合你的互动伙伴的表达水平。使用匹配＋1（Match＋1）原则来调整你的表露水平（见灵活心念ALLOW，第21课）。
- 当开放表达后你实现了关系目标或践行了自己的价值观时，要**庆祝表达成功**。一定要花时间强调这一步并奖励自己。这将使你在下次实践时更容易想起表达的好处。

P 一次又一次地**练习**开放表达。
- *承诺要一次又一次地练习开放表达。*
- *如果这个关系是高冲突的，但又是高度重要的……*
  - *一次是不够的*。也就是说，一次的开放不可能修复多年的伤害或不信任。
  - *承诺开放表达，无论结果如何。*
  - *耐心、坚持和忍耐对你有利。*
  - *从一个中立方那里寻求反馈，以帮助评估和挑战你的进展和看法*。鼓励你的帮助者质疑你对事件的描述，而不是自动化地来认可或试图安抚你（要记得RO的核心原则："我们所见皆因自身而异，而非事物本来面目"）。向他们解释，全然开放的生活的一部分就是要主动搜索我们的痛点，或我们个人的未知领域，目的是获得学习。
  - *愿意一直走下去并保持稳定一致对于在受损的关系中重建信任是至关重要的*，这意味着一旦你开始了开放表达的进程，你就不能因为你累了、觉得困难了、认为他们太依赖了、和（或）因为你的努力已经按你计划的方式奏效了，就简单地停止。真正的亲密关系是艰苦的工作，当它们被破坏过，这项工作就更难了，然而重建信任的回报是非常值得努力的。跟对方开放表达意味着要一路走下去，尤其是当关系非常重要且高度受损时。
- *值得交往的人是喜欢和信任真实的你的*。使用灵活心念SAGE技能来评估这种关系是否可能有毒（见第8课）。避免快速决策。在你做出任何决定之前，向你知道能够保持中立的人寻求建议。
- *寻找机会来扩展你在表达上的局限*。例如，在教堂里，当其他人唱歌时加入进来，而不是安静地坐在那儿；与其避开你喜欢的人，不如请他一起喝咖啡；与其责怪别人不关心你，不如练习表达你的关心，而不期望得到任何回报。

第10课家庭作业

1.（必修）作业单10.B（灵活心念DEEP）。

2.（必修）指导学员练习扬眉，在感到疲惫、压力、痛苦时对着镜子练，在与他人互动时练。鼓励他们在跟一个看上去郁闷不乐的人互动时尝试扬眉。让他们把闭嘴式微笑和扬眉结合起来，然后注意呼吸发生了什么变化。学员应在自我询问日志中记录观察到的结果。

全然开放讲义 10.1
情绪表达的三个渠道

- **情绪有三大类表达渠道:** *地位、生存和亲密关系*。
  - *身体*渠道促进社交地位情绪的表达(例如,尴尬、羞辱、羞耻和骄傲)。
  - *面部*渠道支持生存情绪的表达(即愤怒、厌恶、恐惧、享受、快乐和悲伤)。
  - *触碰*渠道支持亲密情绪的表达(例如,爱、同情、共情、慈悲)。

全然开放讲义 10.2
人群中的面孔

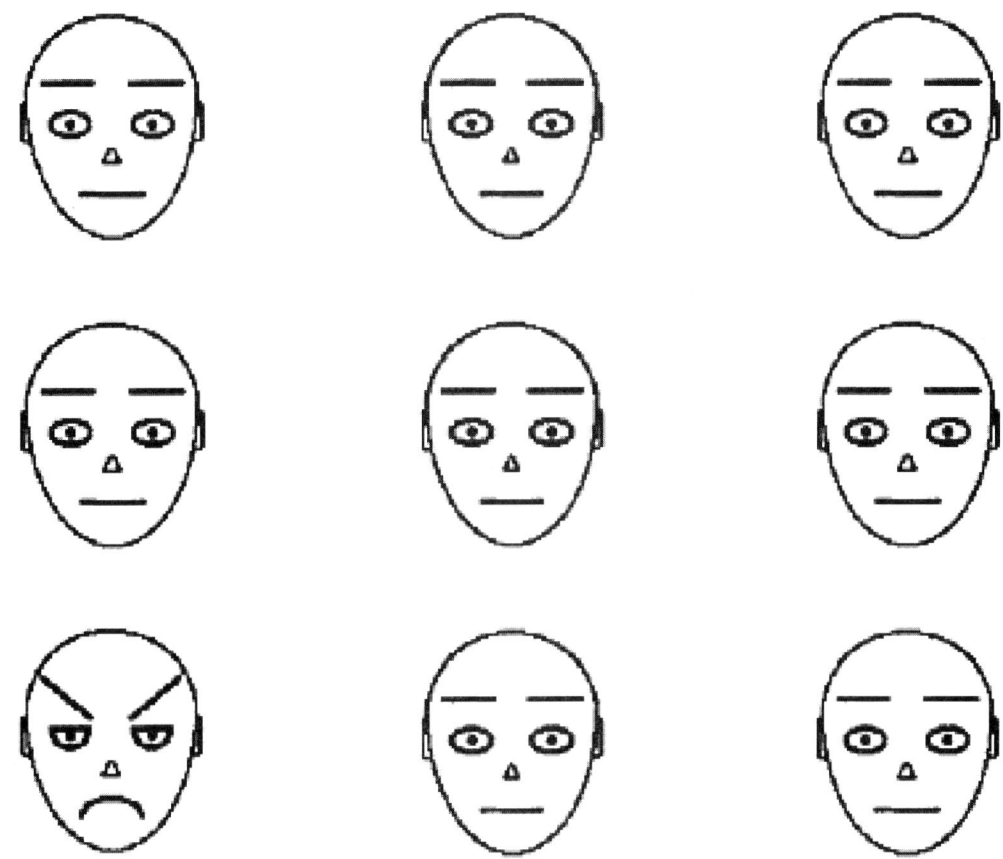

Adapted from Öhman, Lundqvist, & Esteves (2001), fig. 2, p. 384.

全然开放讲义 10.3
利用社交信号来践行你的价值观　灵活心念 DEEP

灵活心念 DEEP

- D　**确定**（Determine）你的价值目标和你希望表达的情绪
- E　通过让非语言信号与价值目标匹配上实现**有效表达**（Effectively Express）
- E　用自我询问来**检查结果**（Examine the outcome）并学习
- P　一次又一次地**练习**（Practice）开放表达

互动之前

D　确定你的价值目标和你希望表达的情绪。

- 思考你希望与对方关系的亲密程度。使用匹配+1亲密度评定量表（见第21课），对当前关系中的亲密程度和期望的亲密程度都进行评分。
- 确定为了达到你渴望的亲密程度，你将需要践行的价值目标。并使用作业单10.A（灵活心念 DEEP　确定价值目标）来辅助完成这一过程。
- 当有多个价值目标时，确定在当前情况下对你所渴望的关系类型最重要的一个。
- 确定与你最重要的价值目标连在一起的情绪（例如，与遵守伦理这个价值目标相连的情绪是内疚，与承认犯错这个价值目标相连的情绪是悲伤，与不无谓地违反社会规范这个价值目标相连的情绪是尴尬）。
- 确定有效沟通这种情绪所需的主要表达渠道。
  - 地位情绪是通过身体来表达的（例如，尴尬、羞辱、耻辱和骄傲）。
  - 生存情绪是通过脸部表达的（即愤怒、厌恶、恐惧、享受、快乐和悲伤）。
  - 亲密关系的情绪是通过触碰来表达的（例如，爱、同情）。

在互动过程中

E　通过让非语言信号与价值目标匹配上实现有效表达。

- 练习表达而不期望得到任何回报。给对方时间来反应——不要以为没有反应就意味着他们没有注意到、他们不关心或者他们不喜欢你做的事情。他们可能对你行为的改变感到高兴和震惊，也可能他们自己就很难开放表达，和（或）可能只是不知道如何回应。
- 要给对方机会，以善意度之，特别是如果你开放表达的对象在过去跟你有过冲突。
- 使用与你希望在互动中传达的情感相关联的主要表达渠道——**身体、面部或触碰**——以最大限度地让你所传递的东西被对方真正接收到。
- 让你的非语言信号与你的价值目标匹配上。
  - 如果你的价值目标是被认真对待，那么就发出庄重和自信的信号（例如，看着对方的眼睛，平静而坚定地说话，保持你的肩膀向后打开，下颌向上抬起）。
  - 如果你的价值目标是与某人建立紧密的社交关系，就发出友好的信号［例如，扬眉、温暖地微笑、张开手、用悦耳的声音讲话、点头、交谈时轮流说话，和（或）轻轻地触碰他们的手臂］。
  - 如果你的价值目标是坦率和诚实，那么当需要时，就把你内心的感受表达出来（例如，经历丧失后感到悲伤就哭出来；当对某件事情不确定时，就耸耸肩；当你喜欢你听到的东西时，就点头；当受到表扬时，就热情地微笑并表示感谢）。
  - 如果你的价值目标是保持公平心，就发出开放的信号（例如，在倾听反馈时，扬眉；如果坐着，就靠在椅背上；做一个深呼吸放慢谈话节奏；给对方时间对问题做出反应或在你说话前让对方说完他们的观点。让自己的反应跟对方的表达强度匹配，而不是试图表现出平静，以此来认可他们的体验；使用张开手的姿势；在不确定时通过耸肩来传递非支配姿态；保持一个悦耳的语调说话）。

- **如果你的价值目标是不骄不躁，那么就发出谦逊的信号**（例如，保持目光接触，略微低头耸肩，使用张开手的手势和富有同情心的语气）。

互动之后

E 用自我询问来**检查结果**并学习。

- **对自己的情绪反应负责**，而不是因为互动不完美或没有完全按照你的希望或预期进行，就将责任归咎为对方。
- 使用自我询问来检查你的经验，并在你的自我询问日志中记录你的观察。
  - *在互动过程中，你的开放是否改变了对方的开放程度？如果是这样，他们是如何表达的？这可能说明了什么？*
  - *互动是否是如你希望或预期的那样进行的？如果没有，那么你可能需要学习的是什么？*
  - *在互动之后，你觉得与他们的关系更近了还是更远了？这可能说明了什么？*
  - *是否有部分的你故意想让事情变得困难？为难自己？为难对方？这可能意味着什么？你需要学习的是什么？*
- **练习庆祝多样性**。放下想让别人像你一样思考或行动的期待。
- **欣赏你自己独特的表达风格，同时不认定你的方式更好**。例如，欣赏你的冷幽默或轻声细语的说话方式，但也愿意超越你的表达方式的舒适区，去配合你的互动伙伴的表达水平。使用匹配＋1（Match＋1）原则来调整你的表露水平（见灵活心念 ALLOW，第 21 课）。
- 当开放表达后你实现了关系目标或践行了自己的价值观时，要**庆祝表达成功**。一定要花时间强调这一步并奖励自己。这将使你在下次实践时更容易想起表达的好处。

P 一次又一次地**练习**开放表达。

- **承诺要一次又一次地练习开放表达**。
- **如果这个关系是高冲突的，但又是高度重要的……**
  - **一次是不够的**。也就是说，一次的开放不可能修复多年的伤害或不信任。
  - 承诺一次又一次地开放表达，无论结果如何。
  - 耐心、坚持和忍耐对你有利。
  - 从一个中立方那里寻求反馈，以帮助评估和挑战你的进展和看法。鼓励你的帮助者质疑你对事件的描述，而不是自动化地来认可或试图安抚你（要记得 RO 的核心原则："我们所见皆因自身而异，而非事物本来面目"）。向他们解释，全然开放的生活的一部分就是要主动搜索我们的痛点，或我们个人的未知领域，目的是获得学习。
  - **愿意一直走下去并保持稳定一致对于在受损的关系中重建信任是至关重要的**，这意味着一旦你开始了开放表达，如果你真心想改善受损的关系，就不能停下。
- **值得交往的人是喜欢和信任真实的你的**。使用灵活心念 SAGE 技能来评估这种关系是否可能有毒（见第 8 课）。避免快速决策。在你做出任何决定之前，向你知道能够保持中立的人寻求建议。
- **寻找机会来扩展你在表达上的局限**。例如，在教堂里，当其他人唱歌时加入进来，而不是安静地坐在那儿；与其避开你喜欢的人，不如请他一起喝咖啡；与其责怪别人不关心你，不如练习表达你的关心，而不期望得到任何回报。

全然开放讲义 10.4
第 10 课要点：利用社交信号来践行你的价值观
灵活心念 DEEP

1. 人类的情绪表达可以归类为三大功能领域：*地位、生存和亲密关系*。
2. 在互动中使用与你希望表达的情绪相关的主要表达渠道——面部、身体或触碰，以最大限度地让你想传递的东西被对方真实地接收到。
3. 使用"灵活心念 DEEP"来改善关系，并践行你的价值观。

全然开放作业单 10.A
灵活心念 DEEP
确认价值目标

- 找出你希望改善的关系。
- 思考你希望与对方关系的亲密程度。使用"匹配＋1"亲密度评定量表作为指南（见第21课）。
- 使用下面的清单，确认与你期望的亲密关系水平相关联的价值目标。
- 如果有多个价值目标，选择在当前情况下对你所期望的关系类型最重要的那个目标。

为了在接下来的互动中获得你想要的关系，你认为需要践行的重要的价值目标是哪个？请在其旁边的方框里打钩。

- ☐ 坦诚和直率
- ☐ 诚实和真实
- ☐ 恪守道德和公平心
- ☐ 尊重自己和他人
- ☐ 被认真对待
- ☐ 态度平和轻松
- ☐ 善待自己和他人
- ☐ 以我希望被对待的方式对待他人
- ☐ 做正确的事，即使会导致别人的痛苦
- ☐ 被视为一个有爱心的父母、配偶、搭档或朋友
- ☐ 处理好各种关系
- ☐ 忠实于我的誓言和先前的承诺
- ☐ 愿意在必要时打破承诺
- ☐ 向被我伤害过的人道歉，并在可能的情况下修复损害
- ☐ 原谅那些伤害过我的人
- ☐ 承认自己的错误而不是崩溃
- ☐ 承认自己的成功而不骄傲自大
- ☐ 关心他人的福祉
- ☐ 关心我自己的福祉
- ☐ 为我的部落、我的家庭、我的社区和我的社会作出贡献，而不总是期望得到回报
- ☐ 做到自我导向
- ☐ 感激来自他人的导向
- ☐ 对自己的行为、情绪和对世界的反应负责，而不是指责他人或自责
- ☐ 接受那些我无法改变的事情
- ☐ 在我力所能及的情况下寻求改变
- ☐ 捍卫我的信念
- ☐ 失败就承认，但不因此放弃
- ☐ 不要总是认为我是对的
- ☐ 不要总是认为我是错的
- ☐ 能玩、能笑、能放松
- ☐ 思想开放
- ☐ 愿意质疑一切，包括我自己
- ☐ 要信任自己和他人
- ☐ 要让别人知道我在一些时候欣赏他们，爱他们，他们在我很开心
- ☐ 纪律严明，秩序井然
- ☐ 不守纪律，不讲秩序
- ☐ 先思后行
- ☐ 先行后思
- ☐ 在情况需要时自我控制
- ☐ 有能力放弃控制
- ☐ 反对暴政
- ☐ 能够以谦逊的态度对抗强权，以防止不必要的伤害或不道德的行为
- ☐ 在需要的时候能够表达脆弱性和接受他人的帮助
- ☐ 寻找可能让我不舒服的东西，目的是获得学习
- ☐ 有觉察地回避我不喜欢的东西

第五章 RO DBT 课程规划

- ☐ 培养健康的自我怀疑
- ☐ 培养健康的自信
- ☐ 庆祝我的成功但不骄傲自满
- ☐ 为他人的成功开心而不怨恨
- ☐ 当输赢对我来说并不重要时，要允许别人赢
- ☐ 不允许别人占我的便宜
- ☐ 感激他人为我的福祉所作的努力
- ☐ 在情况需要时放弃控制权
- ☐ 相信自己的直觉，但不假定它们就是事实
- ☐ 敞开心扉接受新的体验，并重视意外的东西
- ☐ 热情地参与到生活中去
- ☐ 对自己的生活感到满足
- ☐ 欣赏知识、教育和学习
- ☐ 视众生皆平等
- ☐ 对那些与我不同的人持开放、谦逊和不傲慢的态度
- ☐ 体验对自己和他人的慈心
- ☐ 将问题视作成长的机会
- ☐ 活在此时此地
- ☐ 谦虚和不傲慢
- ☐ 做出自我牺牲以使他人受益，不期望得到任何回报
- ☐ 挑战权威
- ☐ 尊重权威
- ☐ 体谅他人的感受或思维方式
- ☐ 慢反应，保持冷静
- ☐ 情况需要时，快速反应，不拘束
- ☐ 了解自己、他人和世界
- ☐ 尽职尽责
- ☐ 享受当下的快乐
- ☐ 提前计划
- ☐ 按冲动做事
- ☐ 欣赏规则的重要性
- ☐ 过没有规则的生活
- ☐ 保持平和、冷静、沉着
- ☐ 保持兴奋、热情、有表现力
- ☐ 感受到与他人的社交联结
- ☐ 重视多样性
- ☐ 做好当下需要的事情
- ☐ 能够质疑自己而不崩溃
- ☐ 负责任地行动
- ☐ 当我做错事或伤害了别人时，要承认，不期望得到任何回报，或诉诸自我苛责
- ☐ 向我关心的人表达爱
- ☐ 不指望别人来解决我的问题
- ☐ 帮助他人而不期望得到任何回报
- ☐ 诚信地生活
- ☐ 不断努力提高自己
- ☐ 身体健康
- ☐ 经济稳定
- ☐ 生活在一个安全的环境中
- ☐ 爱护自然和自然环境
- ☐ 爱和被爱
- ☐ 避免伤害他人
- ☐ 要有灵性思考
- ☐ 成为一个领导者
- ☐ 要有成效
- ☐ 有权力，能影响他人
- ☐ 为社会作贡献
- ☐ 取得一些重要的成就
- ☐ 喜欢我所做的工作
- ☐ 养家糊口
- ☐ 建立一个长期的浪漫关系或伴侣关系
- ☐ 养育子女
- ☐ 体验真正的浪漫爱情
- ☐ 具有创造性
- ☐ 寻求个人成长和自我发现
- ☐ 愿意尝试新事物

记录其他没有被囊括的价值目标。

_____

_____

决定哪一个价值目标最能代表你期待的行事方式，以实现你所期望的关系和亲密程度。考虑你总体上希望如何与对方相处，以及你可能需要如何调整你的价值目标，以灵活地应对当前的情况。

总体而言，对于跟这个人的关系，哪些价值目标是最重要的?

_____

_____

_____

在即将到来的互动中，哪个价值目标是最需要践行的?

_____

_____

_____

注意你的价值目标何时会出现对立。例如，父母可能重视与女儿互动时的平和、冷静和镇定，但也重视在女儿身边时的兴奋、热情和表现力。

对立的价值目标通常意味着当时的背景或情境很可能是做出有效行为的决定性因素。因此，当你的女儿讲述她遇到个人危机时，或者当你和她在一个潜在的危险情境中时，冷静和镇定可能是最重要的。（例如，在深夜去地铁的路上走在黑暗的隧道里），而当她赢得比赛、获得荣誉或与你分享她最新的兴趣时，可能需要兴奋、热情和表现力。

> 我持有的哪些价值目标是刚好对立的?
> 在决定哪个价值目标可能是最重要的过程中，我多大程度上能够灵活地考虑到当时的情况或环境?
> 这些对立的目标在多大程度上影响了我生活的其他领域或其他关系? 我可能需要学习的是什么?

记录从你的练习中浮现的问题和观察。

_____

_____

_____

_____

_____

_____

全然开放作业单 10.B
灵活心念 DEEP

在接下来的一周里,在你的日常互动中留意练习"灵活心念 DEEP"的机会。

主动找一次跟你想与之有更好的或更亲密的关系的人的互动机会,练习"灵活心念 DEEP"。

描述一下你练习"灵活心念 DEEP"的情境(例如,谁在场?他们与你的关系是什么?以及互动的主要目的是什么?)。

_____
_____
_____
_____

在互动之前

D 确定你的价值目标和你希望表达的情绪。

在你练习了的技能旁边的方框中打钩。

☐ **确定你想在互动中表达的情绪。**

☐ *描述你想表达的情绪和感受,如果情绪或感受不止一种的话,请将它们按照对你的重要性程度大小进行排序。*

_____
_____
_____

☐ **确定与你要表达的情绪相关联的主要表达渠道**(或与最重要的情绪相关联的渠道)。在你选定的渠道前打钩。

☐ **身体渠道,与社会地位和难为情的情绪相关联**(例如,尴尬、羞辱、羞耻和骄傲)。

☐ **面部渠道,与生存情绪相关联**(例如,愤怒、厌恶、恐惧、享受、快乐和悲伤)。

☐ **触碰渠道,与亲密的情绪相关联**(例如,爱、同情、慈悲、共情)。

在互动之中

E 通过让非语言信号与价值目标匹配上实现**有效表达**。

在你练习了的技能旁边的方框中打钩。

☐ 练习表达时不期望任何回报。

☐ 给对方机会,以善意度之。

☐ 在互动中使用主要表达渠道:身体、面部或触碰。

☐ 让你的非语言信号与你的价值目标匹配上。*在你练习了的技能旁边的方框中打钩。*

☐ 我的价值目标是被认真对待,所以我发出**庄重和自信的信号**。

☐ 我的价值目标是建立紧密的社交纽带和合作关系,所以我**传递友善的信号**。

☐ 我的价值目标是坦率诚实,所以我在需要的时候**坦露自己的内心感受**。描述你表达了什么。

_____

_____

☐ 我的价值目标是保持公平心，所以我**表现出开放性**。

☐ 我的价值目标是不骄不躁，所以**我表现出谦逊**。

☐ **表达其他的价值目标**，*请描述*。

_____

_____

在互动之后

E 用自我询问来**检查结果**并学习。

在你练习了的技能旁边的方框中打钩。

☐ **练习对自己的情绪反应负责**，而不是指责他人。

☐ **使用自我询问来检查你的体验**，并将我的观察结果记录在自我询问日志中。*写下最有可能引出你的痛点和（或）对你最有帮助的自我询问问题。*

_____

_____

☐ 通过放下想让别人像你一样思考或行动的期待，**练习庆祝多样性**。

☐ **欣赏自己的表达风格**，同时不认定自己的方式更好。

☐ **庆祝表达成功**。*记录你是如何奖励自己的。*

_____

_____

记录其他你练习的技能。

_____

_____

P 一次又一次地**练习**开放表达。

在你练习了的技能旁边的方框中打钩。

☐ **承诺坚持一次又一次地练习开放式表达**。

☐ 记住，你这边一次（甚至几次）开放和脆弱的情绪表达不一定带来对方类似的表达，尤其是这段关系在过去曾经有过高度冲突的情况。

☐ **从一个中立方那里寻求反馈**，帮助你评估和挑战你的进展和看法。

☐ 当你觉得关系可能有毒时，**寻求独立和不带偏见的建议**。并且（或）使用"灵活心念 SAGE"

技能来评估有毒程度（见第 8 课）。*记录你做了什么。*

☐ *寻找机会扩展你在表达上的局限。*
记录你做了什么或者打算怎样去做。

第 11 课
正念训练，第一部分
过度控制的心念状态

> 讲员须知：第 11 课是 4 节 RO 正念课程的第 1 节。今天的课程（第一部分）将回顾针对过度控制问题的 RO 正念中的心念状态分类——它们是固着心念、灵活心念和宿命心念。第二部分（第 12 课）涵盖了正念"什么"技能：开放地观察，中正地描述，无计划参与。第三部分和第四部分教授 4 种正念的"如何"技能，以及 RO 鼓励学员在练习正念"什么"技能时所采用的基本态度。第三部分（第 13 课）教授 4 种正念"如何"技能中的第一种，即带着自我询问。第四部分（第 14 课）教授剩下的 3 个"如何"技能：带着对严苛评判的觉察，一心一意地觉察，有效而谦逊。RO 正念的这四个部分在之后的 RO 技能训练课程中会被重复，30 节课程中共有 8 节聚焦在正念上。

第 11 课要点

1. 对于过度控制的个体来说，有问题的心念状态通常都是封闭的心念。
2. 这些状态会阻碍人们从新信息或否定性的反馈中学习，并可能对人际关系产生负面影响。
3. 封闭心念是一种受到威胁下的心念状态。OC 有问题的心念状态虽然经常是由注重细节加工和抑制性控制的非情绪性的素质触发，但却是被情绪驱动的。
4. 固着心念传达一种信号：改变是不必要的，因为我已经知道答案。固着心念就像泰坦尼克号的船长，他不顾反复警告，坚持说："全速前进，让冰山见鬼去吧。"
5. 宿命心念则认为：改变是不必要的，因为没有答案。宿命心念也像泰坦尼克号的船长，在撞上致命的冰山后，他回到自己的船舱，锁上门，拒绝帮助乘客弃船。
6. 灵活心念代表了一种更开放、更接纳、更灵活的反应方式。这就像一艘船的船长，当看到冰山时，他愿意放弃先前的计划，改变航向或减速；也不会一有陷入麻烦的迹象，就弃船或掉头逃跑。

所需材料

- 讲义 11.1（过度控制的心念状态）
- 讲义 11.2（善待固着心念）
- 讲义 11.3（从宿命心念中学习）
- （选修）讲义 11.4（第 11 课要点：正念训练，第一部分　过度控制的心念状态）
- 作业单 11.A（善待固着心念）
- 作业单 11.B（做宿命心念的相反行为）
- 白板和记号笔

（必修）教学要点 学着对自己的封闭保持开放

请学员参考讲义 11.1（过度控制的心念状态）

> 讲员须知：被称为"固着心念"和"宿命心念"的 OC 心念状态，指的是在遇到否定性的反馈或不确定性时最常见的两种 OC 行为模式。对这两个"卡点"的正念觉察可以作为技能使用的提示。

- **对于过度控制的人来说，当处在新的或不确定的情况下，感觉受到挑战、批评，和成为关注的焦点时，最常进入有问题的心念状态。**
- **"有问题"指的是它们阻碍了新的学习，并会对人际关系产生负面影响。**
- **封闭心念几乎总是一种受到威胁的心念状态。**
  - ✓ 问：假使我的思想更加开放，我担心自己可能会学到或不得不放弃什么？我在防御什么？我可能需要学习的是什么？
- **封闭心念可以成为一种习惯。** 见作业单 7.B（找出我们习惯的应对方式）。例如，一个人可能会学到以假装没听见（当对方不再继续给出反馈时，该行为被强化）、强迫性修正或控制（当解决方案起作用时，该行为被强化）或关闭反应并放弃所有责任（当另有人承担责任时，该行为被强化）的方式来应对不想要的反馈。
- **可能 OC 在受到挑战时最常见的反应就是立即否认、驳回或争论。** 这也许会减少焦虑，但却没能停下来思考从这种情况和反馈中可以学到什么。这种心念状态在 RO DBT 中被称为固着心念。

（必修）教学要点 了解固着心念

> 讲员须知：讲员应该指出，每个人不仅有固着心念，而且我们处于固着心念里的时候远比我们愿意承认得多。我们甚至会固着地认为自己没在固着心念中，或认为固着心念不存在。讲员们应该准备好自己生活中的固着心念的例子，与大家分享。请注意，固着心念和宿命心念不一定总是有问题的；事实上，有些时候死板或固着的反应方式可能是必要的（例如，战斗中的士兵可能需要严格地服从命令才能活下来），而有些时候则需要疯狂地放弃自我控制（例如，大喊大叫来阻止歹徒）。当封闭的、被规则框定的和（或）被动的反应被无意识地实施，而负面的后果被忽略时，才会出现困难。

- **固着心念就像泰坦尼克号的船长，他不顾反复警告，坚持说："全速前进，让冰山见鬼去吧。"** 固着心念认为：改变是不必要的，因为我已经知道答案了。
- **我们大多数人都避免承认固着心念，或否认它的存在。** 我们经常甚至都意识不到自己的行为是出于固着心念。重要的是，我们要觉察到处于固着心念的时候，因为它会影响我们的选择，缩小我们的觉察范围，并限制我们的自发性或从环境中学习的能力。
- **当处于固着心念中时，我们的反应总是基于规则或过去的经验，我们可能会对批评、挑战、问题或反馈，做出防御性和攻击性的反应。** 我们可能会试图解释、辩护自己的行为，或者通过质疑以及攻击他人的观点迅速扭转局面。
- **固着心念会破坏人际关系，因为我们可能会更少考虑对方的观点**。固着心念通常伴随着身体的紧张、沮丧或压迫感。它包括任性地拒绝去质疑自己的内在信仰、相信的事情或直觉。与固着心念相关的情绪和心境状态包括傲慢、骄傲、自以为是、敌对、过度自信、怨怼和固执。与固着心念相关的冲动和行为包括：支配、否认、公开阻止或妨碍他人、蔑视、不服从、不合作、报复和不宽容。我们经常否认或避免承认固着心念的存在，因为我们总觉得自己的立场或观点是正确的，或者我们可能私下里知道，我们所想要拒绝的反馈，其实有其真实的一面，但我们可能羞于或害怕承认这种可能性。
- **固着心念就像一套保护我们的盔甲**。我们通过拒绝任何让我们感到不舒服的东西，来避免感觉无助、犯错或无能的痛苦。不幸的是，这副盔甲经常阻止新的信息被接收，从而使我们卡在旧的模式里，而这些旧的模式在我们当前的情况下可能已经不再有效。

（选修）讨论要点　自私

- **问学员**：*想象有人告诉你你很自私，你可能对此作出什么样的回应？你的回应可能会因给你反馈的人是谁而异吗？现在再想象一下，你是那个告诉别人他很自私的人，而他的反应是立马表现出生气和愤怒。*

讲员应该指出，对前面的场景以及该人的反应有两种可能的解释：①愤怒是合理的；你被误导了，对方立即为自己辩护是很重要的，因为他受到了恶意诽谤。②此人确实在某些方面是自私的，但他自己很难承认这一点，或者感觉自己受到了威胁。

利用以下几点来促进讨论和教学。

- **不管我们喜不喜欢，我们都有自私的时候。而且，至少在某些时候，自私是健康的**（比如说，为了睡个好觉，周六下午不接电话）。讲员应将这点作为讨论的基础。
- **对反馈即刻回绝，可能会阻断学习新事物以及纠正问题的机会**。例如，通过自我询问，我可能会学习到，自私意味着在晚餐时给自己倒水，而忽略了伴侣的空杯子；但如果我没有看到自己的自私行为的意愿，我可能就会失去学到一个关爱伴侣的方式的机会，而这对我是重要的，也跟我的价值观相符。
- **对反馈自动化的愤怒或拒绝可能是固着心念的信号**。与其立即指责他人，不如先找出我们可能需要学习的东西。

（必修）课堂练习　找出我的固着心念

> **讲员须知**：讲员应使用以下问题来鼓励讨论，并作为学员发现他们的固着心念的一种手段。讲员应回顾每个问题，在课堂上寻求例子，并分享自己生活中的示例以促进理解。提醒学员，有强烈的偏好并不总是意味着某人正处于固着心念中。有时只是他单纯地不喜欢农家干酪的味道。即便如此，练习全然开放包括了随着时间和环境的变化，愿意重新审视这种偏好（回避农家干酪）。

- **你们有没有注意到：我们不想听到的事情，正是我们最不想改变的事情？**
  - ✓ 问：过去关心你的人有给过你什么被你拒绝了的建议吗？你是否发现自己下意识地想要去解释、辩解或忽视对方的反馈？当这种情况发生时，你会立即反应吗？有没有可能从这个反馈中是可以学到一些东西的，而那正是你不想听到的东西？如果你对其中一些问题的回答是肯定的，那么你有可能在这个问题上处于固着心念。
- **固着心念常常与我们并不引以为豪的或不想承认的那些"个性"部分有关。**
  - **小练习**：指导学员在一张纸上写下描述自己的形容词（例如，周全的、坚定的、聪明的、关心他人的）。**接下来**，让他们在清单上的每个单词旁边写一个相反的形容词，不须太多思量。**接下来**，指导学员检查他们的形容词词组，看看那些反义词是否是他们不喜欢的，以及（或者）如果他们发现自己也有这个特点，是否会感到很糟糕或可怕。

  说：比如，如果有人把他们自己描述成有爱心的人，而他们认为的反义词是"自私的"——是挺糟糕的——你觉得他们会对暗示他们行为自私的反馈有多开放？但事实是，我们多少都有自私的时候。而且，有时候自私也是健康生活的一部分，例如去获取必要的休息、获取应得的东西或者为辛勤工作而奖励自己。更进一步说，刻板坚持"一个人必须总是关爱他人"这种想法，可能会让这些人更不可能改变自己的行为和践行自己的价值观——因为他们不愿意考虑他人说他们的行为在别人看来是自私的这样的意见。回避反馈可能是一种固着心念的表现。讲员应该提醒学员，对反馈持开放态度并不意味着自动地同意反馈；关于接受和拒绝反馈，请参阅讲义 22.1（对他人的反馈持开放态度：灵活心念 ADOPTS）。
- **有时我们能很容易地在他人身上注意到那些我们自身应该改变的东西。** 别人身上令我们讨厌的东西可以警示我们：我们对自己生活中的这些领域不够开放；当有反馈提示我们有类似的行为时，可能会触发我们的固着心念。
  - ✓ 问：你觉得别人身上有什么特征让你觉得很烦、很讨厌或难以忍受？例如：你讨厌改变主意的人吗？你认为一个人不能一贯勤勉是错的吗？你有没有觉得固执己见的人令人讨厌？你讨厌操纵别人的人吗？你觉得那些感觉自我优越的人难以忍受？你不喜欢那些不听你说话的人吗？你认为鲁莽、冲动或不假思索的行为是错的吗？
  - ✓ 使用自我询问：当你想象自己做了类似的"讨厌"行为时，发生了什么？有没有可能你也做过类似的事情？这意味着什么呢？这说明了你的什么个人价值观？你可能需要从中学习的是什么？
- **在哪些方面，你觉得很难放下自己的视角——至少是暂时放下——而去考虑另一个观点？** 例如，"做事情有正确和错误两种方式；赞美是虚假的和操纵的；没有人真正关心别人"。那些我们觉得很难以不同的方式去思考的或令人痛苦的事情，可能是固着心念的信号。
  - ✓ 使用自我询问：这可以告诉我关于我自己的什么事情？我坚持或抵制以不同的方式思考可能意味着什么？是什么让我如此难以看到不同的视角？有没有可能这让我对这个领域或视角的反馈或新信息不那么开放？我生活中刻板坚持这个视角的哪类问题被解决了呢？我需要学习的是什么？
- **你有没有注意到，我们最僵化固着的事情往往是最令我们生气的事情？** 愤怒有时会阻碍我们对需要学习或改变的事情的觉察。

> ✓ **问**：*你的软肋是什么？别人对你说什么会让你生气？你会反复咀嚼、沉思什么？正如老话所说，"真相伤人"，你的愤怒可能会阻碍你听到什么新的信息？*
>
> 鼓励学员写下他们认为对定位他们的固着心念最有帮助的问题，并用它们来提醒可能的"卡点"。
>
> 最后提醒学员，强烈的偏好并不总是意味着某人处于固着心念中。有时一个人就是不喜欢农家干酪的味道。但是，练习全然开放包括了随着时间和环境的变化，愿意重新审视这种偏好（回避农家干酪）。

（必修）教学要点　善待固着心念

请学员参阅讲义 11.2（善待固着心念）。

- *放下修正固着心念的想法，善待它。使用这里列出的步骤。*

步骤 1　当受到挑战时，寻找固着心念的迹象。

- 例如，身体紧张，烦，想要辩护自己，对质、攻击对方，认为对方或反馈是错误的。

步骤 2　承认自己有处于固着心念的可能性。

- 身体紧张意味着我们感受到了威胁。受到威胁时，我们不是战斗，就是逃跑。固着心念是我们的战士——它能保护我们，但也可以使我们陷入困境。用自我询问来促进自我觉察；见作业单 11.A（善待固着心念）中的示例。

步骤 3　不要试图修正固着心念，而是要善待它。

- *不要与你的固着心念斗争！*记住，固着心念的存在是有原因的，对它保持开放，温柔以待，给自己时间去发现你的固着心念在试图告诉你什么，你可能会从中学到很多。试图修正或控制固着心念就像批评自己太过自我批评一样，根本行不通。
- *改变生理*：闭嘴式微笑，同时深呼吸，扬眉，在椅子上向后靠（见大 3 + 1，第 3 课）。
- *把固着心念作为练习自我询问的提醒*，问自己需要从这次经验中学习的是什么。对当下正在发生的事情保持开放的心态，放下假设"自己有正确答案"的想法。使用讲义 22.1（对他人的反馈持开放态度：灵活心念 ADOPTS）来评估你应该保持不变还是更灵活（也就是说，接受或拒绝反馈）。
- *用慈心冥想练习来松动固着心念的强大控制*，对自己默默重复：愿我的固着心念找到安宁，愿我的固着心念感到满足，愿我的固着心念感到安全。
- *通过自嘲自己的缺点，做与固着心念相反的行为*。固着心念让生活太严肃了！研究表明，那些能对自己的缺点或性格怪癖付之一笑的人，更有可能体验到广泛的积极情绪状态，与他人相处更愉快，并拥有健康的自我意识。
- *原谅自己处在固着心念中*。记住，我们都有一个固着心念。记住，固着心念并不总是有问题的；有时，我们确实需要一种固执的反应方式（例如，拒绝顺从劫匪可能会挽救一个人的生命）。

> 讲员须知：一些学员可能会认为，"珍视或爱你的固着心念"意味着赞同。讲员可以指出这背后的原因：OC 的学员需要学习如何松弛下来，因而学着爱你的固着心念，而不是自动化地试图去修正它——可以出乎意料地将 OC 学员从总是想要做得更好或更努力的强迫状态中解放出来。这里的教学要点是鼓励学员在固着心念的情况下练习全然开放。这并不意味着盲目的赞同或同意，不假思索地默许，放弃，或听天由命；它意味着培养对新信息开放的意愿，同时尊重一个人之前的学到的东西。最后，讲员应该指出固着心念的好处。例如，紧张和抗拒的感觉是固着心念的一部分，而它可以提醒我们生活中需要学习和成长的地方。有时，固执或严格是我们所需要的（例如，尽管有压力，但坚决拒绝不道德的行为）。

（必修）教学要点　了解宿命心念

- **固着心念的反面就是宿命心念。** 固着心念是强烈抵制和反对具有挑战性的反馈，而宿命心念则是当一个人无法得到自己想要的东西或被生活环境压垮时，**放弃、求和、抛开或关闭反应**。
- **宿命心念就像泰坦尼克号的船长，在撞上致命的冰山后，退回船舱，锁上门，拒绝帮助乘客弃船。** 宿命心念认为：改变是不必要的，因为根本就没有答案或解决方法。
- **宿命心念可能显得顺从，但它的作用是经过伪装的抵抗，是间接表达出来的。** 与宿命心念有关的行动和冲动包括：生闷气、被动攻击反应、阻碍进程、悄悄拖延进展、逃避参与、假装有进展、放弃、关闭反应、麻木、怨怼地顺从、秘密地计划报复、突然地默认、顺从或屈服。其他宿命心念的例子包括：通过说谎、假装一切都好、转移到一个较少情绪色彩的话题上、在高度兴奋或痛苦的情境下找借口开溜、在大型会议前请病假、最小化问题的重要性、限制脆弱的自我表露、暗示对方的反馈是一种深深的伤害以及对方应该给予更多理解（即"不要伤害我"反应）、退出或逃离一个具有潜在威胁的处境。
- **宿命心念也可以包括，当抵制令人不快的反馈的尝试不成功或带来的体验无法忍受时，关闭反应和停止目标导向的行为。** 可能出现一种麻木感或定住不动。

> 讲员须知：对于 OC 的学员来说，在发生数次宕机后，自我批评的想法是很常见的。因为他们会因无法控制局面或解决问题而感到尴尬或羞愧，以及（或）害怕别人认为他们无能。有时，OC 来访者会从固着心念（对抗或抵制改变）转变为宿命心念（宕机或放弃）。例如，OC 的学员在面对需要自证自己的固着心念视角的压力时，常常会从顽固地抗拒转变为突然地同意——"好吧，我同意你"——但当被问及这种突然地转变时，她会拒绝进一步解释或讨论这个问题。她可能会这样回答："没有必要再讨论下去了，我决定了，你是对的。"这位来访者以及她人际关系的问题是：她通常还是坚持着之前相信的东西。而这导致她会继续沉思、反刍，有时还会产生报复的欲望。因此，固着心念和宿命心念的功能或动机是相似的，例如，想要控制或实现个人目标。这些相似的功能就是这些心念状态尤其与 OC 来访者密切相关的原因。

（必修）课堂练习　找出我的宿命心念

第 11 课：正念训练，第一部分　过度控制的心念状态

> 讲员须知：讲员应使用下列问题来鼓励讨论，并作为学员发现宿命心念的一种方法。讲员应该回顾每个问题，让学员们举例子，并分享自己生活中的例子，以促进理解。此外，提醒学员，同意某人的观点或让步并不一定就意味着你是处在宿命心念中。

- **什么时候你会有这样的想法：别人一定是对的，你应该受到责备，一切都是你的错，或者你做的每件事都是错的？**
  - ✓ 问：你有没有发现自己认为别人应该先改变，或者至少承认他们可能犯了错，然后你才愿意去做同样的事？你是否曾经发现自己会暗暗地享受绝望或忧郁的情绪？这种类型的思维可能传递给他人什么样的信号？有没有可能你会暗中希望通过责备自己，让对方停止给你反馈？

- **你多久会对自己说一次"何必呢，什么都不会改变的"或者"什么都不重要"？**
  - ✓ 问：你有没有觉得自己像个愤青？你有没有觉得自己是失范世界的殉道者、不公平环境的受害者？是否因为你无能为力，或者别人做的事儿也无济于事，所以你觉得改变是无望的？有时你会不会相信，人们都是相互利用或想要利用你？

- **你多久会体验到一次宕机、麻痹或失去所有的能量？**
  - ✓ 问：当这种情况发生时，你会怎么做（例如，上床睡一整天）？有没有这样的时候，你发现自己幻想着不参与这个世界，或者你的问题会神奇地消失？在你的生活中，哪些事情是你认为不可能去改变、即使改变了也毫无意义的？

- **当事情不顺心时，你会赌气或故意不说话（沉默以待）吗？**
  - ✓ 问：当被询问时，你是否曾否认自己赌气或沉默？（即使你内心知道你确实故意赌气或沉默了）？有多少时候你会假装一切都很好（"我很好"），而实际上并非如此？当事情进展不顺的时候，有多少时候你会干脆一走了之？

- **你是否曾经不同意别人的观点，然后突然又不加解释地表示同意？（例如："好吧，好吧，你是对的。"）**
  - ✓ 问：你是否有默许的时候，为的是避免冲突或避免你预期可能会有的不想要的反馈？你是否注意到在别人给你建议时暗自高兴，因为在内心深处你知道如果事情出了问题，你可以责怪他们？

- **你有过这种时候吗——尽管不断收到意见，说你有一个严重的问题需要注意，而你还是认为一切都会很好？**

鼓励学员写下他们认为对定位他们的宿命心念最有帮助的问题，并把它们作为可能的"卡点"的提示。

最后，记得提醒学员，同意某人的观点或让步并不一定就意味着你正处在宿命心念中。用自我询问来找出答案吧！

（选修）讨论要点　宿命心念

- ✓ **询问**学员他们可能处于宿命心念的时候。讲员应该分享自己生活中的例子。处于宿命心念的主要缺点是什么？宿命心念是如何影响人际关系的？当我们凭宿命心念行事时，我们在向别人传递什么信号？
- ✓ **询问**学员，对他们来说，固着心念和宿命心念哪个最成问题？讨论这两个极端是如何产生麻烦的；有些人倾向于生活在一个极端，而另一些人则倾向于从一个极端跳到另一个极端。这样的跳跃到另一个极端，可能代表了一种去解决或回避一个问题的绝望尝试。和学员一起找到一个例子：什么时候他们觉察到他们从一头跳到另一头了。

（必修）教学要点　挑战宿命心念

请学员参阅讲义 11.3（从宿命心念中学习）。

步骤 1　当受到挑战时，寻找宿命心念的可能迹象。

- 例如：感到不被欣赏、不被认可、被误解、无助，感觉自己就像个殉道者或受害者。对变化感到怨恨、痛苦或愤世嫉俗。感觉麻木或宕机。

步骤 2　承认自己存在宿命心念的可能性。

- *宿命心念是我们的"逃脱艺术家"。它的解决方案是"放弃"而不是"公开抵制或战斗"。它靠着否认和自我欺骗大行其道；它让我们无须承认自己在回避，而是觉得一走了之是正当的，放弃是清高的。*
- *宿命心念提醒我们注意生活中可能需要改变的事情。*
- *宿命心念有时提示我们过度劳累或不堪重负。最需要改变的是：去休息。*

步骤 3　倾听并从宿命心念中学习。

- *承认你不想改变宿命心念，这是改变宿命心念的第一步。* 承认是你选择了从宿命心念出发去行动。没有人能强迫你，这是你自己的选择。
- *通过承认你的宿命心念弱化它。* 说：我正处于宿命心念中，而这不是我想要的生活方式。
- *练习自我询问，问"我需要从自己的宿命心念中学习什么？"*
- *通过公开披露来解除宿命心念的力量。* 保密会让宿命心念兴盛壮大。当你发现自己为了得到想要的东西而故意噘嘴赌气、拖延时间或假装服从时，去练习不带评判地坦承自己，让对方知道这种行为方式与你的价值目标相违背。允许自己不带评判地体验任何可能出现的尴尬。观察你的暴露给关系带来的影响（回想一下，对别人披露内心的感受会增加接收者的信任和亲近的愿望）。
- *不要因为别人让你痛苦而责怪他们。* 采取与宿命心念完全相反的行为，向自己（和他人）承认是你在这个问题上起到了什么样的作用，然后积极采取措施解决它。
- *把绝望、焦虑和无望当作老师而不是敌人来欢迎。* 把它们当作帮助你准备好开始新的学习的向导来打招呼。做与想要麻痹或放弃相反的行为。敞开心扉，接受痛苦可能会告诉你的一切。
- *放下想要环境改变或问题自行消失的期待，承担起创造属于你自己的现实的责任。* 练习去识别每一个时刻成长的可能性。
- *记住，宿命心念并不一定意味着你做错了什么。* 你可能工作太辛苦了，需要休息一下，或者你

第 11 课：正念训练，第一部分 过度控制的心念状态

可能需要哀悼某些丧失。然而，宿命心念也可能会提醒你：你生活中一些重要的事情需要改变——一些你不想承认的事情。花时间倾听你的宿命心念。它传达了什么信息？

- *直面你的困境*。在思考那些你的宿命心念认为无解的问题或反馈时闭嘴式微笑、扬眉、深呼吸。
- *直面改变的可能性，并充分听取反馈*，使用讲义 22.1（对他人的反馈持开放态度：灵活心念 ADOPTS）。
- *明确解决问题所需的步骤，然后迈出第一步*。正念地专注——一次只做一步，不要担心未来。记住过去的成功。
- *记住，拒绝别人的帮助会让你卡在宿命心念中*。练习让别人帮助你，感谢他们的帮助，并寻找主动回报的方式。
- *原谅自己*从宿命心念出发的行为（参见灵活心念 HEART 技能，第 29 课）。

（必修）教学要点　理解灵活心念

- 灵活心念是固着心念和宿命心念的综合。它包含有目的的自我询问、探索和发现，是全然开放的根本。见作业单 1.B（灵活心念（DEFinitely）：全然开放地生活三步法）。
- 灵活心念就像一个在第一次看到麻烦的迹象时既不会弃船，也不会转身就跑的船长。相反，当看到冰山时，他会乐意改变航线或降低速度。
- 灵活心念能够开放地听取批评或反馈，而不是立即否认（或赞同），它愿意以开放的心体验新事物，同时不迷失自己的价值观。
- 灵活心念并不是保持平衡（即总是冷静，稳定或走中道）。灵活心念既重视"去抑制"（例如，纵情跳舞，相信自己的直觉，大声叫喊阻止抢劫者，享受当下），*也重视"抑制"*（例如，延迟满足，质疑直觉的认知，不会在严肃的会议或会谈中讲无脑的笑话）。

（必修）课堂练习　找出我的灵活心念

> 讲员须知：讲员应使用下列陈述来鼓励讨论，并作为学员发现其灵活心念的一种方法。讲员应回顾每一个陈述，让学员举例子或者分享他们自己生活中的例子，来促进理解。

- *灵活心念就是：去关注改变的可能性*，并且改变——如果这是需要的。
- *灵活心念就是：做当下需要做的事情*。例如，追求完美，但当收到反馈提示"努力会适得其反或破坏关系"时，就停下；遵守规则，除非需要打破规则（例如，为了挽救生命）；礼貌和合作，但如果情况需要，也要发脾气（例如，当安全问题压倒一切时）。
- *灵活心念承认，我们看到的世界并非其本来面目，而是因我们自身而异的*，这意味着无论走到哪里，我们都带着感知和调控的偏差，这是不同的大脑和生活经历带来的。
- *灵活心念下，我们对自己对世界的反应负责，而不会自动化地指责他人或期望世界改变*。这意味着我们会为自己在问题中起的作用承担责任，同时不会自我苛责或崩溃。
- *灵活心念承认，选择某种情绪反应的是我自己而不是其他人，并认识到其他人不能强加给我某*

一特定的感受；例如，没有人能强迫我感到愤怒或悲伤。 虽然那些让我们感到失控的事情会引发情绪，并且许多人都有无法控制的创伤经历（例如，小时候受到虐待），但灵活心念意识到，我们对生活事件的反应几乎总有一部分是出于我们自己的选择。
- *灵活心念欢迎多样性，认识到这世界上有多种多样的生活、行为或思考方式。*
- *灵活心念认识到通向健康生活的一个秘密是，培养健康的自我怀疑。*
- *灵活心念重视负面情绪和评判性的想法，将其视为成长和自我询问的机会。*

第 11 课家庭作业

学员应该在接下来的一周中寻找他们处于固着心念、灵活心念和宿命心念中的时候。

1. （必修）作业单 11.A（善待固着心念）。
2. （必修）作业单 11.B（做宿命心念的相反行为）。

第 11 课：正念训练，第一部分　过度控制的心念状态

全然开放讲义 11.1
过度控制的心念状态

当一个人被挑战时，OC的心念状态就会浮现

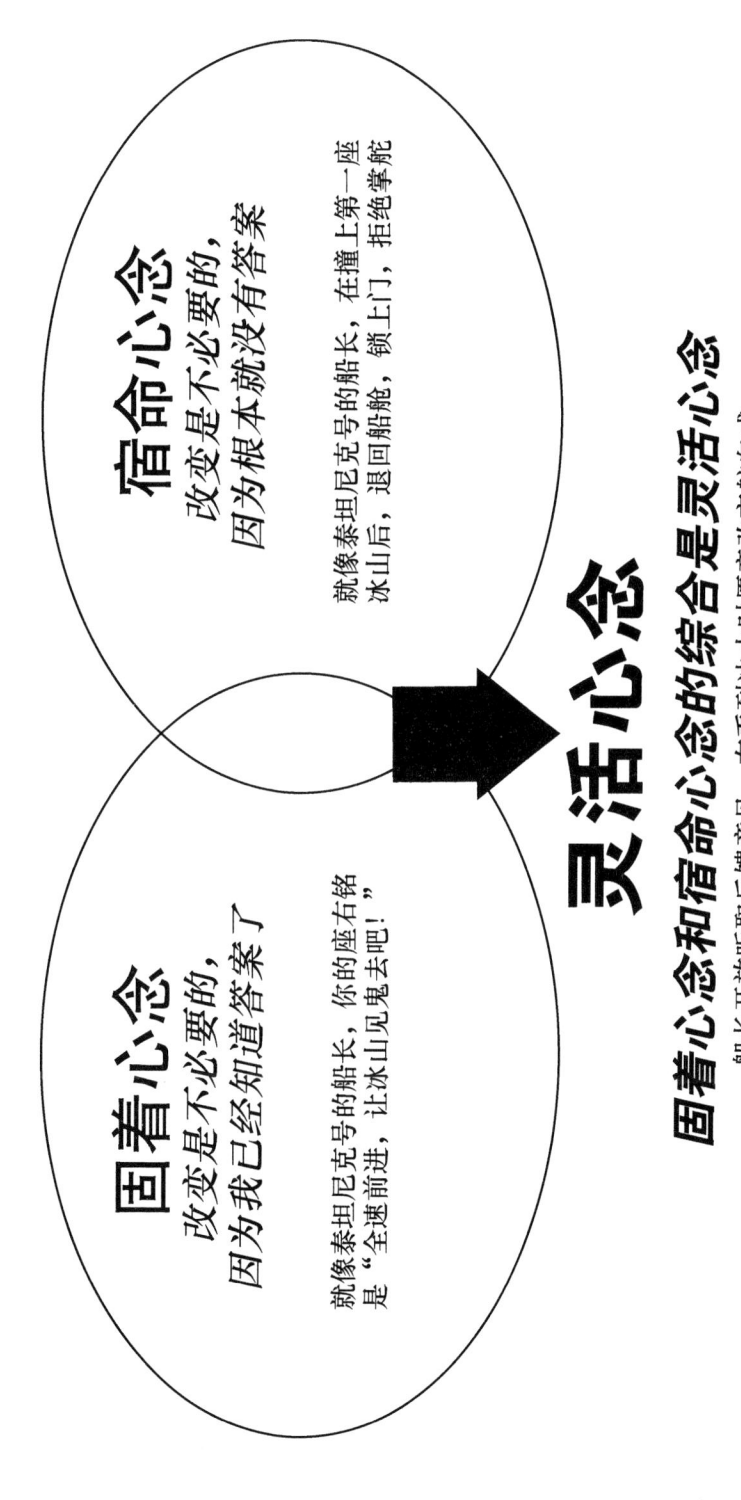

固着心念
改变是不必要的，
因为我已经知道答案了

就像泰坦尼克号的船长，你的座右铭是"全速前进，让冰山见鬼去吧！"

宿命心念
改变是不必要的，
因为根本就没有答案

就像泰坦尼克号的船长，在撞上第一座冰山后，退回船舱，锁上门，拒绝掌舵

灵活心念

固着心念和宿命心念的综合是灵活心念

船长开放听取反馈意见，在看到冰山时愿意改变航向或降低速度，而不会一有危险迹象就弃船或彻底掉头。

205

全然开放讲义 11.2
善待固着心念

步骤 1 当受到挑战时,观察可能与固着心念相联系的情绪、行为冲动和想法。

- 感到恼怒、怨恨、愤慨、恶意、偏执、沮丧、焦虑、紧张、愤怒、麻木、僵硬或空虚;想要快速解释,证明自己,或者忽略正在发生的事情。
- 认为他人质疑你的观点是不道德的,确信你知道答案,或认为他人搞错了、不道德、被误导或有毛病。

步骤 2 承认自己有处于固着心念中的可能性。

- **身体紧张意味着我们感受到威胁**。受到威胁时,我们不是战斗,就是逃跑。固着心念是我们的战士——它能保护我们,但也可以使我们陷入困境。
- 使用自我询问来促进自我觉察;见作业单 11.A(善待固着心念)中的示例。
- 承认你在抗争或抵制某件事,同时不盲目放弃自己的观点。
- 温和地记住:在固着心念中,你的想法、情绪、冲动和感觉都是由过去的经验决定的。
- 提醒自己:固着心念是在提醒我们,让我们看到生活中那些需要更加开放面对的事情,这样才能提高自己或从中学习。

步骤 3 不要试图修正固着心念,而是要善待它。

- 练习对此刻正在发生的事情保持开放的心态。放下"我有正确答案"的想法,同时鼓励自己更加开放。使用讲义 22.1(对他人的反馈持开放态度:灵活心念 ADOPTS)来帮助自己对这个反馈更加开放,并决定是否采纳它。
- **改变生理**:闭嘴式微笑,同时深呼吸,扬眉。
- **与其抵制、修正或捍卫你的固着心念,不如允许它存在**。对固着心念的体验敞开,并柔软对待,给自己时间去发现你的固着心念可能在说什么。你永远不知道你会学到什么。试图修正或控制固着心念,就像批评自己太过自我批评了——不会有用的。
- **做慈心冥想练习**,对自己默默重复:愿我的固着心念找到安宁,愿我的固着心念感到满足,愿我的固着心念感到安全。
- **原谅自己处在固着心念中**。记住,我们都有固着心念。

全然开放讲义 11.3
从宿命心念中学习

步骤 1 当受到挑战时，观察可能与宿命心念相联系的情绪、行为冲动和想法。

- 感到不被欣赏，不被认可，被误解，像个小孩子、殉道者或受害者般无助；对变化感到怨恨、痛苦或愤世嫉俗；感觉麻木或宕机。
- 尽管不断有反馈说，你有一个严重的问题需要注意，但你依然认为一切都会很好。相信改变是不可能的（"何必费神呢？"）。认为别人必须先于你改变才行，或者魔幻地希望问题会消失。
- 有一种隐秘的冲动，想要惩罚提出建议要你改变的人；想要噘嘴赌气、哭泣、一走了之、否认，或者为了阻止反馈而做出不切实际的自我改进的承诺。

步骤 2 承认自己存在宿命心念的可能性，记住宿命心念是反抗或斗争的对立面。

- *宿命心念是我们的"逃脱艺术家"。它的解决方案是"放弃"而不是"公开抵制或战斗"。* 它靠着否认和自我欺骗大行其道；它让我们无须承认自己在回避，而是觉得一走了之是正当的，放弃是清高的。
- *宿命心念并不坏*。对宿命心念的不带评判的觉察，可以帮助我们意识到我们把自己逼得太紧或需要哀悼丧失的时候，也可以提醒我们注意生活中需要改变的地方。

步骤 3 使用以下技能倾听并从宿命心念中学习。

- *承认你不想改变宿命心念，这是改变宿命心念的第一步*。承认是你选择了从宿命心念出发去行动。没有人能强迫你，这是你自己的选择。
- *把绝望、焦虑和无望当作老师而不是敌人来欢迎*。把它们当作帮助你准备好开始新的学习的向导来打招呼。做与想要麻痹或放弃相反的行为。敞开心扉，接受痛苦可能会告诉你的一切。
- *放下想要环境改变或问题自行消失的期待，承担起创造属于你自己的现实的责任*。练习去识别每一个时刻成长的可能性。
- *记住，宿命心念并不一定意味着你做错了什么*。你可能工作太辛苦了，需要休息一下，或者你可能需要哀悼某些丧失。然而，宿命心念也可能会提醒你：你生活中一些重要的事情需要改变——一些你不想承认的事情。花时间倾听你的宿命心念。它传达了什么信息？
- *直面你的困境*。在思考那些你的宿命心念认为无解的问题或反馈时**闭嘴式微笑、扬眉、深呼吸**。
- *直面改变的可能性，并充分听取反馈*，使用讲义 22.1（对他人的反馈持开放态度：灵活心念 ADOPTS）。
- *明确解决问题所需的步骤，然后迈出第一步。正念地专注*——一次只做一步，不要担心未来。记住过去的成功。
- *保密会让宿命心念发展壮大*。向他人披露你想要赌气、拖延或放弃的冲动来解除宿命心念的力量。**不要因为别人让你痛苦而责怪他们**。采取与宿命心念完全相反的行为，向自己（和他人）承认是你在这个问题上起到了什么样的作用，然后积极采取措施解决它。
- *记住，拒绝别人的帮助会让你卡在宿命心念中*。练习让别人帮助你，感谢他们的帮助，并寻找主动回报的方式。
- *原谅自己*从宿命心念出发的行为（见第 29 课）。

全然开放讲义 11.4

第 11 课要点：正念训练，第一部分
过度控制的心念状态

1. 对于过度控制的个体来说，有问题的心念状态通常都是封闭的心念。
2. 这些状态会阻碍人们从新信息或否定性的反馈中学习，并可能对人际关系产生负面影响。
3. 封闭心念是一种受到威胁下的心念状态。OC 有问题的心念状态虽然经常是由注重细节加工和抑制性控制的非情绪性的素质触发，但却是被情绪驱动的。
4. 固着心念传达一种信号：改变是不必要的，因为我已经知道答案。固着心念就像泰坦尼克号的船长，他不顾反复警告，坚持说："全速前进，让冰山见鬼去吧。"
5. 宿命心念则认为：改变是不必要的，因为没有答案。宿命心念也像泰坦尼克号的船长，在撞上致命的冰山后，他回到自己的船舱，锁上门，拒绝帮助乘客弃船。
6. 灵活心念代表了一种更开放、更接纳、更灵活的反应方式。这就像一艘船的船长，当看到冰山时，他愿意放弃先前的计划，改变航向或减速；他也不会一有陷入麻烦的迹象，就弃船或掉头逃跑。

第 11 课：正念训练，第一部分 过度控制的心念状态

全然开放作业单 11.A
善待固着心念

步骤 1 描述一个与固着心念下的行为相关的具有挑战性的情境。
你注意到了什么行为、想法、行为冲动和情绪？

_____

_____

_____

_____

步骤 2 通过自我询问看到固着心念的存在。
在你认为有帮助的问题条目旁边的方框中打钩，并在空白处记下你的答案或你使用了的其他问题。

☐ 我是否发现很难质疑自己的观点，甚至难以进行自我询问的练习？
☐ 我是否发现自己对他人的反馈或正在发生的事，下意识地就想要解释、辩护或低估？
☐ 我的语速变了吗？是什么驱使我如此迅速地做出反应，或非常小心地措辞？
☐ 我是否有意地通过轻视反馈来恶心或惩罚某人？如果是的话，这说明了我的开放程度是怎样的？
☐ 我拒绝开放地对待这个反馈，是因为我有一部分的信念是这样做会改变我自己很重要的部分吗？
☐ 我能够真正停下来考虑一下：我可能是错的或我可能需要改变的可能性吗？
☐ 我是不是不管别人说什么或事情看上去如何，都在对自己说"我知道我是对的"？
☐ 我是否认为，进一步的自我检视是不必要的，因为关于讨论的问题，我已经搞清楚了、知道了答案或已经做了自己该做的？
☐ 我有担心如果暂时放下自己的观点，会发生什么吗？

_____

_____

_____

步骤 3 做固着心念的相反行为
在你练习了的技能旁边的方框中打钩。

☐ 练习正念觉察与固着心念相关联的身体感觉（例如，肌肉紧张、麻木、脸红、心跳加速），而不是自动地轻视、忽视或否认它们可能的意义。
☐ 对与固着心念相关联的情绪（如尴尬、易怒、愤怒、愤慨）保持开放、温和，而不是立即试图修正它们，或假装它们不存在。
☐ 允许自己充分考虑"我是错误的或被误导的"或者"我的方法可能行不通"的可能性，同时不自我苛责或立即放弃先前的信念。
☐ 在实际做任何事情之前，给自己留出时间（例如一天）来正念地检视自己的反应、情绪以及纠正、改进、计划或修正局面的冲动。

209

- ☐ 提醒自己，总有新的东西要学，因为世界是不断变化的。
- ☐ 用浅笑、扬眉、放慢呼吸和向后靠坐的方法放松身体和脸部，做与固着心念的僵化相反的行为。
- ☐ 尝试一些与新的行为或思维方式相关的小事情。
- ☐ 提醒自己，你必须敲开一个鸡蛋才能做一个蛋饼——要进行新的学习，首先需要打破旧的思维方式或做事方式。
- ☐ 提醒自己，表现出强烈的偏好并不意味着一个人一定是思想封闭的，或是处于固着心念中。
- ☐ 练习去爱你的固着心念，而不是去评判或修正它。例如，对自己默默重复三遍：愿我的固着心念找到安宁，愿我的固着心念感到快乐，愿我的固着心念感到安全。
- ☐ 原谅自己处于固着心念中，同时决心要更加开放和灵活。

其他技能和评论。

___
___
___
___

全然开放作业单 11.B
做宿命心念的相反行为

步骤 1 描述一个与宿命心念有关的具有挑战性的情境。

你注意到了什么行为、想法、行为冲动和情绪？

_____
_____
_____
_____

步骤 2 通过自我询问看到宿命心念的存在。

在你认为有帮助的问题条目旁边的方框中打钩，并在空白处记下你的答案或你使用了的其他问题。

- ☐ *我有想要宕机、退出或者放弃吗？*
- ☐ *我是否感到给我反馈的那个人没有理解、欣赏我，或觉得我很一般，而我选择不说出来？*
- ☐ *我是否暗地里相信，是对方必须改变而不是自己？*
- ☐ *我是否暗自希望任何改变的努力都会失败，因为它将证明我的想法是正确的：改变是不可能的——因为根本无解？*
- ☐ *我是否有强烈的默认的冲动，仅仅是为了避免冲突，而不是因为我真的同意？*
- ☐ *我是否幻想，如果我什么都不做，问题就会神奇地消失？*
- ☐ *我是否暗暗希望通过噘嘴赌气、沉默或退缩来惩罚对方？*
- ☐ *我是否表现得像是受了伤或很脆弱，这样就能阻止反馈或回避处理这样的情境？*
- ☐ *是否尽管别人一再反馈有一个严重的问题需要我注意，而我还是认为一切都会很好？*

_____
_____
_____
_____

步骤 3 做宿命心念的相反行为。

在你练习了的技能旁边的方框中打钩。

- ☐ 练习正念觉察与宿命心念相关联的身体感觉（例如，肌肉紧张、麻木、脸红、心跳加速）而不是自动地轻视、忽视或否认它们可能的意义。
- ☐ 温柔地提醒自己，宿命心念是一种习得的行为。
- ☐ 在思考那些宿命心念想要回避的问题时闭嘴式微笑、扬眉、慢慢地深呼吸。
- ☐ 直面问题，同时开放、柔软地对待身体里不舒服的感觉。
- ☐ 记住，当我拒绝别人的帮助时，我可能会让自己卡在宿命心念中。
- ☐ 把我的注意力从那些告诉我"我做不了这件事"或者"这个问题是无解的"想法上转移开。提醒自己，我是有能力的，我过去解决过很多问题。

- ☐ 放下必须每件事都亲历亲为的僵化信念。记住，寻求帮助并不意味着我是无能的。
- ☐ 阻止自我否定或自责，转而以灵活和轻松的方式来处理问题。
- ☐ 承担责任，承认是我自己选择了宿命心念的行为，而不是指责别人或环境造成这些。
- ☐ 放下想要环境改变或问题消失的期待，去寻找我可能改变的部分。
- ☐ 当有想要赌气、宕机、拖延、破坏或报复的冲动时，做相反的行为，直接跟对方沟通我的想法，并为自己的感受负责。
- ☐ 弄清楚为了解决这个问题我需要关注的是什么。
- ☐ 确定解决问题所需采取的步骤。
- ☐ 迈出解决问题的第一步，一次只做一件事。
- ☐ 原谅自己出于宿命心念的反应。

其他技能和评论。

_____

_____

_____

_____

第12课

正念训练，第二部分

"什么"技能

> 讲员须知：第12课是RO正念技能训练的第二部分。它的主要重点是教授正念"什么"技能（从RO的角度来看）。

第12课要点

1. 在RO DBT中，有3种正念"什么"技能，每一种都代表着不同的方面或练习正念的方式。它们是开放地观察、中正地描述和无计划参与。
2. "冲动冲浪"的正念练习有助于学习如何不对任何冲动和渴望做出响应，如修正、控制、拒绝或逃避的冲动。
3. 觉察连续体是RO"中正地描述"练习的核心，也可以作为"坦承自己"的练习。它帮助练习者对自己的内在体验负责。阻止解释或为自己正名的习惯性欲望，并学习如何区分想法、情绪、感觉和意象。它是学习如何走出责备（习惯性地指责自己或他人）的核心手段。
4. 无计划参与是指学习如何热情地投入自己的生活和融入部落，并放下强迫性的计划、排练和（或）一定要做对的强迫性需要。

所需材料

- 讲义12.1（"中正地描述"技能：觉察连续体）
- 讲义12.2（第12课要点：正念训练，第二部分 "什么"技能）
- 作业单12.A（"开放地观察"技能）
- 作业单12.B（将无计划参与变成日常习惯）
- 作业单12.C（三个"什么"技能："开放地观察""中正地描述"和"无计划参与"技能的日常练习日志）
- 白板和记号笔

（推荐）正念练习 冲动冲浪

> 讲员须知：每堂RO课程在作业回顾之前通常会进行简短的正念练习。接下来所要求的冲动冲浪的正念练习最常在课堂开始时进行，在作业回顾之前进行。对于这个练习，在开始之前必须先讲授以下要求的教学要点。另外，讲员应使用这里提供的脚本，并逐字逐句地朗读（理由见第四章中的"其他说明"）。

- ***根据定义，过度控制的人是抑制性控制的高手。*** 也就是说，他们善于延迟满足，抑制情绪化的行为冲动或进食冲动，控制面部表情，并具有高度的持久性。
- **说**：我们今天的正念练习将利用你已经具备的卓越的抑制性控制的能力——这个练习被称为"冲动冲浪"。
- **正念冲动冲浪是指有意识地选择不对任何迫切的感觉或冲动做出响应**，以便能更充分地按照自己的价值目标生活。
- **喷气式战斗机飞行员在第一次学习如何管理与高海拔下的高速相关的极端重力时，使用的是同样的技能，即冲动冲浪**。新手战斗机飞行员通常会有恶心和呕吐的冲动，但呕吐会堵塞在高海拔处生存必需的面罩和呼吸装置。他们被教导把恶心、眩晕和腹胀以及呕吐的冲动仅仅作为一种感觉来正念观察，它们不是需要立即被关注的危机，或者意味着飞行员已经中毒，需要排出危险物质等。他们被教导要简单地观察这些感觉，并认识到它们在本质上是短暂的——恶心的感觉会来，然后会走，然后可能会再次出现，但它们总是会自动消失。随着时间的推移，这些感觉不再被体验为不对劲或危险的信号。并不是说恶心完全消失了，但随着时间的推移，反复练习，飞行员与恶心的感觉的关系发生了变化。它们被看作是简单的轻微不舒服的身体反应。响应这些感觉（即呕吐）不仅是危险的，而且还会让他们在下次飞行时（假设他们活下来了）更容易感到恶心。
  - ✓ **问**：你觉得会冲动冲浪能在什么时候有用？从学员那里征集想法，并用你自己的例子来补充这个讨论（例如，决定戒烟后又想抽烟，在堵车时想按喇叭，想立马回复一封愤怒的邮件，想多吃或少吃的冲动）。

讲员应该强调，冲动冲浪的目标不是要消除欲望、迫切的感觉或冲动（这是一项不可能完成的任务），而是学习并非所有的欲望、迫切的感觉或冲动都必须得到满足（即得到响应）。

开始练习时，请大声朗读以下脚本。

所以，正如刚才所讨论的，我们今天的正念练习的目的是帮助我们更好地留意和不回应那些我们内心知道会给我们带来更多痛苦的冲动。这种练习被称为"冲动冲浪"——通过把冲动看作是波浪，我们更加正念地觉察它们；看它们达到顶峰，然后再退去。这种练习包括学习欣赏冲动，将它视为短暂的体验，而不是行动的命令。我们大多数人都有过不对冲动作出反应的经验，例如戒烟或不抓痒。今天的练习是为了帮助我们能更好地使用这一技能。因此，开始时，我想让你找到一个舒适而警醒的坐姿，觉察你的呼吸，以便将自己集中在此刻。注意呼吸的起伏，不要试图去改变或做任何事情，只是全身心地与你的呼吸同在。（略微停顿。）现在，尽你所能，允许你的注意力关注到任何正念呼吸练习过程中可能产生的冲动上。比如说，你可能会注意到一种想要动一动的冲动，抓痒的冲动，或者甚至是一种傻笑的冲动。尽你所能。观察这些冲动而不屈服于它们——不要试图让它们消失，而只是允许它们像波浪一样起落，知道它们是短暂的体验，不需要立即做出反应。如果你发现你的思绪飘走了，留意到它，不要为难自己，温柔地把注意力引导回你呼吸的感觉和可能出现的任何冲动上。冲动可以涉及很多方面……例如，你可能会注意到停止这个练习的冲动，或睡着的冲动，或思考其他事情的冲动……你可能会注意到站起来或走出这个房间的冲动……在练习中可能出现各种体验……包括无法注意到任何冲动。无论如何，今天的练习是为了更好地留意到冲动，而不是自动地屈服于它们……只把它们当作波浪一样来观察，然后把注意力转回到呼吸上。（略微停顿。）最后，如果你有决定要对某个冲动做出响应……就带着觉察去做。现在，让我们花几分钟时间默默地练习冲动冲浪，并理解到这样做将帮助我们更好地不用对每一个出现的冲动或欲望都做出响应。

让练习继续，默默进行 3 ~ 4 分钟，然后结束练习。

向全班同学征集意见，并根据需要教授其他信息。使用下面的问题和教学要点来促进这个过程。

- ✓ 问：*你们观察到了什么？出现了什么类型的冲动？是否能够正念地观察它们？*
- ✓ 问：*如果你能忍住不向冲动屈服，随着时间的推移，冲动发生了什么变化？*
- 当冲动没有立即得到响应时（例如，你没有抓痒），最常见的是冲动的强度会增加。也就是说，在你决定不回应冲动后，冲动并不会立即消失。
  - ✓ 问：*在我们今天的练习中，有人注意到这个现象吗？*
- 有趣的是，如果一个人在冲动的强度很高的时候响应了（例如，你无法忍受了，你就去挠那个痒），你的大脑就会学到，强烈的冲动（例如，痒的感觉）只要持续得足够久，终究会得到响应！这使得你下次冲浪时不屈服的难度更大。
- 从本质上讲，对冲动做出反应（例如，抽了那根烟）会强化这种反应。
- 所有的冲动都是短暂的。
- 好消息是，通过反复练习（即有意识地不对冲动做出反应），迫切的感觉会随着时间的推移变得不那么强烈。你的大脑获得了新的学习，例如，吃完饭后的恶心或腹胀不再是一种危机，反复检查门锁没锁不过是另一种感觉，修正或控制的冲动不再是当务之急，而抽烟的冲动也终将过去。
- 通过练习，你可以学会对几乎任何事情进行冲动冲浪——记住那些喷气式战斗机飞行员！

（必修）教学要点 正念"什么"技能，开放地观察

- *开放观察，即以开放的心态，意味着关注当下正在发生的事情，即使它是令人痛苦的。*
- *它包括在纯粹的感觉层面上的有意识的觉察，没有附加的语言*（例如，对身体感觉、情绪、想法和冲动的内部觉察，或通过视觉、听觉、触觉和味觉的外部环境的觉察）。
- *仅仅是带着有意识的觉察来观察自己，就能改变被观察的内容，即观察改变了知觉，甚至在观察自己观察自己的时候也是如此。*例如，被正念观察的愤怒与被无意识体验的愤怒是有质的不同的。
- *开放地观察是指以开放的好奇心关注不想要的情绪或事件，而不是下意识地去调节或者试图离开这个情境。*
  - 它意味着观察时不把情境或经验归类为好或坏。
  - 它意味着观察时不假设所观察到的东西代表真相或现实。
- *这是新学习的第一步，因为它意味着我们进入了一个地方，在这里我们最有可能觉察到我们的痛点或个人未知的部分。*

针对过度控制进行"开放地观察"练习示例

- 去艺术博物馆，练习观察各种画作，先近距离，然后再远距离。*你观察到了什么？注意你更喜欢哪一种，这是否取决于绘画的类型。*
- 练习观察你的开放心念和封闭心念。*这两种状态之间有什么区别？*
- 正念观察当你专注于细节时出现的想法、意象（例如记忆）、情绪和感觉。同样观察当你专注于整体时出现的体验。*两者之间是否有区别？*
- 观察专注于细节与专注于整体的加工方式如何影响你对一个事件的感知和理解。*例如，当你专*

注于细节时，你使用情绪性的词语是更多还是更少？评判色彩是更多还是更少？当你专注于整体时，情绪色彩是更多还是更少？

- 练习看到森林，而不仅仅是树木。
- 去公园或商场，正念观察其他人的面部表情、手势、身体动作、语音语调、语速等，而不要分析他们。注意那些正在互动或聚在一起的人们相关的手势、面部表情和动作类型。观察哪些会让人们更加相互靠近或接触，哪些会让人们走开，转移视线或停止接触。
- 正念观察你的语调如何影响你周围的人。
- 正念观察当你跟他人互动时，扬眉和微笑时会发生什么。
- 与人互动时正念观察谁说话更多。观察当你做相反行为时会发生什么（也就是多说或多听）。
- 观察当你练习休息、放松或奖励自己时会发生什么。例如，窝在沙发里看半小时消遣的书，喝杯酒，吃一块你最喜欢的巧克力，点个熏香，好好洗个热水澡，打个盹，一边喝好喝的饮料一边听好听的音乐，看你最喜欢的电视节目，坐在花园里，享受阳光。
- 正念观察在与人交往时你做闭嘴式微笑和扬眉的话会发生什么。
- 练习观察可能与情绪有关的感觉，例如突然感到热或出汗。
- 练习冲动冲浪，正念观察迫切的感觉、冲动和欲望，不被想法所迷惑，也不屈服于冲动。当一个冲动发生时，练习留意到这个冲动，而不是自动响应它，把心念转向其他方面。觉察这种冲动，同时不卷入进去——像冲浪一样。频繁地重复这个过程，观察你与你选择的这种迫切的感觉之间的关系是如何随时间的推移而变化的（例如，连续几周针对一种冲动练习冲浪）。这里有一些常见的 OC 冲动的例子，选择一个并开始练习吧！
  - **去控制或纠正的冲动**。观察当你不立即试图去修正或控制一个情况时会发生什么。
  - **在冲突中一走了之的冲动**。注意在不同意的情况下放弃或一走了之的冲动；练习保持参与。使用作业单 1.B（灵活心念 DEFinitely：全然开放地生活三步法）来促进开放心念下的参与。
  - **整理或清洁的冲动**。注意到这些冲动，并有意识地选择不打扫或整理；把你的心思转到一些令人愉快或分心的事情上，当打扫的冲动再次出现时，继续把你的心思转回愉快的事情上。在打扫或整理的冲动强度消退后，用灵活心念来决定是否打扫。确保你在冲动很强的时候不去打扫或整理，因为这只会强化这些行为（也就是说，使这个习惯更难打破）。
  - **纠正、改进或告诉他人应该做什么或怎么做的冲动**。例如，当与儿子一起坐车时，观察自己想要告诉他如何更好地开车的冲动；当阅读邻居的小册子时，观察自己想要纠正语法的冲动。不自动屈服于这种冲动，而是把你的心思转移到一些中性或令人愉快的事情上（例如，注意小册子上的色彩斑斓，观察你的呼吸，想想你将与邻居共进晚餐），或者，如果适当的话，征求他们的意见。等到你的冲动完全过去（这可能需要几分钟），再决定是否回应。使用自我询问和灵活心念来确定表达你的冲动是否仍然可能是有效的。记住，纠正和告知这种事儿什么时候做都不晚，但一旦做了，就不能再收回。观察这个练习随着时间的推移如何影响关系。问：*我这边减少了纠正和告知的做法，是让我跟别人的关系更亲密了还是更糟糕了？这可能意味着什么？*使用作业单 1.B 中的拖延战术（灵活心念 DEFinitely：全然开放地生活三步法）来进一步辅助这个练习。
  - **当你不喜欢正在讨论的话题时改变话题的冲动**。练习观察这种冲动，并继续留在不想要或不喜欢的话题上。用自我询问来加深你的理解，问"*什么是我可能需要学习的？*"，而不是下意识就去指责对方或回避。
  - **重做某人的工作的冲动**（例如，因为没有按照你的标准把碗放进洗碗机而重新堆放，或者重写一份会议记录）。观察这种冲动，看看它需要多长时间才能自行消退。注意你做了什么或想了什么会让这种冲动持续。使用自我询问以深化你的练习，例如询问"*重做他人的工作可能如何影响到我的关系？如果我不重做这项工作，我担心会发生什么？我需要学习的是什么？*"

- **检查的冲动**（例如，检查门是否锁了，灯是否关了，手是否干净）。练习把与检查行为有关的冲动和想法看作只是痛苦的体验——它们不是危机，不是致命的，它们只是想法、感觉、意象和情绪，在每次你屈服于去检查它们的冲动时都会被强化。每次选择一个要改变的检查行为，并练习对自动化的反应做冲动冲浪。给自己几周或几个月的时间稳固新习得的行为。记住，间歇性强化（即偶尔让步）会使冲动更难消退（记住，放弃检查行为与戒烟一样难，甚至比戒烟更难）。
- **说对手闲话的冲动**。练习观察社会比较、八卦或对对手、竞争者进行消极幻想的冲动，不要屈服于冲动，而是自我询问，问自己，"我可能需要从中学习的是什么？"
- **限制食物摄入、呕吐或清除食物的冲动**（非常适合神经性厌食患者）。观察在进食时或进食后随即出现的限制食物摄入的冲动、情绪（例如，厌恶、恐惧、愤怒）、腹胀和恶心的感觉，和（或）灾难性的想法（例如，这太可怕了，我要去吐，我必须离开这里）。练习把它们看作只是想法、情绪、感觉，而不是真正的事实、危机或必须解决的问题。

（必修）教学要点　中正地描述

- *中正地描述是 RO 正念"什么"技能，指带着谦逊地将自己观察到的东西化作词句表达出来。*
- *你只能描述你已经观察到的东西。*
- *"中正地描述"技能强调了将想法或感觉标记为仅仅是想法或情绪的重要性；它们是心理事件，仅此而已。*它们不是现实的本色、真实或准确的反映。
- *在 RO DBT 中，"中正地描述"的做法是建立在三个核心的 RO 原则之上。*
  1. *"我们所见皆因自身而异，并非世界的本来面目"。因此，我们描述的任何事情都是有偏差的，即使我们很努力地去贴合事实，*因为我们的感知总是受到我们的生物学素质、我们过去的经验和当前背景的限制。
  2. *承认我们的描述是有限的，以便能更加开放和接受不同的观点，这一点很重要。*
  3. *向我们部落的其他成员描述我们所感知到的东西，以便他们反映出我们的盲区，这是很重要的过程*——在 RO DBT 中被称为"坦承自己"。
- *在 RO DBT 中，"中正描述"的核心练习叫作"觉察连续体"。它包含了前面的所有三个原则，*另外它还有其他几个优点：
- *"觉察连续体"的结构使人明显地感觉到感知来自描述者*，从而促进个体对自己的看法负责。
- *它提供了一个连贯的方法来练习标记和区分想法、情绪、感觉和意象。*
- *它提供了一种结构化的方法来练习向另一个人揭示自己的内心体验，而不需要事先排练或计划自己可能说什么。*因此，"觉察连续体"是一种"坦承自己"的 RO 练习，而为了重新加入部落，与掩盖内心感受的自动化倾向相反的行为正是 OC 来访者需要学习的一项基本技能。
- *这个练习可以在人际互动中使用，*包括那些涉及冲突的互动，去放慢交流的速度，提高自己每时每刻体验的觉察，并表明你正在为自己的情绪、想法、感觉和意象负责，而不是去指责对方。

第五章 RO DBT 课程规划

> 讲员须知：觉察连续体起源于马拉马蒂苏菲主义（Malâmati Sufism）（关于 Malâmati Sufism 及其与 RO DBT 的联系，见 RO DBT 教科书第七章）。

（必修）课堂练习 觉察连续体

逐步教授觉察连续体。

第一步 从说"我"这个字开始。

- 这向你自己和其他人表明，你是观察的来源。

第二步 在"我"后面说"觉察到"，这说明你正在用心地观察。

第三步 把正在观察的东西分类为四种不同的形式之一：感觉、情绪、意象或想法。

- 感觉包括任何涉及五种感官（听觉、味觉、触觉、听觉或视觉）的体验。情绪包括情绪体验、心境状态（例如恐惧或焦虑）、冲动和欲望（例如渴望走出一个房间的感觉）。意象通常可分为对过去（例如记忆）、未来（例如可能发生什么）、对他人读心（例如想象他人在想什么或感受什么）的观察。想法是对当前时刻的认知体验。

第四步 描述体验的内容，不做进一步的解释、合理化或辩解。

- *例如，*"我觉察到有一个关于'要精确'的想法"。"要精确"这个词反映了想法的内容，而没有解释它为什么会发生。不解释我们的经验或自证恰当帮助我们认识到我们是如何自动假设别人在批评我们而为自己辩护的。不加辩解地标识给自我发现提供了强有力的工具。
- *避免使用联句，*即把两种或以上形式的体验合并成冗长的陈述。例如，"我觉察到一种悲伤的情绪"只包括一种形式——情绪。而"我觉察到一种悲伤的情绪，因为我刚刚想到了我那只三周前跑掉的狗"则是对开头悲伤体验的解释，它把几种形式混在了一起。将陈述保持在一种形式上有助于防止对一个人的体验进行正当化或合理化。讲员应该演示联句，并与非联句进行对比。
- *理想的做法是逐一描述自己意识到的东西，陈述之间不要有长时间的停顿。*其目的是在描述之前不要想太多。
- *在使用"觉察连续体"作为"坦承自己"练习的一部分时，"编辑"是可以的。*可以自由选择，不用把每个体验都说出来，这也反映了我们现实生活中的常态，因为每时每刻都有许多想法、情绪、感觉和意象在发生，不可能全都被描述出来。

然后，讲员可以在全班同学面前大声演示一个简短的"觉察连续体"练习。记住，你不能事先排练你要讲的内容——这需要你对自己意识范围内不断变化的体验随时随地进行觉察，然后从你的觉察领域中挑选出内容并大声描述。请看下面的例子。

> 我觉察到看着我的咖啡杯的感觉。我觉察到想象着全班同学都觉得这很奇怪。我觉察到一种焦虑的情绪。我觉察到我妻子今天早上做早餐的画面。我觉察到一种小小微笑的感觉。

> 注意每个短语如何反映了描述的结构。例如，我（自己）觉察到（在观察）我妻子做早餐（内容）的画面（形式）。
>
> 好消息是，觉察连续体几乎可以随时随地使用。鼓励班级成员建立每天或定期的 5 分钟"大声说"的练习。
>
> 在家进行觉察连续体的练习（这可以独自一人进行）。观察一下，随着时间的推移，它是否会影响你向他人披露内心感受的方式。在你的自我询问日志中记录你的观察，并观察你的练习如何随着时间的推移而演变。

> 讲员须知：在 RO DBT 中，"坦承自己"的练习通常是在 RO 技能培训团体上成对进行的（也就是说，整个班级在同一时间一起练习，但每个班级成员只与他们的搭档两人一组工作）。"坦承自己"练习的核心目的是提供结构化的场所，帮助 OC 来访者更好地向另一个人披露他们的内心感受，而不是为了成为一个更好的公共演讲者、演说家，或者能够在团体面前即兴演讲。
>
> 讲员须知：当有人在"觉察连续体"的"坦承自己"练习中发现自己无话可说时，可以指导他们说："我觉察到一个想法，我没有什么可说的"或"我觉察到一个想法，我没有想法"（其中的幽默感很快就会显现）。

> ### 练习　觉察连续体
>
> 将全班同学分成两人一组。如果班上人数是奇数，讲员可能需要和某人结成一组，有时讲员与非常不情愿的来访者在一组会有帮助。
>
> **解释规则**：组里每个人将轮流大声说出他的觉察连续体（而另一方则用心倾听，可以闭上眼睛）。
>
> 在练习开始之前，讲员和协同讲员应该在全班面前示范一个觉察连续体的练习，并示范如何将练习传给对方。
>
> 大声朗读以下脚本，以指导练习。
>
> #### （选修）"觉察连续体"的脚本　练习"坦承自己"
>
> > 正如我们刚才所讨论的，"觉察连续体"是 RO DBT 中"中正地描述"的正念练习，它帮助我们更能意识到并对我们的经验和感知负责。练习的最佳方式是和搭档一起大声地练习，这就是为什么要求两两一组。练习将包括带着觉察描述和倾听你的搭档的经验。觉察连续体的练习涉及一种描述内在经验的方式，以"我觉察到……"这几个字开始。每一个关于觉察的陈述都以这个前置短语为起点，随后是一个将体验标识为想法、情绪、意象或感觉的描述。意象可以是记忆、对未来的想法，或者甚至是你可能想象你的搭档在想什么，而感觉则涉及我们的感官知觉，可能涉及视觉、听觉、嗅觉、味觉、触觉。

例如，如果我坐在一个房间里，可以看到窗外的树木，我可能会通过说："我觉察到了看到树木的感觉"来开始我的觉察连续体练习。然后你可能就会想这是什么树，那你就可以大声说："我觉察到一个'想知道这是什么树'的想法。"你可能会因为不知道这是什么树而感到尴尬，那你就可以说："我觉察到一种不知道这是什么树的尴尬情绪。"然后你可能会猜测它是一棵栗子树，那你就可以说："我觉察到一个'它可能是一棵栗子树'的想法。"然后你可能会冒出一个在圣诞节时围着明火吃栗子的画面，那你就可以说："我觉察到一个在圣诞节时围着明火吃栗子的画面。"这可能会激起幸福的感觉，那你就可以说："我觉察到一种幸福的情绪。"然后你可能会感觉到微风吹拂你的皮肤，那你就可以说："我觉察到微风接触我的皮肤的感觉。"

你可能会注意到你的觉察是不连贯的，从一个主题跳到另一个主题。这种观察就成为练习的一部分："我觉察到一个'我的觉察在跳来跳去'的想法。"记住，如果你突然意识到你走神了，没有了觉察，这也可以成为练习的一部分。"我觉察到了一个'我走神了'的想法。"然后就这样继续观察并大声描述接下来出现在你意识中的任何东西，不需要解释或自证恰当。如果你发现自己在评判，也可以把它标识出来："我觉察到一个评判性的想法，认为自己做得不够完美"。记住，这样做有帮助的原因之一是，因为这个练习是要描述你此时此地的经验，所以你无法事先排练你要说的话。因此，如果你发现自己想排练，你可以说："我觉察到一个想排练我要说的话的欲望。"

对我刚才所说的有什么问题吗？（停顿一下，让大家有时间提问。）

现在，让我们准备开始你们的练习，就像我们刚才演示的那样做。一个人先来，另一个人用心听，不评论、不质疑、不安抚、不认可，然后等说的人说"好了"的时候交换角色。每次轮换应该只持续1分钟，甚至更短，这样在我宣布结束练习之前尽量每组里的每个人都能练两轮。练习中不需要眼神交流。有时，当你把目光投向其他地方——例如，投向你搭档的鞋子——或者甚至闭上眼睛，会更容易倾听对方，更容易大声说出你的觉察连续体。最后，请记住，我们的目标是在你的搭档练习的时候，全然地去倾听，而不是试图排练轮到你的时候你可能会说什么。好……现在开始！

4～5分钟后，结束练习，然后收集大家的想法。
用下面的问题来促进讨论。
- 以这种方式练习向另一个人披露内心体验是什么感觉？你注意到了什么？
- 当你的伙伴在说话时，你是否能够全神贯注地默默倾听？如果不能，是什么妨碍了你？
- 你在多大程度上能够不去排练你要说的内容？
- 在练习过程中，不想跳进对话、认可、提问或安抚你的伙伴有多难？关于你自己，这可能说明些什么？
- 在四种形式中——想法、情绪、感觉和意象——你是否倾向于只注意某些形式（例如想法和感觉，而不是情绪和意象）？关于你自己，这可能说明些什么？你可能需要学习的是什么？
- 这种练习是否影响了你现在对搭档的看法？经过这次练习，你对你的搭档的了解是多了还是少了？关于关系，这可能说明些什么？

（推荐）教学要点　针对过度控制的"中正地描述"练习示例

- 在与某人（如配偶、家人、朋友）发生争执或冲突时，使用觉察连续体。这样做会自动使练习者和接收者都清楚，练习者正在为他们的看法负责，同时放慢谈话的速度，为更多的反思留出空间。例如，不要说"你让我生气了"，而是使用"觉察连续体"，说"我觉察到一种生气的感觉"或"我觉察到我在想你是故意要气我"。
- 练习描述（默默地）与你互动的人的面部表情。仅标识你观察到的东西，不去解析它们。例如，"我觉察到他们的嘴角上扬，眼尾处有轻微的皱纹"，而不是"他们很高兴"或"他们在笑"。
- 建立一个每日 5 分钟"觉察连续体"练习制度，让它成为你的日常。这可以独自一人进行练习（但最好是大声说出来）。
- 当你感觉到强烈的情绪时，使用觉察连续体来描述升起的想法、感觉和意象。

（必修）　课堂练习"我不要噘嘴！"

> 讲员须知：涉及静坐或故意放慢身体动作的正念练习（例如，当一个人的注意力游移时，重新关注自己的呼吸，或在注意身体感觉的同时慢慢行走），如果不与开放表达、热情参与和公开披露内在经验的练习相穿插，可能会让一些 OC 来访者感到不适。RO DBT 通过强调涉及冷静的觉察和热情的"无计划参与"的练习来辩证地平衡这一点（T.R.Lynch, Lazarus, & Cheavens, 2015）。此外，在 RO DBT 中，讲员对他们所教的东西进行示范是很重要的，因为 OC 来访者不太可能相信一个成年人玩耍、放松或公开表达情绪是社会可以接受的，除非他们首先看到他们的治疗师进行示范。

> **在本节开始时，进行一个小型的"无计划参与"练习，称为"我不要噘嘴！"**（又称"我们来发脾气"）。
>
> 记住，在"无计划参与"的练习中，不对 OC 来访者进行预先指导或提示是非常重要的。在进行这个练习之前，指导者应该熟练掌握"无计划参与"练习的准则（在本节结尾处列出）。练习要简短（约 60 秒），以减少社交比较和难为情（本节在后面给出了原理）。
>
> 练习开始时，微笑，扬眉，对全班同学说：*好的……大家都站起来！因为我们都将讨厌课程的下一个环节，我们现在就从对它噘嘴开始！大家跟着做！扬眉，露出温暖的笑容。哦，不……不要再噘嘴了！我不想这样！*做出一个悲伤的表情，跺脚：*为什么我必须这样做？这不公平！*跺脚：*你要对我好一点！*稍微停顿一下：*好，现在，把你的手背放在你的额头上，然后呻吟：哦哦哦！我太倒霉了！再来一次……哦哦哦，我太倒霉了！现在用力跺脚！再来一次……我太惨了！我太倒霉了！跺脚！大声点！再来一次……我太惨了！我太倒霉了！跺脚！好了，够了——这个脾气发得真棒！干得好！*开始鼓掌，并鼓励大家鼓掌。*好了，我们现在都坐回去吧。做得很好！*
>
> **对全班同学说：***我觉得我们的小脾气是对我们下一个话题的完美导入。*
> - ✓ *问：在这次练习中，你在多大程度上感觉到了难为情？*
> - ✓ *问：难为情的感觉是怎样的？你是如何定义难为情的？*

（必修）教学要点　无计划参与

- **难为情是一种社交现象，我们自己独处时不大可能感到难为情**。例如，鲁滨逊很可能很少体验到难为情，直到他的"星期五（仆人）"（即他的本地伙伴和帮助者）出现。
- **当我们感到难为情的时候，我们是在检查我们的部落地位**。我们是在部落里还是在部落外？我们安全吗？这需要我们从当下的体验中抽离出来，以评估我们的行为和附近其他人的反应（或想象的反应）。
- **因此，当我们感到难为情时，我们会体验到一种与我们的部落和当下的分离感**。SNS 防御性唤醒被触发，PNS-VVC 社交安全反应被暂停；见讲义 2.1（RO DBT 情绪的神经调节模型）。我们的身体变得紧张，呼吸急促而浅；我们的心率加快；我们感到尴尬、羞愧或害怕；我们可能开始出汗，我们的面部表情和身体姿态感到拘束。我们不再平和，不太能够真诚地表现出友好或合作的意图。
- **难为情的定义**：它会出现在以下时刻……
  - *我们意识到别人在观察我们的行为*。例如，奥运体操运动员在表演过程中，如果他们瞥见裁判在为他们的动作打分，可能会突然感到难为情。
  - *我们想象别人在批判性地观察我们的行为*。例如，一个小偷在准备偷别人的钱包时，发现监控摄像头正对着自己，可能会突然感到难为情。
  - *我们想象自己将来会受到他人的批评性评价*。例如，我们在去参加重要的工作面试的路上从镜子里瞥见自己，发现前一天晚上我们的白衬衫上洒了红酒。
- **难为情的存在本身就证明了我们对部落地位的关心**（也就是说，如果我们不关心，我们就不会感到难为情）。对我们当中那些为不在乎社会地位而感到骄傲的人来说，可能会有点儿对这个说法感到震惊。使用下面的问题鼓励自我询问。
  ➢ 你发现自己多大程度上在抵制这种对难为情的反应的定义？
  ➢ 你喜欢还是不喜欢"社会地位"这个词？这可能说明些什么关于你自己的东西？你是如何在社交中表达自己的难为情的？
  ➢ 你在多大程度上试图向他人隐藏难为情的反应？你可能需要学习的是什么？

> ★ **有趣的事实**：*不参与的吸引力*
>
> 　　选择不参与共同的部落经历，即社群或团体的活动、事件或习俗，经常（但不总是）是出于避免难为情的情绪（例如羞愧、尴尬、羞辱）和（或）逃避真实的或想象中的公众审视、否定和（或）社会排斥的愿望 [见第 8 课 "(不那么) 有趣（但有意思）的事实：羞辱仪式的使用"]。拒绝参加部落或社群活动的邀请是很有吸引力的，因为它确保个体可以摆脱批评性的审视，但矛盾的是，它又是引人注意的。所有部落都希望成员（在某种程度上）参与部落活动，如果他们想要留在部落里，他们需要为共同利益做一些贡献（想想运动队、俱乐部、工作小组、家庭、婚姻伴侣等）。因此，不参与非但不能避免公众的审视，反而使我们成了人群中最显眼的那个！例如，拒绝在聚会上跳舞或唱歌可能感觉是独立或正确的事情，但当我们意识到我们是唯一不参与的人时，就会感到孤立。
>
> 　　✓ **问**：你认为你拒绝参加集体活动或社群活动在多大程度上是因为你希望避免公众审视和（或）难为情的情绪？你可能需要学习的是什么？

第 12 课：正念训练，第二部分 "什么"技能

- *好消息是，要想减轻难为情的感觉，你仅需要做一件事，就是加入你的部落！* 当我们感到自己是部落的一部分时，我们就会感到安全和有保障。因为我们在部落中的地位是安全的，难为情自然会减少。我们可以放下对社会否定的潜在迹象的过度警惕地侦查。*我们可以放松了，因为我们有部落了。哦耶！* ☺ 见讲义 8.1（部落很重要：理解拒绝和难为情的情绪）。
    - ✓ 问：你想成为哪些类型的部落的一员？你目前属于哪些部落（例如，运动俱乐部、工作团队、家庭单元等）？
    - ✓ 问：你在多大程度上选择旁观，而不是热情地参与到你所属的部落中？你这样做的感受如何？你可能需要学习的是什么？
    - ✓ 问：我们的技能团体是一种部落的类型吗？你希望它是吗？

> ★ **有趣的事实**：*部落是围绕着共同的价值观和目标建立的*
>
> 从 RO DBT 的角度来看，两个人就能组成一个部落。当两个人（或一个团体的成员）承诺为其他部落成员或部落本身的福祉做出自我牺牲时，而不总是期望得到回报，部落纽带就形成了。（见第 8 课，"部落很重要：理解拒绝和难为情的情绪"了解更多细节。）部落通常建立在共同的价值观和目标之上，尽管有些部落是我们生就的（例如，我们的家庭，我们的国家），而有些部落可能是强加给我们的（例如，监狱里的"同伴"）。然而，大多数时候，我们选择我们的部落。1844 年大仲马写的《三个火枪手》中主角的座右铭最可能代表一个健康的部落座右铭："人人为我，我为人人！"有趣的是，根据这个定义，我们的 RO DBT 技能团体是一种部落；我们有一个共同的目标，那就是学习新的技能，并且我们努力在实现这个目标的过程中相互支持。哇哦！☺

- *当我们选择参与我们的部落时，我们向其他成员发出一个强大的社交信号。* 简单翻译下，这个信号说的是：我是部落的一部分。我关心部落的成员。我不只是关心我自己的需要。我愿意做出自我牺牲，为我的部落的福祉做出贡献（见第 8 课，灵活心念 SAGE）。
- *无计划参与有助于我们松动进化过程中固化的对部落地位的担忧和自觉核查。* 每次我们直接投入进去，没有难为情，就是在开始建立一个强大的与社交和融入他人相关的积极记忆库。
- *这不是仅仅通过智力手段就能掌握的东西，无计划参与是经验性的。* 它是你做的事情，而不是你想的事情。
- *无计划参与是与努力、表现或假装相反的行为。* 它是自由的。

"无计划参与"练习讲员指南

"无计划参与"练习有三个核心特征。

第一，"无计划参与"练习是要做的，而不是要谈论的。

- **练习是不预先通知的。** 在和 OC 来访者工作时，只要有可能，就不应该预告或说明接下来要做什么无计划参与的练习。任何形式的预先警告、指导或预告（至少对大多数 OC 来访者来说）都会让 OC 来访者感到强烈的焦虑、宕机和（或）疯狂地试图提前计划并在心理上排练他们将如何表现。另外，在这期间，没有人真正在听你说什么，而且由于他们是 OC 来访者，你可能永远不会知道（至少不会直接知道）这件事。没有预警，再加上讲员出乎意料地指令学员模仿或"和我一起做"，几乎总会引发下意识地依从，因为它没有给出任何时间去考虑别的反应。

另外，简短的练习使得难为情的意识不太可能出现，个体成员更有可能体验到与整个班级的积极联系或团结的感觉。经常的和不可预知的"无计划参与"练习创造了与融入他人相关的积极记忆库。随着反复练习，这些关联开始扩展到教室外的社交场合。参加社交活动的动机不再仅仅是义务。相反，往往是他们生命中的第一次，来访者开始在社交互动之前体验到预期的奖赏或快乐，使他们更有可能愿意接近和参与他人。

- **练习包括模仿讲员的动作。实现这一目标的最简单方法是讲员简单地指令全班模仿他们所做的任何事情，然后开始练习，而无须进一步解释。** 例如，如果练习是做好玩儿的面部表情，讲员可以先做一个愚蠢的表情，然后说："好，大家都和我一起做！做个鬼脸儿，像这样！还有这样！"换个表情，"现在试试这个！"模仿讲员的动作或声音让难为情的感觉不那么强烈。原因是它减少了事先计划或思考如何表现的必要性。相反，人们所需要做的就是跟随讲员。这通常转化为讲员在练习过程中既展示又告诉学员每时每刻要做什么（就像有氧运动教练）。这使人们的注意力集中在讲员身上，而不是其他同学可能在做什么，从而最大化了体验到与参与部落相关的真正忘我的快乐的可能性。这意味着要避免那些具有竞争性和（或）需要某种类型的注意力集中、灵活、处理速度或记忆力才能完成的练习。例如，一般来说，要避免简单地选择一些音乐，然后鼓励自由发挥跳舞的诱惑。虽然大多数 OC 的来访者会遵从，但他们很可能在这样做的时候感到高度的难为情，使练习的意义失去意义。记住，"无计划参与"练习的目的是慢慢建立一个与融入他人相关的积极经验库。

第二，"无计划参与"练习应该是简短的。

- **练习的时间应该很短，最好不超过 30 秒到 1 分钟。** 长时间的参与练习（例如，持续超过 1 或 2 分钟），或需要非常缓慢和谨慎的身体动作或静坐不动的练习，可能很快成为一场竞赛（谁是最安静的人？）或触发痛苦的情绪和（或）宕机反应。长时间的练习类似于有人在给你拍照前告诉你笑一个，然后笨手笨脚地摆弄相机，让你很快就感到笑容僵在脸上，变得很假（这就是为什么我们会催着那个朋友快点拍）。
- **长时间的练习也会不经意地植入一个理念，认为练习是为了修复或纠正一个问题。** 回想一下，OC 来访者已经把生活看得太严肃了。
- **大家一起鼓掌结束练习，然后告诉大家坐下（如果他们是站着的）。** 在与 OC 来访者工作时，庆祝"无计划参与"练习是必不可少的。OC 个体过于严肃了。他们不知道如何融入他人，在团体中经常感到尴尬。掌声是社交认可和喜欢的信号。因此，每当小组练习结束后，讲员不应面无表情，而应通过互相鼓掌来祝贺每个人的融入（包括他们自己）（理想情况下，讲员应在每个班级成员鼓掌时看着他们的眼睛，挑眉热情地微笑）。重要的是，讲员**不**应该为个别班级成员的参与鼓掌来开班级的先例（例如，为一个不情愿的来访者最终加入进来而鼓掌）。为一个人（而不是整个团体）鼓掌，会导致人们（不言而喻地）期望每个人的成就都应得到认可（即鼓掌）。而如果漏掉了谁，就可能引发无益的社会比较和怨恨（这是不太可能直接告诉你的）。

第三，如果一定要谈论这个练习，也只能在练习结束后进行。

- **重要的是，在完成迷你练习后通常最好不要讨论。** 如果是自发进行的练习（也就是说，该练习不是当天课堂上正式安排的正念练习；见第一章中的"结构化的 RO 技能训练课"），则不必在事后讨论。
- **然而，如果你实在想讨论它，就在练习之后进行。** 询问大家练习中的观察，给出正念练习的理由（例如，做好玩儿的表情有助于打破抑制性的障碍），并教授重要的概念（例如，帮助来访者认识到他们是能够融入的，尽管如果事先跟他们说的话，他们可能会觉得这是不可能的）。
- 将练习与日常生活联系起来，并请大家举例说明班级成员如何将"无计划参与"的练习更多地引入他们的生活。
- 讲员应该养成习惯，每当教室里出现紧张气氛时，就引入简短（30秒）的迷你"无计划参与"练习。例如，在作业回顾的时候，或者在教授新材料的时候，如果班上的同学突然显得很压抑、宕机或者不爱说话且反应迟钝，讲员就可以在没有任何引导和铺垫的情况下，进行一次"无计划参与"的练习。例如，说：*"好了，大家都站起来。现在把手臂举过头顶。"* 讲员们举起自己的手臂。*"现在摇动手臂。"* 讲员们摇动自己的手臂。*"扭动身体。"* 诸如此类。然后讲员应该像开始时一样突然结束练习，请大家坐下。*"好，做得好。现在让我们都坐下来吧！"* 然后，带着灿烂的笑容，讲员们坐下来，主讲员说：*"做得好！一起鼓掌。"* 然后，没有进一步讨论，讲员们又回到了教学上。下面有一些不同的练习的例子。

针对过度控制的"无计划参与"练习示例

记住，每个例子都是在没有预告或导入的情况下进行的，而且不应该做很长时间（也就持续30～60秒）。这样做的目的是在学员开始感到明显的难为情之前结束练习，从而使他们更有可能将融入他人体验为奖赏性的。

- 练习"耶！我是个木偶！"对全班同学说：*"哇，看看我……我是个木偶！你们也是！把头转到一边，现在在转到另一边，举起你的手臂，让它们这样吊着……把它们甩去甩去……让膝盖自己上下摆动……天哪，天哪，天哪，我们不受控制了！这也没什么！哈哈吼吼吼哈哈嘻嘻……抖动你的身体，让你的手臂往这里走……让你的手臂往那里走……天呐*"哦天呐，有人在拉我们的线……别人控制了我们……这没关系……哈哈吼吼吼哈哈哈嘻嘻嘻吼吼嘻嘻哈！*"* 讲员应该以鼓掌庆祝来结束，并鼓励全班同学给他们自己鼓一圈掌：*"干得好！好了，现在坐下来，让我们分享一下对这个正念练习的观察。"*
- 练习"七海航行"。对全班同学说：*"好的……大家都站起来！很好！现在，跟我一起做！讲员应保持双脚不动，同时将身体向一侧倾斜……然后再向另一侧倾斜。"* 然后说：*"哇，我们是七大洋的水手！看看船是如何摇晃和摆动的。"* 同时鼓励全班同学模仿船在海上的摇晃和摆动动作，随着海浪慢慢地来回摇晃。然后说：*"哇……这艘船真大……哇……小心，它向另一个方向去了……，然后再回来……哇……我们无法控制！那也没关系！我们无法控制，那也没关系……呦呵…哈哈哈哈…嘻嘻…嘻嘻嘻！"* 讲员应该以鼓掌庆祝来结束，并鼓励全班同学给他们自己鼓一圈掌：*"干得好！好了，现在坐下来，让我们分享一下对这个正念练习的观察。"*
- 练习"小鸡"。对全班同学说：*"好的……大家都站起来！很好！现在，跟我一起做！讲员先指着天花板，喊着让大家迅速模仿自己的说和做。"抬头看！天要塌下来了！EEK！YIKES！"* 讲员应该开始像鸡一样拍打自己的手臂，同时鼓励全班加入。让每个人都拍打自己的手臂，围成一圈奔跑，同时发出咯咯的声音。讲员可以喊道：*"这里只有我们这些鸡！天要塌下来了！天要塌了！天要塌了！快跑啊……快跑啊！"* 讲员应以鼓掌庆祝来结束，并鼓励全班同学给他们自己鼓一圈掌：*"干得好！好了，现在坐下来，让我们分享一下对这个正念练习的观察。"*
- 练习"我不是在赌气！"（又名"让我们发发脾气"）。对全班同学说：*"好的……大家都站起来！很好！现在，跟着我做！让我们开始噘嘴吧！"* 扬眉，露出温暖的笑容。*"哦，哦，不……不要再噘嘴了！我不想这样！"* 做出一个悲伤的表情，跺脚：*"为什么我必须这样做？*

这不公平！"跺脚。"你要对我好一点！"稍微停顿一下说："好，现在大家都坐下来，把头埋起来！快！"讲员以手掩面，伏到桌子上说："现在大家再站起来，跺脚！把手背放到额头上，然后呻吟：哦哦哦！我太倒霉了！再来一次……哦哦哦，我太倒霉了！现在用力跺脚！再来一次……我太惨了！我太倒霉了！跺脚！大声点！再来一次……我太惨了！我太倒霉了！"讲员们应该以鼓掌庆祝来结束，并鼓励全班同学为他们自己鼓一圈掌："干得好！好了，现在坐下来，让我们分享对这个正念练习的观察。"

- 练习"**我们是 OC，我们很强悍**"行军歌（这首唱诵应模仿士兵在基础训练演习中为建立友谊和团队合作而采用的军事行军歌的风格和节奏）。对全班说："好……大家站起来！很好！"温暖的微笑，挑眉，大喊一声："好了，让我们一起前进！"讲员应开始有节奏地原地踏步，同时大力挥动手臂。"现在跟着我重复，跟着我做！我们是 OC 我们自豪，因为我们很高效，从不张扬！"继续原地踏步，双臂使劲地前后摆动。"我们是 OC，这很好！我们聚焦细节，百无遗漏！"继续原地踏步，随着口号摆动手臂。"我们是 OC，我们很强悍，因为我们肆意奔跑，坦诚相见！万岁！万岁！万岁！"讲员们可以自由地编他们自己的歌谣或创造性地扩展这个歌谣。练习结束时，一起鼓掌，讲员应说："做得好！好了，现在坐下来，让我们来分享对这个正念练习的观察。"

- 练习"**喊柿子**"。对全班同学说："好的……大家都站起来！很好！现在跟着我做！让我们一起大喊'柿子'！对着天空！喊……'柿子'！现在热情些，'柿子'！现在用口音！妈妈咪呀，柿子！这是个柿子，啊，妈妈咪呀！"然后讲员换说法，喊道："哦，不！我是说'茄子'！快，大家快……把手伸到地上，小声说'茄子'！再来一次……但要再小点儿声！茄子！再来一次，只是要保证……这次真的小声……茄子！"讲员应该以鼓掌庆祝来结束，并鼓励全班同学给自己鼓掌："干得好！好了，现在坐下来，让我们分享一下我们对正念练习的观察。"

- 练习"**大动作**"。对全班同学说："好的……大家站起来！现在跟着我做！"然后讲员应该开始夸大面部表情和身体动作，同时描述他们正在做的事情，并鼓励全班模仿他们的动作。比如说："好的，让我们都挑眉……让它们向上和向下……现在把你的眼睛皱在一起，把你的嘴噘出来。现在让我们咧开嘴，把嘴张得越大越好……让我们把眼睛也张开，越大越好！把舌头伸出来，越长越好。再次挑眉，尽可能地同时伸展你所有的面部肌肉！现在尽可能地使劲儿闭眼，挤压面部的所有肌肉。绷紧它们，尽可能地绷紧它们……现在释放紧张……慢慢地、慢慢地、再慢慢地。好了，现在……把你的头从一边转到另一边，向上和向下，拉伸和绷紧每一块肌肉。用你的手来按摩你脸上的肌肉。将你的手臂伸向天花板，向天空张开你的双手！"讲员在结束时应鼓掌表示祝贺，并鼓励全班同学为他们自己鼓一圈掌："做得好！好了，现在坐下来，让我们分享一下对这个正念练习的观察。"

- 练习"**说胡话**"。对全班同学说："好了……大家站起来！现在跟着我做！说'啊呜'现在再讲一遍'啊呜'。说'叽里咕噜叽里咕噜'！好，现在说'噼里啪啦轰噼里啪啦'！暂停，露出温暖的笑容，与周围的人进行眼神交流，并挑眉：越来越好。让我们再大点声！说'哎呀妈呀'！说'哎呀妈呀'！再说一遍'哎呀哎呀妈呀妈呀妈妈呀'！好了，现在大家一起……让我们开始说'鸽鸽咕咕唧唧嘎'这是一种新的语言！你没听说过吗？'宝宝抱抱饱饱宝宝报'和'妈妈麻麻马马喵喵哞'与'别介别介哎呦喂'和'呦呵呦呵厉害呀'。"讲员应该以鼓掌庆祝来结束，并鼓励全班同学给他们自己鼓一圈掌："干得好！好了，现在坐下来，让我们分享对这个正念练习的观察。"

- 练习"走向部落"。讲员应将不同的乐器（不需要任何经验就能使用）带入课堂，并要求学员挑选一种。讲员开始练习时说："好的……大家站起来！拿起你的乐器，跟我一起。"讲员应该开始有节奏地敲打他们选择的乐器，面带微笑，挑眉，鼓励班级成员同样加入。讲员应该以鼓掌庆祝来结束，并鼓励全班同学为他们自己鼓一圈掌："干得好！好了，现在坐下来，让我们分享一下对这个正念练习的观察。"

- 练习"傻傻地走路和说话"。对全班同学说"好的……大家都站起来！现在跟着我做！"然后，讲员应该开始以傻里傻气的方式走路和说话，对所有人微笑和进行眼神交流，并反复变换。例如，练习鹅步（每走一步都把伸直的腿抬高）或鸭步（蹲低，每走一步都发出叫声）或"小鸡"（走一圈，同时拍打手臂并发出咯咯声）或"斗鸡"（边走边冷笑，有时伴随着打响指）。讲员可自行创造他们自己的傻气行走方式，并鼓励学员也这样做。讲员应以鼓掌庆祝来结束，并鼓励全班为他们自己鼓一圈掌："干得好！好了，现在坐下来，让我们分享一下对这个正念练习的观察。"

- 练习"我不是傲慢，我只是比你强！"对全班同学说"好的……大家都站起来！现在跟着我做！把下巴抬起来，肩膀向后打开，昂首挺胸！在你的步态中要有一种大摇大摆的感觉！"讲员们应该开始大摇大摆地走动。现在大喊："别挡我的路！你不知道我是谁吗？我是一个非常重要的人！你以为你是谁？哼！"继续行进，再哼上 10～15 秒。讲员应该以鼓掌庆祝来结束，并鼓励全班同学给他们自己鼓一圈掌："干得好！好了，现在坐下来，让我们分享我们对正念练习的观察。"

- 练习"爱上当众羞辱"。让全班同学站起来，把手臂举过头顶，齐声大喊："当众羞辱，我爱你！再来一次。当众羞辱，我爱你！把你的手臂再举高一点……再大声点！当众羞辱，我爱你！再来一次：当众羞辱，我爱你！再来一次，这次要带着微笑。当众羞辱，我爱你！再来一次，这次让我们看看我们是否能撼动这栋大楼！？高高举起手臂！当众羞辱，我爱你！"讲员应该以鼓掌庆祝来结束，并鼓励全班同学给他们自己鼓一圈掌："干得好！好了，现在坐下来，让我们分享对这个正念练习的观察。"

（必修）课堂练习　迷你"无计划参与"练习

以一个即兴的小型"无计划参与"练习结束这堂课。从前面提供的例子中挑选一个（例如"耶！我是个木偶！"或"傻傻地走路和说话"或"我不是傲慢，我只是比你强！"），在没有任何预告的情况下，进行一个简短的（30～60 秒）练习。在所有人的掌声中结束练习，然后在没有进一步讨论的情况下，布置第 12 课家庭作业。

第 12 课家庭作业

1. （必修）指导学员从"开放地观察""中正地描述"和"无计划地参与"作业单或讲义中选择一个练习示例。他们可能会用到……
    - 作业单 12.A（"开放地观察"技能）
    - 讲义 12.1（"中正地描述"技能：觉察连续体）
    - 作业单 12.B（将无计划参与变成日常习惯）

2. （必修）作业单 12.C（三个"什么"技能："开放地观察""中正地描述"和"无计划参与"技能的日常练习日志）。学员应使用这份作业单来记录进展。
3. （选修）指导学员练习大声说出他们的**觉察连续体**，包括独处时和与别人一起时。鼓励他们在与他人的一次冲突中使用觉察连续体，并且观察这会如何影响这场互动。这个更高级的练习对那些已经参加过至少一次 RO DBT 正念训练的学员是很有用的补充练习。

全然开放讲义 12.1
"中正地描述"技能：觉察连续体

- 觉察连续体是 RO DBT "中正地描述"的正念练习。
- 觉察连续体的练习可以这样做……
  - 独自一人练习，每一步都默默地在心中说
  - 独自一人练习，大声说出来
  - 与另一个人一起练习，大声说出来
  - 与小组一起练习，轮流练，大声说出来
- 它很有用，因为它帮助我们对自己、他人和环境的看法负责，而不是把我们的经验归咎于其他人或环境。
- 它教我们留意和标识不同形式的内心体验（想法、感觉、情绪和意象）。
- 它提供了一个机会，让我们练习描述我们的感知，而不需要解释、自证恰当或为自己辩护。这可以释放出能量来注意我们生活中的其他事情，并帮助我们建立一个非防御性的自我意识。
- 它提供了一种结构化的方法，练习以一种既自谦又自尊的方式向他人披露我们的内心体验。
  - **它是自谦的**，是因为"觉察连续体"的练习向对方表明，我们的感知有可能是错误的；它们并不是绝对的真理。
  - **它是自尊的**，因为"觉察连续体"练习向他人表明，我们正在为自己的想法负责，而不是将其归咎于他人或环境。它帮助我们记住，我们选择了自己的现实；没有人可以强迫我们以某种特定的方式去感知、思考或感受。

觉察连续性练习的四个步骤

步骤 1 从说"我"这个字开始。
- 这向你自己和其他人表明，你是这个观察或观点的来源。

步骤 2 通过添加"觉察到"三个字来表明你在用心地观察。

步骤 3 把正在观察的东西分类为四种不同的形式之一：**感觉、情绪、意象或想法**。
- **感觉**包括任何涉及五种感官（听觉、味觉、触觉、嗅觉或视觉）的体验。
- **情绪**包括情绪体验、情感状态（例如，恐惧或焦虑）、冲动和（或）欲望（例如，渴望想要走出房间的感觉）。
- **意象**通常分为对过去（例如记忆）、未来（例如可能发生什么）、对他人读心（例如想象他人在想什么或感受什么）的观察。
- **想法**是对当前时刻的认知体验（例如想着如何学习觉察连续体，思考一个数学问题）。

步骤 4 描述体验的内容，不做进一步的解释、合理化或辩解。
- **避免使用联句**，或将两种或更多的形式合并为一个陈述。例如……
  - **非联句**："我觉察到一种悲伤的情绪"只包括一个形式——一种情绪。
  - **联句**："我觉察到一种悲伤的情绪，因为我刚刚想到了我那只三周前跑丢的狗。"这是一个关于前面悲伤体验的解释，它将几种形式叠加在一起了（悲伤的情绪与关于丢失的狗的想法和记忆叠加在了一起）。

- **"编辑"是可以的**。请自由选择你要标识或披露的内容。选择把我们生活的某些部分作为隐私是独立生活的一个重要部分。
- **在争论或冲突中使用"觉察连续体"**。与"你让我生气"的说法相反,使用觉察连续体为自己的感知负责的说法是"我觉察到一种愤怒的感觉"或"我觉察到自己想着你是故意在气我的"。

全然开放讲义 12.2
第 12 课要点：正念训练，第二部分
"什么"技能

1. 在 RO DBT 中，有 3 种正念的"什么"技能，每一种都代表了练习正念的不同方面或方式。它们是开放地观察，中正地描述和无计划参与。

2. "冲动冲浪"的正念练习有助于学习如何不对每一个冲动和欲望都做出反应，如修复、控制、拒绝或逃避的冲动。

3. 觉察连续体是 RO"中正地描述"练习的核心，也可以作为"坦承自己"的练习。它帮助练习者对自己的内在体验负责，阻止解释或为自己正名的习惯性欲望，并学习如何区分想法、情绪、感觉和意象。它是学习如何走出责备（习惯性地指责自己或他人）的核心手段。

4. 学习"无计划参与"技能意味着学习如何热情地投入自己的生活和融入部落，并放下强迫性的计划、排练和（或）一定要做对的强迫性需求。

全然开放作业单 12.A
"开放地观察"技能

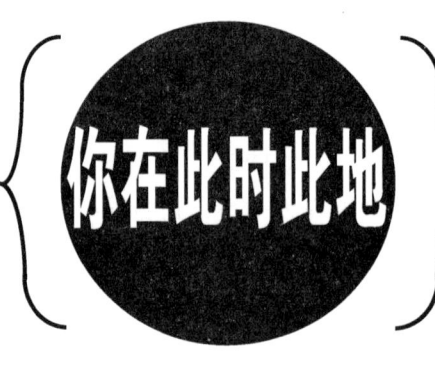

觉察并专注在当下

过去的已经过去了 { 你在此时此地 } 未来的事还未来

寻找机会练习正念观察。

在最能说明你的经历的陈述旁边的方框中打钩。

- ☐ 记住我们的生命是活在现在的——我们拥有的只有当下。
- ☐ 练习觉察到每时每刻，而不尝试更改或标识它。

开放地观察练习示例

在最能描述你的经历的陈述旁边的方框中打钩。

- ☐ **使用五种感官中的一种或多种练习了正念觉察。**嗅觉（闻熏香），触觉（抚摸粗糙的物体表面），视觉（凝视地平线），听觉（听周围的声音），味觉（品尝不同的口味）。
- ☐ **每天练习静坐 5 分钟，观察呼吸。**将注意力转到呼吸的感觉上，尽你所能充分地处在当下，觉察吸气和呼气的全过程，而不试图做任何事或用任何方式改变它。当你发现自己走神时，轻轻地一次又一次地将注意力转回到呼吸上。用这个练习可以帮你记住——你可以选择把注意力放在哪儿。
- ☐ **去美术馆，练习观察各种画作，**近看，再远看，留意每个视角如何影响你看到的东西。
- ☐ **练习观察了我自然地处在更加开放的心念状态的时刻。**在 RO 自我询问日志中记录观察到的内容。
- ☐ **正念观察了我的语气如何影响我周围的人。**在 RO 自我询问日志中记录观察到的内容。
- ☐ **正念观察了在互动过程中我扬眉和微笑时会发生什么。**
- ☐ **正念观察了与某人交往时谁的话更多。**观察你做与刚刚的行为相反的行为（即多说些或多听些）时会发生什么。
- ☐ 观察了其他人在意识到我给了自己一些时间放松时的反应。
- ☐ 正念观察了闭口式微笑结合扬眉的动作如何影响正与我互动的人。
- ☐ 观察了我对身体感觉（例如突然感到热或出汗），然后使用自我询问来加深练习。
- ☐ **练习了冲动冲浪，正念地观察冲动和欲望，不掉进想法中或屈服于冲动。**留意冲动是怎样随时间的流逝起起落落，最终消逝的。

- ☐ 控制或纠正的冲动：观察当你没有立即尝试去修正或控制一种情况时，会发生什么。
- ☐ 冲突中一走了之的冲动：留意在争执中想要放弃或走开的冲动。练习保持参与。
- ☐ 整理或清洁的冲动。
- ☐ 纠正、改进或告诉他人应该做什么或怎么做的冲动。
- ☐ 当谈到不喜欢的话题时改变话题的冲动。
- ☐ 重做某人的工作的冲动（例如，因为没有按照你的标准来，就把洗碗机里的碗重新堆放；重写一份会议记录）。
- ☐ 检查的冲动（例如，门是否锁了，灯是否关了，手是否干净）
- ☐ 说对手闲话的冲动。
- ☐ 限制食物摄入、呕吐或清除食物的冲动。

记录其他练习了的技能。

_____

_____

_____

_____

全然开放作业单 12.B
将无计划参与变成日常习惯

- **当我们感到难为情的时候**，我们就会有一种与我们的部落和当下分离的感觉。我们无法放轻松，无法真正表达友好或合作的意图。
- **无计划参与发出了一个强大的合作的社交信号**，这有助于促进真正的社会参与，并帮助我们重新获得归属感和与我们的部落的联结。
- **无计划参与不是一种通过智力手段就能掌握的东西**；它是基于经验的，对大多数成年人来说，它需要直接和反复地练习。
- **每天练习无计划参与**，并使用作业单 12.C（三个"什么"技能："开放地观察""中正地描述"和"无计划参与"技能的日常练习日志）来记录你的观察结果。
- **记录其他观察结果。**

_____

_____

_____

_____

全然开放作业单 12.C

三个"什么"技能:"开放地观察""中正地描述"和"无计划参与"技能的日常练习日志

- **每隔一天练习一项开放观察技巧**,并记录你的观察结果。
- **中间间隔的那天练习觉察连续体。**在空白处写下你不去解释、证明或合理化你所标识的东西有多难。(即你使用了多少联句?)你最常使用的内容是什么(例如,想法、感觉、意象或情绪)?
- **为了最大限度地减少计划,请在你想练的时候就去练习无计划参与技能。**
- **在以下日常练习日志中记录你每天练习的内容以及你的观察结果**(即使是"不练习的情况下进行练习的技巧")。

日期	观察
周一	
周二	
周三	
周四	
周五	
周六	
周日	

第13课

正念训练，第三部分

核心正念"如何"技能：带着自我询问

> 讲员须知：第13课的重点是教授核心的正念"如何"技能，即带着自我询问。其他3个"如何"技能——带着对严苛评判的觉察、一心一意地觉察、有效而谦逊——将在第14课教授。

第13课要点

1. 在RO DBT中，有4种正念"如何"技能，它们代表了练习正念时的态度或心念状态。它们是：带着自我询问、带着对严苛评判的觉察、一心一意地觉察，以及有效而谦逊。第13课的重点是这4项技能中的第一项，即带着自我询问。
2. 带着自我询问是RO DBT正念"如何"技能的核心。它是全然开放生活的关键。它意味着以学习为目的主动找寻自己想要回避的东西或可能感到不舒服的东西，并培养一种承认自己错了的意愿，而且需要的话愿意去改变。
3. 自我询问包括愿意进行自我检查和愿意向他人披露自查所发现的问题。这个过程在RO DBT中被称为"坦承自己"。

需要的材料

- 讲义13.1（核心正念"如何"技能：带着自我询问）
- 讲义13.2（培养健康的自我怀疑）
- 讲义13.3（练习自我询问和坦承自己）
- （选修）讲义13.4（第13课要点：正念训练，第三部分 核心正念"如何"技能：带着自我询问）
- 讲义1.3（从自我询问中学习）
- 作业单13.A（练习核心正念"如何"技能：带着自我询问）
- 白板和记号笔

（必修）教学要点 介绍"带着自我询问"技能

> 讲员须知：讲员应该身体力行，当OC来访者挣扎、批评或表现出不典型的反应时，讲员应该使用自我询问。不要自动假设问题只出在来访者身上，而是要问，我怎么就知道学习这个技能只有这一种方法呢？是否有可能这种技能对于一个具有OC应对风格的来访者来说是没有用的？我可以从这个经验中学习什么？

- **上一课，我们学习了3种正念"什么"技能。**"什么"技能是指一个人在练习正念时所做的事情——开放地观察、中正地描述、无计划参与。

第 13 课：正念训练，第三部分　核心正念"如何"技能：带着自我询问

- 今天我们重点讨论 **4 种 RO"如何"技能中的一种，即带着自我询问。**
- **"如何"技能是指一个人在练习不同的"什么"技能时采取的立场或态度。** 在 RO DBT 中的四个"如何"技能是：带着自我询问、带着对严苛评判的觉察、一心一意地觉察，以及有效而谦逊。
- 自我询问是 RO 正念"如何"技能的核心技能。

（必修）教学要点　什么是自我询问？

请学员参阅讲义 13.1（核心正念"如何"技能：带着自我询问）。

什么是自我询问？

- *在 RO DBT 中，自我询问代表了一个人在练习正念"什么"技能*（即开放地观察、中正地描述、无计划参与）*时的核心立场或态度。*
- *自我询问包括愿意挑战我们的核心信念*，即我们通常可能认为是事实或真理的东西。它意味着要勇敢地面对我们不想承认或改变的自身的东西，目的是获得成长。
- *自我询问意味着为我们的个人认知、信仰和（或）我们在生活中做出的选择承担责任*，而不是下意识地去指责他人或环境。
- *自我询问赞美对真理的追求，而不是对真理的获得。* 自我询问认识到，我们取得的每一个新的洞察或理解都有可能是错误的、有限的，以及可能是有偏见的。
- *自我询问是主动转向我们想要回避的、忽视的和（或）受到挑战的经验，目的是获得学习。*
- *自我询问促进了新意义、新见解和新行为的产生。* 因此，它是个人自我成长的一个核心手段。

自我询问不是什么

- *自我询问的目标是找到一个好问题，而不是一个好答案。*
- *自我询问不是对一个问题的反刍*，因为自我询问不是为了解决问题或避免不舒服。
- *自我询问不是调节、分散注意力、否认、合理化、相反行为、安抚、鼓励、解决问题或接受。*
- *自我询问并不意味着真理不存在*，也不意味着我们不应该相信我们的直觉。例如，当与一只饥饿的老虎共处一室时，相信真实的东西（即我看到一只老虎）比相信虚假的东西（即我看到一只兔子）更有效，特别是当一个人不想被吃掉时。
- *自我询问并不意味着自我贬低*，但它可能是痛苦的，至少是暂时痛苦的，因为它往往需要放弃长期坚持的信念或珍视的信仰。
- *自我询问不是期望环境改变或指责他人*。例如，自我询问时不会说"你需要认可我，因为你说的话伤害了我"，而是会问"我受伤的感觉是否是一个机会，让我更了解我的一些重要方面？我不希望从这个人那里听到什么？我需要学习的是什么？"

> 讲员须知：自我苛责常常起到调节的作用（即让人远离自己的成长点），因为它为自我询问的困境提供了一个答案（即"这全是我的错"或"这恰恰证明了我没有价值"）。自我苛责是一个强烈的社交信号（见第 16 课的必修教学要点"'不要伤害我'反应"），它的作用是阻断他人的反馈，让人们避免承担改变的责任，或阻止进一步的自我询问。当这种情况发生时，讲员必须提高警惕，并帮助来访者发现这种行为的功能（见宿命心念，第 11 课）。

> 讲员须知：反刍式地自我询问代表着试图找到问题的解决方案和（或）让我们不必改变的意外信息，因为它证明了我们的思维方式是合理的。讲员应鼓励陷入其中的来访者对他们的自我询问实践进行自我询问。可能的自我询问问题的例子包括：为什么我觉得进行长时间的自我询问练习是如此重要？我这样做是在试图向其他人发出什么社交信号？是否有可能我是在试图控制自我询问练习的结果？这可能意味着什么？这是否意味着我以另一种方式使自己卡住不动或向自己（或他人）证明改变是不可能的？是否有什么我需要学习的？长时间的练习也可能是由社会义务感（也就是说，来访者可能认为这是治疗师所期望的）、自我验证（例如，发现缺陷证明我是个糟糕的人）或竞争（例如，渴望成为自我询问方面的佼佼者）的欲望所驱动。因此，治疗师不应立即假设对自我询问练习的强迫性思考或反刍是问题所在，而应鼓励 OC 来访者将其视为进一步自我成长的机会，并鼓励来访者进一步探索这个新的困境可能告诉他们的东西（带着温暖的微笑，扬起眉毛）。

（必修）教学要点　自我询问如何促进正念生活？

- *自我询问提醒我们生活中可能需要改变的领域，并帮助我们对不断变化的环境更加开放和容易接受。* 它帮助我们学习，因为它不假定我们已经知道答案。
- *每当我们发现自己强烈拒绝、抵制或同意我们认为具有挑战性或出乎意料的反馈时，练习自我询问就特别有用。*
- *自我询问将问题视为成长的机会，而不是阻碍我们充分生活的障碍。* 自我询问的核心前提源于两个论点：①我们并非全知全能，因此，我们会犯错误；②为了从错误中学习，我们必须关注我们的错误。
- *自我询问可以增进人际关系，因为当我们与他人分享我们的自我询问实践时，就是在示范谦逊和从环境中学习的意愿*（见本章后面的必修练习"坦承自己"）。
  - ✓ 问：你们当中有多少人喜欢与那些认为自己无所不知或思想封闭的人共处？这可能告诉我们关于自我询问的效用是什么？
  - ✓ 问：如果你已经在使用自我询问，你觉得哪个自我询问的问题对你的个人成长最有帮助？

（必修）教学要点　加深我们对自我询问的理解

- *自我询问是全然开放生活的关键。* 它意味着主动找寻自己想要回避或可能觉得不舒服的事情，目的是获得学习，并培养一种承认自己错了的意愿，而且需要的话愿意去改变。
- *自我询问挑战我们对现实的看法。* 它说："我们所见皆因自身而异，并非事物的本来面目"。
- *它包括在我们感到受到威胁或挑战时，愿意质疑自己，而不是下意识地为自己辩护。*
- *自我询问意味着找到一个好的问题，以引出个人的成长点，然后允许练习者去自己发现答案（如果有答案的话）。* 这就是为什么自我询问的练习应该持续几天或几周的原因。
- *首先需要问，我可能需要（从这个痛苦的经历中）学习什么？* 这个简单的问题可以帮助我们养成一种健康的习惯，即认识到我们的紧张和（或）对某件事情的消极反应可能更多的是关于我们自己的，而不是关于另一个人或环境的。它有助于打破下意识的回避、否认或调节。它帮助我们对世界更加开放，以便从中学习。

第 13 课：正念训练，第三部分　核心正念"如何"技能：带着自我询问

- *最好的自我询问问题使我们面对自己的成长点*——我们个人的未知，我们为之羞耻的秘密，我们的傲慢。当我们定位到我们的成长点时，我们很可能会发现我们的阴暗面，也就是有关我们自己的我们不愿承认的一些事情，或者可能努力保密或否认的事情。话虽如此，我们的成长点并不总是那么沉重；有时它是生活中有意义的小事，而且（或者）可能不是多么让我们感到羞耻的事；它只是一些我们没有觉察到的事。回忆一下——我们不知道自己不知道什么。

> 讲员须知：回顾一下，RO DBT 认为防御性唤醒是有帮助的，因为它可以提醒我们注意生活中可能需要改变或成长的领域。RO DBT 不会自动地假定是环境需要改变（例如，"你需要来认可我，因为你说的话让我觉得被误解了"）或自动地优先考虑使用调节或接受策略，而是认为我们往往从生活中那些最具挑战性的领域学到最多的东西。因此，RO DBT 认为某种身体不想要的情绪、想法或感觉是个提醒，提醒我们练习自我询问，通过询问"这里有什么可以学习的吗？"将自己的注意力重新定向到具有挑战性或威胁性的经验上。自我询问可能最终得出这样的结论：他们没有什么可学的，或者在这个时间和地点需要的是保持封闭。然而，全然开放意味着保留重新审视这个问题并再次练习自我询问的意愿。例如，当环境发生变化，或身体中的张力不断再现的时候。

- *自我询问能够质疑自我询问*。这意味着，从自我询问的练习中浮现的每一个疑问（或答案），无论它看起来多么深刻、睿智或有洞察力，都有可能存在谬误。
- *自我询问意味着有勇气向他人承认我们的错误*和（或）我们可能对某一问题负有责任，而不会自我贬低。
- *自我询问寻求自我发现，但对快速的答案持怀疑态度*。对自我询问问题的快速回答往往反映了既往习得的东西和（或）通过给出解释或解决方案回避痛苦的欲望。
- *自我询问承认，在某种程度上，我们对自己的感知和行为负有责任，但要避免对自己、他人或环境进行苛责*。
- *自我询问意味着有目的地培养一种健康的自我怀疑感，同时不会崩溃、自我苛责或简单地屈服*。

> 讲员须知：从 RO DBT 的角度来看，事实或真相往往会产生误导，部分原因是我们不知道自己不知道什么，事情在不断变化，而且有大量的经验发生在我们有意识的觉察之外。对于 OC 个体来说，鼓励"对真理的追求"是很重要的，因为当处于固着心念或宿命心念时，我们不太能开放地从新的信息中学习，可能会错误地认为我们知道事实是什么。

（选修）教学要点　培养健康的自我怀疑

请学员参阅讲义 13.2（培养健康的自我怀疑）。
- 健康生活的一个秘密是培养健康的自我怀疑。

> 讲员须知：为了促进全班的参与，随机挑选一个班级成员朗读讲义 13.2（培养健康的自我怀疑）中的一个要点，简单讨论一下这个要点的意思，然后再换一个人朗读下一个要点。以这种方式继续下去，直到读完所有。利用迷你练习来加深学习。

什么是健康的自我怀疑？

- 健康的自我怀疑是能够考虑自己可能是错的或不正确的，同时不会崩溃或苛责他人。
- 健康的自我怀疑不会把这事儿看得太重，它自带一种幽默感。它能带着善意自嘲自己的缺点、奇怪的习惯和（或）独特的怪癖。它承认所有的人都是易犯错误的。
- 健康的自我怀疑对自己的行为和情绪负责，在受到挑战时不放弃。
- 健康的自我怀疑能增进关系，因为它表现出了从环境中学习的意愿。
- 它既不是固着心念，也不是宿命心念。

什么是不健康的自我怀疑？

- 不健康的自我怀疑害怕自我检视。
- 不健康的自我怀疑从表面上看，可能是愿意质疑自己和（或）承认错误以获得成长的。
- 不健康的自我怀疑往往暗示自己是被错误地指控和（或）被不公正地强迫重新自查［例如，暗示进一步的自我检视将是有害的，因为这将自动破坏他们刚刚获得的自信和（或）触发他们没有准备好处理的潜藏的受虐记忆，导致宕机、崩溃或复发］。
- 不健康的自我怀疑的特点是秘密地希望不改变或不被挑战。它是一种社交信号，其功能常常是阻断进一步的反馈（见第 16 课中的必修教学要点"'不要伤害我'反应"）。
- 不健康的自我怀疑往往蕴含着秘密的愤怒或怨恨，指向的是那些被认为引发了这些不确定或无益的自我检视的人或事。
- 不健康的自我怀疑对社交关系有着强大的影响力，尽管其表达方式是被动的（如，通过生闷气、赌气、走开、放弃或表现出很无助）。
- 如果不健康的自我怀疑会说话，它可能会说："看，我承认我是个糟糕的人，所以你现在可以不再期望我改变，因为我已经告诉你我不是什么好人。"
- 或者它可能会说："看你让我做了什么？你的质问现在让我质疑自己了。我现在很惨。你高兴了吗？"
- 所以，不健康的自我怀疑代表的是宿命心念下的思维。

（选修）迷你课堂练习 自我怀疑的乐趣

在进行这个迷你练习时，讲员可以随意朗读下面的脚本。给学员提供纸笔。

指导（最好是用你想象中的得州牛仔口音——嘻嘻☺）。好啦好啦，现在，所有人，紧紧握住笔，坐好，一定要系好安全带，因为这里有一大堆的问题，会让你们震撼，让你们兴奋，让你们翻滚！哦，是的！高举双臂以示庆祝，然后停顿，代之以令人困惑的默默凝视。

继续（现在最好是用正宗的英国口音——嘻嘻☺）。好吧，也许说得有点夸张了。我真正想说的是，一会儿我将会问你们一些问题。在准备过程中，请确保你准备好你的纸笔，以便记录可能出现的任何想法。我相信，你会发现这是一次令人振奋的经历。

> **继续**（回到你正常的声音——如果那是英式发音，那也很好）。对不起，我纠正过头了。让我们重新开始。我真正想说的是，我很快就会大声读出一些问题，而你们的工作就是在你们面前的白纸上写下你们头脑中闪现的第一个想法。我们之后不会分享我们写下的东西，所以你写的东西都是你的，只是你一个人的。你可以保留它，也可以扔掉它，或者把它作为自我询问练习的一部分——选择权完全在你。所以我们都可以放松。你们准备好了吗？下面是这些问题。
> - *问自己*：我对自我怀疑是怎么想的？*记录下你脑海中出现的第一个想法。*
> - *问自己*：我是否有一些害怕，如果我质疑自己，我就会垮掉？我害怕发现什么我还不知道的事情？*记录你脑海中出现的第一个想法。*
> - *问自己*：我是否有一些认为自我怀疑是浪费时间，因为我已经知道了答案？我对此刻正在发生的事情有多开放？*记录你脑海中出现的第一个想法。*
> - *问自己*：我在多大程度上能够真正地以一种善意的方式笑自己的缺点或错误？我有多经常向别人展示我的这一面？我可能需要学习的是什么？*记录你脑海中出现的第一个想法。*
> - *问自己*：我从哪里得来的这个想法，即质疑自己或自我检视是危险的？*记录下你脑海中出现的第一个想法。*
> - *问自己*：我可能需要学习的是什么？*记录出现在你脑海中的第一个想法。*

（选修）自我询问练习"是谁做出了这些改变？"

鲁米的诗"是谁做出了这些改变"可以用来介绍自我询问的概念或进一步解释它。这里概述了一个脚本，可以把这首诗纳入一个简短的正念练习。（注：正念钟可有可无。）

> 我们将要做一个正念练习，我会读一首诗，请留意可能出现的意象、记忆、想法、感觉或情绪，而不被它们所吸引。只观察出现了什么，然后把你的注意转回聆听这首诗，反复这样做。如果你走神了，留意到这一点，然后不加评判地再次转回到正在朗读的文字上。我将连续读三遍这首诗，并在每读完一遍时敲响正念钟。现在找到一个清醒又舒适的坐姿，带着觉察吸气，使自己聚焦在此刻。留意呼吸的起伏，不要试图改变或做任何事情，只是全然地与你吸气和呼气的整个过程待在一起。（稍作停顿。）我现在要敲钟开始了。尽你所能，现在把你的注意力转向这首诗的字句，留意出现的东西，然后再把自己带回到听这首诗的任务上。

是谁让事情变成这样？

我朝右射出一支箭。它却落在了左边。

我骑马追逐一头鹿，却发现，自己被野猪追逐。

我谋划着得到我想要的样东西，到头来，自己却进了监狱。

我挖坑想要陷害别人，却自己掉了进去。

我应该对我追求的东西保持怀疑。

——莫拉维·贾拉鲁丁·鲁米，1230

在正念练习之后，讲员可以要求学员分享，并以此为基础进行教学，或用来进一步讨论前面描述的关键点。这首诗对促发人们对控制环境、他人或我们自己的利弊，以及这些对一个人可能选择怎样的生活方式的影响的讨论特别有用。

> 讲员须知：鲁米的诗为自我询问提供了额外的机会，因为它偶尔会引发 OC 来访者的防御性唤醒或抵抗。例如，有些来访者对诗中的最后两行有强烈的反应："我应该对我想要的东西保持怀疑。"当这种情况发生时，讲员不应安抚或认可来访者，而应鼓励他们利用这种体验作为练习自我询问的机会——也就是说，这里有什么能学到的东西吗？讲员提出几个可能有用的自我询问的问题（带着微笑，眉毛扬起来）来帮助来访者开始这个过程：我身体上的紧张是否可能意味着我没有对健康的自我怀疑的概念全然开放？如果是或可能是，那么我在害怕什么？或者我是否发现自己下意识地想解释或为辩白？这可能意味着什么？或者有没有可能我相信进一步的自我检视是有害的或不必要的，因为我已经完成了必要的自我工作？如果是或可能是，那么我担心自己会失去什么？
>
> 讲员须知：讲员应该鼓励学员在可能的情况下，包括在技能培训课上，默默地使用自我询问。当讲员邀请班级中的某个人考虑在当下使用自我询问时，重要的是这个邀请不要被看作是一种要求或胁迫（讲员应将非支配性的非语言信号与友好合作性的信号结合使用——即长时间的耸肩、轻轻微笑、扬起眉毛和温暖的目光接触；关于非语言信号的更多信息，请参见灵活心念 SAGE 和灵活心念 DEEP 技能）。可以在教案中加入自我询问的问题，或者根据需要进行修改，以适应特定的环境，这些例子包括：当我紧张的时候，是否有可能是同学或讲员在给我我抗拒或想要回避的反馈？我防御或抗拒的感觉是否有可能表明我不想听别人正在说的话、给的建议或指导？我是否在暗暗地指责讲员或其他人不支持或不认可我？如果是这样，我需要学习的是什么？我是否迅速跳进了自我责备、宕机状态或想要放弃？这可能说明我在这一刻的开放程度是怎样的呢？我是否有可能在固着心念或宿命心念中？

（必修）练习　坦承自己

请学员参阅讲义 13.3（练习自我询问和坦承自己）。

- *自我询问包括愿意进行自我检视和愿意向他人披露自我检视所发现的东西。这个过程在 RO DBT 中被称为"坦承自己"。*
- *坦承自己是指在有另一个人在场的情况下进行自我询问的练习，把自我询问练习的结果告诉别人*，或者使用涉及自我暴露的正念"中正地描述"的练习（例如，觉察连续体，见第 12 课）。
- *坦承自己是很重要的，因为我们需要其他人来反映我们的盲点。*这是因为无论我们去哪里、做什么，包括我们的正念练习，我们都带着知觉和调节上的偏差。
- *坦承自己有助于我们对自己的感知和行动负责。它阻止了习惯性的回避和否认。*对于 OC 来访者来说，这可能是一个重要的自我发现过程。很多 OC 来访者避免披露个人的感受或见解，因为这意味着他们可能会被批评和（或）他们可能被期待做出改变（见 RO DBT 教科书第十章"谜团困境"）。
- *当自我询问揭示了一些我们人格中自己不引以为豪或想要否认的东西时，我们会升起不必要的羞耻或尴尬的情绪，而坦承自己则是与这些情绪相反的行为。*羞耻是不必要的，因为在历经了内心的抗拒或对他人反应的担心之后，能承认自己有可能犯错，是一种勇敢而高尚的追求。它与自满、被动或无可奈何的反应相反，它使人们更紧密地团结在一起（见第 8 课）。坦承自己的行动是在告诉你的大脑，没有什么可耻的，而隐藏的行动则是在告诉你的大脑，你一定是做错了什么。

- *坦承自己可以增进关系，因为它体现了谦逊和从环境所提供的东西中学习的意愿。* 当我们暴露出脆弱的部分时，我们是在向别人发出信号，表明我们和他们是一样的（而不是优越的），而且我们是开放的，愿意学习新东西。
- *自我询问"坦承自己"的练习给了练习者直言不讳的允许。* 为了找到自己的成长点，坦承自己的那个人几乎什么都可以说，不管那听上去似乎多犯傻、词不达意或带有评判性。个人成长往往涉及承认我们的某些部分，这些部分不一定是好的、政治正确的或得体的。虽然在说什么上面有些不同的限制，但 RO DBT "坦承自己"的练习与被称为 parrhesia 的概念是有很相似之处的，这个概念首先由古希腊人（如柏拉图、苏格拉底和第欧根尼，大约在公元前 400 年）定义为为了共同利益而说出真相的做法，或大胆和坦率地说话。

> 讲员须知：重要的是，"坦承自己"的练习并不意味着在没有觉察或考量的情况下表达情绪或评判。相反，正如鼓励练习者自由发言一样，我们同样鼓励他们自由地编辑所讲的内容。"坦承自己"的练习不是练习自我责备的机会，也不是比较谁能暴露得最多的竞赛。

> 讲员须知：自我询问要求个人主动寻找自己的缺点，而不是自己的成功。因此，自我询问的练习往往会导致尴尬或羞愧的感觉（尽管并不总是如此）。讲员必须准备好分享他们自己在自我询问实践中的个人经验，以鼓励来访者更深入地使用自我询问。披露个人的个性怪癖或弱点，是与 OC 掩盖内心感受的倾向相反的行为。因此，在治疗 OC 时，这一点的重要性怎么强调都不过分。重要的是，由于向他人表达弱点会增强而不是减弱他人与自我暴露者亲近的愿望，因此坦承自己的练习可以成为 OC 来访者重新加入部落的有力手段。

（必修）练习　自我询问和"坦承自己"的练习步骤

允许大约 20 分钟的教学、练习和讨论。

> 讲员须知：这个练习并不涉及学员在全班面前暴露自己。这个练习是两人一组进行的，之后由全班讨论。只有讲员会在全班面前练习，目的是演示练习都包含什么内容。也就是说，一个讲员练习坦承自己，而另一个讲员则使用本节后面列出的四个步骤来推动自我询问。这个示范应该是简短的（就像所有的自我询问练习一样），但是是真实的。讲员应随意挑选一个相对较小的情绪事件进行自我询问，因为这可以鼓励班级成员养成对生活中的大事小情都来进行自我检视的习惯。

导入： 解释这个简短的练习的主要目的是学习如何真正去做自我询问和"坦承自己"的练习。（☺）

说明： 将全班同学分成两人一组（讲员可能需要与不情愿参与的班级成员配对，或者如果班级中的学员人数为奇数时需要参与配对）。然后请学员花点时间默默地回忆一下最近一次他们经历的不想要的私人体验以及围绕它的事件。

提醒学员， 我们的成长点/痛点几乎总是关于与我们想回避的、感到尴尬的和（或）不想思考或承认的事情有关的行动、想法、感受、意象或感觉。重要的是，自我询问练习不一定非得是关于重大问题或情绪的。事实上，有时我们在一个相对较小的事件上做探询时，会对自己有更多的了解。

给出示例：例如，在你家乡的城市散步时迷路，并为需要问路而感到尴尬；在餐馆里被另一个顾客看了一眼而感到恼怒；因老板没有在开会时认可你的辛勤工作而感到不被赏识；有强烈的冲动要重新摆放某位家人放进洗碗机里的碗；当你发现你入住酒店的健身房没有开放时感到恼怒；在高速公路上被人超车并线而感到恼怒。讲员应该准备并分享自己生活中的一两个例子。

鼓励学员在练习过程中练习坦率地说话，但又可以自由地编辑所讲的内容。

说：所以你尽管放轻松。你只需要对对方说你想说的话，可能你也正是想这么做的，不过有个许可总是好的，对吧？所以，大家深吸一口气，扬起眉毛，因为事情完全处在我们自己的掌控之中。讲多深或多浅完全取决于我们自己——这是我们的选择，练习自我询问的方式没有对错的分别。所以，痛痛快快地练吧——看看当你接近你通常可能回避的东西时会发生什么。

教授阻断反自我询问行为的重要性，这些行为会使练习者远离他们的成长点。例如，安抚或想要安抚（例如，"别担心，一切都会好起来的"），认可或想要认可（例如，"我也会觉得这很难"），调节（例如，"我想你应该深呼吸"），评估（例如，"你一定是在哪里学到的这个，你知道是在哪儿学到的吗？"），打气（例如，"记住，你是一个真正有爱心的人"），解决问题或敦促解决（例如，"你需要跟这个人对质这件事"），或鼓励接受（例如，"你需要接受你解决不了这个问题"）。

使用以下步骤练习：

1. **坦承自己的人通过跟搭档简短地讲述那个情绪事件来尝试定位自己的成长点**，对发生的事情不去自证恰当、辩护或合理化（1～2分钟）。
2. **倾听者倾听**，不做解决问题、评估、安抚、认可、打气、鼓励接受的努力，然后在1～2分钟后，打断对方的自我暴露，问："你在你的成长点上吗？"如果没有，"你需要做什么才能达到那里？"倾听者在一张纸上记下他们的回答。然后，无论他们是否找到了自己的成长点，倾听者都问："你可能需要从这种情况中学习的是什么？"和（或）"为了学习，你可能需要问自己什么问题？"倾听者在一张纸上记录练习者的回答。最后两个问题代表了自我询问的核心疑问；它们很有用，无论是当一个人难以找到自己的成长点、抵制自我询问时，还是当他们已经找到自己的成长点时，这两个问题都能帮上忙。
3. **倾听者帮助练习者保持与痛点的接触**，不时地（大约每30秒）问一下："你还在痛点上吗，还是你已经调节了自己？如果已经调节了，那么你需要问自己什么问题才能再回到那上面？"
4. **倾听者然后要求练习者识别那（些）最能引出其痛点的问题**，并写下他们所说的内容。

大约5分钟后，结束练习，并允许在两人小组内有1～2分钟的反馈或讨论。鼓励学员在讨论中考虑：①练习者在多大程度上试图为自己自证恰当、解释或防御？②在练习过程中，倾听者在多大程度上试图（或想要）安抚、认可、保证或解决问题？

讲员须知：如果有人报告说觉得时间不够，那么要温和地提醒他们，目标不是要找到一个好的答案，而是一个好的问题。这也是自我询问练习总是简短的原因之一——让练习者有时间（几天）围绕同一个问题进行自我询问练习。如果他们感到不满意，无法找到自己的成长点或痛点，或者发现自己抗拒自我询问，指导他们在作业单上记录发生了什么，并承诺使用讲义1.3（从自我询问中学习）来探索这对他们可能意味着什么，和（或）发现他们如何从这次经历中学习，而不是放弃、指责这个练习或指责自己。

第 13 课：正念训练，第三部分　核心正念"如何"技能：带着自我询问

然后转换角色。倾听者变成练习者，反之亦然，重复同样的步骤，包括在 5 分钟的练习后在两人小组里的讨论。

收集大家的观察，并进行相应的教学。鼓励全班同学承诺在接下来的一周里，每天进行 3～5 分钟的自我询问练习，利用他们今天的经验来深化他们的练习：*每一天都温和地重新问自己那个你发现的使你最接近你的痛点的自我询问问题，并记录每次升起的内容*。提醒学员：

- *记住，自我询问意味着找到一个使你更接近你的成长点或痛点*（即你的未知）的*好问题，而不是一个好答案*。给自己时间去发现你可能需要学习的东西，而不是快速寻找把事情说开或调控自己的方法。
- *练习对快速的答案或调节的冲动保持怀疑，因为它们可能是经过伪装的逃避*。自我询问练习时间要短（例如，5 分钟以内）。短而频的（例如，每天）练习，使用同一个问题或前一天练习中出现的新问题，通常更有效。更长时间的练习有时是被寻找答案或解决方案的欲望所暗中驱使的。
- *养成经常练习的习惯，并在自我询问日志中记录观察结果*。观察问题和他们的练习是如何随着时间的推移而演变的。

讲员须知：讲员应该阻止自己或班级成员在班级的自我询问练习后进行总结、解析、认可、调节、打气、提供建议、评估、问题解决、安抚或鼓励接受的尝试，因为这几乎不可避免地会被当成对自我询问难题的一种答案或解决方案。这也是为什么鼓励自我询问练习持续数天或数周。这给了练习者时间自己发现答案（如果有的话），然后在以后的某个时刻，可以与班级或个体治疗师分享。重要的是，出现的想法或答案可以成为自我成长的下一个领域。讲员可以分享自我询问日志的副本，或分发 RO DBT 教科书（第七章）中的 RO 自我询问日志的图片，来展示日志的样子。

（选修）课堂练习　可在课堂上练习的自我询问和"坦承自己"的练习示例

- 要求学员确定他们最近一次经历嫉妒、怨恨、尴尬、羞愧、愤怒或想要报复的时刻。班级成员应该分成两人一组，然后轮流练习对这些情绪体验的自我询问（见前面的"坦承自己"四步方案）。讲员应该给每个自我询问练习 3～4 分钟的时间，然后示意搭档们互换角色。讲员可以使用讲义 1.3（从自我询问中学习）来了解可能的问题的例子。
- 要求学员结成对子，进行"觉察连续体"练习（见第 12 课），他们觉察的焦点是搭档的鞋子。练习是观察并大声描述在检查搭档的鞋子时出现的情绪、想法、感觉和意象（然后换搭档来练习；见第 12 课中关于教授觉察连续体的说明）。
- 在技能课开始时，请学员分享他们在过去一周里自我询问练习中的一个发现。讲员们也应该加入这个练习，分享他们在自我询问中的个人经验。
- 进行一次正念练习，指导学员默默地问自己：*我需要学习的是什么？* 在这之后，讲员应该鼓励学员向一位伙伴或全班说出他们可能发现的东西（即使是发现什么也没有），把这个过程作为深入教授自我询问原则的方法。

第13课家庭作业

1. (**必修**)讲义13.1(核心正念"如何"技能:带着自我询问)。
2. (**必修**)作业单13.A(练习核心正念"如何"技能:带着自我询问)。
3. (**必修**)**布置自我询问日志**,讲员应鼓励学员更进一步进行自我询问的练习,承诺在未来1周内每天进行3~5分钟的自我询问练习。在练习中,提出在课堂练习中出现的自我询问问题,然后在自我询问日志中记录由问题引发的任何记忆、感觉、情绪和想法。记录的内容也包括在后续的练习中出现的任何新的自我询问问题和(或)描述他们如何试图调控自己或回避这个练习。

第 13 课：正念训练，第三部分 核心正念"如何"技能：带着自我询问

全然开放讲义 13.1
核心正念"如何"技能：带着自我询问

自我询问是什么？

- 自我询问包含了一种挑战自我核心信念的意愿——挑战那些我们通常可能认为是事实或真理的东西。
- 自我询问是认识到……
  1. *我们不知道自己不知道什么。*
  2. *我们所见皆因自身而异，并非事物本来面目。*
- 自我询问提醒我们注意生活中可能需要改变的领域，并帮助我们对不断变化的环境更加开放和接受。
- 每当我们发现自己强烈拒绝、抵制或同意我们感到有挑战性或出乎意料的反馈时，练习自我询问就特别有用。自我询问的第一个问题是：*这里有什么可以学习的吗？*
- 自我询问寻求自我发现，但对快速浮现的答案保持怀疑。对自我询问问题的快速回答往往反映了旧的学习和（或）想要通过给出解释或解决方案来回避痛苦。
- 自我询问承认，在某种程度上，我们对自己的感知和行动是负有责任的，但要避免对自己、他人或环境的苛责。
- 自我询问包括质疑我们的习惯，并愿意向他人披露我们发现的东西，以便他们能够反馈我们的盲点。
- 自我询问能够质疑自我询问。它认识到，从自我询问的练习中浮现的每一个问题（或答案），无论它看起来多么深刻、睿智或有洞察力，都有可能出现错误。

自我询问不是什么？

- 自我询问不是要找到一个好答案；而是要找到一个可以帮助我们到达成长点——我们个人的未知的好问题，目的是获得学习。
- 自我询问不是对一个问题的反刍，因为它不是要解决问题或避免不舒服。
- 自我询问不是调节、接受、转移注意、否认、合理化或逆来顺受。
- 自我询问并不意味着真理不存在，或者我们永远不应该相信自己的直觉。例如，和老虎共处一室，相信真实的东西（即我看见一只老虎）比相信虚假的东西（即我看见一只兔子）更有效，尤其是当你不想被吃掉时！
- 自我询问并不意味着自我贬低，但它可能是痛苦的，至少暂时是痛苦的，因为它往往需要放弃长期坚持的信念或珍视的信仰。

全然开放讲义 13.2

培养健康的自我怀疑

- 健康生活的一个秘密是培养健康的自我怀疑。

什么是健康的自我怀疑?

- 健康的自我怀疑是能够考虑自己可能是错的或不正确的,同时不会崩溃或苛责他人。
- 健康的自我怀疑不会把这事儿看得太重,它自带一种幽默感。它能带着善意自嘲自己的缺点、奇怪的习惯和(或)独特的怪癖。它承认所有的人都是易犯错误的。
- 健康的自我怀疑对自己的行为和情绪负责,在受到挑战时不放弃。
- 健康的自我怀疑能增进关系,因为它表现出了从环境中学习的意愿。
- 它既不是固着心念,也不是宿命心念。

什么是不健康的自我怀疑?

- 不健康的自我怀疑害怕自我检视。
- 不健康的自我怀疑从表面上看,可能是愿意质疑自己和(或)承认错误以获得成长的。
- 不健康的自我怀疑往往暗示自己是被错误地指控和(或)被不公正地强迫重新自查[例如,暗示进一步的自我检视将是有害的,因为这将自动破坏他们刚刚获得的自信和(或)触发他们没有准备好处理的潜藏的受虐记忆,导致宕机、崩溃或复发]。
- 不健康的自我怀疑的特点是秘密地希望不改变或不被挑战。它是一种社交信号,其功能常常是阻断进一步的反馈(见第16课中的必修教学要点"'不要伤害我'反应")。
- 不健康的自我怀疑往往蕴含着秘密的愤怒或怨恨,指向的是那些被认为引发了这些不确定或无益的自我检视的人或事。
- 不健康的自我怀疑对社交关系有着强大的影响力,尽管其表达方式是被动的(如,通过生闷气、赌气、走开、放弃或表现出很无助)。
- 如果不健康的自我怀疑会说话,它可能会说:"看,我承认我是个糟糕的人,所以你现在可以不再期望我改变,因为我已经告诉你我不是什么好人。"
- 或者它可能会说:"看你让我做了什么?你的质问现在让我质疑自己了。我现在很惨。你高兴了吗?"
- 所以,不健康的自我怀疑代表的是宿命心念下的思维。

全然开放讲义 13.3
练习自我询问和坦承自己

- 养成与他人分享你的自我询问练习的习惯——这个过程在 RO DBT 中被称为*坦承自己*。坦承自己的意思就是在另一个人面前练习自我询问。
- 我们需要其他人反映我们的盲点,因为我们不知道自己不知道什么,事情在不断变化,而且有大量的经验发生在我们的理性意识之外。
- 坦承自己可以增进关系,因为它体现了谦逊和从环境所提供的东西中学习的意愿。当我们暴露出脆弱的部分时,我们是在向别人发出信号,表明我们和他们是一样的(而不是优越的),而且我们是开放的,愿意学习新东西。
- 坦承自己有助于我们对自己的感知和行动负责。它阻断了习惯性的回避和否认。
- 当自我询问揭示了一些我们人格中自己不引以为豪或想要否认的东西时,我们会升起不必要的羞耻或尴尬的情绪,而坦承自己则是与这些情绪相反的行为。
  - 羞耻是不必要的,因为在历经了内心的抗拒或对他人反应的担心之后,能承认自己有可能犯错,是一种勇敢而高尚的追求。它与自满、被动或无可奈何的反应相反,它使人们更紧密地团结在一起(见第 8 课)。
  - 坦承自己的行动是在告诉你的大脑,没有什么可耻的,而隐藏的行动则是在告诉你的大脑,你一定是做错了什么。
- 自我询问"坦承自己"的练习给了练习者直言不讳的允许。

全然开放讲义 13.4

第 13 课要点:正念训练,第三部分

核心正念"如何"技能:带着自我询问

1. 在 RO DBT 中,有 4 种正念"如何"技能,它们代表了练习正念时的态度或心念状态。它们是:带着自我询问、带着对严苛评判的觉察、一心一意地觉察,以及有效而谦逊。第 13 课的重点是这 4 项技能中的第一项,即带着自我询问。
2. 带着自我询问是 RO DBT 正念"如何"技能的核心。它是全然开放生活的关键。它意味着以学习为目的主动找寻自己想要回避的东西或可能感到不舒服的东西,并培养一种承认自己错了的意愿,而且需要的话愿意去改变。
3. 自我询问包括愿意进行自我检视和愿意向他人披露自查所发现的问题。这个过程在 RO DBT 中被称为"坦承自己"。

全然开放作业单 13.A
练习核心正念"如何"技能：带着自我询问

使用"带着自我询问"的技能来强化你如何练习正念。

在你练习了的技能旁边的方框里打钩。

☐ 练习了刻意培养一种健康的自我怀疑意识，同时不崩溃或自动让步。

☐ 承认我不知道自己不知道什么。

☐ 记得自我询问意味着发现一个好问题，让我更接近我的个人成长点，而不是执着于找到一个好答案。

☐ 练习对自我询问问题的快速回答保持怀疑。

☐ 让自我询问的练习时间简短（例如，持续 5 分钟以内）。

☐ 在自我询问日志中记录自我询问练习中浮现的内容。

☐ 练习向另一个人坦承自己，以便从他们的反馈中学习。

☐ 使用讲义 1.3 中的自我询问问题（从自我询问中学习）来辅助我的自我询问练习。

第14课

正念训练，第四部分

"如何"技能

> 讲员须知：第14课是RO正念练习的第四部分。第一部分是关于常见的OC心念状态（固着心念，灵活心念和宿命心念；参见第11课）。第二部分是关于正念"什么"技能（开放地观察，中正地描述和无计划参与；参见第12课）。第三部分是关于4个正念"如何"技能中的第一个，带着自我询问（参见第13课）。第四部分着重于剩下的3个如何技能：应培养怎样的态度练习正念。

第14课要点

1. 在RO DBT中，有4种代表着练习正念时的态度或心念状态的正念"如何"技能，分别是带着自我询问、带着对严苛评判的觉察、一心一意地觉察、有效而谦逊。第13课教授了核心的正念"如何"技能——带着自我询问。第14课主要讲另外3种"如何"技能。

2. 第2个"如何"技能是带着对严苛评判的觉察。当评判被固执地认为是对现实的准确感知时，它会变得严苛，和（或）出问题。它们会导致无益的思维反刍，让我们对反馈或新信息不那么开放，而且也会对我们如何发出社交信号，如何表达我们的意图和经历产生消极影响。

3. 一心一意地觉察是第3个正念"如何"技能。它的意思是通过有意识地、反复地把一个人的注意力转向当下，做到一次只做一件事。在RO中，一心一意意味着带着谦卑练习觉察。我们需要谦卑，因为我们在任何一个时刻所觉察到的东西，都是对当下时刻的编纂，而非真实的呈现。

4. 有效而谦逊是第4个RO DBT的正念"如何"技能，它意味着抱着对他人的需求负责的态度，能够调节个人的行为适应不断变化的环境，从而达成目标或按照自己的价值观生活。对于OC来访者来说，这可能意味着要去学习：如何不总是循规蹈矩，不要那么争权夺利，不要总是想着胜负成败，停止强迫性的奋斗和自我完善，并学习如何把无效时刻作为成长的机会来庆祝。

所需材料

- 讲义14.1（四个RO"如何"技能）
- 讲义14.2（用自我询问来检查严苛评判）
- （选修）讲义14.3（第14课要点：正念训练，第四部分 "如何"技能）
- 作业单14.A（练习RO正念"如何"技能）
- 白板和记号笔

（必修）教学要点　带着对严苛评判的觉察

> 讲员须知：Linehan（1993a，2015a）提出了两种类型的评判，区分型的和评价型的。评价型的评判被认为是有问题的，因为它们是"基于意见、个人价值观和我们心中的理念"，这意味着它们在事实的基础上添油加醋了（Linehan，2015a，p.200）。区分型的评判被认为是有帮助的，因为它们描述了"现实"的样子，没有增加"好"和"坏"的评价（Linehan，2015a，p.201）。然而，RO DBT 认为这两种形式评价的相似之处大于差异之处。它们都代表了情绪驱动的评价过程，主要根据输入的刺激被评价为与个人相关（有益或有害）或强烈（大量的感觉神经元被激活）的程度而有所不同。RO DBT 假设我们只注意对我们个人重要的事情。广义上，当一个人关注到一个有关他目标的刺激时就会产生情绪——这些情绪能够激发行动（例如，战或逃），并且组织行为指向重要目标（Davidson & Irwin，1999；Gross，2007）。因此，我们之所以会注意到游泳池，是因为它与我们有某种个人关联（无论这种关联有多小）。例如，如果我们不会游泳，害怕掉进去，我们会更可能留意泳池是空的还是满的。法官可能有动力去决定一个特定的行为是否违反了美国宪法，是因为他们觉得做好自己的工作会让自己满意。描述型评价之所以显得非情绪化，只是因为它们涉及的个人相关的评价较少和（或）刺激评价的强度较小。

- *RO DBT 中的第 2 个"如何"技能是带着对严苛评判的觉察。*
- *我们的大脑不断地扫描环境中那些可能与我们的福祉相关的变化或不一致之处。*
- *我们的大脑天生就会时时刻刻地评估我们对正在发生的事情喜欢或讨厌的程度。* 当我们发现不一致（意料之外的事情）时，我们会迅速评估或评判它是安全的、有潜在帮助的还是有潜在危害的。这一过程发生得如此之快，我们很少知道它正在发生——发生在几毫秒内，开始于觉察的前意识或感觉接收器水平。
- *因此，我们总是在评判和感觉，尽管强度通常很低，甚至几乎留意不到。我们不可能不去评判！*

（选修）讨论要点　情绪

请学员参考讲义 2.1（RO DBT 情绪的神经调节模型）
- *即使好像什么事都没有发生，我们依然能感觉到一些东西。*
    - ✓ 问：*此时此刻——你有什么感觉？例如，你在多大程度上感到满足、快乐、悲伤、恐惧、愤怒或麻木？你喜欢还是不喜欢当下的心情？这可能意味着什么呢？*
    - ✓ 问：*你对我们的讨论感兴趣或感到好奇吗？回想一下，好奇心是 PNS 社交安全系统的一部分。*
    - ✓ 问：*你感到兴奋和充满活力吗？回想一下，接近和追求的冲动是我们 SNS 奖赏系统的一部分。*
    - ✓ 问：*或者是不是你不喜欢我的问题，或者想让我换个话题？回想一下，SNS 防御唤起会触发逃跑或攻击行为。*
    - ✓ 问：*如果你什么都感觉不到，那你可能处在 RO DBT 情绪模型的什么位置？你觉得安全吗？你的身体是放松的吗？你的呼吸是慢而深的吗？你觉得目光接触容易吗？所有这些都代表了社交安全系统的特点。*
    - ✓ 问：*当你感觉麻木，如果我走过去掐你，会发生什么？你能感觉到吗？（回想一下：当 PNS 宕机系统被激活时，我们不仅会感到麻木，对疼痛的感觉也会减少。）*

- ✓ **问**：*我掐一下的建议改变了你的感觉吗？你还感到麻木吗？如果不了，那么请留意你的脑-体对外界刺激的变化有多快。你现在可能处在哪个情绪系统里？*

> 讲员须知：不同于将情感作为暂时现象来关注的模型，RO DBT 假设情感体验始终存在，尽管通常是低强度的，处于几乎不引人注意的水平。因此，我们总是有感觉的，并能在任何时候意识化自己感到满足、快乐、悲伤、恐惧或愤怒的程度。效价（愉快程度与不愉快程度的对比）和唤醒/强度（刺激引发的兴奋程度）区分了情感状态，共同产生了情感体验的四个极性：唤醒的积极情感与未唤醒的积极情感（例如，快乐/兴奋与平静/满足）和唤醒的消极情感与未唤醒的消极情感（例如，恐惧/焦虑/危险与冷漠），它们不断起伏（Pettersson, Boker, Watson, Clark, & Tellegen, 2013）。因此，情绪和心境源于相同的神经感受性评价加工过程。

（必修）教学要点　评判性思维

当发生以下情况时，评判就成了问题

- *评判被固执地认为是对现实或真理的准确感知时*。回想一下 RO DBT 的假设：我们无论走到哪里都带着感知和调节的偏差；也就是说，我们所见皆因自身而异，并非事物本来面目。
- *评判导致了无益的思维反刍时*。当我们对世界的期望无法实现时，思维反刍几乎总是会出现。**当我们思维反刍时，我们并不是试图去学习；而是试图找到一个让我们保持不变的解决方案**（例如，向自己证明我们是对的，而他们是错的）。
- *评判使我们对反馈或新信息的开放度降低时*。当我们严苛地评判自己或他人时，几乎总是我们的威胁系统在运行。我们感到紧张。回想一下，身体的紧张提示我们的大脑已经把某种情况评估为潜在的威胁，让我们变得不那么开放。我们的社交安全系统已经脱节，我们的共情和亲社会信号发送能力受损。
- *评判对我们在社交上如何向他人传达或表达我们的意图和经验产生负面影响时*。例如，它们引发了噘嘴赌气、一走了之、假笑、怠工、苛刻的八卦、讽刺的评论、不真诚的赞扬、假装同意、不说话等。

评价性思维影响我们的社交信号

- **评判性思维影响我们的社交行为，即使我们很努力地试图不表现出来**。当我们紧张时，我们通常会严苛地评判他人、世界、我们的处境或我们自己。研究表明，我们通常可以分辨出另一个人是紧张还是感到安全；也就是说，我们是优秀的社交安全探测器。
  - ✓ **问**：*你有没有注意到，你通常通过一个人在电话里的声音就能分辨他是否紧张？*
- **留意严苛的自我评判如何影响你的行为，包括言语和非言语的**。使用以下的自我询问问题来推动觉察。
  - ➢ *当我自我批评或自我评判时，我在别人面前的表现是什么样的？例如，我是否会遮住我的脸，避免眼神接触，耷拉肩膀，或低下头？我是否说话声音变小或语速变慢了？或者我告诉别人我不行了，无法应对，或者这压力太大了？*
  - ➢ *当我这样做的时候，我想要表达的是什么？我这样自我评判的社交信号说明了什么——关于我的欲望或抱负？*

- ➢ 我的自我批评的社交信号在多大程度上符合我的价值目标？我是否曾暗自希望严苛的自责能阻止别人给我不想听的反馈，或者我是否曾用严苛的自责来逃避承担责任、实现想要的目标或者让别人来照顾我？
  - ➢ 是什么阻止我直接向别人请求我需要或想要的东西？这说明了什么——关于我和这个人的关系，或我如何看待我自己？我需要做什么不同的事，改变什么，或学习什么？
  - ➢ 我的自我评判的社交信号在多大程度上传达给别人我是称职的还是不称职的？我喜欢这样吗？这说明了什么——关于我的个人价值观？我需要学习的是什么？

- **留意对他人的严苛评判或指责他人如何影响你的言语和非言语行为**。请使用下列例子和问题来促进自我询问。
  - ➢ 我会如何表达对他人的苛刻评判？例如，我会表现摆出扑克脸，皱眉，看别的地方，笑，寻求他人同意，告诉他们这是为他们好，凝视，挺起胸，说话快，采用居高临下的声音，翻白眼，噘嘴，沉默，表现厌恶，表现得好像我无所谓或他们不重要，开始计划报复，或在给予假意赞美的时候微笑吗？当别人以同样的方式对待我时，我感觉如何？我是否会鼓励或教导一个年幼的孩子以同样的方式行事？这可能说明了什么——关于我的行为？
  - ➢ 我对别人的苛刻评判是如何影响我的人际关系的？当我严厉地责备别人或这个世界时，我想要表达什么？我在多大程度上直接向他人透露我的评判性想法？这可能说明了什么——关于我自己？
  - ➢ 我过去喜欢偷偷地评判别人吗？我是否曾暗自感到自豪，因为我可以表现得不带评判，而实际上我是非常评判的？我是否曾有意识地利用评判行为来控制或支配他人，阻止不想要的反馈，或实现目标？这说明了什么——关于我自己，以及我如何看待这个世界？我会鼓励一个年幼的孩子以类似的方式思考吗？我可能需要学习的是什么？
  - ➢ 如果我突然发现别人实际上知道我的真实意图或对他们的秘密评价，我会作何感想？我对这个问题的回答说明了什么——关于我的核心价值观，或者我对自己对待他人的方式的真实感受？我可能需要学习的是什么？

- **与其将评判当作秘密来保守，不如使用觉察连续体练习向一个朋友坦承自己**。觉察连续体能自动地阻止刻薄的闲话，因为它承认我们的知觉和解析都是我们个人的创作，而不是无歧义的真理。例如……
  - 我觉察到，我是想象着对方是故意想要伤害我，而不是我知道他想要伤害我。
  - 我觉察到一个想法：我是对的，他们是错的；而非我知道：我是对的，他们是错的。
  - 我觉察到一种感觉：想要你同意我的（评判性）想法（例如，对方有多差劲，或我有多差劲），而不是跟我说"难道你不觉得我说得对吗？"

- **向你的朋友披露为什么你要坦承自己，以此来练习谦卑**。例如，向你的朋友解释，你之所以选择向他们坦承自己，是因为你信任他们，或者你想要与他们更亲近。或者解释说RO"坦承自己"练习的目的是学习如何对不同的观点更开放，练习自我询问，而不是从听者那里寻求安慰、认可或安抚。感谢他们愿意倾听。

- **当你练习向朋友自我坦承时，留意任何对他的评判性想法**。观察以下情形下你的反应：
  - 你的朋友以一种你不喜欢或没想到的方式回应你。
  - 你的朋友以你喜欢、赞同或期待的方式回应你。

- **把朋友的反馈视为自我询问的机会来庆祝**，使用以下问题自我询问。
  - ➢ 我对朋友反馈的反应告诉了我什么有关我和朋友的关系？换作别人会如何看待他的反馈？在

坦承自己之后，我是感觉跟他更亲近了还是更疏远了？我可能需要学习的是什么？
- 我对朋友反馈的反应是否提示我仍然在试图控制环境，尽管我试图发出不同的信号？我可能需要学习的是什么？
- 有没有可能，我暗暗地希望我的朋友会认可或同意我的观点，尽管我说的是我不想要这些？又或者，我可能是在用这个练习来显示自己的优越性——例如，我比我的朋友更勇敢、更开放、更善于自我完善？我可能需要学习的是什么？

- *认识到严苛的评判是自由选择的，从而为你的无益评判承担责任*。没有人能强迫你苛刻地评判自己或他人。
- *留意你的评价性思维是如何被强化的*（例如，严苛的自我批评可以引发他人的关爱；当事情不顺时，自动责怪别人可以避免自我怀疑；刻薄的八卦能让人感到愉快）。通过问以下问题来练习自我询问：
  - 我有多喜欢评判别人或自己？我具体喜欢的是什么？我是否认为严苛的评判所带来的快乐是我应得的，或者这是一种正确的生活方式？我会建议一个小孩子做类似的事情吗？关于我的价值观，这说明了什么？我可能需要学习的是什么？
  - 我是否在某种程度上相信严苛的评判是必要的，以惩罚他人（或自己），保护自己，或做到有效地行动？如果答案是肯定的，那么这能让我知道我是如何跟环境互动的吗？我可能需要学习的是什么？
- *评判一下，然后不要纠结于它；严苛的评判性思维并不总是非适应性的*。RO DBT 认为，严苛的评判是指向我们个人未知或成长点的路标。我们的成长点是自我询问最有可能带来新的学习、新的见解或全新的反应方式（即自由操作行为）的地方。然而，新的学习可能是痛苦的，因为它往往需要放下之前坚定持有的信念或自我构建。
- *留意到你对评判的评判*。评判是人自然的行为（没有好坏之分）。评判性思维是我们的生活方式；即使当我们认为自己是不带评判的时候，我们也是在批判。
- *与其试图停止评判你的评判，不如通过下面的问题来练习自我询问：*
  - 我评判自己的评判是在试图告诉自己什么，或向他人表达什么信号？有没有可能，我苛刻的自我评判代表了另一种惩罚自己、保持抑郁或回避承担责任的方式？在多大程度上，评判自己的评判把我导向宿命心念？我需要学习的是什么？
- *启动你的社交安全系统来帮助你松开严苛评判的束缚*。例如，使用讲义 3.1 中的技能，通过改变生理反应或者练习短暂的慈心冥想来改变社交互动；见作业单 4.A（"慈心冥想的日常练习"）。
- *练习先姑且相信对方没有错*。在做最坏的假设之前，先为别人的行为寻找善意的解释。
- *当事情没有按计划进行，或者他人没有按预期行事时，练习为失去对事情应该如何的期待或信念哀悼*。允许你自己去体验与失去控制相关的悲伤，而不是下意识地去试图重新获得控制，说服别人你是对的，或陷进宿命心念。

> 讲员须知：OC 的人几乎总是觉得应该过一种相对不情绪化的生活。高度重视和追求平静、无反应或不迷恋。他们可能对自己、他人和世界表现出强烈的观点，而他们坚持认为这些观点是对事实是什么的非情绪化陈述或观察。因此，在治疗 OC 来访者时，上述要点再怎么强调也不为过。他们对确定性的渴望既是他们的福音也是他们的诅咒。在治疗过度控制时，意识到他们总是在感觉一些东西——也就是说，我们天生就是情感动物——是带来改变的重要元素。

觉察无益的评判：为过度控制的来访者准备的练习示例

- 写下所有你能想到的以字母 C 开头的单词，并且留意评判性的想法或想要争第一的欲望。
- **处理一种情绪**。让小组成员从 1 到 10 之间选择一个数字，然后按照数字给他们分配某种情绪（例如，如果选了 1，分到的情绪是"羞辱"；如果选了 2，分到的是"恐惧"；如果选了 3，分到的是"嫉妒"；等等）。要求学员默念自己的情绪词，同时观察身体感觉。让学员留意他们对自己的情绪词的评判性想法，或想要换一个别的情绪词的渴望。
- 观察无序或混乱的环境，并正念地观察升起的评判性想法。
- **观察云或墨迹**。留意出现的不同图案或形状（例如，一只兔子）以及任何评价性的想法。
- **完成一项任务，不要回头看细节或重复检查你的工作**。例如，用你的非惯用手画一头牛；观察评判性或竞争性的想法。与他人分享。
- 练习向他人披露你的评判性想法。不要粉饰太平，不要试图让你的观点听起来合作或友好。
- **练习大胆和对质**。例如，在个体治疗时，大声对你的治疗师说出你对治疗的三个评判性的想法；阻止那些减少或淡化这些评判的尝试。
- 每天练习两次做自私或躺平的行为，并观察可能出现的评判性想法。比如，看你喜欢的电视节目，换换口味；一个晚上关机不接电话；下馆子，点那些你想吃但因为它们不健康而回避的食物；敞开了吃；向老板邀功。
- 练习偷懒，同时觉察任何评判性的想法。例如，与他人同时下班；周六下午小睡一会儿；读一本闲书。
- 练习玩耍，培养不需要太多计划或准备的爱好或休闲活动；留意评判性的想法。
- **只花一定的时间来完成一项任务。故意不去完成它**。观察评判性的想法；另外，留意选择不完成任务有多难。
- 练习对自己做出积极的评判。例如，培养一种自豪感，为自己能够放下对工作的执着欲望，以及必须总是对的的愿望而自豪。
- **练习犯一些小错误并观察结果**。留意一个错误并不总是会导致坏事发生。观察评判性思维，运用自我询问来深化你的练习。例如，错误经常带来新的学习或意想不到的有益的结果。
- 练习与不同的、不太严肃的或不太专注于工作的人交往（例如，去嬉皮士出没的集市）。留意评判性的想法；练习庆祝多样性。
- 在没有食谱的情况下准备一顿饭，然后和一个好朋友一起吃，并观察自己对会发生什么的评判性想法。
- 练习为失去对世界该当如何的期待而哀悼。例如，当我们对行为粗鲁的朋友进行评判时，我们可能需要练习对希望别人会善待我们，或公平对待我们的期待进行哀悼；参见讲义 29.3（通过哀悼工作强化原谅：常见的信念或期望示例）。

（必修）教学要点　一心一意地觉察

※ 关于无聊有件有趣的事——如果你积极地寻找它，你就再也找不到它了。※

- 一心一意地觉察是正念"如何"技能，指一次只做一件事。
- 一心一意地觉察指的是有意识地将注意力转向当下的时刻，不陷入与正在发生的事情无关的想法、情绪、意象或感觉中。这需要反复练习。

- *在 RO DBT 里，一心一意地觉察意味着带着谦卑练习觉察。*
- *我们需要谦卑，因为一个人不可能一直百分之百地觉察到影响我们当下体验的众多因素。* 例如，我们的大脑大约每 50 毫秒就能有意识地觉察到一种想法、情绪、感觉或意象，这使我们在理论上有可能在一次呼吸中在意识层面觉察到 80 个不同的时刻。然而，如果我们试图去关注每一个这样的体验时刻，我们不仅可能会被淹没，还可能连早上的咖啡都忘了煮。
- *我们在任何特定时刻觉察到的都是对当前时刻的加工版本，而不是对当前时刻的真实写照。*

大声朗读下面的文本。

> 想象一下，你的大脑是一台有上万个不同频道的电视，但它一次只能真正接收一个频道。另外，大脑选择接收的频道，也就是你能觉察到的东西，取决于其播出的节目在多大程度上可能会影响你的福祉，这一决定受到你既往的经历，你大脑独特的生物结构，和（或）输入信号的强度的影响。有时，尤其是当你最近没吃东西的时候，你的大脑似乎更喜欢食物频道，而有时你会发现你的大脑更喜欢自然频道，尤其是在你想起来你有多么喜欢和你的祖母散步之后。然而在其他时候，食物和自然频道都被忽略了；例如，你的大脑被天气频道吸引住了——因为预报说有龙卷风！

> 讲员须知：根据 RO DBT 神经调节模型（参见第 2 课），感知门控参数通常处在前意识或皮层下水平（例如，脑干网状激活系统），其功能是快速确定持续的、新的或变化的刺激物的潜在相关性，具体是安全的、新奇的、威胁性的、奖赏性的还是压倒性的。因此，在我们心中发生的大量的事情都是发生在我们的意识觉察之外的。

- *因此，我们对当前时刻的意识层面的觉察是从大量潜在相关或唤起性刺激中选择出来的，尽管大多数情况下我们并没有意识到或想这么做。*
    - ✓ 问：你此刻觉察到了什么？现在呢？那现在呢？留意——每一刻都是不一样的。
    - ✓ 问：你最喜欢看哪个频道（也就是说，你最常觉察到的是哪个频道）？
    - ✓ 问：你在多大程度上对当下有觉察？例如，当你洗澡的时候，你是在感受水，还是在计划你的一天？当你吃饭时，你是在品尝食物，还是在想其他的事情？当你和别人交谈时，你是真的在倾听，还是在心里排练你要说的话？当你担心时，你是否是带着觉察在担心？
- *高度的紧迫感是过度控制型应对的特征*，最常表现为强迫性地试图快速解决问题（或潜在的问题），然后快速进入下一个（或想象中的下一个）问题，中间不休息。**让我们回到电视／大脑的比喻上来。**

大声朗读下面的文本。

> 现在想象一下，你的大脑不但有上万个不同的频道，而且你快速地专注于细节的处理和出众的模式识别能力可以让你比大多数人更快地浏览频道。你可以很快地评估任何一个频道的重要性，然后再转到下一个频道。然后下一个频道，再下一个频道。这将如何影响一个人的生活方式或生活经验？他们有没有可能错过什么？那会是什么？

- ✓ 问：你在多大程度上一心多用？这和我们的故事有什么关系呢？
- "我要迟到了！我要迟到了！是一个非常重要的约会！没时间打招呼了，再见！我要迟到了！我要迟到了！我要迟到了！"强迫性的努力可能会开始让你觉得自己像华特·迪士尼 1951 年根据路易斯·卡洛普的书《爱丽丝梦游仙境》改编的动画电影《爱丽丝梦游仙境》中的白兔角色。
- ✓ *问：你在多大程度上感到紧迫感，或者感到时间总是不够用？*
- ✓ *问：你是否觉得总是有更多的事情要做（或有更重要的事情要做）？*
- ✓ *问：你发现自己在多大程度上试图快速解决问题（或潜在的问题），然后同样快速地进入下一个（或想象中的下一个）问题，中间没有休息？*
- ✓ *问：你认为这会如何影响一个人对当下的体验？*

● 一心一意地觉察意味着允许自己慢下来，享受当下，学习如何放下强迫性的聚焦于目标的应对模式和自我提升需求。
- ✓ *问：你能在多大程度上允许自己享受当下？*

（选修）课堂练习　一切都是相对的

大声朗读下列短句。
- 过去已经过去，而未来尚未到来。
- 音乐作品中的音符取决于之间的间隔。
- 无聊感的有趣之处在于，如果你主动去寻找它，你就再也找不到它了。
    - ✓ *问：这些短句是什么意思？*
    - ✓ *问：它们与一心一意有什么关系？它们如何帮助我们知道如何练习一心一意？*

一心一意地觉察：给过度控制的来访者的练习示例

- 在完成一个目标后，一心一意地让自己感受成功的喜悦，而不是自动地转向下一个任务。
- **一心一意地做多任务**。也就是说，要觉察跟你当前的目标和意图相关的你的行为、想法、欲望、情绪和感觉（例如，回复朋友的邮件），以及不相关的行为、想法、欲望、情绪和感觉（例如，想着你的猫）。
- **一心一意地反复思考**。担心时，带着觉察。有意识地留出时间来沉思或反刍。注意这是如何影响你的担心或思维反刍的。
- **通过一心一意地体验练习不服从于紧迫感**。当一种紧迫感出现时——比如想要走得更快，工作更努力，或者做得更多——允许自己体验这种感觉，而不是屈服于它。
- **当你发现自己在加速时，练习放慢速度**。一心一意地深吸一口气，向后靠在椅子上，扬起眉毛，闭上嘴微笑。注意发生了什么。
- **练习一心一意地寻找无聊，并留意会发生什么**。如果你发现自己对此有抵触或不喜欢，就进行自我询问。你可能需要学习的是什么？
- **练习一次只做一件事来全然地活着**。例如，在淋浴时，体验水流过你的背部，而不是下意识去规划你的一天；走路的时候，体验你的脚在地上的感觉和身体移动的感觉，而不是想着你的目的地；在交谈时，一心一意地倾听而不是在心里排练你要说的话。

（必修）教学要点　有效而谦逊

- *有效往往是以过度控制为特征的人引以为傲的地方*。例如，他们善于为了实现目标而延迟满足，不屈服于诱惑；或无论机会如何，都坚持面对逆境。
  - ✓ *问：对你来说，有效意味着什么？*
  - ✓ *问：你在多大程度上认为有效意味着努力、取得成果、做正确的事或努力工作？这可能意味着你是如何看待这个世界的？*
  - ✓ *问：在多大程度上，你认为有效意味着合作、谦逊、能够改变主意或承认错误？这会告诉你关于你自己的什么？*
- *有效而谦逊意味着能够以一种考虑他人需求的态度，调节自己的行为适应不断变化的环境，以达成目标或遵循自己的价值观生活。*
- *没有人是孤岛*。RO DBT 的有效性提醒我们的部落本性，我们与他人唇齿相依。
- *对人要有洞察，但不傲慢*。灵活心念是谦逊的。它承认我们本质上的易错性，并愿意练习健康的自我怀疑。它通过认识到"条条大路通罗马"来庆祝多样性；也就是说，人们有不同的方法来解决问题或感知世界，而很少有只有一种正确方法的时候。
- *情境很重要！对自由放纵和拘束抑制都能欣赏和庆祝*。例如，延迟满足和纵情舞蹈；质疑直觉和相信自己的直觉；在教堂里耳语，或者为了阻止抢劫而疯狂地大喊大叫——这些都可以是有效的，具体取决于情境。
- *在某一时刻有效的东西可能在下一时刻就无效了*。这是指将一个人的心念转向改变的可能性，并在新的信息表明需要改变时做出改变。
- *必要时打破规则*。过度控制的个体常会强迫性地遵守规则。灵活心念认识到，有时有效性需要通过遵守规则来实现，而有时则意味着要打破规则。这可能包括寻求妥协或综合。

有效而谦逊：为过度控制的来访者准备的练习示例

- 当情况表明先前的规则不再有效时，练习打破规则——尤其是你自己的规则。
- 练习在一种情境下做与常规相反的行为——就为了好玩——看看会发生什么。例如，不是指出一项新提案的缺点，而是指出它的优点，然后观察会发生什么。改变你通常的做法会如何影响他人或你的环境？
- 练习承认依赖是人类成功的基础部分，而不是将其视为软弱、糟糕或懦弱的表现。例如，注意你如何依赖杂货商为你提供新鲜牛奶，依赖你的朋友告诉你真相，或者依赖机械师修好你的汽车。
- 练习承认你的傲慢，而不是为自己辩护或假装你是非评判性的。能够向他人承认自己的弱点是有效行为的核心部分。

第 14 课家庭作业

1. （必修）讲义 14.1（四个 RO"如何"技能）。
2. （必修）讲义 14.2（用自我询问来检查严苛评判）。
3. （必修）作业单 14.A（练习 RO 正念"如何"技能）。

全然开放讲义 14.1

四个 RO "如何" 技能

1. 带着自我询问。
2. 带着对严苛评判的觉察。
3. 一心一意地觉察。
4. 有效而谦逊。

使用下面的技能来提升你的正念练习。

带着自我询问

- 带着自我询问意味着以学习为目的主动找寻自己想要回避的东西或可能感到不舒服的东西，并培养一种承认自己错了的意愿，而且需要的话愿意去改变。
- 自我询问包括愿意进行自我检查和愿意向他人披露自查所发现的问题。这个过程在 RO DBT 中被称为"坦承自己"。
- 请参阅讲义 13.1（核心正念"如何"技能：带着自我询问）中关于自我询问的更多细节。

带着对严苛评判的觉察

当发生以下情况时，评判就成了问题。

- 评判被固执地认为是对现实或真理的准确感知时。
- 评判导致了无益的思维反刍时。当我们思维反刍时，我们并不是试图去学习；而是试图找到一个让我们保持不变的解决方案（例如，向自己证明我们是对的，而他们是错的）。
- 评判使我们对反馈或新信息的开放度降低时。当我们严苛地评判自己或他人时，我们的大脑已经把某种情况评估为潜在的威胁，让我们变得不那么开放。我们的社交安全系统已经脱节，我们的共情和亲社会信号发送能力受损。
- 评判对我们在社交上如何向他人传达或表达我们的意图和经验产生负面影响时。例如，它们引发了噘嘴赌气、一走了之、假笑、怠工、苛刻的八卦、讽刺的评论、不真诚的赞扬、假装同意、不说话等。

一心一意地觉察

- 一心一意地觉察指的是有意识地将注意力转向当下的时刻，不陷入与正在发生的事情无关的想法、情绪、意象或感觉中。这需要反复练习。
- 一心一意地觉察认识到，我们永远不可能百分百地觉察。
- 一心一意地觉察意味着允许自己慢下来，享受当下。学习如何放下强迫性的聚焦于目标的应对模式和自我提升需求。

有效而谦逊

- 以一种考虑他人需求的态度，调节自己，适应变化的环境。
- 没有人是孤岛。我们与他人唇齿相依。

- **对人要有洞察，但不傲慢。** 解决问题或感知世界的方法很多，而很少有只有一种正确方法的时候。
- **灵活心念是谦逊的。** 它承认我们本质上的易错性，并愿意练习健康的自我怀疑。
- **对自由放纵和拘束抑制都能欣赏和庆祝。**
- **认识到在某一时刻有效的东西可能在下一时刻就无效了。**
- **必要时打破规则。**

全然开放讲义 14.2
用自我询问来检查严苛评判

➢ 我是不是在隐秘地假装自己是不带评判的？我是否希望，如果我不挑战别人，或先贬低自己，他们就不会挑战我？我需要学习的是什么？
➢ 有没有可能我真的不想改变一个苛刻的评判？
➢ 当我严厉地指责自己、他人或世界时，我想要表达的是什么？
➢ 我的严厉的自责在多大程度上符合我的价值目标？我是否曾暗中希望严厉的自责能阻止别人给我我不想听到的反馈？我是否曾用严厉的自责来回避承担责任、达成想要的目标，或得到别人的关照？
➢ 是什么阻止我直接告诉别人我在责备他们（或在自责）？
➢ 我在多大程度上会直接向他人披露我评判性的想法？当我向别人披露我的评判时，我在多大程度上承认我的判断可能是错误的或不准确的？
➢ 我对自己或他人的苛刻评判如何影响我的人际关系？
➢ 我从哪得来这样的想法，即隐藏我的评判或假装我没有评判别人是生活之道？
➢ 我曾经暗暗地享受对别人进行评判吗？
➢ 我是否曾暗自感到自豪，因为我可以表现得不带评判，而实际上我是非常评判的？
➢ 我是否曾有意识地利用评判行为来控制或支配他人，阻止不想要的反馈，或实现目标？这说明了什么——关于我自己，以及我如何看待这个世界？我会鼓励一个年幼的孩子以类似的方式思考吗？我可能需要学习的是什么？
➢ 如果我突然发现别人实际上知道我的真实意图或对他们的秘密想法，我会作何感想？我可能需要学习的是什么？

当我在评判我的评判时，使用自我询问来提问……
➢ 我试图通过评判我的评判来向自己或向别人表明什么？
➢ 有没有可能，我苛刻的自我评判代表了另一种自我惩罚、保持抑郁或回避承担责任的方式？
➢ 我对我的评判的评判在多大程度上让我陷入宿命心念？

全然开放讲义 14.3

第 14 课要点：正念练习，第四部分

"如何"技能

1. 在 RO DBT 中，有 4 种代表着练习正念时的态度或心念状态的正念"如何"技能，分别是带着自我询问、带着对严苛评判的觉察、一心一意地觉察、有效而谦逊。第 13 课教授了核心正念"如何"技能——带着自我询问。第 14 课主要讲另外 3 种如何技能。

2. 第 2 个"如何"技能是带着对严苛评判的觉察。当评判被固执地认为是对现实的准确感知时，它会变得严苛，和（或）出问题。它们会导致无益的思维反刍，让我们对反馈或新信息不那么开放，而且也会对我们如何发出社交信号、如何表达我们的意图和经历产生消极影响。

3. 一心一意地觉察是第 3 个正念如何技能。它的意思是通过有意识地、反复地把一个人的注意力转向当下，做到一次只做一件事。在 RO 中，一心一意意味着带着谦卑练习觉察。我们需要谦卑，因为我们在任何一个时刻所觉察到的东西，都是对当下时刻的编纂，而非真实的呈现。

4. 有效而谦逊是第 4 个 RO DBT 的正念"如何"技能，它意味着抱着对他人的需求负责的态度，能够调节个人的行为适应不断变化的环境，从而达成目标或按照自己的价值观生活。对于 OC 来访者来说，这可能意味着要去学习：如何不总是循规蹈矩，不要那么争权夺利，不要总是想着胜负成败，停止强迫性的奋斗和自我完善，并学习如何把无效时刻作为成长的机会来庆祝。

第 14 课：正念训练，第四部分 "如何"技能

全然开放作业单 14.A

练习 RO 正念"如何"技能

指导语： 使用以下提示来练习正念"如何"技能。

带着对严苛评判的觉察

在你练习了的技能旁边的方框里打钩。

☐ 我留意到了有些时候，我表现得似乎我的判断比别人的判断更好或更准确。

☐ 我留意到了有些时候，我的身体会紧张（头痛、肚子难受、便秘），并以此为提示，寻找自己隐藏的评判。

☐ 我练习了观察对他人的严苛指责如何影响了我发出社交信号。把你的发现写在下面的空间（例如：*表现出扑克脸，皱眉，看别的地方，嗤笑，拉别人站队，告诉对方这是为他好，瞪对方，挺起胸，说话快，采用居高临下的声音，翻白眼，噘嘴赌气，沉默，表现厌恶，或微笑着含蓄地贬损对方*）。

_____

_____

_____

☐ 我练习了观察严苛的自责如何影响了我发出社交信号，同时没让自己陷入沮丧。把你的发现写在下面（例如，*我把脸埋起来，回避目光接触，垂下肩膀，低下头*）你说话的声音是否小了或语速慢了？或者你是否告诉过别人，你不知所措，无法应对，或者受不了了？

_____

_____

_____

☐ 我使用了觉察连续体，通过标识我的严苛评判来承担负责。例如，*我觉察到我对邻居有一个评判的想法，或者我觉察到我对邻居有一种怨恨的感觉*。

☐ 我没有把评判隐藏起来，而是使用觉察连续体练习把它们坦承给朋友。觉察连续体自动地阻断了刻薄的八卦，因为它承认我们的知觉和解析都是个人的创作，而不是无歧义的真理。在最能代表你所做的练习的例子旁边打钩。

   ☐ 我觉察到自己是在想象这个人是故意想要伤害我，而非我知道他想要伤害我。

   ☐ 我觉察到自己有一种想法：我是对的，他们是错的；而非我知道：我是对的，他们是错的。

   ☐ 我觉察到自己有一个渴望：想要你认同我的判断（例如，对方有多坏或我有多差）；而非"难道你不觉得我是对的吗？"

第五章　RO DBT 课程规划

- ☐ **我练习了对严苛评判的自我询问，并使用了讲义 14.2（用自我询问来检查严苛评判）来加深我的练习。** 记录自我询问的问题或从你的自我询问练习中产生的新的学习。

_____

_____

_____

- ☐ **我练习了激活我的社交安全系统来帮助松开严苛评判的束缚。** 例如，使用讲义 3.1 中的技能（"通过改变生理反应改变社交互动"）或通过作业单 4.A 练习短暂的慈心冥想（"慈心冥想的日常练习"）。

- ☐ **我练习了先姑且相信对方没有错，在做最坏的假设之前，积极地为另一个人的行为寻找良性的、合理的和有效的解释。**

- ☐ **我练习了哀悼自己的严苛评判，而不是将它们视为真相。** 在你使用了的技能旁边打钩。

    - ☐ 我定义并标记了我需要哀悼的期待或信念。
        - **信念或期待的例子**：相信别人会尊重你；认为世界应该稳定有序的；相信人能够准确地预测未来会发生什么；期待人们总是保持诚实；相信自己总会做正确的事；相信别人会有礼貌。记录未被满足的期待或信念。

_____

_____

_____

    - ☐ 我允许自己经历与我的严苛评判相关的悲伤或失望，然后放下，而不是崩溃。
    - ☐ 我记住了悲伤帮我摆脱了严苛的评判性思维，因为它让我承认了我不总是对的。
    - ☐ 我连续几天（或几周）重复我的哀伤处理。
    - ☐ 我有意识地让我的哀伤练习保持简短，因为我认识到长时间的练习通常是经过伪装的努力——想要重获控制或修复问题。
    - ☐ 当我发现我对自己的哀伤练习反复思考或反刍时，我使用了自我询问（例如，我可能需要学习的是什么？而不是再次把它当成让自己消沉或指责别人的机会）。
    - ☐ 我记住了哀伤处理是一个过程，而不是一个终点，它需要持续的承诺和实践。
    - ☐ 我使用了下面的脚本来辅助我的哀伤处理

    当事情没有按计划进行或其他人没有按预期行事时，我正在学着面对自己对事情应该如何发展的期望或信念落空之痛，而不是自暴自弃、崩溃或自动化地责怪他人。我正在学着认识到，我如此严苛的评判往往源于一种愿望，即逃避自我检视、承担责任或不想接受我无法控制这个世界的事实。对于今天的练习，我需要为期待的落空而哀悼（在此处插入未满足的期待或信念）。我的悲伤帮助我认识到世界并不总是像我期待的那样。通过让自己体验失落之殇，我在学着放下那些无益的评判。

- ☐ **我原谅了自己有一个严苛的评判**——例如，通过使用作业单 29.A（灵活心念 HEART）中的宽恕技能。

☐ 当我严苛地评判时，我练习了观察我是否处在固着心念或宿命心念之下，然后我使用讲义 11.2（善待固着心念）或讲义 11.3（从宿命心念中学习）来帮助放松它们的束缚。

☐ 当我注意到我的苛刻评判是由批评性的反馈引发时，我使用了讲义 22.1（对他人的反馈持开放态度：灵活心念 ADOPTS）。

☐ 当我意识到我苛刻的评判与我感到另一个人不公正地得到了我认为应该属于我的奖赏，或这个人比我更有优势有关时，我使用作业单 27.A［无益嫉妒的相反行动：灵活心念 DARES（放下）］练习了灵活心念 DARES 技能，以放下无益的嫉妒。

☐ 我没有试图停止对我的判断进行评判，而是练习了使用讲义 14.2 中的问题进行自我询问。

评判只是人类都会做的事（没有好坏之分）。评判性思维是我们的生活方式；即使当我们认为自己是不带批判的时候，我们也正在评判。记录下你在自我询问的练习中使用的问题或产生的新的学习。

_____

_____

_____

一心一意地觉察

在你练习了的技能旁边的方框里打钩。

☐ 完成一个目标后，我一心一意地地允许自己感受到成功的快乐，而不是自动进入到下一个任务。

☐ 我有意识地让自己享受当下的时刻，以放下强迫性的多任务处理。

☐ 我用自我询问来探索多任务处理和一心一意关注当下体验之间的区别。例如，你问自己……

  ➢ 多重任务处理是如何影响我的情绪健康的？一心一意的关注是如何影响我的情绪健康的？这之间有什么不同吗？这可能说明了什么？

☐ 我通过每天有意识地留出时间（20 分钟）来进行一心一意的思维反刍。记录下你注意到的或学到的。

_____

_____

_____

☐ 对于强迫性的欲望，包括想要更快、更努力地工作，或者做更多的事情等，我没有加快速度，而是通过慢下来练习了冲动冲浪。例如，你一心一意地深吸一口气，向后靠在椅子上，扬起眉毛，闭上嘴微笑，然后观察接下来发生了什么，而不是迅速地试图继续前进。记录下你注意到的或学到的。

_____

_____

_____

- [ ] 我练习了一次做一件事。例如，当你铺床的时候，你专注于铺床而不是思考过去或计划未来。
- [ ] 通过在当下全然地关注每个任务，并观察我的注意力是如何切换到另一个任务上的，我练习了一心一意地多任务处理。
- [ ] 我练习了一心一意寻找无聊并留意发生了什么。当我发现这很困难时，我进行了自我询问。例如，如果你发现自己抗拒或不喜欢寻找无聊的想法，你问了自己这可能意味着什么——关于你是谁或你如何看待这个世界，以及你可能需要学习的是什么。
- [ ] 我练习了记住我所拥有的只有此刻——过去的已经过去，未来的尚未到来——以更充分地体验我的生活。

有效而谦逊

在你练习了的技能旁边的方框里打钩。

- [ ] 当遇到新的或意料之外的事情时，我练习了保持灵活。
- [ ] 在做我认为有效的事情时，我带着谦逊，记得对一个人或一个情况有效的事情并不一定适用于所有人或情况。
- [ ] 我练习了拥抱自己对他人的依赖，而不是将其视为软弱的表现。例如，提醒自己，我们物种的成功取决于我们学到了如何在部落中一起工作和生活；或者你留意到了大量的日常经验（如电视正常工作，你的车可以开，银行保证你的钱安全），即你依赖着他人的善意或工作的时刻。记录下你做了什么。

_____

_____

_____

- [ ] 我通过记住解决问题或感知世界的方式有很多种，而很少有只有一种正确的方式的时候来庆祝和欣赏多样性。
- [ ] 当受到挑战时，我练习了承认自己的易错性，并且进行健康的自我怀疑，以便更有效地适应变化的环境或按照我的价值观生活。
- [ ] 我练习了对自由放纵和拘束抑制都欣赏和庆祝。例如，当朋友问你意见时，你坦率表达而不打官腔；当你的目标即将实现时，你会坚持下去，而不是放弃；与朋友外出时，你纵情起舞，而不是在一旁观看；或者你在教堂里低声说话，但在之后遭遇抢劫犯时大声喊叫去阻止对方。

_____

_____

_____

- [ ] 我练习了在必要的时候，以及当我所处的情况表明规则不再有效的时候打破规则——尤其是我自己的规则。

第 14 课：正念训练，第四部分 "如何"技能

☐ **我练习了在一种情境下做与常规相反的行为——就为了好玩——然后观察这如何影响了我的个人福祉和我与他人的关系**。例如，在面对一个新主张的时候，你一改往常，没去寻找可能的问题，而是练习了寻找可能的好处。记录下你实际的行动，尽情发挥创造力！

_____

_____

_____

第 15 课
人际诚实，第一部分
说出我们真实的想法

第 15 课要点

1. "怎么说"比"说什么"更重要。
2. 当看似毫无恶意的提问变成了经过伪装的要求，关系问题就会随之而来。

所需材料

- （选修）讲义 15.1（第 15 课要点：人际诚实，第一部分 说出我们真实的想法）
- 作业单 15.A（识别间接表达）
- 白板和记号笔

（必修）教学要点 为什么我们不喜欢欺骗？

- *所有人都希望被公平合理地对待，并且我们相信公平。*
- *我们也希望被他人认为是公正，不偏不倚的*（Shaw & Olson，2012）。例如，与大多数物种不同，人类不会自动站在他们的盟友或亲属一边（DeScioli & Kurzban，2009）。
- *然而，我们经常间接表达我们的意图——我们说话时会通过省略、假装或误导来有所保留*，即使没有明显的风险或回报。
- *间接言语是强大的：它允许一个人向他人提出要求，同时又可以否认自己发出过这样的请求。*一个对请求反应积极的人可以直接同意这个请求，而一个有对立情绪的人则连辩驳的着力点都没有。（Lee & Pinker，2010）。
- *我们倾向于对那些跟我们绕弯子的人也绕弯子。*不幸的是，间接言语常常导致误解和不信任，因为我们很难了解发出信息者的真实想法或意图。
- *当间接言语被有意用于获取利益或造成伤害时，它就变成了一种特别有害的欺骗形式。*
- *但每个人都会说谎，不是吗？当然除了我！好吧，这是一个谎言*（嘿嘿☺）
- *这是真的，然而，我们都会说谎，有些人比其他人更爱说谎——但是所有人都至少偶尔会说谎。*
  - ✓ 问：*你认为人们为什么撒谎？*
- *人们说谎是为了保住面子和避免惩罚*，也就是说，是为了避免社会否定、制裁和排斥（参见第 8 课"灵活心念 SAGE"）。
- *人们也会撒谎以获得利益，造成伤害，或阻碍他人*（这些是我们最害怕的谎言）。

第15课：人际诚实，第一部分　说出我们真实的想法

（必修）课堂练习　对谎言的正念觉察

讲员应大声朗读以下脚本

　　不像其他的RO正念练习，这次的练习是在静默中进行的，并且结束后没有讨论，这意味着我们不会在练习结束时分享我们的想法、感受或观察到的东西。所以我们都可以放松。这静默的时刻是只属于我们自己的。我们发现或没有发现什么，只用于我们自己从中学习或不学习。只有我们自己才能决定我们练习的深浅度，包括我们参与的程度。如何做是没有对错之分的。选择是我们的。我们有百分百的掌控权。

　　现在，让我们开始……缓慢地深呼吸，将我们的注意力转到呼吸的感觉上，不要试图做什么或注意什么，而只是简单地于吸气和呼气的整个过程中全然处在当下。如果你喜欢，在这类练习中轻轻地闭上眼睛可能会有帮助。

　　现在把注意力转向内心，让我们花点儿时间来自我询问，关于我们对自己……对别人……所说的谎言的类型。留意升起的感觉、情绪、意象、记忆或想法。观察任何想要回避练习、拒绝参与、自证恰当或自我苛责的欲望。温柔地问：**我对这个练习的反应可能说明了关于我自己的什么，或者我可能需要学习的是什么？**提醒你自己，我们不会分享我们今天所观察到的……在这一刻，我们可以自由地检视我们自己独特的说谎模式，而不用害怕暴露。当你这样做的时候，温柔地问自己：**我可能需要学习的是什么？**（允许30秒的沉默）

　　好了，做完了……（微笑）你可以把注意力拉回房间，睁开眼睛。你需要更多时间练习吗？还是更少时间？不管发生了什么，在接下来的一周，用它来深化你的自我询问。记得练习的时间要短——自我询问不是为了修正或找到完美的解决方案。允许你以自己的节奏优雅地成长。

　　干得好！现在，话不多说了，我们来继续课程吧。

　　讲员须知：如前所述，讲员应避免在前面的练习结束时讨论个人的反应，尽管这不是固定的规则。直接进入下一个教学点夹带了几个重要的RO原则：①当你说要做或不做某件事时，你会说到做到；②你把他们看作是有能力的人，也就是说，你相信他们能调节或管理自己的经验，不需外界的干预；③你不认为消极、痛苦或厌恶的情绪是危险的——感到痛苦是生活的一部分；④在生活中"编辑"是可以的。通过不允许事后分享，你强化了一个重要的人际关系辩证法原则——即开放和隐私都有其效用。此外，由于这个练习涉及的是我们都不太愿意谈论的事情，所以会让人觉得很沉重。因此，讲员必须坚持脚本，使练习简短（回顾一下，所有的RO自我询问练习都被设计成有有意保持简短的练习，以便建立与自我检视相关的积极联想库）。另外，当进入下一个教学要点时，讲员必须用他们的非语言行为来表达喜悦、快乐和自豪，为自己和其他成员庆祝，庆祝他们为了获得学习而愿意勇敢地接近通常害怕的东西（即，抬起下颌，肩膀向后打开，扬眉，热情微笑，并试图与班级的每个成员进行目光接触）。眼神接触和微笑特别重要，它们向接收者传达了他们没有做错任何事，他们仍然在你的部落里（也就是说，它阻断了不恰当的羞愧）。讲员在练习后也可以去承认班级成员（或你自己和你的协同讲员）所表达的焦虑或痛苦，但要避免特意试图安抚、认可或为练习的难度道歉来使每个人感觉好些（请记住，自我询问原本

> 就是痛苦的）。如果全班同学开始自发地分享观察结果，提醒他们你承诺了不在练习后讨论（这可以让那些不想分享的成员不太难受），并鼓励他们愿意的话可以在课后互相分享他们的观察结果。但讲员的反应要灵活：有些班级对某些部分非常兴奋，以至于无法克制自己——坦率地说，这正是治疗的主要目标之一。在非常罕见的情况下，当某个班级的成员报告说感到非常痛苦、宕机了和（或）有非常重要的内容要分享时，通常，讲员应该承认这种反应的合理性，然后温和地询问他们是否愿意在课后与你私下讨论他们的经验。

- *研究表明，人们平均每天说 1 ~ 2 个谎言*（DePaulo & Kashy，1998；Kashy & DePaulo，1996）。人们最常撒谎的是他们的感觉、他们的参照物、他们的态度和观点。他们对自己的行动、计划和行踪的谎言较少。关于成就和失败的谎言也很常见。
- *我们也对自己撒谎，以避免承认真相。然而，真相是，对自己撒谎就是一个谎言。*你无法对自己撒谎，因为在内心深处你知道你在逃避。我们无法躲避自己，我们只能假装无知。你的自我知道你在试图欺骗你自己。

> ★ **有趣的事实：*文化很重要！***
>
> *表现的规则，或者说一个人如何习惯性地表达自己的情绪，是在生命早期就学会的，并随着一个人的文化而变化。例如，在没有压力的情况下，日本和美国的研究参与者在观看情感电影时表现出相同的面部表情*（Ekman，1972）。*然而，当同样的电影有一个地位更高的人在场的情况下播放第二遍时，结果就发生了变化——日本人倾向于用微笑来掩盖他们厌恶的表情，而美国人倾向于展示同样的情绪，尽管比之前的强烈程度调低了一些。因此，当涉及某种情绪是如何表达的时候，文化经验很重要。尽管当与地位高的人在一起时，所有文化都会下调某些情绪——例如，厌恶——但具体怎么做似乎是因文化而异的。*

（必修）教学要点　不是所有谎言都是不好的

- *谎言可以是利他的*（又名"白色谎言"）。例如，告诉一位即将死于癌症的朋友他"看起来很好"可能代表着善意。
- *说谎可以降低冲突*（例如，在紧张的洽谈过程中编造一个关于自己犯傻的故事来缓和气氛）。
- *对真相有所保留可以作为一种善意的行为*（例如，巧妙地让一个人注意到他犯的失误或错误上，而不是令其尴尬或公开地大做文章）。
- *好消息是，我们不太可能对那些我们感到有亲密联结的人撒谎。*当我们与某人有情感联结时，我们在说谎前后都会感到痛苦（DePaulo & Kashy，1998）。
- *此外，承认欺骗自我和他人的时刻可以帮助修复受损的关系*（见灵活心念 SAGE 技能），也提醒我们个人成长的领域。

（必修）教学要点　说出我们真实的想法

"我这么做，是因为我就是这样的人。"（隐含信息："别指望我改变。"）

"我和别人不一样。"（隐含信息："我比别人强。"）

"不，真的，没关系。我对这个决定没有意见。就按你的方式来吧。"（隐含信息："我完全不同意，我会让你付出代价。"）

- *间接言语可能很受欢迎，因为它可以让我们留住面子*（例如，避免羞耻、愧疚或尴尬；见第8课）它允许说者和听者如果愿意的话，都可以假装他们的行为是公正的、合乎道德的。
- *另外，有时我们出于礼貌，不会说出真实的想法。*
- *研究表明，当我们想要某样东西时，我们最有可能表现出礼貌*（不仅仅因为我们很友善）。
   - ✓ **问**：你的礼貌有多经常是不期待任何回报的，或者只是出于善意或真诚的尊重的？在多大程度上你认为你会把礼貌行为作为获得想要的东西的一种手段？

讲员须知：提醒学员，礼貌的行为在社会中大有用处，这就是为什么它经常被讨论、评论，甚至还有关于它的书籍（即社交礼仪手册）。尽管礼貌的行为也有不足，但它是一种重要的亲社会润滑剂，可以缓解尴尬的时刻，并为如何表现提供框架。这也是平等、尊重和重视的一个重要信号，它可以帮助缓解潜在破坏性的冲突升级（参见本课稍后的"有趣的事实：我们并不总是那么有礼貌！"）。

（必修）迷你课堂练习　假礼貌与不礼貌：社交信号是什么？

- **说明**：把班级分成两人一组，并让他们和自己的搭档分享，当一个人太有礼貌或假礼貌时，他表现出的社会信号是什么；当表现出不礼貌或粗鲁的行为时，他表现出的社会信号又是什么。这两类行为的面部表情、声调、手势和身体动作都各有什么特点？你更愿意花时间和哪种类型的人在一起？你认为哪种类型更能真实地反映一个人的内心状态？你喜欢共处的类型和你认为更真诚的类型是一个吗？你的回答会告诉你有关你自己风格的什么？
- **讨论**：允许组内讨论5～8分钟，然后回到大班上来，收集反馈。

★ 有趣的事实：*我们并不总是那么有礼貌！*

我们对礼貌用语的使用是不同的，这取决于我们对对方的了解程度、请求的勉强程度，以及说话者对接收者的权力或权威程度。礼貌的感觉类似于难为情的感觉——我们很可能会感到轻微的抑制、谦虚、自嘲或敬畏。在更有可能发生冲突或攻击的情况下，礼貌的行为和谦虚更常见。例如，在大多数动物物种中，吃东西是一个潜在的冲突领域，而人类已经发展出一系列精心设计的规则或餐桌礼仪，涉及克制冲动和对他人要求的尊重。有趣的是，研究表明，直截了当地表达自己的意图（即不礼貌）实际上是需要的，能促使一个持怀疑态度或有对立情绪的个体对所传达的内容采取行动，而一个更合作的听者会对更间接的沟通做出反应（见 Lee & Pinker, 2010）。

（必修）教学要点　隐藏的意图和经过伪装的要求

- *我们如何说比我们说什么内容更重要*。这就是为什么用电子邮件交流可能会那么困难。仅仅基于邮件的长度、标点符号、大写字母的使用或邮件中的用词，人们经常会误读邮件发送者的意图——而这正是文本表情符号出现的原因（☺）。
- *大多数过度控制的个体在发出信号时非常谨慎；例如，他们倾向于掩盖、隐藏或弱化自己的内心感受，让别人更难了解他们的真实意图。*
- *例如，下面哪个问题更直接？* "你把垃圾拿出去了吗？"还是"请你把垃圾拿出去好吗？"
- *当看似毫无恶意的提问变成了经过伪装的要求，关系问题就会随之而来。特别是在以下时候：*
  - *看似毫无恶意的提问并不真诚*：提问者要么是已经知道答案，要么是认为自己知道（例如，提问者已经知道垃圾没有被拿出去）。
  - *提问者是以问题为幌子，隐藏他们的真实意图或愿望*（例如，他们实际上希望他们的配偶把垃圾拿出去）。
  - *提问的目的是惩罚（想象的）不服从*（例如，我的配偶本该已经把垃圾拿出去了，我不需要问才对）。
- *隐藏的意图和经过伪装的要求侵蚀善意。*
  - 例如，研究表明，夫妻关系中的一方或双方对期望、失望或分歧的间接沟通，尽管其最初属于明显的非冲突性质，但经常导致更大的不满、不信任、怨恨和关系的解体（如离婚）。
  - 当接收者可以看到信号发出者的面部表情时（例如，厌恶地翻白眼），经过伪装的要求的负面社会影响甚至更大。
- *经过伪装的要求很难被挑战：它们有着合理的推诿功能。*
  - 例如，当一个貌似毫无恶意的问题背后的意思（比如"你把垃圾拿出去了吗？"）被接收者理解为"你真是太懒了，这垃圾早就该被拿出去了"，以此挑战提问者时，提问者可以通过简单地反驳说："啥？我？不，我没想告诉你该做什么或命令你——我只是问了个问题。"
- *此外，当经过伪装的要求受到挑战时，它们的隐蔽性使提问者很容易把问题归咎于反问的人，从而把形势扭转过来。*
  - 例如："我什么？不，我只是问了个问题。你对这件事如此激动说明问题出在你身上，而不在我身上——也许是因为你感到内疚。"

（推荐）迷你课堂练习　好奇心与讽刺

把全班同学分成两人一组

对全班同学说：

- *首先，用一种真诚的、开放的、好奇的语气问你的搭档：*"你把垃圾拿出去了吗？"
- *现在重复同样的问题，这一次使用讽刺的、掩饰的或轻蔑的语气问：*"你把垃圾拿出去了吗？"你或你的搭档留意到两者之间的区别了吗？你留意到了什么？
- *交换角色，重复这个练习。现在问的人变成听的人，听的人变成问的人。*

尝试不同的内容。 让学员以一种真诚关心的方式说"我爱你"或只是一个词的句子，比如"你好"，然后用讽刺的语气再说一遍。

收集意见，讨论学到的东西，结束。

第 15 课：人际诚实，第一部分　说出我们真实的想法

> 讲员须知：你可以通过添加一些非语言的成分来扩展前面的练习。这个练习的另一个变化是：让学员用一种呆板的面部表情问他们的同伴"你把垃圾拿出去了吗？"，然后扬眉问同样的问题。另外，讲员可以尝试保持声调相同（例如，始终的积极或讽刺的语调）但语句内容改变，例如首先问："你把垃圾拿出去了吗？"之后，"可以把垃圾拿出去吗？"

（必修）迷你课堂练习 "这背后真正的意思是什么？"

对全班同学说：让我们来探索一下 OC 的语言交流，开心一下吧。我们来玩"这背后的真正意思是什么？"正如我们所讨论的，大多数 OC 的人倾向于掩饰他们的内心感受。掩饰内心的感受会影响一个人说话的方式。习惯性地使用含糊、间接、模糊或令人费解的单词或短语会让别人更难知道一个人可能想说什么，或者想要什么。间接的表达是关系不满意的一个主要影响因素。游戏是这样进行的：首先，我会大声朗读一个过度控制的人实际上说出口的一句话或短语。这个游戏的目的是看看我们多快能想明白他们真正的意思，然后看看我们能否想出大多数人会听到什么意思。好了，开始玩！

一个 OC 的人说的话	这个 OC 的人真正的意思	其他人听到的意思
嗯嗯	我不同意	他对我们的讨论感兴趣
可能吧	不或不可能	有很大的机会
我没事	我不同意或我不高兴	他同意或他们满意
不完全是	你错了或你就是个白痴	他认为我差不多明白了
是的，但是……	不对，我告诉你错在哪里……	他原则上同意，但可能有一些小问题
我有点失望	我真的很生气或很苦恼	这不算多大事儿
也许吧	不行	可能行
都是我的错	是你的错	他为什么责备自己？
我会试试	我不打算做什么	他承诺要做些改变
我想是吧……	不，你的建议太荒谬了	他同意
我不知道	我知道，但我不打算告诉你	他不知道
照你说的做吧	如果这种情况继续下去，我打算搞破坏	他终于同意了
不坏	很好或我喜欢它	难以忍受或可怕

游戏说明

1. 大声朗读第一列中的句子或短语，并在前面加上这句：这是 OC 的人说的话。
2. 问：这个 OC 的人实际上在说什么？例如在 OC 的语言中"嗯嗯"的意思是什么？鼓励全班同学大胆猜测（大约 10 秒），然后快速朗读第二列提供的答案。为大家的集体参与鼓掌和庆祝，而不是为个人的努力和成功。（注：OC 来访者通常很擅长给出第二列的答案。）

3. **不要进一步讨论，问：** 那别人听到的是什么意思呢？例如，当 OC 的人说"嗯嗯"，非 OC 的人会听到什么？鼓励全班再次大胆猜测（约 10 秒），然后快速朗读第三列提供的答案。为大家的参与鼓掌和庆祝。

4. 通过大声朗读第一列中的下一个短语**快速进入游戏的下一轮**，并重复之前的步骤。

讲员须知：不要觉得有必要涵盖表格中的所有短句。此外，这个班级还可以编出他们自己的新短句。我们的想法是，让这成为一个快速而有趣的练习，因此在实际的游戏过程中很少讨论。

---

5. 收集大家的观察和想法，讨论学到的东西，结束。例如：
   - ✓ **问：** 这个游戏告诉了我们关于 OC 沟通习惯的什么？
   - ✓ **问：** 你使用这些在游戏中出现过的 OC 短语的程度如何？
   - ✓ **问：** 你在多大程度上故意使用含糊或间接的沟通方式，以避免、控制或得到些什么？
   - ✓ **问：** 我们可能需要从中学习的是什么？

第 15 课家庭作业

1. **（必修）作业单 15.A（识别间接表达）** 让学员寻找在下个星期他们提出的任何可能是经过伪装的要求，并记录它们都是什么，他们想要向对方表达的是什么，他们认为对方可能理解成了什么，以及结果是什么（和课堂上的迷你练习相似）。下星期的教学将会接续这个主题。

全然开放讲义 15.1

第 15 课要点：人际诚实，第一部分
说出我们真实的想法

1. "怎么说"比"说什么"更重要。
2. 当看似毫无恶意的提问变成了经过伪装的要求，关系问题就会随之而来。

全然开放作业单 15.A
识别间接表达

在接下来的一周里找到 3 次你使用间接表达的时候,并将它们记录在下表

你的经过伪装的要求或间接的表达是什么样的?	当时你想要表达的是什么?	另一个人对这个间接的交流是怎么反应的?描述他们所说的和所做的	你可以怎样更直接地说出你的意图呢?
1	1	1	1
2	2	2	2
3	3	3	3

第16课
人际诚实，第二部分
灵活心念REVEAL

第16课要点

1. 有两种常见于OC的经过伪装的要求，被称作"推拒"和"不要伤害我"反应。
2. 这两种形式都是经过伪装的要求或适应不良的社交信号，会对关系产生负面影响。
3. 这两种反应都有阻断不想要的反馈或邀请加入他人的请求的作用；它们代表着拒绝参与的信号。
4. 这两种反应都有控制他人的作用，但其间接的表达方式使做出反应的人有可能否认这一点。
5. 这两种反应都有让一个人可以不必对自己在问题或困难中起的作用负责的作用，因为这些反应暗示的是错在别人或别处。
6. 作为信息接收方，会觉得这两种反应都是令人厌恶或惩罚性的。
7. 使用灵活心念REVEAL来摆脱习惯性的"推拒"和"不要伤害我"反应。

所需材料

- 讲义16.1（识别"推拒"和"不要伤害我"反应）
- 讲义16.2（使用自我询问探索"推拒"和"不要伤害我"行为）
- （选修）讲义16.3（第16课要点：人际诚实，第二部分 灵活心念REVEAL）
- 作业单16.A（灵活心念REVEAL）
- 作业单16.B（识别隐秘的控制欲）
- 白板和记号笔

（必修）角色扮演 "推拒"和"不要伤害我"反应

> 讲员须知：这个角色扮演直观地展示了所有即将涉及的教学要点，同时巧妙地融入了趣味。至此，大多数学员都将认识到，原本友好亲切的讲员之间那变得明显让人困惑的交流方式是一种精心设计的巧妙的展示教学要点的方法（并且理解后会开心大笑）。讲员们应可自由发挥或创作自己的台词。

- *有两种常见的经过伪装的要求，即"推拒"和"不要伤害我"。*
在传达了前面的教学要点后，立即开始角色扮演。
讲员转向协同讲员，他们进行以下交流。
讲员：（实事求是的友好语调）你能向全班演示一下"推拒"是什么样子吗？
协同讲员：（冷淡疏离的语调，没有面部表情）你让我演示那个干什么？
讲员：（恳求的语调）哦，我觉得如果我们能向全班演示这两种反应，而不是仅仅描述它们，那效果肯定会非常好。

协同讲员：（没有同情心的语调，略带厌恶的表情）你怎么会有这个想法的？

讲员：（安抚和恳求的语调）哦哦，你知道的，我们以前一起做过这种类型的演示，对我们的教学帮助真的很大。请你就这一次帮我一下，给大家展示一个"推拒"好吗？

协同讲员：（轻蔑或讽刺的语调和充满敌意的眼神）我觉得，你好像真的遇到问题了。也许你得重新想想你在干什么。

在这里结束角色扮演，讲员可以为这位协同讲员的表演鼓掌喝彩，而协同讲员可以鞠个躬。

立即教授以下几点。

- 这就是所谓的"推拒"。
- "推拒"能够拒绝来自他人的不想要的请求或反馈。在这个扮演中，"推拒"的作用是允许协同讲员不需明说地拒绝我的求助。
- 因此，"推拒"总是有合理的可否认性。
  - 例如，如果我试图挑战协同讲员这个明显的不想帮忙的姿态，我的挑战很容易被驳回。
  - "推拒"暗示的是我的请求是不恰当的、愚蠢的或如果依从了就会贬低他的身份的，尽管他的工作就是辅助教学！
  - 协同讲员只需说，他只是在依从我的请求之前，试图确定其中的原理（也就是说，没有明确的证据表明存在蓄意破坏行为）。

在没有进一步讨论的情况下，讲员转向协同讲员，他们进行了以下交流。

讲员：（实事求是的友好语调）你能向全班演示一下"不要伤害我"是什么样子吗？

协同讲员：（过于友好或甜美的语调，微笑和点头）哇，谢谢你的邀请，但你知道，我真的认为你比我更擅长演示这些类型的东西。

讲员：（好奇的语调）哦？我觉得你要是能向全班展示"不要伤害我"是什么样子，真的会非常好的，因为你之前这样做的时候，确实对我们的教学非常有帮助。

协同讲员：（心烦意乱的语调，下巴略微向下倾斜，没有眼神交流，轻微皱眉）你知道，每当你要求我做事情时，我都会尽力帮你，但我今天真的很累，我只是觉得我帮不了你这个忙。

讲员：（困惑的语调）我有点搞不懂了，你过去做过类似的演示啊。我要的就是你给大家展示"不要伤害我"的样子。你不认为你至少可以试试吗？

协同讲员：（受伤或受迫害的声调，肩膀下垂，低下头，无眼神交流，假装泪流满面）我开始头痛了。如果你真的在乎我，你就会明白我做不了你要的这些，这太难了。如果你真的是我的朋友，你早就该知道了。

在这里结束角色扮演，讲员再次鼓掌赞扬这位协同讲员的表演，协同讲员可以再鞠躬一次。

然后教授以下几点。

- 这就是所谓的"不要伤害我"。
  - ✓ 问：它与"推拒"有何不同？它们有什么相似之处？
- "不要伤害我"的一个作用是拒绝不想要的来自他人的请求或反馈。
  - 这可以让我的协同讲员不需明说，就能避开或控制局面。
  - 这同时也在暗示我的请求是不恰当的或刻薄的，尽管辅助教学本来就是他的工作！
- 因此，就像"推拒"一样，"不要伤害我"也具有合理的可否认性。
  - ✓ 问：如果我质疑协同讲员的行为是假装的或不负责任的，你认为会发生什么？

（必修）教学要点　"不要伤害我"反应

- **"不要伤害我"的反应包含两个经过掩饰的社交信号：**
  1. 你不理解我。
  2. 你在伤害我。
- **本质上，它表达的是：如果你是一个好人，你会停止要求我改变，或停止给我反馈，因为你会认识到你所做的不恰当。**
- **"不要伤害我"的反应是通过非语言的方式发出信号的。**例如，噘嘴、生闷气、闷闷不乐、抿唇、皱眉、低头、掩面、低垂眼睛、沉思、叹息、抱怨、呜咽、呻吟、哀求和讨好。
- **无论我们喜欢与否，我们都会对"不要伤害我"的社交信号做出情绪反应**（例如，回忆一下，面部表情会引发无条件的情绪反应）。
- **尽管"不要伤害我"反应表面看来是有顺服特点的，但其作用是隐蔽地控制他人的行为，最常见的是通过阻止不想要的反馈或打断要求改变的请求实现的。**
- **"不要伤害我"反应是非常有效的，因为它们能从部落中引发照顾而不是对抗的回应**，例如，想要安慰、帮助或道歉安抚。此外，它们的隐蔽性使得人们很难质疑它们的真实性。
- **对于那些习惯性使用"不要伤害我"反应的人，人们倾向于躲避他们，可能认为他们是无能的、不健康的或脆弱的**（例如，无论何时在他们身边，都如履薄冰，因为害怕让他们难受）。
  - ✓ **问：**你多大程度上会表现出"不要伤害我"的反应？它们是如何以及何时出现的？
  - ✓ **问：**你有没有故意使用"不要伤害我"的反应来让别人做你想要的事或阻止他们做你不想要的事？这会告诉你什么？
  - ✓ **问：**"不要伤害我"的社交信号是更模糊、更含混还是更坦率、更清晰？你更希望自己用哪种方式发送社交信号？这说明了你的哪些价值观？
  - ✓ **问：**当你表现出"不要伤害我"的反应时，你想对别人说的是什么？是什么阻止你更直接地表达？
  - ✓ **问：**"不要伤害我"反应向他人发送的信息是什么类型的？例如，"不要伤害我"反应是否向另一个人表示了有能力或无能？如果机长在航班起飞前做出"不要伤害我"反应，你对坐他的航班有多大信心？或者在做心脏手术之前，把自己交给一个发出"不要伤害我"信号的外科医生？
  - ✓ **问：**如果一个人经常做出"不要伤害我"的行为，例如，低头、肩膀下垂、眼睛低垂、沮丧的面部表情，他们在发送哪类信息？这会如何影响他们的福祉？
  - ✓ **问：**当其他人在你周围做出"不要伤害我"反应时，你感觉如何？你喜欢吗？你为他们感到难过吗？你有被操纵的感觉吗？
  - ✓ **问：**"不要伤害我"反应会如何影响关系？"不要伤害我"反应有什么好处？
  - ✓ **问：**你在多大程度上抵制、回避或不喜欢这些关于"不要伤害我"反应的讨论？你的抵抗是否意味着关于你自己，有些重要的东西是你需要承认或认识的？如果你的抵抗能说话，它会说什么？有没有可能你在麻木自己或关闭自己的反应，以避免承担责任或做出重要改变？你需要学习的是什么？

（必修）教学要点 "推拒"反应

- **"推拒"反应包含两个经过伪装的社交信号：**
  1. 我没有在告诉你该怎么做。
  2. 但你最好照我想的做。
- **它基本上是在说：** 如果你明智，就该立即停止挑战我、停止问问题或者给我反馈，因为如果你不顺着我的愿望，我会让你活得很惨，而且没人能证明是我造成的。
- **"推拒"反应是通过非语言的方式发出信号的。** 例如，平淡而僵硬的面部表情、沉默；愁眉苦脸；敌对的凝视；走开；轻蔑的表情；翻白眼；厌恶的反应；冷峻、尖锐、讽刺、傲慢和单调的语调；冷冷的微笑；窃笑；轻蔑的手势；嘲笑、嗤笑、嘲弄、轻蔑的咯咯笑，鄙夷的笑。
- **"推拒"反应会触发对方的威胁系统和防御性唤起**（即他们可能想要逃跑或战斗；跑掉或揍发出反应的一方）。

> 讲员须知：窃笑的表情展现的是一种秘密的快乐。它的信号是嘴角快速上翘，露出淡淡的微笑，这种微笑不易控制，通常在没有觉察的情况下发生。每当一种秘密持有的信仰、欲望或行为被发现、特别指出或展示，而公开表现开心或显摆通常会被认为是不恰当、不礼貌或不合适的时候，就会出现这种表情。例如，一个重视自我控制的人在被称赞超强的自控力时，可能就会出现窃笑，而一个重视智力水平的人则可能会在听到有关其超强的智力水平的称赞后窃笑。当一个人感到自己被证实了是对的或正确的，或听到对手失败（见第27课，嫉妒）后，或做了社交上不恰当的事情而侥幸逃脱时会体验到隐秘的快乐时会出现窃笑。

- **"推拒"是源于固着心念的社交支配信号。** 它们的作用是控制他人或阻断不想要的反馈，而信号发送者还不必为此承担责任。它们旨在引出他人的服从、投降和（或）道歉。
- **对于那些经常使用"推拒"反应来获得他们想要的东西的人，大部分人都倾向于回避，因为害怕被报复**（例如，人们可能如履薄冰，以避免惹恼他们、让他们难受或表现出反对的样子）。
  - ✓ **问：** 你认为你在多大程度上做了"推拒"反应？它们是如何以及何时出现的？
  - ✓ **问：** 你有没有故意用"推拒"反应让别人做你想做的事或阻止他们做你不想要的事？这会告诉你什么？
  - ✓ **问：** "推拒"表达的社交信号是直接和明了的，还是模糊和间接的？你更喜欢或看重哪种社交信号？这会提示你自己的哪些价值观？
  - ✓ **问：** 当你做出"推拒"反应时，你想对别人说的是什么？是什么阻止你更开放和直接地表达自己的意图、需求或愿望？
  - ✓ **问：** "推拒"反应向他人发送了什么类型的信息？当别人对你使用"推拒"时，你感觉如何？这是一次愉快的经历吗？你对他们有热情吗？你想花更多的时间和他们在一起吗？这会带来更大的信任吗？这可能说明"推拒"是如何影响关系的？
  - ✓ **问：** 习惯性使用"推拒"反应会如何影响一个人的自我感觉或情绪健康？你认为"推拒"反应会在多大程度上导致自我实现的预言（例如，一个人认为别人是想要算计他，所以先发动攻击，结果就让别人不大可能对他友好）。
  - ✓ **问：** 采取"推拒"行为有什么好处？如果你停止"推拒"行为，你担心会发生什么？这里有什么值得学习的吗？
- ✓ 问：你在多大程度上抵制、回避或不喜欢关于"推拒"反应的这些讨论？这会告诉你什么？你的抵抗是否表明你需要了解或认识关于自己的一些重要事情？如果你放松警惕，你担心会发生什么？你需要学习的是什么？

> 讲员须知：沉默以待是另一个强有力的间接社交信号示例。它通常发生在与某人发生分歧后，或当某人未能符合预期时。它没有公开的表达，却发出了不同意或愤怒的信号，包括言语行为突然减少、面部表情消失、避免眼神接触。如果接收方问起社交信号的突然变化，发送方通常会否认这一变化，扑克脸，语调平静，说"不，我很好"或"一切都好"。正是沉默以待突如其来的特点和看似合理的可否认性让接收方如此愤怒，并对人际关系如此有破坏性。

总之，"推拒"和"不要伤害我"的反应……
- *代表了隐藏的意图或经过伪装的要求，对关系产生负面影响。*
- *阻止不想要的反馈*或加入他人的请求；它们是拒绝参与的信号。
- *具有秘密控制他人的功能*，但其间接的表达方式令信号发送者的否认看似合理。
- 通过暗示错在他人或别处，**一个人可以不必**对自己在问题或困难中起的作用**负责**。
- *信息接收方会觉得这种反应是令人厌恶或惩罚性的。*

（必修）教学要点　摆脱习惯性的"推拒"和"不要伤害我"反应：灵活心念 REVEAL

让学员参阅作业单 16.A（灵活心念 REVEAL）。

> 讲员须知：将首字母缩略词（REVEAL）写在白板上，字母垂直排列，不要讲解或说出每个字母代表的具体技能。之后从缩略词的第一个字母开始（REVEAL 中的 R），用后面小节中列出的要点，讲解与那个字母有关的技能，直到你讲解了与每个字母相关的所有技能。重要的是，当你在讲解相关技能时，只有在你讲解与对应的字母相关的技能时才在白板上写下该字母代表的大致含义。这种教学方法可以避免对缩略语的用词做冗长的解释和（或）提前讲解概念，因为每个字母的含义要在正式讲解与之相关的技能时才会说。

灵活心念 REVEAL

R	**识别**（Recognize）隐秘的控制欲
E	**检查**（Examine）你的社交信号并进行标记
V	记住你的核心**价值观**（Values）
E	通过坦承自己诚实地**参与**（Engage）
A	练习灵活心念 **ADOPTS**
L	通过自我询问**学习**（Learn）

R **识别**隐秘的控制欲。
- *使用以下自我询问问题，帮助你识别自己对他人隐瞒意图或控制或操纵他人的隐秘欲望。*
  - *我多大程度上对自己的行事方式感到自豪？当其他人或小孩与我互动时，我会鼓励他们表现出类似的行为吗？这可能会说明我的价值观是怎样的和（或）我对我的行为或思维方式的感受是怎样的？我可能需要学习的是什么？*
  - *如果我对自己的行为或思维方式感到自豪，那么是什么阻止我更开放地向他人披露我的真实意图？*
  - *如果我的意图或愿望被披露给他人或公开，我会感到尴尬、痛苦或恼火吗？*
- **练习承认你的控制欲**，而不是否认、假装，或告诉自己：如果承认它们的存在，你就会崩溃。
- *使用以下示例帮你识别自己隐秘的控制欲望。*
  - *想让某人停止给你反馈（例如，批评或赞扬）或表达他们的感受（例如，他们对你有多生气）。*
  - *想要惩罚某人，因为他没有按你的标准做事，或未能按照你认为合适的方式或时间框架完成任务。*
  - *想要某人帮你，而且（或）期望他（们）要么已经在帮你，要么知道你何时需要帮助。*
  - *想要某人承认你的生活有多么艰难，因此不要强迫你做出必要的改变或对你期望过高。*
  - *想要世界或他人改变，以适应你对这个世界该当如何的想法，或者让你得到你想要的。*
  - *想要对方对你友善，安慰或认可你。*
  - *想要走开，或让其他人走开，或让你独处。*
  - *想要某人像你一样行事或思考。*
  - *想要得到你想要的，证明另一个人是错误的，和（或）控制住局面或控制住另一个人。*
  - *想要破坏他人的努力，以证明自己的观点或取胜。*
  - *想要改变话题，以避免潜在冲突。*
  - *想要别人认识到你的好意，承认你的努力，并欣赏你的自我牺牲。*
  - *想要复仇和（或）报复他人在你看来不当和（或）不道德的行为。*
  - *想要某人停止说话。*

E **检查**你的社交信号并进行标记。
- *隐秘的欲望因隐秘而盛行不衰。（嘘……这就是为什么它们是一个秘密。☺）标记能把它们带到聚光灯下。*
- *通过以下步骤识别你使用的经过伪装的要求的类型；另请参阅讲义 16.1（识别"推拒"和"不要伤害我"反应）了解更多线索。*
- *如果有以下情况，你可能就是在发送"不要伤害我"信号……*
  - 你暗暗希望对方承认你的生活有多么艰难，或者认识到你以前的创伤、苦难或辛勤工作使你有权得到特殊对待。
  - 你暗暗认为，别人挑战、质疑或给你你不想要的反馈是不公平的，除非这些刚好是以正确的方式提供的，并且（或）是事先达成一致的，对改变的期望是要么很小，要么完全在你的掌控之中。
  - 你低下头，肩膀下垂，避免目光接触；你叹息和（或）流泪；你噘嘴赌气；你觉得事情没希望了，或者受到了不公平的挑剔。
- *如果有以下情况，你可能就是在发送"推拒"信号……*
  - 暗中希望证明对方错了，破坏他们的努力，和（或）控制正在发生的事情，以赢得胜利，证明自己的观点，或惩罚对方不按自己的标准做事。
- 你觉得自己比他们高，觉得这是对自己的权威、卓越的知识或经验和（或）更好的品格的不恰当的挑战或冒犯。你想让他们为他们不尊重的表现而付出代价。
- 你想要纠正他们。你认为对方缺乏觉察、缺乏智识、自私和（或）无能，不能努力以你认为恰当或正确的方式行事，这让你暗暗地感到恼火。你想嘲笑他们。
- 你的面部表情平淡而无表情；你死死盯着他们；每当他们说话时，你都会冷笑、弯唇或翻眼睛；你的声音语调生硬、冷淡、平淡或讽刺，而且（或）当你笑的时候，它感觉很假或带有嘲弄的意味。

> 讲员须知：知道自己是否在用"推拒"或者"不要伤害我"反应很重要，因为这可以帮助个体认识到他们可能是如何习惯性地看待世界和（或）自己的。它可以帮助一个人意识到生活中可能需要自我调整的方面。例如，如果某人在压力下倾向于表现出"不要伤害我"反应，这通常意味着他需要学习表达胜任力，坚持他的信仰，更直接地表达愤怒、厌恶和（或）他的观点，并在解决自己的问题中采取更主动的姿态，而不是指望别人。如果某人在有压力时倾向于使用"推拒"，这通常意味着他们需要练习暴露缺点或弱点、承认错误或者更开放地对待不同的观点。在过度讨好型的 OC 亚型中，"不要伤害我"反应更为常见；而桀骜不驯型的 OC 亚型中，"推拒"反应更常见（见 RO DBT 教科书的第三章）。

V **记住你的核心价值观。**

- *识别自己与操纵或控制他人的隐秘欲望不一致的核心价值观，以放松它们的束缚。* 使用以下问题帮助澄清价值观。
    - ✓ *问：在多大程度上，我认为一个人要做正确的事、诚实、正直以及（或）公平坦率地对待他人是重要的？这说明我的核心价值观是怎样的？*
    - ✓ *问：我认为欺骗、操纵或向他人隐瞒真实意图是最好的生活方式吗？如果不是，那么这可能说明我的价值观是怎样的？*
    - ✓ *问：我会教小孩子欺骗、撒谎或操纵他人吗？这可能说明我认为重要的是什么？*
- **不要假设没人知道你在假装或对他们隐瞒**。研究表明，其他人能够觉察到一个人何时在故意试图抑制情绪（Gross & John, 2003）。尽管不完美，但人类是良好的社交安全探测器［即，我们能够知道一个人在何时感到安全和（或）何时喜欢我们］。我们物种和部落的生存取决于我们有能力识别出他人是否有意伤害我们。这就是为什么我们如此善于察觉虚假的微笑、紧张的语调和（或）虚假的笑声。
- *通过采取与你的操纵性社交信号相反的行为，练习践行你的价值观。*
    - *当发出"不要伤害我"的信号时，采取与想要表现得软弱、顺从或无助的愿望相反的行为，表现出直接、坦诚和开放。*
        1. 采取与掩面和缩肩的冲动相反的行为，挺胸、站直或坐直、肩膀向后打开、说话时抬起下颌。
        2. 在可能引发习惯性"不要伤害我"反应的社交互动之前，**先激活你的社交安全系统**（例如，大 3 + 1，慈心冥想练习；参见第 3 课和第 4 课）。
        3. 当你发现你想回到"不要伤害我"的社交信号中时，记住你是有抑制住自己的卓越控制力的（例如，回忆你为了帮助他人或造福社会而做出自我牺牲，或坚持完成困难任务的那些时刻，或想想那些尽管处境艰难但仍茁壮成长起来的人）。

- *当使用"推拒"时，采取与想要表现得主导、镇定和不可战胜的愿望相反的行为，表露出脆弱性、开放性和谦逊。*
    1. 在可能引发习惯性"推拒"反应的社交互动之前，先**激活你的社会安全系统**（例如，大3＋1，慈心冥想练习；参见第3课和第4课）。
    2. **采取与高高在上和盯着对方的冲动**（就像 Clint Eastwood 在枪杀坏蛋之前那样）**相反的行为**，在说话时耸起双肩、使用张开手的手势并扬眉。
    3. 当你发现自己说话绕圈子、故意用问题回答问题和（或）刻意给他人制造困难时，**请记住你有追求公正和诚实的核心价值观**。

E 通过坦承自己诚实地**参与**。

- *"推拒"和"不要伤害我"反应依存于隐秘性。* 当被公开披露或承认时，它们往往会立即变小消失不见。
- *每当你发现自己暗中策划操控他人或你所处的情境时，就练习坦承自己。* 为自己的情绪反应负责，而不是把它们归咎于他人或期待环境改变。解释一下：向另一个人坦承自己是 RO 正念训练的核心部分，也是过度控制的个体学习如何做与掩盖内心感受的自动倾向相反的行为的核心手段。"坦承自己"意味着对自己的感知负责，而不是期待环境来改变。
- *当你练习坦承自己时，要阻止听者下意识地尝试安抚、认可或安慰你。提醒他们你这样做一部分是为了学习对批评性的反馈更加坦率和开放。* 不要假定对别人坦承自己就会得到你想要的东西。
- *向与你互动的人坦白你想要推拒或发出"不要伤害我"的信号，而不是秘而不宣。* 例如，告诉对方你正在努力更坦诚、开放地表达你的内心体验，而不是隐瞒或假装一切都好。
- *使用灵活心念 DEEP 技能，练习开放表达你的需求*和愿望，目的是践行你的价值目标（见第10课）。
- *鼓励你关心的人对你更加开放*，当他们这么做时给予强化（例如，说"谢谢"）。
- *练习对人更坦诚*。例如，如果你想让别人把垃圾拿出去，直接要求他们这样做，而不是暗示或假设他们应该已经做了或知道你的要求。
- *练习表达不喜欢或不同意，同时不期待对方改变*。例如，开放地向给你反馈的人表达你的不适，但说清楚你并不是暗示他们应该停止或改变。或者解释一下你是在练习通过自我询问学着将不适视为成长的机会。
- *练习披露希望对方安慰、认可或满足你的需求的愿望*。例如，如果你在赌气，不要假装你没有赌气，而是告诉对方你为没有得到你想要的而愤怒，或者你希望他们认识到你是多么努力地工作或试图做正确的事情，你是故意试图通过赌气来惩罚他们。

A 练习灵活心念 **ADOPTS**。

- *在披露了你的隐秘愿望后使用讲义 22.1*（对他人的反馈保持开放态度：灵活心念 ADOPTS）*加强开放性倾听，以便学习和（或）加强社交联结。*
- *使用灵活心念 ADOPTS 中评估反馈的十二个步骤*，确定接受或拒绝你可能收到的任何反馈。

L 通过自我询问**学习**。

- *练习自我询问，以加强你的学习。*
- *记住，自我询问是指当我们感觉受到威胁或挑战时愿意质疑自己*，而不是自动为自己辩护。

- *这意味着要找到一个好问题，以获得学习，然后让练习者自己发现答案（如果有的话）。这就是为什么自我询问的练习应该持续数天或数周。*
- 首先要问:（从这次痛苦的经历中）我可能需要学习的是什么？
- 练习时间要短，并对快速出现的答案持怀疑态度。在自我询问日志中记录下你在练习中的发现。
- 使用以下问题或讲义 16.2（使用自我询问探索"推拒"和"不要伤害我"行为）中的问题帮助指导练习。
  - 从我向他人表达需求和愿望的方式中，我需要学习的是什么？我在多大程度上愿意真正检视我的社交信号行为？这能向我说明什么？
  - 当我做出"推拒"或"不要伤害我"反应时，我是想对别人说或表达什么？是什么阻止了我对自己的意图、需求或愿望更加开放和直接？我可能需要学习的是什么？
  - 我从哪里得到这样的想法，即直接或开放地表达内心体验是错误的、不恰当的、无效的或危险的？
  - 我对他人自动化的不信任或猜疑是否可能制造出一个自我实现的预言？我在害怕什么？
  - 我在多大程度上希望别人对我另眼相看？这跟我的社交信号行为有什么关系？
  - 我有多经常感到自己的努力或牺牲没有被他人看在眼里？是什么阻止了我告诉别人我的失望或对欣赏的渴望？我很少暴露内心会如何影响我的个人福祉或我与他人的关系？我可能需要学习的是什么？
  - 我在多大程度上认为别人应该知道我在想什么、想要什么或期待什么，而不需我告诉他们？我有多少时候以为自己已经直接告诉了对方我想要的，后来却发现对方实际上并不知道我想要什么？这可能说明了我对环境有怎样的假设？说明了我怎样的沟通风格？这里有什么可以学习的东西吗？

第 16 课家庭作业

1. （必修）作业单 16.A（灵活心念 REVEAL）。
2. （必修）讲义 16.2（使用自我询问探索"推拒"和"不要伤害我"行为），以增强灵活心念 REVEAL 技能。
3. （选修）作业单 16.B（识别隐秘的控制欲）。

全然开放讲义 16.1

识别"推拒"和"不要伤害我"反应

"推拒"和"不要伤害我"反应都……

- *代表了隐藏的意图或经过伪装的要求*，对关系会产生负面影响。
- *阻止不想要的反馈*或加入他人的请求；它们是拒绝参与的信号。
- *具有秘密控制他人的功能*，但其间接的表达方式令信号发送者的否认看似合理。
- 通过暗示错在他人或别处，*一个人可以不必*对自己在问题或困难中起的作用*负责*。
- *信息接收方会觉得这种反应是令人厌恶或惩罚性的*。
- "不要伤害我"反应包含两个经过伪装的社交信号：

  1. *你不理解我*。

  2. *你在伤害我*。

- "不要伤害我"反应是通过非语言的方式发出信号的。例如，噘嘴、生闷气、闷闷不乐、抿唇、皱眉、低头、掩面、低垂眼睛、沉思、叹息、抱怨、呜咽、呻吟、哀求和讨好。
- 尽管"不要伤害我"反应表面看来是有顺服特点的，但其作用是隐蔽地控制他人的行为，最常见的是通过阻止不想要的反馈或打断要求改变的请求实现的。
- "不要伤害我"反应是非常有效的，因为它们能从部落中引发照顾而不是对抗的回应，例如，想要安慰、帮助或道歉安抚。
- 它们的隐蔽性使得人们很难质疑它们的真实性。
- 对于那些习惯性使用"不要伤害我"反应的人，人们倾向于躲避他们，可能认为他们是无能的、不健康的或脆弱的（例如，无论何时在他们身边，都如履薄冰，因为害怕让他们难受）。
- "推拒"反应包含两个经过伪装的社交信号：

  1. *我没有在告诉你该怎么做*。

  2. *但你最好照我想的做*。

- "推拒"反应是通过非语言的方式发出信号的。例如，平淡而僵硬的面部表情、沉默；愁眉苦脸；敌对的凝视；走开；轻蔑的表情；翻白眼；厌恶的反应；冷峻、尖锐、讽刺、傲慢和单调的语调；冷冷的微笑；窃笑；轻蔑的手势；嘲笑、嗤笑、嘲弄、轻蔑的咯咯笑，鄙夷的笑。
- "推拒"反应可能会引发接收方的"推拒"回应。大多数人不喜欢被施压，最常见的反应则是报复或敌意，引发"推拒"之战。最终结果可能是严重破坏关系。问问你自己：*这是我想要引出的反应吗？*
- "推拒"是源于固着心念的社交支配信号。它们的作用是控制他人或阻断不想要的反馈，而信号发送者还不必为此承担责任。它们旨在引出他人的服从、投降和（或）道歉。
- 对于那些经常使用"推拒"反应来获得他们想要的东西的人，大部分人都倾向于回避，因为害怕被报复（例如，人们可能如履薄冰，以避免惹恼他们、让他们难受或表现出反对的样子）。

描述你多年来形成的其他社交信号习惯。

_____

_____

_____

_____

_____

全然开放讲义 16.2
使用自我询问探索"推拒"和"不要伤害我"行为

- 记住，自我询问是指当我们感觉受到威胁或挑战时愿意质疑自己，而不是自动为自己辩护。
- 这意味着要找到一个好问题，以获得学习，然后让练习者自己发现答案（如果有的话）。这就是为什么自我询问的练习应该持续数天或数周。
- 首先要问：（从这次痛苦的经历中）我可能需要学习的是什么？
- 记住，练习时间要短，并对快速出现的答案持怀疑态度。在自我询问日志中记录下你在练习中的发现。使用以下问题帮助指导你的练习。

  - 我多大程度上对自己的行事方式感到自豪？当其他人或小孩与我互动时，我会鼓励他们表现出类似的行为吗？这可能会说明我的价值观是怎样的和（或）我对我的行为或思维方式的感受是怎样的？我可能需要学习的是什么？
  - 如果我对自己的行为或思维方式感到自豪，那么是什么阻止我更开放地向他人披露我的真实意图？
  - 如果我的意图或愿望被披露给他人或公开，我会感到尴尬、痛苦或恼火吗？
  - 我在多大程度上做出了"不要伤害我"反应？它们是如何以及何时出现的？
  - 我在多大程度上做出了"推拒"反应？它们是如何以及何时出现的？
  - 我有没有故意使用"不要伤害我"反应来让别人做我想要的事或阻止他们做我不想要的事？这可能说明我的社交信号风格是怎样的？
  - 我有没有故意用"推拒"的方式让别人做我想做的事或阻止他们做我不想做的事情？这些能向我说明自己的什么？
  - "不要伤害我"的社交信号是更含混模糊还是更坦率直白？"推拒"的社交信号是直接面对还是回避间接的？我更想要或更看重哪种社交信号？关于我的价值观或我的社交信号风格，这说明了什么？
  - 当我做出"不要伤害我"反应时，我是想对别人说什么？是什么阻止我更直接地表达？
  - 当我做出"推拒"的反应时，我是想对别人说什么？是什么阻止我更开放和直接地表达意图？
  - "不要伤害我"反应向他人发送的信息是什么类型的？例如，"不要伤害我"反应是否向另一个人表示了有能力或无能？如果机长在航班起飞前做出"不要伤害我"反应，我对坐他的航班有多大信心？或者在做心脏手术之前，把自己交给一个发出"不要伤害我"信号的外科医生，我会感觉如何？这能说明"不要伤害我"的反应会如何影响关系吗？
  - "推拒"反应向他人发送了什么类型的信息？当别人对我使用"推拒"时，我感觉如何？这是一次愉快的经历吗？我对他们有热情吗？我想花更多的时间和他们在一起吗？这会带来更大的信任吗？这可能说明"推拒"是如何影响关系的？
  - 如果一个人频繁做出"不要伤害我"行为，例如低头、肩膀下垂、眼神低垂、表情沮丧，那他们在对自己发出哪类信息呢？这会如何影响他们自身的幸福感？
  - 习惯性使用"推拒"反应会如何影响一个人的自我感觉或情绪健康？
  - 当别人在我周围做出"不要伤害我"的反应时，我的感觉如何？我喜欢？我为他们感到难过吗？我有被操纵的感觉吗？
  - "不要伤害我"的反应会如何影响关系？

- ➢ "不要伤害我"的反应有什么好处？如果我停止"不要伤害我"的反应，我担心会发生什么？这里有什么值得我学习的吗？
- ➢ 当另一个人在我周围做出"推拒"反应时，我的感觉如何？我喜欢吗？我感到被欺负还是被轻视吗？我有被操纵的感觉吗？
- ➢ "推拒"反应会如何影响关系？
- ➢ "推拒"反应的好处是什么？如果我停止"推拒"行为，我担心会发生什么？这里有什么值得我学习的吗？
- ➢ 我在多大程度上抵制、回避或不喜欢关于"不要伤害我"和"推拒"反应的自我询问？我的抵抗是否意味着关于我自己，有些重要的东西是我需要承认或认识的？
- ➢ 如果我的抵抗能说话，它会说什么？有没有可能我在麻木自己或关闭自己的反应，以避免承担责任或做出重要改变？我需要学习的是什么？
- ➢ 从我向他人表达需求和愿望的方式中，我需要学习的是什么？我在多大程度上愿意真正检视我的社交信号行为？这能向我说明什么？
- ➢ 当我做出"推拒"或"不要伤害我"反应时，我是想对别人说或表达什么？是什么阻止了我对自己的意图、需求或愿望更加开放和直接？我可能需要学习的是什么？
- ➢ 我从哪里得到这样的想法，即直接或开放地表达内心体验是错误的、不恰当的、无效的或危险的？
- ➢ 我对他人自动化的不信任或猜疑是否可能制造出一个自我实现的预言？我在害怕什么？
- ➢ 我在多大程度上希望别人对我另眼相看？这跟我的社交信号行为有什么关系？
- ➢ 我有多经常感到自己的努力或牺牲没有被他人看在眼里？是什么阻止了我告诉别人我的失望或对欣赏的渴望？我很少暴露内心会如何影响我的个人福祉或我与他人的关系？我可能需要学习的是什么？
- ➢ 我在多大程度上认为别人应该知道我在想什么、想要什么或期待什么，而不需我告诉他们？我有多少时候以为自己已经直接告诉了对方我想要的，后来却发现对方实际上并不知道我想要什么？这可能说明了我对环境有怎样的假设？说明了我怎样的沟通风格？这里有什么可以学习的东西吗？

其他自我询问的问题。

_____

_____

_____

_____

全然开放讲义 16.3

第 16 课要点：人际诚实，第二部分

灵活心念 REVEAL

1. 有两种常见于 OC 的经过伪装的要求，被称作"*推拒*"和"*不要伤害我*"反应。
2. 这两种形式都是经过伪装的要求或适应不良的社交信号，会对关系产生负面影响。
3. 这两种反应都有阻断不想要的反馈或邀请加入他人的请求的作用；它们代表着拒绝参与的信号。
4. 这两种反应都有控制他人的作用，但其间接的表达方式使做出反应的人有可能否认这一点。
5. 这两种反应都有让一个人可以不必对自己在问题或困难中起的作用负责的作用，因为这些反应暗示的是错在别人或别处。
6. 作为信息接收方，会觉得这两种反应都是令人厌恶或惩罚性的。
7. 使用灵活心念 REVEAL 来摆脱习惯性的"推拒"和"不要伤害我"反应。

全然开放作业单 16.A
灵活心念 REVEAL

灵活心念 REVEAL

- R 识别（Recognize）隐秘的控制欲
- E 检查（Examine）你的社交信号并进行标记
- V 记住你的核心价值观（Values）
- E 通过坦承自己来诚实地参与（Engage）
- A 练习灵活心念 ADOPTS
- L 通过自我询问学习（Learn）

R 识别隐秘的控制欲。

在你练习了的技能旁边的方框中打钩。

☐ 留意那些我想控制社交互动但不想让对方知道我的意图的时刻（例如，想去影响、指导、阻止或改变他们的行为或社交活动的结果）。

描述一个隐秘的控制欲的例子。

_____

_____

_____

☐ 使用自我询问来帮助识别那些时刻，包括我可能想对他人隐瞒我的意图的时刻，或者想暗暗控制或操纵局面或他人行为的时刻。

记录你认为最有用的自我询问问题。

_____

_____

_____

E 检查你的社交信号并进行标记。

"不要伤害我"反应

在你练习了的技能旁边的方框中打钩。

☐ 留意到希望被特别对待的愿望。

☐ 留意到一些隐藏的信念，即除非刚好以正确的方式传达，别人在未经我同意的情况下挑战、质疑或批评我是不公平的。

☐ 识别与"不要伤害我"反应相关的非言语信号：低头、肩膀下垂、缺乏目光接触、叹息、流泪、噘嘴。

在空白处写下你的"不要伤害我"反应的非语言信号是什么样的。

_____
_____
_____

"推拒"反应

在你练习了的技能旁边的方框中打钩。
- ☐ 留意自己隐秘的欲望，包括想要证明对方错了、想破坏他们的努力或者控制正在发生的事情。
- ☐ 留意觉得自己被自认为不恰当的挑战冒犯的时刻。
- ☐ 认识到自己强烈地想要纠正或惩罚他人不当行为的时刻。
- ☐ 识别与"推拒"反应相关的非言语信号：当对方说话时自己表情平淡、盯视对方、弯唇、翻白眼；语气生硬、冷淡或讽刺。

在空白处写下你的"推拒"反应的非言语信号是什么样的。

_____
_____
_____

V 记住你的核心**价值观**。

在你练习了的技能旁边的方框中打钩。
- ☐ 通过自我询问找出自己那些与操纵或控制他人的意愿相悖的核心价值观。

  在空白处写下你发现最有帮助的自我询问的问题。

_____
_____
_____

- ☐ 不再自欺地假装别人还不知道我的那些秘密。
- ☐ 采取与我操控性的社交信号相反的行为，来练习践行我的价值观。

当发出"不要伤害我"的信号时……

在你练习了的技能旁边的方框中打钩。
- ☐ 采取与想要表现得软弱、顺从或无助的愿望相反的行为，表现出直接、坦诚和开放。
- ☐ 采取与掩面和缩肩的冲动相反的行为，挺胸、站直或坐直、肩膀向后打开、说话时抬起下颌。
- ☐ 激活我的社交安全系统。
- ☐ 记住我是有能力的（例如，回忆一下你为帮助他人或造福社会而做出的自我牺牲，或坚持完成困难任务的时候）。

使用"推拒"时……

在你练习了的技能旁边的方框中打钩。

☐ 采取与想要表现得主导、镇定和不可战胜的愿望相反的行为，表露出脆弱性、开放性和谦逊。

☐ 激活我的社交安全系统。

☐ 采取与高高在上和盯着对方的冲动相反的行为，在说话时耸起双肩、使用张开手的手势、微笑并扬眉。

☐ 记住你追求公正和诚实的核心价值观。

_____

_____

E 通过坦承自己诚实地**参与**。

在你练习了的技能旁边的方框中打钩。

☐ 练习自我坦承，而不是隐藏自己的真实意图。

☐ 当我坦承自己时，阻止听众试图安抚、认可或安慰我的努力。

☐ 向与我互动的人坦承想要推拒或发出"不要伤害我"信号的冲动，而不是秘而不宣。

☐ 通过坦承自己，为自己的个人反应负责。

☐ 练习留意在我更乐于跟人分享信息时会发生什么。

☐ 为我的情绪反应负责，而不是把它们归咎于他人或期待环境改变。

☐ 练习对人更直接和坦诚。

☐ 使用灵活心念 DEEP 将我的开放表达与我的价值目标联系起来。

☐ 练习在不期待对方改变的情况下表露自己的不喜欢或不同意。

☐ 鼓励其他人在与我互动时自由地表达他们的内心感受或反应。

☐ 练习表露我希望对方能够安慰我、认可我或给我我想要的东西的愿望。

A 练习灵活心念 ADOPTS。

在你练习了的技能旁边的方框中打钩。

☐ 使用讲义 22.1（对他人的反馈持开放态度：灵活心念 ADOPTS）来提高对反馈的接受度。

☐ 使用灵活心念 ADOPTS 中评估反馈的十二个步骤来确定是接受还是拒绝反馈。

L 通过自我询问**学习**。

在你练习了的技能旁边的方框中打钩。

☐ 记住，自我询问是指愿意质疑自己的意图、信念或行为，而不会崩溃。

☐ 使用讲义 16.2（使用自我询问探索"推拒"和"不要伤害我"行为）中的问题，来辅助我的自我询问练习。

在空白处写下你发现最有帮助的自我询问问题。

_____

_____

全然开放作业单 16.B
识别隐秘的控制欲

使用以下示例帮助识别隐秘的控制欲。
在你有或曾经有过，却难以向他人直接表露的愿望旁边的方框中打钩。

- ☐ 想要某人停止给你反馈（例如，批评或赞扬）或表达他的感受（例如，他对你有多生气）。
- ☐ 想要惩罚某人，因为他的行为不符合你的标准，或未能按照你认为合适的方式或时间框架完成任务。
- ☐ 想要某人帮你，而且（或）期望他（们）要么已经在帮你，要么知道你何时需要帮助。
- ☐ 想要某人承认你的生活有多么艰难，因此不要强迫你做出必要的改变或对你期望过高。
- ☐ 想要世界或他人改变，以适应你对这个世界该当如何的想法，或者让你得到你想要的。
- ☐ 想要对方对你友善、安慰或认可你。
- ☐ 想要走开，或让其他人走开，或让你独处。
- ☐ 想要某人像你一样行事或思考。
- ☐ 想要得到你想要的，证明另一个人是错误的，和（或）控制住局面或控制住另一个人。
- ☐ 想要破坏他人的努力，以证明自己的观点或取胜。
- ☐ 想要改变话题，以避免潜在冲突。
- ☐ 想要别人认识到你的好意，承认你的努力，并欣赏你的自我牺牲。
- ☐ 想要复仇和（或）报复他人在你看来不当和（或）不道德的行为。

第17课
人际效能
仁爱置顶

第17课要点

1. 在人际互动之前，先澄清你的目的和目标，并确定优先项——个人目标、关系目标或自尊目标，哪一个更重要。
2. 不要过多预演你要说什么或做什么，特别是在纯社交活动中（如野餐、派对）。
3. 确定与他人交往时你需要践行的价值目标。用作业单10.A（灵活心念DEEP：确认价值目标）来辅助完成这个过程。
4. 在人际交往中，练习将仁爱置顶。
5. 仁爱表达的是喜爱和开放，包括为他人的福祉努力而不求回报。
6. 用灵活心念ROCK ON来增强人际的仁爱、效能和联结感。

所需材料

- 讲义17.1（使用灵活心念ROCK ON增强人际的仁爱、效能和联结感）
- 讲义17.2（新年愿望）
- 讲义17.3（展现随和的态度）
- （选修）讲义17.4（第17课要点：增强人际效能 仁爱置顶）
- 讲义21.2（匹配＋1亲密度评定量表）
- 作业单17.A（关于人际关系的过度控制的迷思）
- 作业单17.B（仁爱置顶）
- 作业单17.C（使用灵活心念ROCK ON增强人际效能）
- 白板和记号笔

（推荐）课堂练习　对人际关系的OC迷思

> 讲员须知：教授本课内容时，建议先进行课堂练习来识别对人际关系的迷思，再通过自我询问获得更多的学习。因为学习新内容时时间总会很紧张，讲员应控制课堂练习时间（最好在10分钟以内），鼓励学员不要追求完美。本次练习的目标是只在列表中找到一个迷思去练习自我询问，是要去体会自我探索的乐趣，不要搞得很沉重。讲员可能需要在课堂上先演示一下怎样使用推荐的自我询问问题，也可以告诉学员这份作业单将会作为作业，这样他们下周会有更多时间（在空闲时）深入练习。

第五章　RO DBT 课程规划

> 请学员参阅作业单 17.A（关于人际关系的过度控制的迷思）。
>
> **指导**学员在他们认为正确或有些正确的对人际关系的迷思旁的方框内打钩。
>
> **将学员分成两人一组。** 让其中一人选择一个他们坚定相信的迷思，轮流练习自我询问和坦承自己。按照以下步骤完成：
>
> - 披露的一方，即坦承自己的那个人，向搭档连续朗读 3 遍他的迷思。
> - 听的一方从讲义 1.3（从自我询问中学习）中选几个自我询问的问题读出来——比如，你需要从这个迷思中学习的是什么？这个迷思体现了你自己和你的生活的哪些东西？重新审视这个迷思会让你觉得紧张吗？如果会，这可能意味着什么？你会考虑从不同的角度来看待这个迷思吗？如果你不会开放考虑或只能部分开放，那这可能意味着什么？
> - 然后披露的一方开始练习坦承自己，说出跟自己所选的迷思有关的意象、想法和回忆。
> - 当每组学员都至少完成一次不同角色的练习后，讲员应鼓励学员在课堂上分享他们在练习中的观察。
> - 学员应将那些最能激起自己的反应的问题融入日常的自我询问练习中，并在自我询问日志中记录他们在练习中的观察。

（必修）教学要点　增强人际的仁爱、效能和联结感

- 我们之前的课程聚焦在如何通过社交信号来修复和改善受损的关系（SAGE 技能）、开放地表达情绪（DEEP 技能），以及通过讲真话来诚实地生活（REVEAL 技能）。
- 今天的课程聚焦于如何决定人际目标的优先顺序，以此指引我们的行为，并以友善和随和的方式去行动。
- 所以就是为了好玩儿——哈哈 ☺——我们把这些新技能称为"灵活心念 ROCK ON！"
- 为了更好地记住它们，只需要重复"SAGE DEEPly REVEALs——ROCKs ON！"*（嘿嘿 ☺）

> ## （必修）课堂练习　让"灵活心念 ROCK ON"活起来！
>
> 讲员应寻找有创意的方式介绍灵活心念 ROCK ON。采用 RO 的"无计划参与"原则来指导你的行为（即这一练习不用事先说明，应包括学员模仿讲员的动作，持续时间在 1 分钟以内，参见第 12 课）。
>
> **示例 1**：在说了前面的教学要点后（所以就是为了好玩儿——哈哈 ☺——我们把这些新技能称为"灵活心念 ROCK ON！"），立刻对学员说……
>
> > 好的，大家起立！很好！现在跟着我做！高举手臂，去触摸天际——下颌抬起来！要记住我们的技能，只需要重复"SAGE DEEP（ly）REVEALs——ROCKs ON！"再来！"SAGE DEEP（ly）REVEALs——ROCKs ON！"再来一次！"SAGE DEEP（ly）REVEALs——ROCKs ON！"好的，现在够开心了——大家请坐。（亲切微笑。）

---

* 译者注：英文含义有"智者深刻揭示，继续努力"的意思。

讲员应立刻进行下一个教学要点（不做讨论），好像刚才的行为是日常生活中很正常的一部分（就是继续用平常的声音和教学风格上课）。不把它当回事，这能自然体现出不太严肃的生活态度以及玩笑式的不敬。如果在它之后加个正式讨论，会让找乐子和做傻事变成一件严肃的事儿（见"有趣的事实：调侃与被调侃"，第 22 课）。

示例 2：提前准备一段摇滚音乐（我们最喜欢的一段是 Huey Lewis 和 the News 唱的 "The Power of Love"），用已经列出的指导语来带领这次练习。在说了前面的教学要点后（所以就是为了好玩儿——哈哈 ☺——我们把这些新技能称为"灵活心念 ROCK ON！"），立刻按播放器上的"播放"按钮，对学员说……

全体起立！很好！好，跟着我做。把手臂高高举起，摇摆起来。手臂放低。现在摆动手臂，同时臀部也摆起来！太棒了，宝贝们！我们继续摆动。哦耶——伸向天空，像一只蝴蝶飞舞！哦耶！

讲员需要在音乐中喊出指令。试着跟着音乐节拍做动作，练习时间要短——40～60 秒后停下音乐，说："*好，做得很棒！现在都坐下吧。*"（亲切微笑；大家一起鼓掌。）

不做进一步的讨论，直接进行下一个教学要点，表现得像音乐插曲只是日常生活中很平常的一部分。

重要的是，讲员在这个练习的过程中是向学员边讲解边演示怎么做的（像有氧锻炼的教练一样）。这让学员的注意力集中在讲员身上，而不会去注意其他同学在干吗，从而更有可能获得与融入部落有关的真实、忘我的快乐。因此，虽然播放音乐让学员随意舞动很有诱惑力，但还是要避免这么干。尽管大部分 OC 学员会依从要求，但他们很可能在这样做时感到非常不自在，使得这个练习的意义变得无足轻重。记住，"无计划参与"练习旨在慢慢构建与融入他人相关的积极体验库。

（必修）教学要点　灵活心念 ROCK ON

让学员参阅讲义 17.1（使用灵活心念 ROCK ON 增强人际的仁爱、效能和联结感）。

> *讲员须知*：将首字母缩略词（ROCK ON）写在白板上，字母垂直排列，不要讲解或说出每个字母代表的具体技能。之后，从缩略词中的第一个字母开始（ROCK ON 中的 R），用后面小节中列出的要点，讲解与那个字母有关的技能，直到你讲解了与每个字母相关的所有技能。重要的是，当你在讲解相关技能时，只有在你讲解与对应的字母相关的技能时才在白板上写下该字母代表的大致含义。这种教学方法可以避免对缩略语的用词做冗长的解释和（或）提前讲解概念，因为每个字母的含义要在正式讲解与之相关的技能时才会说。

- **R**　忍住（Resist）控制他人的冲动
- **O**　明确你的人际效能目标和**开放度**（Openness）
- **C**　**澄清**（Clarify）你优先的人际效能目标
- **K**　练习将**仁爱**（Kindness）置顶
- **ON**　考虑**他人的需要**（Others Needs）

在互动前

R 忍住控制他人的冲动。

- *在人际关系中，控制就像放射性元素钋——只需要一点就能引发巨大灾难。* 比如……
  - 强迫对方服从的企图导致的是对方的憎恨。
  - 固执坚持自己的办法更有效率，结果洗碗机里多了3个碗，但关系受到破坏。
  - 拒绝在派对上跳舞或唱歌可能让人觉得自己很独立或做了最佳选择，但当你是唯一一个拒绝的人，就会有种孤立感，而且别人可能觉得你太过拘谨了。
  - 试图用金钱赢得爱或迫使别人爱你几乎没有能长久的。

> 讲员须知：让学员参阅讲义17.2（新年愿望），并随机选一个学员大声朗读卡通画的文字，再另选一个人大声朗读卡通画下方三句话中的一句，由他再另选一个人大声朗读下一句，以此类推。让学员短暂讨论卡通画中文字和三句话的含义，之后进行下一个教学要点。

  - ✓ 问：你认为自己在多大程度上试图控制他人，不论是公开的还是暗中的？
  - ✓ 问：控制亲近的人会有什么坏处？有什么好处？哪种方法能更接近你想要的生活？

- *略作筹划，然后顺其自然。* 不要过度排练你要说什么或做什么，尤其在纯社交活动中（比如，一次野餐，一场派对）。记住，学习如何打破过度控制的习惯的一部分就是练习放弃控制。回想一下你的RO"无计划参与"技能（见第12课）。
- *不再期望其他人复刻你的想法、感受或行为。* 放下"只有一种做事方法"的执念。记住，烧土豆的方法有很多（比如，炸薯条和煮土豆一样都可以吃，主要的区别在于更喜欢哪种口味）。
- *当你想要计划、核查或排练自己在人际交往中的言行的冲动开始干扰日常生活*（比如，在睡前、工作或休闲时），那么……
- *练习自我询问，以便获得学习。*
  - ➢ 我想要计划、排练或核查的冲动在试图告诉我什么？如果它们能够说话，它们会说些什么？我会因自己想要核查、排练或计划而看不起自己吗？
  - ➢ 我必须得计划好、排练好或核查好的想法是从哪里来的？计划、核查或排练是不好的想法又是从哪里获得的？如果我不再提前计划、核查或排练的话，我担心会发生什么？我可能需要学习的是什么？
  - ➢ 在多大程度上我愿意为自己在计划、排练和核查方面的想法与行为负责？是否有一部分的我并不想停下或改变？是不是有可能，我比我愿意承认的还要对他人有控制欲？这可能说明了什么？
- *向一个中立的人解释你的处境，* 请他们建议一下做多少准备是合适的。通过灵活心念ADOPTS技能更开放地面对反馈。
- *制不制订计划你都会感到痛苦。* 哪种痛苦有助于你接近想要的生活？
- *在互动之前先激活你的社交安全系统，特别是那些有过节的关系，以便最大化开放度和反应的灵活度*（比如进行短暂的慈心冥想练习，见第4课）。

O 明确你的人际效能目标和**开放度**。

（注：下述前三个人际效能因素改编自Linehan，2015a，pp. 243-244。）

- 依照以下步骤，明确你的人际效能目标和开放度。
  1. *目标效能与你希望在互动中达成的目标有关。*
     - ✓ 问：*我希望在这次互动后取得怎样的结果或改变？*
  2. *关系效能与你希望和对方形成的关系有关。*
     - ✓ 问：*这次互动后，我希望对方怎么看待我（不论是否达到我的个人目标）？*
  3. *自尊效能与你在互动中需要关注的核心价值目标有关。*
     - ✓ 问：*这次互动后，我希望怎么看待自己（不论是否达到我的个人目标）？*

  为了在互动中保持自尊，需要确认你要践行的价值目标。借助作业单 10.A（灵活心念 DEEP 确认价值目标）帮助你完成这一任务。

  4. *自我询问效能与你愿意质疑你对对方的信念、观点或感知的程度有关。运用以下问题来促进觉察，进行自我询问。*
     - ➤ *在我的想象中，对方在互动时的需求、愿望或欲望是什么？在我的想象中，他们的主要目的是什么？我的看法可能会如何影响互动中我的感知或行为？*
     - ➤ *我对另一个人的看法可能是错的，在思考这一可能性时，我有多开放？*
     - ➤ *我是否为了获得我想要的或者惩罚某人之前犯的错误，忽略或者轻视了有关这个人或情境的积极方面？是不是可能，我没有真的给他们一个机会？*
     - ➤ *我是否在拒绝将对方行为的其他可能的解释纳入考量？有没有可能我在忽视超出对方控制的潜在因素或原因，而正是那些因素导致了这个痛苦的结果？如果暂时抛弃之前的观点，我害怕会发生什么？*
     - ➤ *我是否有证据证明这段关系是有害的？我是否评估过这段关系可能的有害性？（见灵活心念 SAGE 技能。）*
     - ➤ *我多大程度上在抗拒、回避或不喜欢自我询问那些我对对方的信念、判断或评价？如果我的抗拒能说话，它会说什么？我可能需要学习的是什么？*

C 澄清你优先的人际效能目标。
- *在下一次互动前，确定一个对你来说最重要的人际效能因素，用它来指导你的行为。*
  1. *如果你认为达成想要的目标或变化是最重要的*（比如，升职、对请求说不），即使这么做会对关系造成负面影响、有可能破坏自尊或者无法让你从这次人际互动中学习，则*目标效能优先。*
  2. *如果你认为和另一个人的关系最重要*（比如，建立和保持亲密关系、向另一方证明你的忠诚），即使这可能意味着无法实现你的目标、会失去一些尊严或忽视一个自我成长的机会，则*关系效能优先。*
  3. *如果你认为依照你的价值目标行事，做你认为道德上正确的事是最重要的*（比如，保护需要保护的人、对抗暴政），即使这可能意味着无法实现你的目标、会破坏你们的关系，并会被看作是一个高傲自大的人，则*自尊效能优先。*
  4. *如果你认为自我审视是最重要的*（比如，挑战自我、突破局限、探索新事物），即使这可能意味着无法实现你的目标、会破坏你们的关系或会因失去掌控感而感到难堪，则*自我询问效能优先。*

在互动中

K 练习将**仁爱**置顶。

   ✳ 欢迎回家——我们一直盼望着你回来。✳
     ✳ 仁爱是行为上的谦卑。✳

- ✓ **问**：当你听到"仁爱"这个词时，会想到什么？
- **练习将对自己和他人的仁爱**作为第一反应，以及不确定如何回应时的即时反应。使用以下概念帮你想起核心原则。

> 讲员须知：为提高课堂参与度，可随机请一位学员大声朗读作业单17.B（仁爱置顶）的第一点，并稍作讨论。然后再随机选一个人朗读下一点，稍作讨论，再用相似的方法读下一点，直到所有条目都被朗读过了，并且教室里的每个人都至少读了一遍为止。

- *仁爱置顶*指的是己所不欲，勿施于人。
- *仁爱置顶*指的是姑且相信他人没有错。承认我们的感知、信念和观点可能是（并常常是）错的。
- *仁爱置顶*是认识到我们在一起会更好，它颂扬了我们的群居本性。
- *仁爱置顶*是愿意为另一个人受苦或做出牺牲，而不总是期待回报。
- *仁爱置顶*是认识到每个人的性格都有特出之处，并为此而爱他们，而不是期待他们完美或圆融。
- *仁爱置顶*是认识到，希望他人或环境遵从我们个人的信念或顺应我们的需要，是很傲慢自大的。
- *仁爱置顶*是能够带着谦逊反抗权贵，以防范无端的伤害或不道德的行为。
- *仁爱置顶*意味着阻断自动化的自责和自我憎恶，善待自己，同时保持自我质疑的能力，以便从环境所提供的一切中学习。
- *仁爱置顶*意味着能够承认错误或对他人造成的伤害。
- *仁爱置顶*意味着以一种承认自己可能弄错的态度，告诉好友（或亲近他人）一个痛苦的真相，目的是帮助他们达成其看重的目标。
- *仁爱置顶*意味着希望他人能获得最好的，并在实现后不怨恨他们取得的优势，庆贺他们的成功。
- *仁爱置顶*是指愿意让其他人获胜（且不会告诉他们），只因为相较于你，赢对他们来说更重要。
- *仁爱置顶*是认识到，我帮助他人是自愿选择而非迫不得已。我自愿选择做出牺牲，所以那些受我帮助的人并不亏欠我什么。我自己决定是否帮助他人，并为此决定负责。

（必修）讨论要点　仁爱置顶

- ✓ **问**：是否有一些关于仁爱的观点会让你身体紧张？这可能意味着什么？
- ✓ **问**：是否有些理念你并不以为然？这可能说明你跟他人的互动有什么问题吗？
- ✓ **问**：你最喜欢或最受哪些观点的吸引？这说明了什么？
- ✓ **问**：谁是你的仁爱偶像？你钦佩谁的和善风度？为什么我们钦佩仁爱？

> 讲员须知：**仁爱和慈悲的区别**。仁爱和慈悲常常可以替换使用来表达相同的含义，但从 RO DBT 的角度来看，它们之间存在一些重要差别，值得我们关注。总的来说，慈悲是对苦难的反应："它是单向的，指向疗愈苦难"（Feldman & Kuyken, 2011）。慈悲包括一种共情理解的感受状态，能对外（比如，对于他人痛苦的共情）或对内（自我慈悲）表现出来。有趣的是，仁爱包含了喜爱或爱，而慈悲包含了同情、怜悯或仁慈，比如，法官因怜悯而不是喜爱被告进而减轻刑罚。慈悲作为对痛苦的回应产生，但仁爱可以无关痛苦。在这里强调二者的差异不是为了减少或忽视它们的相同点，而是帮助过度控制的来访者认识到——至少对他们来说——慈悲可能是不够的。RO DBT 认为情感上的孤独是继发于社交信号缺陷的适应不良的过度控制带来的核心问题。因此，对 OC 来访者来说，学会如何向他人表达仁爱是重获或改善社会联结的核心环节。下方表格给出了 RO DBT 中仁爱和慈悲的一些其他区别。

仁爱	慈悲
社交信号	内在体验
喜爱，温暖，玩笑	同情，共情，关切
以谦逊、开放和公开承认过错的意愿为重	以接纳、不加评判的思维、痛苦忍受和认可为重
方向是通过质疑自己和向他人发出开放的信号学习并与他人建立社会联结	方向是通过同情理解、认可和不加评判的觉察来疗愈自己和他人
侧重于欣赏我们的差异和群居天性，以及为他人的福祉做贡献而不求回报	侧重于减轻苦痛，并以宽容、平静、接受和慷慨的心态承认人类苦难的普遍性

（必修）教学要点　用价值目标来指引行为

- *在互动中，用价值目标来指引行为*。比如，有一位家长在辛苦工作一天后回家，发现十几岁的女儿非常需要有人帮忙完成作业。这位家长很可能体会到休息这一价值目标和优质教育这一价值目标之间的冲突。假设他认为女儿的学业成就比自己的休息更重要，那么践行他的价值观则意味着他将会用那个晚上来帮助女儿完成作业。
- *当价值目标之间出现冲突时，设定优先级*。比如说，如果一位家长认为得到青春期女儿的信任和欣赏是非常重要的，那当女儿被发现偷了同学东西之后，为了能有效地向她提供矫正性的反馈，这位家长可能就得对这一价值目标的优先级进行重新排序。在这种情况下，他的要做正确的事的价值目标在优先级上超过了其他价值目标，即使会让别人痛苦。因此，在决定遵循哪个价值目标行事时，情境是很重要的。
- 用*灵活心念 ALLOW 中的匹配 + 1 技能*来建立或加深亲密感（见第 21 课）。
- 用*灵活心念 SAGE DEEP REVEAL 技能*提高信任和社会亲密感，表达不带支配性的友好（见第 8、10、16 课）。
- *不再强求控制结果，培养轻松随和的态度*。试图控制他人就像将柠檬汁和牛奶加进一杯茶里——会让人倒胃口。

> ★ **有趣的事实："但什么是随和的态度？"**
>
> 请学员参阅讲义 17.3（展现随和的态度）。
>
> 随和的人似乎能从容面对生活的起伏，即使轮到他们刷厕所也一样。那么这一切究竟意味着什么呢？肯定不是保持冷静就行了。当我的脚下着火了，只有镇定是不会将火扑灭的。这种情况下需要人立刻做出行动，向同伴发出刺耳的求救信号（就是大喊救命☹）。而且，在与世隔绝的地方你并不需要随和的态度，所以鲁滨逊可以一直固执己见，直到他的"星期五（仆人）"出现。随和的态度是关于我们在关系中如何行事的。这能告诉我们一个长期离群索居的人（像隐士）的习惯会是什么样吗？一位隐士的社交信号和群体生活的人们会有什么区别？隐士的行为和（或）想法能怎样为社会带来好处？当隐士回归社会时，在其他社会成员眼里他可能是怎样的？一位归来的隐士可能需要学习或记得做什么？你的行为有多像一位隐士？重要的是，随和的态度可能并不总是轻松或友好的；有时对某些人表现强硬是一个人能做的最恰当的事。有时，需要严厉无情才能制止有害的行为。此外，随和的态度并非是不负责和漫无目的，从 RO DBT 的角度来看，它需要努力、坚持并愿意为社会做出牺牲。

ON 考虑他人的需要。

- *记住，如果你能认识到其他人有别的想要的东西，你就更可能得到你想要的*。比起自认为的了解，直接询问对方想要什么会更好——之后，如果可能的话，在不影响你自己的情况下，帮助其实现目标。

> 讲员须知：短期而言，如果你认可了他人想要的（是合理的），他人则更有可能给你你想要的。长期而言，当一个人帮助他人达成所求并且一直不求回报，这个人也更有可能得偿所愿。

- *运用灵活心念 ADOPTS 来更开放地倾听他人，向他人学习*（见第 22 课）。
- *在情绪激烈的时候，注意身体上的紧张、不适的情绪或者做出激烈行为的冲动。当它们出现的时候，练习自我询问*，在试图改变情境、舒缓心情、接纳现实或放弃关系之前，*问自己"我可能需要学习的是什么？"* 用以下的自我询问问题来辅助这个过程。
  - ➢ *身体的紧张是否有可能表明，我对于现在发生的事情并不完全开放？我需要从中学习的是什么？*
  - ➢ *我是否发现自己下意识地想要解释、防御或低估对方的反馈或正在发生的事？如果是或可能是，那这是否表明我可能没有真正开放？*
  - ➢ *听到对方的反馈或问题时，我是否语速变快或立马做出回应？*
  - ➢ *我是否屏住呼吸或呼吸加快？我的心跳是否有变化？如果是或可能是，那么这意味着什么？是什么让我反应得这么快？我是不是可能感到了威胁？*
- *当存在紧张感时，用非语言社交信号来放慢节奏，放松下来*。靠在椅背上（如果你坐着的话），深呼吸，扬起眉毛，然后做出一个闭嘴式的温暖微笑（就是大 3 + 1）。见第 3 课；见讲义 17.3（展现随和的态度）。

讲员须知：让学员参阅讲义17.1中的插图（使用灵活心念ROCK ON增强人际仁爱、效能和联结感）。这些通用的社交安全信号可以表明你对对方的观点是开放和接纳的，同时也能激活你的社交安全系统（即这里是安全的，可以放松，因为如果这里不安全，你是不会倚靠或挑眉示意的），以及对方的社交安全系统（通过镜像神经元系统；见第6课）。

> ★ **有趣的真相：当危机不再是危机**
>
> 从 RO DBT 的角度来看，唯一的危机是一个人停止呼吸（好吧，可能有点夸张）。当然也有其他类型的危机，比如心跳停止（哎呀，又是医学例子——嘿嘿☺）。这回说正经的，要点是生活中的大部分阻碍可能常常让人觉得像是危机，但只有少数是真的紧急状况（比如生死攸关的情境）。所以，在大部分时候，我们都可以慢下来，给我们自己（及对方）一些时间，认真思考下一步该做的最重要的事是什么。
>
> ✓ 问：哪些类型的问题是真正的紧急状况，需要立刻关注并处理？你认为自己有多容易用处理危机的方式来处理小问题，立刻要修正或解决它们？

- **气氛非常紧张时，要通过允许对方（和你自己）不必立刻理解、解决或修正问题减压。** 用拖延战术——问可不可以之后再见面讨论。休息时通过自我询问找出你的盲点，要确保你很快会再次和这个人交流，解决这个明显的冲突，不要积怨。

第17课家庭作业

1. （必修）作业单 17.B（仁爱置顶）。指导学员在本周选择2～3个仁爱原则进行练习。
2. （必修）作业单 17.C（使用灵活心念 ROCK ON 增强人际效能）。
3. （选修）作业单 17.A（关于人际关系的过度控制的迷思）。鼓励学员在下一周里用这张作业单来辅助练习自我询问。

全然开放讲义 17.1

使用灵活心念 ROCK ON 增强人际的仁爱、效能和联结感

灵活心念 ROCK ON

  R 忍住（Resist）控制他人的冲动
  O 明确你的人际效能目标和**开放度**（Openness）
  C **澄清**（Clarify）你优先的人际效能目标
  K 练习将**仁爱**（Kindness）置顶
  ON 考虑他人的需要（Others Needs）

在互动前

R 忍住控制他人的冲动。
- 略作筹划，然后顺其自然。
- 不再期望其他人复刻你的想法、感受或行为。
- 当你想要计划、核查或排练的冲动很强烈时，练习自我询问，以便获得学习。
  - 我想要计划、排练或核查的冲动在试图告诉我什么？如果它们能够说话，它们会说些什么？我会因想要核查、排练或计划而对自己失望吗？
  - 我必须得计划好、排练好或核查好的想法是从哪里来的？计划、核查或排练是不好的想法又是从哪里获得的？如果我不再提前计划、核查或排练的话，我担心会发生什么？我可能需要学习的是什么？
  - 在多大程度上我愿意为自己在计划、排练和核查方面的想法与行为负责？是否有一部分的我并不想停下或改变？是不是有可能，我比我愿意承认的还要对他人有控制欲？这可能说明了什么？
- 向一个中立的人解释你的处境，请他们建议一下做多少准备是合适的。通过灵活心念 ADOPTS 技能更开放地面对反馈。
- 制不制订计划你都会感到痛苦。哪种痛苦有助于你接近想要的生活？

O 明确你的人际效能目标和开放度。
- 依照以下步骤，明确你的人际效能目标和开放度。
  1. **目标效能**与你希望在互动中达成的目标有关。
     - ✓ 问：*我希望在这次互动后取得怎样的结果或改变？*
  2. **关系效能**与你希望和对方形成的关系有关。
     - ✓ 问：*这次互动后，我希望对方怎么看待我（不论是否达到我的个人目标）？*
  3. **自尊效能**与你在互动中需要关注的核心价值目标有关。
     - ✓ 问：*这次互动后，我希望怎么看待自己（不论是否达到我的个人目标）？*

     为了在互动中保持自尊，需要确认你要践行的价值目标。借助作业单 10.A（灵活心念 DEEP 确认价值目标）帮助你完成这一任务。
  4. **自我询问效能**与你愿意质疑你对对方的信念、观点或感知的程度有关。运用以下问题来促进觉察，进行自我询问。
     - *在我的想象中，对方在互动时的需求、愿望或欲望是什么？在我的想象中，他们的主要*

目的是什么？我的看法可能会如何影响互动中我的感知或行为？
> *我对另一个人的看法可能是错的，在思考这一可能性时，我有多开放？*
> *我是否为了获得我想要的或者惩罚某人之前犯的错误，忽略或者轻视了有关这个人或情境的积极方面？是不是可能，我没有真的给他们一个机会？*
> *我是否在拒绝将对方行为的其他可能的解释纳入考量？有没有可能我在忽视超出对方控制的潜在因素或原因，而正是那些因素导致了这个痛苦的结果？如果暂时抛弃之前的观点，我害怕会发生什么？*
> *我是否有证据证明这段关系是有害的？我是否评估过这段关系可能的有害性？（见灵活心念 SAGE 技能。）*
> *我多大程度上在抗拒、回避或不喜欢自我询问那些我对对方的信念、判断或评价？如果我的抗拒能说话，它会说什么？我可能需要学习的是什么？*

C **澄清**你优先的人际效能目标。
- 在下一次互动前，确定一个对你来说最重要的人际效能因素，用它来指导你的行为。
  1. *如果你认为达成想要的目标或变化是最重要的*（比如，升职、对请求说不），即使这么做会对关系造成负面影响、有可能破坏自尊或者无法让你从这次人际互动中学习，*则目标效能优先。*
  2. *如果你认为和另一个人的关系最重要*（比如，建立和保持亲密关系、向另一方证明你的忠诚），即使这可能意味着无法实现你的目标、会失去一些尊严或忽视一个自我成长的机会，*则关系效能优先。*
  3. *如果你认为依照你的价值目标行事，做你认为道德上正确的事是最重要的*（比如，保护需要保护的人、对抗暴政），即使这可能意味着无法实现你的目标，会破坏你们的关系，并会被看作是一个高傲自大的人，*则自尊效能优先。*
  4. *如果你认为自我审视是最重要的*（比如，挑战自我、突破局限、探索新事物），即使这可能意味着无法实现你的目标、会破坏你们的关系或会因失去掌控感而感到难堪，*则自我询问效能优先。*

在互动中

K 练习将**仁爱**置顶。
- 练习将对自己和他人的仁爱作为第一反应，以及不确定如何回应时的即时反应。用作业单 17.B（仁爱置顶）来辅助练习。
- 用价值目标来指引行为，当目标之间有冲突时，要决定哪个更重要（比如，休息这一价值目标和良好的育儿这一价值目标之间的冲突）。
- 用灵活心念 ALLOW 中的**匹配 + 1** 技能来建立或加深亲密感（见第 21 课）。
- 用灵活心念 **SAGE DEEP REVEAL** 技能提高信任和社会亲密感，表达不带支配性的友好（见第 8、10、16 课）。
- 不再强求控制结果，培养轻松随和的态度。

ON 考虑他人的需要。
- 记住，如果你能认识到其他人有别的想要的东西，你就更可能得到你想要的。
- 运用灵活心念 **ADOPTS** 来更开放地倾听他人，向他人学习（见第 22 课）。

- **在情绪激烈的时候，注意身体上的紧张、不适的情绪或者做出激烈行为的冲动。当它们出现的时候，练习自我询问，问自己"我可能需要学习的是什么？"用以下的自我询问问题来辅助这个过程。**
  - *身体的紧张是否有可能表明，我对于现在发生的事情并不完全开放？我需要从中学习的是什么？*
  - *我是否发现自己下意识地想要解释、防御或低估对方的反馈或正在发生的事？如果是或可能是，那这是否表明我可能没有真正开放？*
  - *听到对方的反馈或问题时，我是否语速变快或立马做出回应？*
  - *我是否屏住呼吸或呼吸加快？我的心跳是否有变化？如果是或可能是，那么这意味着什么？是什么让我反应得这么快？我是不是可能感到了威胁？*
- **当存在紧张感时，用非语言社交信号来放慢节奏，放松下来。**靠在椅背上（如果你坐着的话），深呼吸，扬起眉毛，然后做出一个闭嘴式的温暖微笑（就是大 3 ＋ 1）。见第 3 课；见讲义 17.3（展现随和的态度）。
- **气氛非常紧张时，要通过允许对方（和你自己）不必立刻理解、解决或修正问题减压。**

第17课：人际效能　仁爱置顶

全然开放讲义 17.2

新年愿望

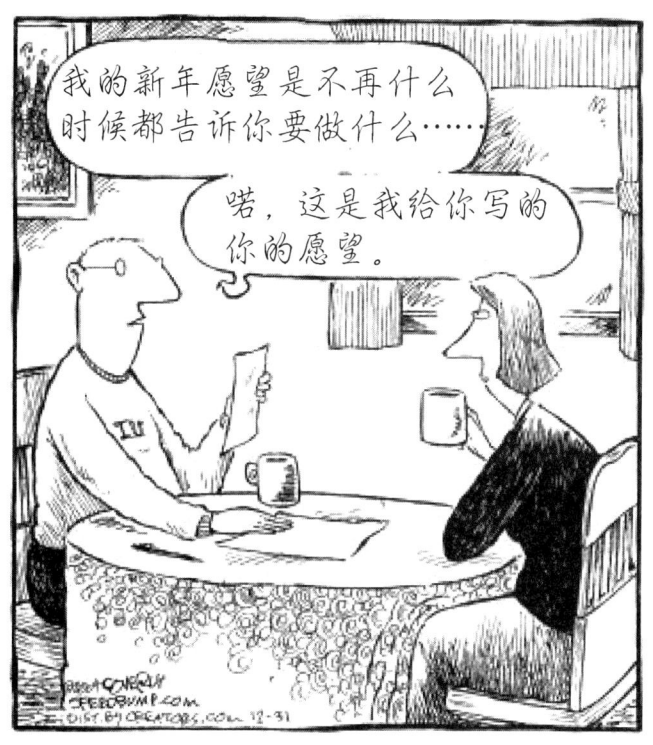

作者 Speed Bump。已获得 Dave Coverly 和 Cartoonist Group 的许可。版权所有，翻版必究。

全然开放讲义 17.3

展现随和的态度

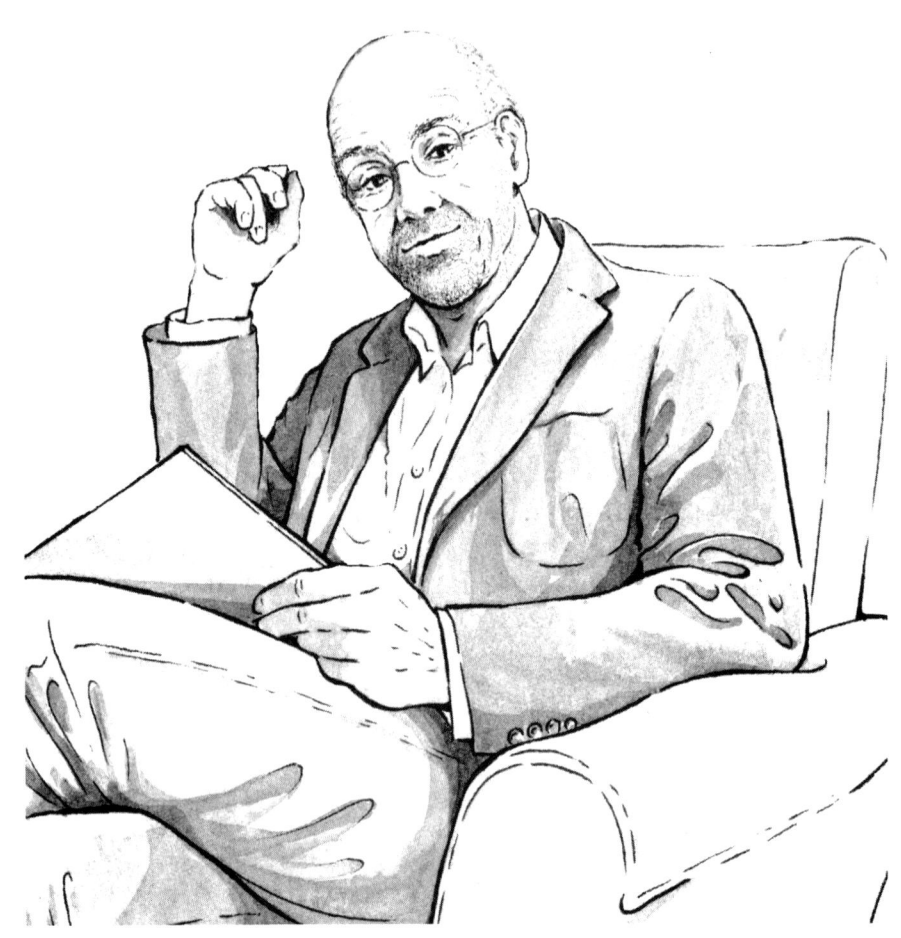

全然开放讲义 17.4

第 17 课要点：增强人际效能

仁爱置顶

1. 在人际互动之前，先澄清你的目的和目标，并确定优先项——个人目标、关系目标或自尊目标，哪一个更重要。
2. 不要过多预演你要说什么或做什么，特别是在纯社交活动中（如野餐、派对）。
3. 确定与他人交往时你需要践行的价值目标。用作业单 10.A（灵活心念 DEEP 确认价值目标）来辅助完成这个过程。
4. 在人际交往中，练习将仁爱置顶。
5. 仁爱表达的是喜爱和开放，包括为他人的福祉努力而不求回报。
6. 用灵活心念 ROCK ON 来增强人际的仁爱、效能和联结感。

全然开放作业单 17.A
关于人际关系的过度控制的迷思

请在你认为正确或部分正确的观点前打钩。

- ☐ 如果你给他人一寸,他们就会拿走一尺。
- ☐ 爱是谎言,只有傻瓜才相信浪漫。
- ☐ 依靠他人意味着你是弱小的。
- ☐ 人是不可信的。
- ☐ 赞美是一种控制他人的手段。
- ☐ 如果我受到不公正对待,无论等多久,一定要以牙还牙。
- ☐ 感到孤独和冷漠是很正常的。
- ☐ 没有人能真正理解另一个人。
- ☐ 依靠他人是很蠢的。
- ☐ 只有有求于人时,人们才会对别人好。
- ☐ 发生冲突时,走开是最好的办法。
- ☐ 如果你将真实感受告诉他人,他们用此来对付你。
- ☐ 存在正确和错误的人际交往法则。
- ☐ 人们只关心他们自己。
- ☐ 长远来看,人们早晚会让你失望。
- ☐ 做得对比被喜欢更重要。
- ☐ 即使很惨,也要保持微笑。
- ☐ 谈论自己的内在感受是浪费时间的。
- ☐ 如果我展现了自己的脆弱面,他人就会占我的便宜。
- ☐ 我不得不牺牲自己的时间、精力来把事情做对,因为其他人能力不足。
- ☐ 寻求帮助是软弱的表现。
- ☐ 如果我得不到想要的,一定是我不够好。
- ☐ 人们总在背后议论他人。
- ☐ 没有人可以理解我。
- ☐ 我跟别人不一样。
- ☐ 耿耿于怀是必要的,因为人是不可信的。
- ☐ 关系不是为了好玩儿而建立的。
- ☐ 如果我不亲力亲为,这事儿就永远做不完,或者做不好。
- ☐ 对方回电话或回邮件不及时,是因为他不够尊重和关心发信人。
- ☐ 不把自己的体验说出来能增进关系。
- ☐ 有朋友就意味着有了义务。
- ☐ 人们必须为他们的错误受到惩罚。
- ☐ 当我被他人不公正地对待,原谅和忘记是软弱的表现。

- ☐ 没有人感谢我做出的牺牲。
- ☐ 其他人不值得我帮助。
- ☐ 我感觉人们不理解我，因为我比他们优秀。

在下方空白处，你可以写下你相信的、但上文未提及的迷思。
- 记得在自我询问日志中，写下你在练习自我询问时产生的意象、想法、情绪和感觉。

_____

_____

_____

_____

之后，从上述观点中选择一个你深信不疑的，在下一周中对此观点进行自我询问练习。
- 请记住，自我询问不会自动假定一个迷思为错误的、不好的或不正常的。你可以通过以下问题强化练习。
  - *我可能需要从这个迷思中学到什么？*
  - *这个迷思说明了我自己和我的生活的什么特点？*
  - *练习时我觉得紧张吗？*
  - *我现在觉得紧张吗？如果是，这可能意味什么？我可能需要学到什么？*
  - *对于换个角度或者改变观点，我有多开放？*
  - *如果我不开放或开放度低，那这可能意味着什么？*
  - *坚持这个迷思是如何让我的生活更完满的？*
  - *改变观点会如何让我的生活更完满？*
  - *拒绝改变观点可能反映了什么？*
  - *从我的抗拒中有什么是可以学的吗？*
  - *坚持这个迷思体现了我自己的什么特点？*
  - *如果暂时放弃这一观点，我会害怕发生什么？*
  - *我需要学习的是什么？*

在下方空白处记录练习中产生的其他自我询问问题或发现。

_____

_____

_____

_____

- **记得将你的自我询问练习控制在短时间内**——尽量不要长于5分钟。自我询问的目标是找到一个好问题，帮助你了解自己的局限和未知部分，并从中学习。一周后选择一个新的迷思，重复自我询问练习。
- 在对自己的迷思练习自我询问时，记得要把产生的意象、想法、情绪和感觉**写到**自我询问日志中。
- 回答自我询问问题时，**记得训练自己对快速的回答抱有怀疑**。在自我询问练习中，允许任何答案出现。

全然开放作业单 17.B
仁爱置顶

- 进行人际交往时，练习将对自己和他人的仁爱作为第一反应，以及不确定如何回应时的即时反应。请在你练习过的仁爱之举旁打钩。

☐ *仁爱置顶*指的是己所不欲，勿施于人。

☐ *仁爱置顶*指的是姑且相信他人没有错。承认我们的感知、信念和观点可能是（并常常是）错的。

☐ *仁爱置顶*是认识到我们在一起会更好，它颂扬了我们的群居本性。

☐ *仁爱置顶*是愿意为另一个人受苦或做出牺牲，而不总是期待回报。

☐ *仁爱置顶*是认识到每个人的性格都有特出之处，并为此而爱他们，而不是期待他们完美或圆融。

☐ *仁爱置顶*是认识到，希望他人或环境遵从我们个人的信念或顺应我们的需要，是很傲慢自大的。

☐ *仁爱置顶*是能够带着谦逊反抗权贵，以防范无端的伤害或不道德的行为。

☐ *仁爱置顶*意味着阻断自动化的自责和自我憎恶，善待自己，同时保持自我质疑的能力，以便从环境所提供的一切中学习。

☐ *仁爱置顶*意味着能够承认错误或对他人造成的伤害。

☐ *仁爱置顶*意味着以一种承认自己可能弄错的态度，告诉好友（或亲近他人）一个痛苦的真相，目的是帮助他们达成其看重的目标。

☐ *仁爱置顶*意味着希望他人能获得最好的，并在实现后不怨恨他们取得的优势，庆贺他们的成功。

☐ *仁爱置顶*是指愿意让其他人获胜（且不会告诉他们），只因为相较于你，赢对他们来说更重要。

☐ *仁爱置顶*是认识到，我帮助他人是自愿选择而非迫不得已。我自愿选择做出牺牲，所以那些受我帮助的人并不亏欠我什么。我自己决定是否帮助他人，并为此决定负责。

记下其他的仁爱之举。

_____

_____

_____

全然开放作业单 17.C

使用灵活心念 ROCK ON 增强人际效能

在下一周找机会练习灵活心念 ROCK ON。
可能的话，选择一段你在意或愿意加深了解的关系。描述一下你选择的关系。

_____
_____
_____

现在的亲密度是多少？参考讲义 21.2（匹配＋1 亲密度评定量表），用 1 到 9 之间的数字评价。_____

你想要的亲密度是多少？参考讲义 21.2（匹配＋1 亲密度评定量表），用 1 到 9 之间的数字评价。_____

采用以下技巧，练习灵活心念 ROCK ON。

在人际互动之前

R **忍住**控制他人的冲动。

在你练习过的技巧旁打钩。

- ☐ 练习放下强迫性地计划或预演，如果冲动越发强烈……
    - ☐ 练习自我询问。*记下你觉得最有帮助的问题。*

_____
_____

- ☐ 将我的处境讲给一个中立的人听，问问他们建议做多少准备合适。*记录你从中学到的。*

_____
_____

- ☐ 提醒自己，制不制订计划我都会感到痛苦。之后，问自己哪种痛苦有助于我接近想要的生活，并以此指引我的行动。

- ☐ 提醒自己，不要期待对方会和我做得一样，同时不评判好坏。

O 明确你的人际效能目标和**开放度**。

在你练习过的技能旁打钩。

- ☐ 确认我的目标效能，问自己：*我希望在这次互动后取得怎样的结果或改变？* 在这里写下你的回答。

_____
_____

- [ ] **确认我的关系效能**，问自己：*这次互动后，我希望他怎么看待我（不论是否达到我的个人目标）？* 在这里写下你的回答。

_____
_____

- [ ] **确认我的自尊效能**，问自己：*这次互动后，我希望怎么看待自己（不论是否达到我的个人目标）？* 在这里写下你的回答。

_____
_____

- [ ] **确认我需要践行的价值目标**，以便在互动中保持自尊。*使用讲义 10.A（灵活心念 DEEP：确认价值目标）帮助你完成这一任务。在这里写下你的发现。*

_____
_____

- [ ] **确认自我询问效能**，问自己*讲义 17.1（使用灵活心念 ROCK ON 增强人际仁爱、效能和联结感）中的自我询问问题。记下你觉得最有帮助的问题。*

_____
_____

C **澄清**你优先的人际效能目标。

- [ ] 确定在接下来的互动中对我来说最重要的人际效能因素，并用它来指导自己的行为。*使用讲义 17.1（使用灵活心念 ROCK ON 增强人际仁爱、效能和联结感）中的问题。记下你认为最重要的人际因素。*

_____
_____
_____

在互动中

K 练习将**仁爱**置顶。

在你练习过的技能旁的方框内打钩。

- [ ] 练习对自己和他人行仁爱之举，观察这对于他人的影响。*写下你注意到的现象。*

_____
_____

- [ ] 检视用来指引行为的价值目标，当这些目标发生冲突时，决定哪一种价值更加重要（比如，休息这一价值目标和良好育儿这一价值目标发生冲突时）。*记录价值目标之间的一次冲突。*

_____
_____

- ☐ 练习灵活心念 **ALLOW** 中的匹配 + 1 技能，以建立或加深亲密感（见第 21 课）。
- ☐ 培养轻松随和的态度，不再强求控制结果。
- ☐ 使用灵活心念 **SAGE DEEP REVEAL** 技能来提高信任和社会亲密度，表达不带支配性的友好。*记下你的发现。*

_____

_____

ON 考虑他人的需要。

在你练习过的技能旁边的方框内打钩。

- ☐ 提醒自己，当我能够认可他人的需要或期望时，我更有可能获得自己想要的东西。
- ☐ 运用灵活心念 **ADOPTS** 来开放地倾听他人，向他人学习（见第 22 课）。
- ☐ 在互动中体验到紧张感时，进行自我询问。*记下你觉得最有用的问题。*

_____

_____

- ☐ 在氛围紧张时，通过非语言社交信号放慢节奏。通过向后倚靠在椅背上（如果是坐着的话）、深呼吸、扬起眉毛、做出一个闭嘴式的温暖微笑，让自己**放松下来**。
- ☐ 通过允许自己和对方不必即刻解决问题来**缓解自己和他人的压力**。*描述你是如何做到的。*

_____

_____

第 18 课
带着开放的心清晰有力地表达

第 18 课要点

1. 提出请求或拒绝时,使用灵活心念 PROVE 技能,在开放心念下清晰有力地表达你的需要,最大化成功概率。
2. 描述触发请求或拒绝的情况,并用限定词来展现开放心念。
3. 开放地表达对于该情况或对方的情绪与看法。
4. 找出什么能让对方愿意给你你想要的东西或积极回应你的表达,然后想办法给到对方这个强化物。
5. 如果你想要与对方有亲近的关系,那就结合非支配性的合作友好的信号,用谦逊的态度来清晰有力地表达。
6. 如果得到你想要的东西是最重要的目标或者情况紧急,那就用自信的态度甚至紧迫的态度来清晰有力地表达。
7. 当关系很重要时,如果你传达出开放和社交安全的信号,则更有可能得到你想要的。
8. 当关系很重要时,尽力不要过多重复你的要求——这可能会让对方感觉被强迫,且(或者)觉得你不在意对方的需求。
9. 不要忽视对个人的批评或攻击。用善意和自我询问来回应。
10. 设身处地为对方着想,合作性地协商。
11. 在互动后通过自我询问学习,用 RO 技能(例如灵活心念 SAGE 或灵活心念 HEART)评估和管理难为情的情绪,判断这段关系是否有害,并(或)练习原谅。

所需材料

- 讲义 18.1(对社交互动后的反刍性沉思进行自我询问)
- (选修)讲义 18.2(第 18 课要点:带着开放的心清晰有力地表达)
- 作业单 18.A(带着开放的心清晰有力地表达:灵活心念 PROVE)
- 白板和记号笔

> 讲员须知:这一课的目标是学习如何以开放、善意、谦逊和清晰有力的方式,提出我们的请求,或对我们不想要的说不。

(必修)教学要点　灵活心念 PROVE

- *你可以以谦逊的态度清晰有力地表达,并仍然得到你想要的。*
- *用灵活心念 PROVE 技能来最大化成功概率。*

第 18 课：带着开放的心清晰有力地表达

让学员参阅作业单 18.A（带着开放的心清晰有力地表达：灵活心念 PROVE）。

> 讲员须知：将首字母缩略词（PROVE）写在白板上，字母垂直排列，不要讲解或说出每个字母代表的具体技能。之后从缩略词的第一个字母开始（PROVE 中的 P），用后面小节中列出的要点，讲解与那个字母有关的技能，直到你讲解了与每个字母相关的所有技能。重要的是，当你在讲解相关技能时，只有在你讲解与对应的字母相关的技能时才在白板上写下该字母代表的大致含义。这种教学方法可以避免对缩略语的用词做冗长的解释和（或）提前讲解概念，因为每个字母的含义要在正式讲解与之相关的技能时才说。

灵活心念 PROVE

  P 简要**描述**（Provide）背景情况

  R 不带指责地**表达**（Reveal）你对该情况的情绪感受

  O 看到**对方**（Other person's）的需求和愿望

  V 用你的**价值目标**（Valued goals）来指引你如何表达需求

  E 练习自我**询问**（Enquiry），决定是否要重申你的要求

P 简要**描述**让你提出请求或拒绝的背景情况。

- *简要描述促使你提出请求或拒绝的背景情况，不要对自己的观点做辩解或合理化——比如，我注意到你很少回我电话。*
- *用限定词来表达开放心念和谦逊的态度：*
  - *据我所知……*
  - *有没有可能……*
  - *我觉察到自己有个想法……*
  - *我不确定自己是不是对的，但在我看来你……*

R 不带指责地**表达**你对该情况的情绪感受。

- *开放、直接地表达你对于该情况的情绪感受，但不假定它们就是对的。开放的表达能增进信任和社会联结增感，让你更可能得到你想要的。*
- *表述内心体验时用"我"字开头，来表明你在为你的情绪、想法和信念**负责**，而非指责对方。例如用"我感到生气"代替"你让我生气"。*
- *在表达内在感受时，使用与你想要表达的情绪相关的主要表达渠道（面部，身体，触碰），最大程度地让对方如实接收到你想表达的东西。见灵活心念 DEEP 技能。*
  - *比如，说：你不回我电话的时候，我很担心你，而且有时我发现自己会猜测你可能不在意我。*
  - *非言语行为：通过温暖地微笑、温柔地触碰对方的手臂表达友好（表达爱意的主要渠道。见灵活心念 DEEP 技能）。*
- *提醒自己，坦承自己意味着对自己的感知和行为**负责**，而不是自动化地期待环境改变或者责备他人。*
- *在表达对对方意图的看法时使用觉察连续体，以便为自己的感知理解负责。*
  - *比如，说：我觉察到自己有个猜测，你是因为生我的气所以不说话，这个想法开始让我感到担忧和难过。*

- **非语言行为**：通过嘴角略向下垂（语言与面部表情对应）和直接的目光接触（体现开放）表明你正在为你的感受负责，而不是试图通过"不要伤害我"反应控制对方（见灵活心念REVEAL技能）。

O 看到**对方**的需求和愿望。
- *让对方知道你愿意考虑他们的感受和需求。* 人们天生更愿意帮助那些会帮助他们的人。
- *不要假定你完全了解对方的内在想法、情绪或动机。*
- *练习共情性地觉察他人的需求和愿望，而不是只专注于你自己的。* 为了能设身处地地体会对方，默问自己以下问题。
  - ✓ 问：在这个互动中，对方可能想从我这里要的是什么？互动后，他们可能最想要的结果是什么？
  - ✓ 问：他们在生活中可能有哪些问题或压力影响了他们的表现？
- *找出什么能让对方愿意给你你想要的东西或积极回应你的表达*，然后想办法给到对方这个强化物。
  - ✓ 问：我能如何帮助对方实现他们的需求或愿望？我在多大程度上有能力或愿意给予他们想要的东西？
- *直接询问对方想要什么作为交换条件，让他们给你你想要的东西。* 互惠、公平地交换宝贵资源，对于健康的商业关系而言非常重要。它们发出直率与诚实的信号，向对方表明你认识到双方都必须对结果满意才行，即如果你给我我想要的，我会给你你想要的。
- *优先使用社会性的强化物，而不是任意的强化物，尤其当你想与对方建立亲密的关系时。* 比如，相较于感恩卡片、礼物或钱，去表达温暖和感激的优先级更高。
  - *比如，说：* 至少对我来说，能够跟你提要求，然后听到你告诉我你内心的想法，即使和我想象中的不一样，也让我觉得和你很亲近，觉得我们的关系很有价值。谢谢。
  - *非语言行为*：通过微微低头、稍稍耸肩、张开双手、露出温暖的微笑、扬起眉毛和直接的目光接触，表现出非支配性的友好（见灵活心念SAGE技能）。

> 讲员须知：需要提醒学员，惩罚和负性后果（比如，"如果你不给我我想要的东西，我就去法院告你"）没有正强化物（比如，表达感谢或承诺报答）有效。惩罚（或用惩罚威胁）也不大可能带来长期的改变——猫不在家，老鼠成精（就是，当惩罚者不在时，旧行为就会重现）。尽管惩罚或用惩罚威胁可以强迫他人顺从，但对人的惩罚常常会导致怨恨、不满、复仇的冲动，和（或）对惩罚者的消极-挑衅行为。在长期的亲密关系中，惩罚常常是不值得的。

（选修）讨论要点　惩罚的利与弊

- ✓ 问：当你不顺应某些人的愿望时，他们试图通过威胁或暗示惩罚，强迫你依照他们想要的做。在这之后，你是更可能感到开心还是怨恨？
- ✓ 问：这可能表明，你该如何经营亲密关系？你在生活中多大程度上感到过怨恨？这可能表明了什么——关于你、你所处的环境或你的关系？你可能需要学习的是什么？见与憎恨、怨怼和复仇有关的RO技能：灵活心念DARES和灵活心念LIGHT（第27和28课）。
- *寻找对局面或对方的隐秘控制欲，练习自我询问。*
  - ✓ 问：为什么我要隐瞒自己的控制欲？我为自己的控制欲感到自豪吗？为什么不给对方控制

权？我担心会发生什么？我可能需要学的是什么？
- ✓ 问：向对方表达我的控制欲，会让我在多大程度上感到舒适或不适？这可能说明了什么——关于我自己或我与对方的关系？
- ✓ 问：我是否处于权威地位，或者担任一个社会认可的控制或指导他人的角色（比如，我是家长、老板、老师、医生、法官或警察吗）？如果是，是什么阻止了我更直接地表达意图或控制欲？

> 讲员须知：尽管 RO DBT 强调，坦率、开放和直接地表达情绪与意图是建立和维持健康人际关系的重要方式，修订说法很多时候是不可或缺的，也是一种善意之举。而且有效的情绪表达总是取决于特定的语境。

V 用你的**价值目标**来指引你如何表达需求。
- *向朋友或亲密他人坚定表达你的需求时，将非支配性的信号与合作友好的信号结合起来用。*
  - *比如，说：所以，与其在这里凭空想象怎么回事，想错了还无谓地难过，我想还是直接问你最好。你可以告诉我你内心到底发生了什么吗？*
  - *非语言行为：*通过微微低头、稍稍耸肩、张开双手、露出温暖的微笑、扬起眉毛，和直接的目光接触，表现出非支配性、开放的态度（见第 8 课灵活心念 SAGE 技能）。
  - 通过允许对方（和你自己）不必立刻理解、解决或修正一个问题**减压**（如何展现随和的态度的技能，可见第 17 课灵活心念 ROCK ON）。
- *避免间接的表达和经过伪装的要求。*
  - *不要用"推拒"或"不要伤害我"反应来对你想回避的事情说不，*而是练习直说（见第 16 课灵活心念 REVEAL 技能）。
  - *不要取悦、说甜言蜜语或奉承对方来获得你想要的。*不真诚的赞美会让人有被操控感，令人不快。
  - *不要忽略人身攻击；用仁爱之举回应，*比如，用你想被对待的方式对待他人，姑且相信对方没有问题，或承认你的感知、信念、想法可能是（并且常常是）错的（见第 10 课灵活心念 DEEP）。
- *要有礼貌，特别是当你的请求或拒绝会为对方带来不便时。*
  - *比如，说：所以我想我可能需要和你确认一下，并请你帮个忙。请问你能尽量更及时地回我电话吗？*
  - *非语言行为：*通过较长的耸肩、温暖的微笑、直接的目光接触、轻触对方的手臂，将友好的信号与低水平的非支配性信号结合，传递对对方的礼貌、尊重和喜爱（见第 10 课灵活心念 DEEP 技能）。
- *当获得你想要的是最重要的事，或情况紧急时，表现出紧迫感，并将你的请求或拒绝再重复一次*（如果需要的话，可再重复）。
  - *比如，说：我需要你马上告诉我发生什么了？*
  - *非语言行为：*站直或坐直，肩膀向后打开，下颌抬起，表现出自信。保持目光接触，用陈述事实的语调和正常的音量说话（不要耳语；见第 8 课灵活心念 SAGE 技能）。

E 练习自我询问，决定是否要重申你的要求或表现得更加坚定。

- **用你希望与对方达到的亲密度来指引你表达需求时的坚定程度和重复次数。** 比如，当你无意建立亲密的关系时，或当你的个人目标优先级最高时，重复你的需求（如果需要的话，一遍又一遍），直到你获得想要的为止（或到你太累了决定小睡一会儿☺）。
- **在互动中——受到挑战时，或当事情没向你想要的方向发展时——在回应前，问自己"这里有什么我需要学习的东西吗？"** 询问自己或质疑自己是一个很简单的举动，却可以自动改变你的感知，松动顽固的封闭思维的控制，即使在情绪激动的情况下也是如此。
- **更正式地练习自我询问。** 用下列问题来进一步帮助你判断是否需要重申要求，或表现得更加坚定。
  - 朋友或同事拒绝我的请求可能说明了关于这个请求、我们的关系以及我自己的什么问题？我是不是能从中学到什么？
  - 我是否发现自己下意识地想要解释、辩护或认为对方的反馈或者正在发生的事不重要？如果是或者可能是，那这是否表明，我可能没有真正开放地考虑对方的需求或情况？
  - 我应该总是能得到我想要的，这个想法是从哪里来的？当对方没有答应我的请求时，是否有一部分的我想要责怪或者惩罚他们？我会鼓励一个孩子做出相似的行为吗？这可能说明我的价值目标是什么样的？
  - 对方给我否定性反馈时，我是否觉得被否定、伤害、误解或不被欣赏？如果是或可能是，那我需要被认可的是什么？我想要被认可、欣赏或理解的渴望，是否有可能让我对批评更不开放？我为什么希望他人改变，而不是自己改变？这里有什么是我能从中学习的吗？
  - 是否有可能我的反应不是针对当下的实际情境，而是带入了可能影响我感知的过去的体验？如果是这样，那么我可以在进一步努力要我想要的东西前，给自己一些时间来探索我的反应吗？
- **当和对方的关系比获得你想要的东西更重要，那么总体而言，尽量不要过多重复你的要求。我说了，尽量不要重复你的要求！我之前说过你应该尽量不要过多重复你的要求吗？哎呀，我刚刚是重复了我的要求吗？**（嘿嘿☺）
  - 在一段亲密的关系里不断重申一件事会让人感觉像被强迫。这会让人觉得你没有在考虑对方的需求。
  - 与其一走了之，或升级你之前的立场，或机械重复你的要求或观点，不如请另一方帮忙来解决僵局。

（推荐）课堂练习　在玩闹中提要求，以及说不！

讲员应鼓励学员举例，举那些需要自己提出请求或对某人说不的例子，并以其为例，完成灵活心念 PROVE 中的步骤。

让学员练习用礼貌的语气和态度提**要求**（比如，"能麻烦你把黄油递给我吗？"）。然后让他们无礼地提同样的要求（即要黄油）。讨论两者之间的区别以及礼貌为什么重要（关于礼貌行为在社会中的重要性，详见灵活心念 REVEAL 技能）。

讲员应事先准备一个范例（最好来自他们自己的生活），用来进行第一次练习。讲员完全可以带点儿傻气（对 OC 来说，冒傻气是好事儿☺）。比如说，拿出《蒙提·派逊的飞行马戏团》

> （Monty Python's Flying Circus）第一季中的小品《死鹦鹉》*的草稿展示给大家，然后练习用灵活心念 PROVE 技能来对一个试图把死仓鼠卖给学员的人说不。一个讲员扮演卖仓鼠的角色，另一个讲员则与学员一起扮演想要说不的顾客角色（如果你能模仿英国口音的话，就最好了☺）。
>
> 不论做的是什么样的练习，重点是要提供一次全班一起练习灵活心念 PROVE 技能的机会，然后再作为作业让学员自己去练习。

（必修）教学要点　在互动后

- *在互动后进行自我询问，特别是当你发现自己在反刍性沉思或不断回想这个过程时*。用讲义 18.1（对社交互动后的反刍性沉思进行自我询问）来帮助你发现自己的痛点/成长点，深化你的练习。
- *如果你在互动中感到羞耻、受辱、内疚或尴尬*，用讲义 8.3（RO DBT 难为情的情绪评定量表）来判断你难为情的情绪是否恰当。然后用灵活心念 SAGE 技能（第 8 课）来学习如何有效回应。
- *如果你认为这段关系可能是有害的*，用灵活心念 SAGE 技能来找出潜在的、经过伪装的有害社交环境。
- *当你发现自己在滋养怨恨情绪时*，用灵活心念 HEART 技能（见第 29 课）来**练习原谅**。

第 18 课家庭作业

1. （必修）作业单 18.A（带着开放的心清晰有力地表达：灵活心念 PROVE）。鼓励学员在下一周找到一次需要提出请求或对请求说不的时候，练习灵活心念 PROVE 技能。

> 讲员须知：重要的是要向学员强调，他们不需要选一个重大事件或关键问题来练习（即第一次学习新技能时，最好从低难度的问题开始，慢慢推进到更困难的问题上）。

---

*译者注：《蒙提·派逊的飞行马戏团》是一部著名的英国喜剧作品，以其超现实的喜剧风格而闻名。《死鹦鹉》是其中一部小品，主要内容是某顾客购买的鹦鹉死亡，到宠物店与老板理论，发生言语上的冲突，里面包含了大量的文字游戏。

全然开放讲义 18.1
对社交互动后的反刍性沉思进行自我询问

如果你发现自己在社交过后陷入了对这次互动的反刍性沉思,就可以通过下列范例问题练习自我询问;也可见讲义 1.3(从自我询问中学习)中的自我询问问题。

随身带一份问题列表的复印件,在自我询问日记里写下你发现的新问题。

> 关于我期待发生但没有发生的事,我的反刍性沉思可能在告诉我些什么?我可能需要学习的是什么?
> 我是不是可能明白了关于对方的一些东西,但不想向自己承认?这可能意味什么?
> 我是在反复思考我们讨论的这件事的对错吗?还是更多在思考自己是否被对方喜欢?这可能说明了我跟这个人的关系是怎样的?我需要学习的是什么?
> 我的思维反刍是否可能在提示,有一些关于我自身的很重要的东西是需要我了解的,同时却是我不想听或不想承认的?我不想听到的是什么?
> 我是否在寻求一种方式来削弱或忽视他们的观点?这可能意味着我和他们的关系是怎样的?这可能意味着我自己是怎样的?
> 是否有一部分的我想要报仇或伤害对方?这可能意味什么?
> 我是否能真的停下来思考我可能错了或需要改变的可能性?我是不是可能处在固着心念中?
> 我是否感到想要关闭(情感)、放弃或认输?如果是或可能是,那么我是否可能处在宿命心念中?
> 我是否将我的情绪反应归咎于对方?如果是或可能是,那么我为什么觉得为自己的反应负责很困难?这可能说明了我自己或这个关系的什么问题?
> 我是不是可能没有真的给对方机会?如果暂时放下我的观点,我害怕可能会发生什么?

写下你觉得最有用的问题,或浮现出来的其他问题。

_____

_____

_____

全然开放讲义 18.2
第 18 课要点：带着开放的心清晰有力地表达

1. 提出请求或拒绝时，使用灵活心念 PROVE 技能，在开放心念下清晰有力地表达你的需要，最大化成功概率。
2. 描述触发请求或拒绝的情况，并用限定词来展现开放心念。
3. 开放地表达对于该情况或对方的情绪与看法。
4. 找出什么能让对方愿意给你你想要的东西或积极回应你的表达，然后想办法给到对方这个强化物。
5. 如果你想要与对方有亲近的关系，那就结合非支配性的合作友好的信号，用谦逊的态度来清晰有力地表达。
6. 如果得到你想要的东西是最重要的目标或者情况紧急，那就用自信的态度甚至紧迫的态度来清晰有力地表达。
7. 当关系很重要时，如果你传达出开放和社交安全的信号，则更有可能得到你想要的。
8. 当关系很重要时，尽力不要过多重复你的要求——这可能会让对方感觉被强迫，且（或者）觉得你不在意对方的需求。
9. 不要忽视对个人的批评或攻击。用善意和自我询问来回应。
10. 设身处地为对方着想，合作性地协商。
11. 在互动后通过自我询问学习，用 RO 技能（例如灵活心念 SAGE 或灵活心念 HEART）来评估和管理难为情的情绪，判断这段关系是否有害，并（或）练习原谅。

全然开放作业单 18.A

带着开放的心清晰有力地表达：灵活心念 PROVE

灵活心念 PROVE

- P 简要**描述**（Provide）背景情况
- R 不带指责地**表达**（Reveal）你对该情况的情绪感受
- O 看到**对方**（Other person's）的需求和愿望
- V 用你的**价值目标**（Valued goals）来指引你如何表达需求
- E 练习**自我询问**（Enquiry），决定是否要重申你的要求

在下一周，练习向他人提出你的要求，或者对你不想要的说不。简单描述一下你选择用来练习灵活心念 PROVE 技能的人际互动。

_____

_____

_____

在你练习过的技能旁的方框内打钩。

P 简要描述背景情况。

☐ 向对方描述让你提出请求或拒绝的情况。

☐ 用限定词来展现开放和尊重的态度（比如，据我所知……或是不是有可能……？或我觉察到一个想法……）

R 不带指责地表达你对该情况的情绪感受。

☐ 表达我对于该情况的感受和观点。

☐ 练习开放地披露感受和看法，而非遮掩它们。

☐ 在表达内在感受时，使用与你想要表达的情绪相关的主要表达渠道（面部，身体，触碰），最大程度地让对方如实接收到你想表达的东西。

☐ 在表达对对方意图的看法时使用觉察连续体，以便为自己的感知理解负责。

O 看到对方的需求和愿望。

☐ 练习从对方的角度看世界，以便理解他们的需求、想法、愿望和挣扎。

☐ 寻找帮助对方达成其价值目标的方法，而非只专注于我自己的目标。

☐ 直接询问对方，他们想要什么作为满足我之所需的交换。

☐ 寻求一种方法来强化对方对我的表达的积极回应。

☐ 优先考虑社交安全强化物，而不是物质奖励（比如，表达温暖、欣赏、赞美、感激、尊敬、信任或爱）。记录下你实际做了什么和结果是什么。

_____

_____

☐ 直接向他们寻求帮助来解决问题或化解僵局。

☐ 认识到想要间接控制局面或控制对方的隐秘欲望，用灵活心念 REVEAL 技能来帮助我更直接地表达。

V 用你的**价值目标**来指引你如何表达需求。
- ☐ 当我想与对方保持亲密的关系时，会将非支配性的信号与合作友好的信号结合起来，带着谦逊，清晰坚定地向朋友或亲密他人表达我的需求。
- ☐ 我正念地保持礼貌，尤其当我的请求或拒绝会给对方带来负担时。
- ☐ 当最重要的目标是获得我想要的，或当情况危急时，我自信地甚至有紧迫感地坚定表达。
  - ☐ 我通过直视对方、冷静坚定地说话、肩膀向后打开、抬起下颌表现自信。
  - ☐ 我通过加强关切度的表达、采用命令语气、加快语速、用更大幅度的手势或姿势**表现紧迫感**。
- ☐ 当关系很重要时，我向对方发出了社交安全和开放的信号。我知道人们更可能帮助那些让他们感到安全的人。
  - ☐ 我通过挑眉、温暖地微笑、张开双手、运用悦耳的声调、点头、交谈中轮流说话、用深呼吸来放慢谈话速度、在我说话前给对方回答问题或进行观察的时间，**发出了开放的信号**。
  - ☐ 我允许对方（和自己）不需要立刻理解、处理或解决这个问题，以此化解压力。
  - ☐ **在情绪激动时**，我用非语言社交信号来放慢谈话速度，并练习通过非语言信号展现随和的态度（如大 3 + 1；见第 3 课）。
- ☐ 避免了取悦、哄骗、甜言蜜语或奉承对方的诱惑。
- ☐ 避免了使用经过伪装的要求的诱惑，比如"推拒"或"不要伤害我"反应（见灵活心念 REVEAL 技能）。

E 练习自我**询问**，决定是否要重申你的要求。
- ☐ 在紧要关头受到挑战时，在回应前我先练习了自我询问，问自己：*这里是否有什么是我需要学习的？在下方记录你的体验。*

_____

_____

- ☐ 用我希望与对方达到的亲密度来指导我坚定表达的强度和重复次数。
  - ☐ 当关系不重要时，或当我的价值目标很重要时，我会一遍遍清晰重复我的要求（如果必要的话）以达到我的目标。
  - ☐ 当关系对我很重要时，我阻断了反复重复请求的冲动，并且练习了用开放的心聆听对方对请求的回应。
- ☐ 记住对我（或任何人）来说，仅仅因为我相信我的愿望或想法是对的，或我的需求优先级更高，就假定其他人都该迎合我，是非常傲慢的。
- ☐ 练习用仁爱之举回应，而不是忽视对我个人的批评或攻击（例如像我希望被对待的那样去对待对方）。
- ☐ 用下列问题来帮助我进行自我询问，在自我询问日志中记下我的发现。*在你觉得最有用的问题旁的方框内打钩。*
  - ☐ 朋友或同事拒绝我的请求可能说明了关于这个请求、我们的关系以及我自己的什么问题？我是不是能从中学到什么？
  - ☐ 我是否发现自己下意识地想要解释、辩护或认为对方的反馈或者正在发生的事不重要？

如果是或者可能是，那这是否表明，我可能没有真正开放地考虑对方的需求或情况？

☐ *我应该总是能得到我想要的，这个想法是从哪里来的？当对方没有答应我的请求时，是否有一部分的我想要责怪或者惩罚他们？我会鼓励一个孩子做出相似的行为吗？这可能说明我的价值目标是什么样的？*

☐ *对方给我否定性反馈时，我是否觉得被否定、伤害、误解或不被欣赏？如果是或可能是，那我需要被认可的是什么？我想要被认可、欣赏或理解的渴望，是否有可能让我对批评更不开放？我为什么希望他人改变，而不是自己改变？这里有什么是我能从中学习的吗？*

☐ *是否有可能我的反应不是针对当下的实际情境，而是带入了可能影响我感知的过去的体验？如果是这样，那么我可以在进一步努力要我想要的东西前，给自己一些时间来探索我的反应吗？*

在下方空白处记下你觉得最有用的问题，以及（或者）你练习中浮现的其他问题。

_____

_____

_____

在互动后

在你练习过的技能旁的方框内打钩。

☐ 当我发现自己在反刍或不断回想之前发生的事情时，我练习了自我询问。

　　☐ 我用讲义 18.1（对社交互动后的反刍性沉思进行自我询问）来深化练习，并定位我的痛点 / 成长点。

记下你觉得最有用的问题，以及（或者）练习中浮现的其他问题。

_____

_____

_____

☐ 如果我在互动中感到难为情、尴尬、羞耻，就用讲义 8.3（RO DBT 难为情的情绪评定量表）来判断我的难为情情绪是否恰当。我练习了灵活心念 SAGE 技能（见第 8 课）。

☐ 当我在互动后认为这段关系可能有害时，我用灵活心念 SAGE 技能来找出潜在的、经过伪装的、有害的社交环境。

☐ 当我发现自己在滋养怨恨时，用灵活心念 HEART 技能（见第 29 课）练习了原谅。

记下你使用的其他技能。

_____

_____

第19课
用"认可"来展现社会包容

第19课要点

1. 我们既是信息的传播者,也是信息的接受者。
2. 当人们感到被误解时,关系会发生破裂。在亲密关系中,这种破裂是不可避免的;而如果破裂能够得到修复,又可能会加强亲密关系。"认可"是实现这一目标的核心方法。
3. "认可"要求我们理解对方,并把这份理解传递过去。
4. 只有当接收方把传递的信息体验为"认可"时,它才是真正的"认可"。
5. 并不是所有的事情都需要"认可"——有些行为是"无效"的(例如,从别人那里偷东西)并且需要矫正性的反馈。另外,从 RO 的角度来看,"不认可"带来的不适是练习自我询问的提醒器。

所需材料

- (选修)讲义 19.1(第 19 课要点:用"认可"来展现社会包容)
- 作业单 19.A(灵活心念"认可":七个层次)
- (选修)第 329 页的"认可/不认可"卡片和第 330 页的剪报复印件,作为选修课堂练习"非语言认可游戏"的材料。事先准备足够的卡片提供给所有的学员
- 白板和记号笔

层次1 "认可"课堂练习卡
使用剪刀沿虚线剪开来制作卡片

不用语言向你的搭档表示"确认"	不用语言向你的搭档表示"否认"
• 使用眉毛 • 把你的身体转向他们 • 进行眼神交流 • 点头表示你在听 • 模仿他们的面部表情或语气 • 似笑非笑	• 假装看报纸 • 稍微转过身去 • 不进行眼神交流 • 不点头示意 • 冷冰冰的表情或语气 • 无聊地打哈欠或看手表

没有仓鼠被卷入这场事故

据《纽约时报》报道，今天在I-95公路上，一辆运输高辛烷值燃料的油罐车撞上一根昨天工人误插在路中间的电线杆。仓鼠的代言人说，他很高兴没有仓鼠被卷入。

在一场两小时的会议中全程保持沉默的英雄

一名办公室职员被赞为英雄，因为在昨天的一场两小时的会议中，他没有说任何一个字，只是抱着一袋麦丽素慢慢地品尝。这位职员的英雄事迹在办公室周围快速地传开了，许多同事都向他的无私行为致敬。

英国的第一家快闪鹅咖啡馆毁于灾难

伦敦东部的第一家快闪宠物鹅咖啡馆在开张的当天就毁于灾难，因为仅仅在咖啡馆开张的两小时内就有17人报告了被鹅伤害的事件。这家咖啡馆于上午10点开始营业，截至中午，已经有17个电话打到了999，都是有关被鹅伤害的事件。最常见的是咬伤，而一位顾客在接二连三的鹅暴乱后陷入危急状况。

伦敦人现在可以花500英镑住在餐具抽屉里

准租户们被要求每月支付2000英镑以居住在豪华的南肯辛顿的抽屉里。其他3种餐具抽屉类型也可以租赁，营造出一种"归属感……"，据房东所说："人们都为在首都能够找到一个居住地而苦苦挣扎，我们不希望他们和一些我们永远不会用到的叉子与玉米棒支架共享这个抽屉。那真是太可笑了。租户们必须自备餐具。"

国家健康服务：用杜松子酒代替抗生素

这一提议来自一系列对抗生素耐药性可能导致的危害的警告，它们宣称这可能会使世界"回到医学的黑暗时代"。英国国家医疗服务体系的一位高级发言人说："将药物和酒精混合显然很不安全，所以我们打算完全停止用药。"

"不上班周五"在办公室职员中逐渐流行

"之前我们尝试过'便装周五''纸杯蛋糕周三'和'披萨周四'，但是只有'不上班周五'最终提高了员工的士气。"一位市场经理说："事实上，我们的许多雇员如此爱它，以至于他们现在在询问剩下的工作日是不是也能被取消。"

（必修）教学要点 "我们是一个部落的！"

> ＊ 当我们是一个部落的一部分时，我们会感到安全。＊

- *正如我们在之前的课程中学到的，部落很重要！* 我们在多大程度上被他人认为属于或不属于我们的部落，对个人幸福有很大的影响。
- *从进化的角度来看，我们天生对社交排斥的迹象非常敏感。* 被社交圈子排斥让人受伤，而融入圈子则让人感觉良好（Eisenberger & Liberman，2004；Leary et al.，1998；Murray et al.，2003）。
- *对部落的归属感取决于部族成员的反馈。* 我们大多数人天生就意识到，仅仅依靠照镜子来告诉自己我们是可爱的、有能力的或者是一个好人并没有多大帮助。我们依靠部族成员来确认我们的价值。
- *我们强烈渴望和追求那些明确认可我们是有价值的部落成员的社交信号。当我们作为部落的一员时，* 我们感到安全、有保障、放松（见灵活心念 SAGE 技能，第 8 课）。
- *"认可"是一个反羞辱仪式；* 见"（不那么）有趣（但有意思）的事实：羞辱仪式的使用，第 8 课）。
- *它包括沟通对他人的感受、想法、愿望、行动或经验的理解和接纳*（Fruzzetti & WorralI，2010；Linehan，1993b）。它本质上是在说："你是我部落的一员。"
  - ✓ 问：被理解是什么样的感觉？你身体的哪个部分能感受到它？
- *健康的关系依赖于相互频繁的"认可"。* 它们包括开放地倾听、主动地自我表露、表达善意和做出自我牺牲的意愿，而且不总是期望回报。它们是需要双方主动参与的双向通道。
- *"认可"的回应并不是直接寻求改变一个人的情绪体验。* 我们向对方表明的是，他们向我们分享内心体验是安全的；并且我们知道作为人类，我们都可能犯错。
- *然而，被一个人体验为"认可"的回应在另一个人那里可能就会被体验为"不认可"。* 回想一下：无论走到哪里，我们都总是带着认知和调控上的偏差，这些偏差影响着我们如何看待以及如何应对世界和他人。
- *重要的是，当我们试图"认可"某人时，判断成功与否的唯一标准是与我们交谈的人！* 如果他们没有感受到被认可，从定义上来说，那就不是认可。
- *因此，好意并不重要；重要的是我们的社会信号是否真的被对方体验为"认可"。* "认可"是一个动态的过程，在这个过程中，一个人将自己的理解传达给另一个人，而对方则反过来给出信号，告诉这个人这些理解是否准确。
- *此外，行动通常比语言更有力量。* 比如，说"我踩到你的脚你一定很疼"很好，但是直接把脚挪开是更有效的（而且感觉更好☺）。

（选修）讨论要点　增强亲密感

- ✓ 问：你是否曾经发现自己在等待对方向亲密关系迈出第一步？你在等什么？
- ✓ 问：你通常做什么来表达你对别人的爱或关心？
- ✓ 问：你在多大程度上全情投入了一段关系？人们对你了解多少？你可能需要学习的是什么？

> 讲员须知：许多 OC 个体缺少被"认可"的体验，特别是当他们尝试沟通情绪困扰或脆弱的部分时。OC 个体可能在过去体验过被否定、被批评或惩罚的经历，例如表达个人经验时（例如，"你不是难过，你只是太累了"）、暴露情感时（例如，"只有软弱的人才会哭"）、尝试亲密关系时（例如，"你需要的不是理解，是赶紧回去学习"）、表现出自发行为时（例如，"别像个傻子一样"）或表现得不精确或不遵循规则时（例如，"只有愚蠢的人才会越界"）。此外，他们所在的文化、家庭或环境所期望的行为规范可能是控制、能力和表现，这使得微小的成就可能很少被强调，他们的痛苦也可能很少被承认。因此，许多 OC 来访者可能在被认可或认可他人方面相对缺乏个人经验。所以，一些学员可能难以理解"认可"的重要性。

（必修）教学要点　用"认可"来展现社会包容

请学员参阅作业单 19.A（灵活心念"认可"：七个层次）。

> 讲员须知：提醒学员，从 RO 的角度，"认可"基本上代表了一个人对另一个人释放的社交信号，本质上是说："别担心——你属于我的部落（你跟我是一伙的）。"既然过度控制被认为是一种情感孤独障碍，仅仅学习如何再加入一个部落（例如使用灵活心念 ALLOW 技能）是不够的，还要学习如何向其他人发出信号，告诉他们你希望他们在你的部落或者你认为他们是你的同伴（你希望跟他们一伙儿，或你认为跟他们是一伙儿的）。下面的技巧是介绍如何实现后者而设计的。此外，下文中高层次的"认可"并不一定比低层次的更好，不同情况下哪种"认可"效果更好会有很大差异，这取决于当时的情境。

第 1 层次　表现得专注："你是一个值得尊敬的部落成员"

- *用非语言的信号，向对方表示你正关注着他们。例如……*
  - 用表示肯定的点头（上下移动）来表示你喜欢他们，你对他们说的话感兴趣，以及他们是你的伙伴。
  - 使用挑眉（扬眉）和一个温暖的微笑来表示友好和合作。
  - 身体转向对方以表示感兴趣。
  - 长时间的耸肩加上双手张开的姿势，表示非支配和开放的态度。
  - 在大多数文化中，目光接触意味着兴趣、在乎或关心。

> **（选修）课堂练习　非语言"认可"游戏**
>
> **所需**：将第 329 页"认可/不认可"卡片和第 330 页剪报的复印件裁成卡片。
>
> **指导**学员们两人一组，一人被指定为 A，另一人为 B。然后，讲员向每组的学员 A 提供一份剪报卡片，并向合作伙伴 B 提供一张"认可/不认可"卡片。

第 19 课：用"认可"来展现社会包容

大声朗读这些游戏说明。

好了，同学们，先说一下游戏规则！首先，你和你的搭档现在是一个部落了。给它起个名字，随便什么都可以，但不要起"万事通"这样的名字，我们的经验一再表明，任何选择这个名字的群体，都有点儿无法从这次经历中学到东西。关于这个结论，我们仍在调查中（☺）。

接下来，队友 A 将获得一篇简报。他们的工作是大声朗读简报的第一段，然后对它做一个简短的评论。与此同时，队友 B 手里也有一张卡片，上面有说明，指导他们在练习中做出非语言的"认可"或"不认可"反应。队友 B 要对卡片上的内容保密（嘘……这是秘密☺）。游戏的目的是一起工作——一个是信息发送者，一个是信息接收者——然后看看 A 要花多长时间才能准确地猜出队友 B 卡片上的指示是"认可"还是"不认可"。

当队友 A 大声朗读他们的新闻简报，并对报纸内容做出评论时，游戏就开始了。队友 A 在阅读或评论时应注意队友 B 的非语言行为。重要的是，即使队友 A 在 2 秒内就猜对了队友 B 的行为表示的是"不认可"还是"认可"（这通常是显而易见的），不要在这里停止——继续玩下去。当 B 用非语言的方式表示"认可"或"不认可"时，A 应该继续朗读和评论。

接下来协同讲员和我先来演示一下这个游戏。

讲员须知：协同讲员应该假设他的卡片指示他用非语言的方式向另一位讲员"表示不认可"（也就是说，当他朗读或评论时，协同讲员应看向别处，表现得很无聊、打哈欠、皱眉、怒视、噘嘴或叹气）。讲员应该继续阅读下面的脚本——并且，为了最大程度地表现喜剧效果，最好完全不去注意另一位讲员太过明显的非语言"不认可"技巧（嘻嘻☺）。

当协同讲员试图通过"非认可"的非语言的姿势和面部表情来吸引讲员的注意力时，这位讲员应该大声地朗读下面的片段。祝大家玩得开心！

据美联社报道，今天上午，一辆运载高辛烷值燃料的油罐车在肯塔基州沃尔顿市外的 I-71 公路南行线上与一张被遗弃的 La-Z-Boy 躺椅相撞，并引发大火。美国防止虐待动物协会的一名代表表示，该组织对没有仓鼠卷入这一事件表示感谢。

接着，讲员对刚刚阅读的新闻简报进行评论，而协同讲员则继续用非语言的方式表达不认可。例如，当直接看着讲员（为了"认可"）时，这位讲员可能会说：

我觉得这个关于仓鼠的故事有点傻。我的意思是，毕竟，为什么一起油罐卡车爆炸事件中会有人担心起仓鼠来呢？油罐卡车司机应该没有被要求带着仓鼠开车吧？即使真有这样的要求，在油罐车里面一只仓鼠到底能干点儿什么呢？

演示完后，立即开始游戏。
队友 A 应该开始大声朗读新闻剪报的第一段，然后对刚刚读到的内容做一个简短的评论。

> **队友 B** 应该在 A 阅读新闻报道和发表评论时，练习用非语言方式向 A 表达"认可"或"不认可"。
>
> **给出大约 2 分钟的时间**，然后停止角色扮演。给出 60 秒以供搭档之间的讨论，然后交换角色。此时为队友 B 提供新的新闻剪报，为 A 提供新的指示卡片。如果时间允许，再次交换。理想情况下，双方都有机会成为非语言"认可"和"不认可"的信号接收方。你可以把它混合起来——目标是让学习变得有趣，并鼓励做试验！
>
> 讨论：
> - ✓ 问：猜到搭档被分配到的是"认可"还是"不认可"卡片有多难？被不认可的感觉怎么样？你对非语言的"认可"信号的觉察能力如何？你会经常使用这些信号吗？你对非语言的"不认可"信号的觉察能力如何？你会经常使用这些信号吗？你可能需要学习的是什么？

（必修）教学要点　反映

第 2 层次　反映："我们是一个部落的"

- *反映就是指简单、谦逊地把我们听到的对方的话语复述给对方听。* 这种行为表明你想要了解他们是谁，这样做还给了他们一个纠正你的机会（如果他们认为你的复述是不准确的）。
- *反映不是说我们复述出来的必须得准确。* 实际上，这一层次的核心目标之一是表达出一种愿望：我们希望了解他们，并愿意被他们纠正，直到他们认为我们的反映是准确的。我们自己的世界观常常阻碍了我们看清他们的。

（必修）由讲员进行的迷你角色扮演

讲员应该进行如下角色扮演，每人扮演一个不同的角色（即 A 或 B）。可以自在地直接按着剧本读——为 OC 学员做个榜样，告诉他们不需要万事都提前完美准备。

- **A**（反映他们认为 B 说过的话）：*所以有时候你不喜欢倾听别人说话。*
- **B**（纠正复述）：*我并不是不喜欢。如果这能让他们感觉好很多，那对我来说就没什么大不了的。*
- **A**（重新尝试反映）：*好吧，所以我听到的是帮助别人是你的价值观认同的，但你不一定觉得听他们说话很愉快。是这样吗？*
- **B**（同意）：*是的，我觉得有责任倾听别人。我可能不喜欢这样，但如果这能让他们感觉好点，那我也无所谓。*
    - ✓ **问**：为什么 B 在 A 第一次尝试反映听到的内容时要纠正他？（重读那两句话。）
    - **答**：A 的世界观似乎在说，人类的行为是由情绪驱动的。例如，一个人会去参加聚会是因为他期待和别人聊天时的愉悦感或联结感。B 的行为则是由不同的世界观驱动的——他倾听别人是出于责任或义务，而不是因为他期待快乐或社交安全。他的感知和动机是由规则驱动的。这是一个很好的例子，说明了不同的世界观和动机因素是怎么从根本上影响我们的互动的。幸运的是，在这个例子中，A 能够很快地识别出 B 的驱动力更多来自价值目标或规则，而不是情绪；否则，这可能会变成一场争论（例如，想象 A 坚持对 B 说，人只有在受到恐惧或快乐等情绪的驱使时才会有倾听的动机）。

✓ 问：遇到和你世界观差异非常大的人的频率有多少？上面的例子告诉了我们什么关于反映的技巧？

> 讲员须知：有时我们的反映可能在技术上是准确的（如果回听事件录音）。然而，谈话者却把我们的反映感知为不准确的，结果导致他们感到被否定。当这种情况发生时，可能会令人沮丧，但好消息是，你总是可以再试一次。

（必修）课堂练习　练习反映

把团体分成两人一组，让两人中的一个（A）描述他那天去参加技能小组路上的经历。搭档 B 则练习反映 A 所说的。讲员应指导 A 经常停顿，以便 B 有机会反映所听到的内容。鼓励 A 提供关于内心想法、感觉、意象、冲动和情绪的细节。例如："今天我像往常一样早上 8 点醒来，然后像往常一样洗了个澡。当意识到我的洗发水快用完了的时候，我感到有点恼火，但我还是提醒自己稍后再去商店"（停顿）。然后，伙伴 B 使用第 2 层次的"认可"技能，将听到的内容反映给伙伴 A。

如果在讲员进行迷你角色扮演后，学员们还不清楚的话，讲员应该和协同讲员一起简单地演示一下这个练习将会怎样进行。合作伙伴应该交换角色，让双方都能有练习反映的机会。做这个练习是要从中获得乐趣。讲员应该确保他们在示范灵活心念的原则（例如，问题可以在轻松和随和的态度下解决，学习可以是有趣的）。

讨论
✓ 问：你对搭档说的话能多准确地加以反映？
✓ 问：你多大程度上感觉到被对方认可了？你认为你们的世界观相似的程度有多大？如果你们的世界观是不同的，你能调整自己让你的反映更准确地符合他们看世界的方式吗？

（必修）教学要点　共情性读心

第 3 层次　共情性读心："欢迎回家！"

- *无论何时，当与你互动的人表现出不参与或退缩、内心关闭的迹象，或表现出难以辨别他们的内在体验时，共情性读心是最需要的。*在第 3 层次，听者需要带着谦逊的态度给出自己的猜测，猜测对方的感受或想法是什么。
- *"我意识到我在想象……"*开始共情性读心的方法之一是使用觉察连续体（见第 12 课），以*"我意识到我在想象你……"*开头，然后用你想象另一个人可能的所想、所觉、所希望，将这句话填充完整。以这种方式开始谈话会传递这样的信息：你对自己的个人观察负责，这一切只是猜测，而不是事实。

讲员可以在授课的同时给课堂植入一些乐趣——例如，在课堂上冲学员眨眼，然后转向协同讲员说……

所以，（协同讲员的名字），我意识到我在想象你可能担心没有足够的时间给全班展示你上周给我表演的快步舞。不要担心——我会帮忙的。我们会有时间的！我做得怎么样？我猜对了吗？（嘻嘻☺）

> 讲员须知：回忆一下，在老师之间玩笑式的调侃是很重要的。这示范了 RO 的核心原则，即一个人可以温暖地、玩笑地给别人反馈。它还向学员表明，冒傻气没关系，学习也可以很有趣，不要总是把生活看得那么严肃（参见"有趣的事实：调侃与被调侃"，第 22 课）。

- **另一种开始共情性读心的方法是这样的，"如果我处在你的位置……"，**然后同样地，用你想象的对方可能的体验来把句子填充完整。
  - 例如，想象一位父亲正在讨论是否允许他十几岁的儿子使用家里的车与朋友外出。父亲在谈话中注意到儿子的反应越来越沉默。儿子的沉默可能反映了一种情绪（例如，恐惧）或不确定如何有效地要求他想要的东西（或一系列其他的原因）。假设这段关系很重要，父亲可能会这样说："如果我现在处在你的位置，我可能会想，'爸爸就是没有意识到我会多么小心——他就是不明白'。"好消息是，即使这位父亲完全错了（也许儿子的变脸是因为他肚子痛），他已经在最基本的层面上表达了关心。具体地说，他努力设身处地地为儿子着想，是在表明他渴望了解儿子的世界观。这里的主要观点是，即使是不准确的，共情性读心的尝试也会对人际关系产生积极的影响。
- **"请加入我。"** 当共情性读心被尝试用于那些心理封闭、拒绝回应的人（也可见于第 16 课的必修教学要点"'不要伤害我'反应"中），它传达出一种有力的社交信号"我非常关心你，所以在尝试代你说话"。它是仁爱置顶的一种表现（见第 17 课，灵活心念 ROCK ON），是一个强大的邀请加入的亲社会信号。
- **"哇，谢谢你的帮助。"** 对于那些真正努力去标识内心体验的人（也就是说，他们没有封闭自己），一次准确的共情性读心几乎总是被体验为高度的"认可"。通过另一个部落成员帮助我们标识内心的体验，我们能够定义所见——到底是兔子还是老虎？参见本课后面的"有趣的事实：Oog-Ahh 的故事（有时牛不是牛）"。
- **要想到自己有搞错的可能，然后在必要时进行修复。** 每当我们在共情性读心中出现错误时，有一个简单的方法可以修复这个误解，那就是道歉（参见第 8 课，灵活心念 SAGE 中的求和步骤）。
- **最后，成功的读心并不意味着同意。** 一个人可以理解，同时仍然不同意。例如，假设最初的读心被体验为了认可，我们之前提到的那位父亲可能会继续对他儿子说："我知道，从你的角度，你会尽一切努力来保证安全驾驶。但我还是不想让你今晚开车出去。"换句话说，父亲可以准确地读懂儿子的心，但仍然坚持自己认为重要的事情。

第 4 层次 "基于你过去的经历……"

- **"基于你过去的经历……"** 第 4 层次的"认可"涉及告诉对方，基于他们过去的经历（或因为他们的生物学特征），他的体验是可以理解的。
- **"你的行为是可以理解的。"** 这表示，基本上，任何具有相似背景（或生物学特征）的人都可能以跟他相似的方式行事。
- **"你仍然属于这个部落，但是……"** 第 4 层次的"认可"表示基于一个人的历史背景（或生物学特征），他的行为是可以理解的。然而，当这种行为可能（对自己或他人）有害时，它通常伴随警告（也就是说，它并不意味着同意）。例如，一个母亲如果自身有遭受虐待的经历，或者她生物学上的问题似乎驱动了她的一些反应，那么她对女儿进行情感虐待就是可以理解的，不过只是在一定程度上。情感虐待这件事比较严重，可能需要母亲必须做出改变。如果她做不到，那么对所有相关的人来说，最仁心之举（但不一定是认可性的）就是让一个有爱心的人介入，并希望找到一种方法来阻止或减轻母亲的虐待［例如，向社会服务机构检举或报告她的行为；参见必修教学要点"尽管羞耻感是痛苦的，但它是亲社会的"和"（不那么）有趣（但有意思）的事实：羞辱仪式的使用"，都在第8课中］。

（选修）课堂练习　基于过去的"认可"

把团体分成两人一组。 每组搭档中，一个人扮演下文故事中感到内疚的朋友（我们称之为A），而另一个人扮演"认可"的角色（B）。B的任务是借助本文描述的场景与A练习使用第4层次的"认可"。鼓励学员抑制住解决问题或提供解决方案的冲动；相反，使用第4层次的原则，将重点放在"认可"上。讲员应该大声朗读故事和说明。

想象你有一个朋友，她非常重视做正确的事情，以及不要制造麻烦。此外，你知道，在你的朋友年轻时，每当她提出不同意的意见或为自己说话时，她的母亲会非常严厉地惩罚她。有一天，你的朋友告诉你，她觉得非常内疚，因为她犯了一个大错误——她告诉了一位同事她对新老板的真实感受。她觉得他们的新老板似乎对了解大家不感兴趣，并且她真的很担心自己的工作日程可能会改变。

搭档A 扮演内疚的朋友——也就是说，用第一人称讲述上面的故事。例如，你可以这样开头："我想让你知道我感到非常内疚。前几天，我犯了一个大错误。我……"之类的。搭档B应扮演去认可她的朋友，并练习第4层次的认可。讲员可能需要演示第4层次的认可大概是什么样的。

在大概5分钟的练习后，讲员应要求学员停止角色扮演并互相反馈，然后交换角色（也就是说，A成为"认可"的角色，B成为内疚的朋友），并再次练习。讲员也可以编纂其他场景或使用学员们真实生活中的例子。提醒学员们放弃完美"认可"的刻板期待，并鼓励他们去试验。

讨论： 当双方都试验过第4层次的认可后，让全体学员一起讨论。可以使用下面的问题来促进讨论。

- ✓ **问：** 你觉得自己多大程度上能成功地根据你朋友过去的经历来"认可"她？
- ✓ **问：** 你觉得第4层次的认可最困难的地方是什么？如果你对一个人的过去一无所知，可以使用第4层次的认可吗？
- ✓ **问：** 忍住不提供解决方案有多难？
- ✓ **问：** 你发现自己有多频繁会去提问而非认可？

第5层次　正常化："你从未离开这个部落"

- ***将行为正常化：*** 认可某人的行为是正常的，这向接收方表明，他们的行为或情绪反应与其他部落成员在类似情况下的反应没有什么不同。

- **"欢迎回到这个部落。"** 正常化说的是"你是我们中的一员",这是一个强大的社交安全信号。回想一下,对于我们早期生活在恶劣环境中的祖先来说,留在部落里对个人生存是多么至关重要。

(选修)课堂练习 区分基于过去的"认可"和基于正常化的"认可"

导入: 讲员把团体分成两人一组,然后大声朗读下面的场景。

想象一位最近从英国搬到美国的朋友,当她在马路上学习靠右侧开车时(英国的交通规则是反向的),很不幸地擦过了另一辆车,造成了一场小事故。你知道她的这个事故,因为是你帮她做了善后工作。几天后,你决定请求这位紧张的英国朋友帮忙搬家。你问她是否能够在交通高峰期开着她那辆破旧但还能用的车去曼哈顿市中心帮忙运送箱子。你的朋友表达了顾虑——她对开车感到有点紧张。

说明: A扮演英国朋友,而B负责根据他过去的经历来进行"认可"(第4层次)。角色扮演的时间控制在2~3分钟。停止角色扮演后,让双方对这场短剧进行简单的反馈。接下来,交换角色,B扮演英国朋友,A扮演"认可"角色,只是这次A尝试通过将朋友害怕开车进入曼哈顿市中心正常化来"认可"(第5层次)。

讲员须知: 第4层次的"认可"(基于过去)可能是"你对开车去市中心感到焦虑是有道理的,因为你在美国学习开车时发生了意外",第5层次的"认可"(正常化)应该是"你对开车去市中心感到焦虑是有道理的,因为在高峰时间的交通中每个人都会感到焦虑,而市中心更是一个噩梦!"

鼓励自我问询, 让学员留意,作为接收方在收到不同类型的认可时感觉到的差异。让学员评价他和搭档的角色扮演进行得如何。然后征求全体学员的反馈意见和观察,并利用下面的问题来深化教学。

- ✓ **问:** 作为接收方,你觉得哪个层次的"认可"更有效?是第4层次还是第5层次?如果它们之间存在差异,你认为这是为什么?
- ✓ **问:** 你觉得哪种类型的"认可"更容易传递——是基于过去的"认可"(第4层次),还是通过正常化来"认可"(第5层次)。如果有差异,你认为这是为什么?
- ✓ **问:** 如果有人难以接受行为正常化的"认可",这可能意味着什么?这种认可的缺点是什么呢?

第6层次 发出信任的信号:"我相信你"

- 第6层次的"认可"发出的信号是平等、尊重、真诚和信任。
- 它是善意的,是在用我们希望被对待的方式对待对方。
- 它给对方的是"无罪推定"。如果第6层次可以说话,它会说……
  - "我相信你会做正确的事。"

- - "我相信你的能力。"
  - "我相信你有能力履行之前的承诺。"
- 这并不意味着将对方视为脆弱的或无能的，巨细无遗地管理或检查对方是否在做说好的事情。
- 这并不意味着需要如履薄冰，或脆弱化对方，随时投身帮他们解决问题或告诉他们如何解决问题。
- 它经常用开玩笑的、不敬的方式来表达——跟人调侃、游戏、大笑、融入他人，传递出强大的表示友谊的社交安全信号。
- 它意味着谦逊地说真话和公开表达你的感受。
- 它意味着信任对方的能力，相信他们不需外界干涉，能够为自己的问题找到解决方案（即使该解决方案可能不是我们会选择的）。这让对方有机会自己学习新技能，建立解决问题的信心（主要的例外是在真正的紧急情况下，也就是生死攸关的情况下）。
- 它有时意味着我们对对方比对方对他自己更有信心。当我们在进行第6层次的"认可"时，我们经常能够看到对方潜在的优点和能力，而他们自己可能并不总是相信其存在。
- 在使用第6层次的"认可"时，在与对方的沟通中练习使用觉察连续体来帮助你拥有和表达自己的情绪、想法、感觉和意象。例如，"我觉察到的一个想法是……""我觉察到的一种情绪是……""我觉察到自己想象着……"或"我觉察到的一种感觉是……"

（选修）课堂练习　表示信任

向全班大声朗读下面的场景。

> 你18岁的儿子找到了一份兼职工作，最近开通了一个银行账户。他刚刚收到银行的一封信，通知他已经透支了。这是与他的薪酬部门的一个误解，他们给他开了一张工资支票，而不是直接把钱存入他的银行账户。他让你代表他打电话给银行解释这个问题，因为他没有这方面的经验，不想犯错误。另外，他还在担心如何支付透支费。

指导全班分成两人一组。A是父母，B是儿子。请A使用第6层次的"认可"来认可儿子（表现出一种父母不掩饰自己的真实感受，认为他有能力的感觉）。

鼓励：如果时间允许，鼓励学员只要有机会就尝试使用他们到目前为止学到的所有"认可"技能（第1～6层次）。提醒学员们不要试图提供解决方案，而要把重点放在"认可"上。为了使练习更有挑战性和乐趣，讲员可以鼓励学员夸张或戏剧化儿子角色的表演。例如，当家长解释说他有能力自己打电话给银行时，他可能会噘嘴或叹气，试图通过语言或非语言的方式让家长相信他是脆弱或无能的。然后转换角色，再次练习。

讲员须知：虽然对于这个场景，6个层次的"认可"都可以应用；在这种情况下，一般第6层次的"认可"需要父母显示对他们儿子能力的信心，相信他能够打电话给银行经理，而不是家长替他打电话或者告诉他怎么做。例如，他们可以用一种温暖但实事求是的语气，以非语言的方式表达一种冷静的信任，比如这样说："问题是，孩子，如果我只是去替你处理了这个问题，那么这意味着我认为你没有能力自己来处理它——但坦率地说，我相信你有这个能力。所以，虽然你觉得我没有帮忙，但其实我的意图是平等地对待你。"

> 讨论。
> - ✓ **问**：你在向搭档传递信任的方面做得如何？
> - ✓ **问**：你能把其他的"认可"策略加入进来吗？
> - ✓ **问**：不跳到给出解决方案这一步，感觉困难吗？
> - ✓ **问**：扮演儿子时，你感觉如何？

第7层次　相互呼应性："我们是一样的"

- *你不能仅仅依靠语言来表达你的感受或表示理解。*
- *强烈、亲密的联结需要与对方有非言语的情感呼应*。表达的强度、深度、手势类型、声调和面部表情都在向对方传达我们关心他们所经历的，因为我们的感受是类似的。
- 实践示例……
  - 想象一下你的女儿或儿子刚刚获得了一个声望很高的奖项。**问**：*哪种场景最能够表明你感到兴奋、快乐和自豪？*
    1. **静静地坐**在椅子上，面带微笑，平静地说："我太激动了，我太骄傲了。"
    2. 当他进入房间时，**站起来**，和他击掌，然后紧紧地搂着他的肩膀，脸上绽开灿烂的笑，说："我感到非常激动和自豪！"
  - 想象一下，一个朋友告诉你，他们刚刚因为破产而失去了房子。
    - ✓ **问**：在这种情况下需要什么样的非语言信号来呼应你朋友的表达？

> **（必修）课堂练习　相互呼应很重要！**
>
> **大声朗读**下面的场景，模仿故事中每个人表达出的情绪强度。为了让故事发挥作用，读者有必要戏剧性地把台词表演出来，而不是简单地读出来。**中奖者的台词**需要激动快乐的语调和身体动作。**朋友的台词**需要平淡的语调，肢体动作要拘谨，面部表情也要少。
>
> 　　想象一下，有一天，一个朋友冲进你的办公室要告诉你一个非常好的消息。他很兴奋。他几乎是上蹿下跳，大喊大叫，他说："你肯定不会相信刚才发生的事！我刚发现我中了彩票！我是个百万富翁！我刚赢了1000万美元。"你微微一笑，回答说："真不错，你好像很高兴。"你的声音很平静，举止沉着冷静。你谨慎地选择了措辞，让你的朋友知道你明白这件事对他来说是件好事。
>
> **讨论并教授**
> - ✓ **问**：这个片段的互动中缺失了什么？
>   　　记住，非语言表达，通常被大多数人认为比语言更能反映一个人的真实情感。例如，在前述场景中，听到此事的朋友面部表情和语调的平淡可能会导致人们误解他知道朋友中彩票时的真实感受（例如，是嫉妒而非开心）。
> - ✓ **问**：如果故事中的朋友与中奖者的情绪信号相呼应，会是什么样子？
>   　　讲员可能需要演示，例如"哇！我简直不敢相信！"或"这太令人兴奋了！"或者"哦，我的天啊——这太不可思议了！"

第 19 课：用"认可"来展现社会包容

> ✓ 问：你能想出其他的方式去相互性地呼应前述场景中的朋友吗？这些方式是什么样的？
>
> **练习相互呼应。** 把班级分成两人一组，让学员与他们的搭档轮流练习，进行情感信号的呼应（使用之前描述的场景或由班级创建的场景）。提醒学员们，呼应意味着要使用不同的非语言表达，如语音语调、表情（如摆动眉毛）和身体动作。编一些别的场景，玩得开心！

（选修）课堂练习　根据要求使用认可策略

> 可以用之前第 6 层次练习的亲子案例创建一个游戏叫"根据要求使用认可策略。"告诉学员们，当进行角色扮演时，讲员会每隔几分钟更换一个"认可"的层次——例如"好，现在，父母们，尝试用共情性读心来进行认可！"扮演家长角色的人要看看自己是否能在有限的时间内按要求使用新层次的"认可"。例如，如果给出的指令是"读心"，父母可能就要说出类似这样的话："如果我处在你的位置，我可能会感到有点生气，因为妈妈似乎不想帮忙。"提醒学员们，偷看手册作为提醒是完全可以的，或者搭档也可以帮助他们。把这些练习混合在一起，营造出一种不可预测的氛围，例如，改变认可的方向，让儿子去"认可"父母。尽可能地植入些幽默和乐趣。
>
> 讨论：
>
> ✓ 问：你觉得最难切换的认可层次是哪个？你能把要完美地完成这件事的念头放下吗，哪怕只有一点点？哪些层次的认可更简单些？这些层次的认可给你的感觉是更自然些，还是更正常些？这可能说明些什么吗？

> 讲员须知：请记住，在这个场景中，所选择的认可层次是否适合主要取决于儿子的行为。例如，当儿子的行为很任性时，很难将其"认可"为正常的（参见第 5 层次）。

（必修）教学要点　关于"不认可"

> 讲员须知：虽然"认可"增强了关系，但这并不意味着必须始终去认可。相反，RO 认为有必要质疑我们的个人信念和感知。有时，为了成长，需要痛苦的反馈（见灵活心念 ADOPTS）。因此，RO DBT 中的"不认可"被认为是一个成长和自我询问的机会，有时最有效的行为是否定错误行为（例如，父母否定青少年酒后驾车行为则是明智的）。另外，与其想当然地认为别人应该认可我们，RO DBT 认为对我们个人的情绪反应负责是首要的（参见自我询问"如何"技能，第 13 课）。讲员也可以鼓励学员使用灵活心念 ADOPTS 和"接受或拒绝反馈的 12 问"，以进一步提高对否定性反馈的开放性。

- **这就是棘手的那部分，有时我们需要被否定以获得学习，甚至生存。** 也就是说，当我们的行为是无效的而我们不知道或不想知道时，我们需要部落里有人善意地指出我们的错误。

> ★ **有趣的事实**：*Ogg-Ahh 的故事（有时牛不是牛）*
>
> 想象一个大多数时候都很好，但有时会发坏脾气的部落成员，叫作 Ogg-Ahh（意思是"强者"）。他住在石头部落，生活在距今几百万年前的石器时代。随着年龄增长，Ogg-Ahh 近视越来越严重，但他不愿意承认（甚至在他不小心撞到一棵树后）。一天，他和他的部落伙伴同往常一样一起外出打猎和采集，突然，Ogg-Ahh 僵住了，并且兴奋地指着一处喊了起来："Oooga booga buggy tooga！"（意思是"我看见一头牛！"）然而，他的同伴却说："Nup, Oog-Ahh, buggy booga teartooga toc！"（"不，Oog-Ahh，那是老虎——快跑！"）此时，Oog-Ahh 面临着左右为难的境地——他应该相信自己的眼睛还是他的同伴？坚持自己的看法（就像过去他经常做的）可能意味着猎到牛当晚饭，够整个部落吃的了！而听朋友的话则可能避免自己成为别人的晚饭。最终，Oog-Ahh 选择收起自尊心，跑得比兔子还快。通过自愿袒露他对自然的观察并听取反馈——否定他看到牛的说法——Oog-Ahh 最终能够再活一天，而第二天早上，整个部落也能够受益于他出色的采蘑菇能力吃到早餐（Oog-Ahh 以他卓越的嗅觉而出名）。然而，为了挽救他们近视的朋友，部落不得不给他提供"不认可"的反馈，并容忍可能的情绪爆发（Oog-Ahh 有时脾气急躁，而且总是随身带着一根棍子）。更重要的是，Oog-Ahh 需要在收到关于"他看到的牛不是牛而是老虎"的反馈后，质疑自己的信念。通过开放和随和（尽管他也是众所周知的脾气暴躁），Oog-Ahh 幸存了下来。多年来，他用欢快自嘲的语气讲述他与一头吃人的牛的惊险遭遇，成为部落传说和吃奶娃娃们（或"孩子"，我们现在管他们叫这个）的快乐源泉。这个故事的寓意是，Oog-Ahh 愿意开放听取批评性反馈（也就是"不认可"）代表的是我们物种的核心力量（而不是令人尴尬的东西）。能够开放地倾听并根据批评性反馈采取行动，为人类提供了巨大的进化优势，因为我们的个人生存不仅仅依赖于我们的个人感知。它有助于解释为什么我们如此关心别人的意见。

- 然而，如果"不认可"对个人和种族生存都有重要意义，我们为何会如此不喜欢？
- 我们不喜欢不认可，因为①**我们害怕被社会排斥**（参见第 8 课"部落很重要：理解拒绝和难为情的情绪"）；②**真相会伤人——不认可是痛苦的**，因为它往往突显了我们最需要学习的地方（但可能是我们暗暗希望回避的地方）。
- **从 RO 的角度来看，当我们觉得被别人否定的时候，我们的目标是用我们的不舒服作为一个提醒，首先进行自我询问的练习**，而不是下意识地去责怪这个世界或其他人，或者期望这个世界会改变，或者这个世界会从我们的角度看问题。自我询问的核心问题是，这里有什么东西是我需要学习的？
- 另外，如果不认可如此有用，那么我们如何确定什么时候用它会有效呢？
- 好消息是，你不必担心何时或如何"不认可"。就像魔法一样，"不认可"会自己发生！回想一下，从 RO 的角度来看，你无法让另一个人有被否定的感觉（或有任何感觉）；我们每个人都是自己选择如何回应这个世界的。
- **因此，健康的人际生活包括对自己的情绪反应负责，同时认识到我们的行为也会影响他人的福祉**（也就是说，我们不仅要对自己对他人的反馈做出的情绪反应负责，还要对自己在人前的行为举止负责）。
- 唷！听起来责任可是够多的啊！但你可以放轻松——有一种方法可确保你无虞，那就是仁爱；参见作业单 17.B（仁爱置顶）。

- *仁爱不同于"认可",但它们有一些共同的特点。*
  - **"认可"** 侧重于交流对他人的感受、想法、欲望、行动或经验的理解和接纳。
  - **仁爱**,正如在 RO 中练习的那样,意味着帮助别人或停止不恰当的伤害,带着谦卑,并且不总是期待回报。

> ★ **有趣的事实**:*健康的人际生活*
>
> - *来点儿不一样的吧,让我们调皮一下,提出一些健康人际生活的规则。(嘘,不要告诉任何人——嘻嘻☺。我们本该练习如何不被规则控制的)*
>   - *不要因为你认为他们需要吸取教训就刻意地去否定、挑剔或伤害别人。*
>   - *要刻意地、尽你所能地去理解对方的视角,并与对方交流你的理解。*
>   - *不要把让对方感觉好当成是你的责任。*
>   - *要以仁爱之心向他人开放表达你的情绪和观点。*
>   - *不要期待他人像你一样思考或行动。*
>   - *要预料到会被别人否定,并以 Oog-Ahh 为例,提醒自己,在回应和(或)做出重大决定之前,(如果可能的话)要练习自我询问。*
>   - *最后,如果情况迫在眉睫,生命受到威胁,而对方的行为显然是有害的或欺骗性的,那么"认可"就不重要了——道德、公平和安全的需求显露出来并占据优先地位。这最后一条规则代表了吹哨人的动机。但是如果可能,在"吹哨"之前要咨询外部和独立第三方的意见。*

(推荐)迷你练习 学习如何从"不认可"中学习

> 讲员须知:这个小练习旨在为学员们提供一个简短的机会,让他们围绕最近一次感到被否定的经验进行自我询问。学员不应选择与其 RO 同学之一有关的事件(即其目的不是试图解决与同学当前的关系问题),不过他们可以选择感到被自己的治疗师(或技能课讲员之一)不认可的时候。与 RO DBT 中的其他大多数"坦承自己"的练习一样,本练习不会让学员在全班面前进行暴露。练习是两人一组进行的,之后在全班进行讨论。有关 RO 自我询问"坦承自己"练习的更多详细信息和原则,请参见第 13 课。

教学:*正如我们已经学过的,全然开放生活的一个核心目标是,当面对我们不喜欢的反馈或个人困扰时,培养一种自我询问的态度。研究表明,被别人否定会触发自动的情绪困扰,减少亲社会信号的发送*(Greville-Harris, Hempel, Karl, Dieppe, & Lynch, 2016; Shenk & Fruzzetti, 2011)。

教学:*RO 鼓励我们在感到自己被否定时,不是自动化地责怪对方、责怪自己、为自己辩护、对反馈置之不理、盲目地让步、接受它或期望环境改变,而是将自我询问作为第一反应,这样才能得以从差异性的反馈中学习。*

说明：想想你最近一次感到被人"不认可"的经历，这个人是此刻不在这个房间里的——就是要确保你选择的事件不涉及我们班的人。这有助于我们在学习新技能时保持相互支持的目标。另外，它不必是一个大事件或创伤性的事件。我们从一件小事（例如，有人不专注听我讲话）和更激烈的事情（例如，有人对我们大喊大叫）中学到的东西一样多。以下是简单的步骤（将每个步骤写在白板上）。

1. "坦承自己"的练习者试着去找到自己的痛点/成长点，方法是跟搭档简单讲述自己的情绪事件，不为所发生的事情辩解、自证恰当或合理化（1~2分钟）。
2. 听者倾听，不做问题解决、评估、抚慰、认可、啦啦队或鼓励接受，然后，1~2分钟后，打断练习者，并问：*你到达自己的痛点/成长点了吗？如果没有，你需要做什么才能到达？* 听者在一张白纸上写下练习者的回应。
3. 听者问：*你可能需要从这件事中学习的是什么？* 听者也可以从下面问题里选两个来帮助进一步的练习。
   - 你对这件事的情绪反应可能在告诉你什么呢？是否存在这样一种可能性，即对方所说的或所做的导致你痛苦的事情实际上代表了成长的关键领域？
   - 这个反馈你以前从别人那里听到过吗？这可能说明了什么？
   - 有没有可能，一小部分的你是故意通过不重视这个反馈来让对方不高兴，或者惩罚对方？这可能说明了什么？
4. 听者写下练习者的回答，而不进行讨论、评论、认可、安慰或探索。有时，经常问问"*你还在你的痛点/成长点上吗？*"或"*你是否已经调节了自己？*"，这样可以帮助练习者注意到自动的调节自己的尝试（这是一种常见的现象）。

在大概 5 分钟后结束练习。练习者应该尝试找出最能触及他们痛点/成长点的问题，然后由听者记录下来。然后将这张包含了自我询问问题的纸交给练习者，然后两人可以互相分享他们的观察。

然后交换角色，练习者变成听者，听者变成练习者。以同样的方式再进行一次。

教学并征求全班同学的意见

✓ **问**：在你的练习过程中，你在多大程度上试图自证、解释或辩护？这会告诉你什么呢？当你处于倾听者的角色时，在多大程度上，你试图或渴望去安抚、认可、保证或解决问题？这可能意味着你是如何看待这个世界、你自己和其他人的？

在接下来的一周，围绕着练习中产生的自我询问问题布置作业。如果有班级学员很难找到问题、找到痛点/成长点或不愿练习自我询问，鼓励他们使用讲义 1.3（从自我询问中学习），重点放在与抗拒或没感觉相关的问题上。

提醒同学们，理想情况下，练习应该是每天进行的，但要简短（**不超过 5 分钟**）。每天，他们应该温和地重新提出那个使他们最接近痛点/成长点的自我询问问题，并在他们的自我询问日志中记录每次他们问这个问题时浮现的东西。如果浮现出了新的问题，把它也加进去。

提醒学员们，自我询问意味着找到一个好问题，而不是一个好答案，并允许花时间去发现可能需要学习什么，而不是快速地寻找一种方法去解释或调节，让问题消失。另外，提醒他们要练习对快速的回答或调节的冲动保持怀疑，因为这些可能是回避的伪装。

第 19 课家庭作业

1. （必修）作业单 **19.A**（灵活心念"认可"：七个层次）让学员们在一周内寻找一些时间段来练习认可他人并且记录下他们所使用的是哪一层次的方法。鼓励学员们去观察他们自己是否能找到机会来练习所有的七个层次。他们需要在自己的社交关系网络中找到特定的人与之实践。讲员可能需要为一些过度控制的学员寻找练习的机会，因为他们可能缺少社交接触。记得提醒学员们，认可这一技巧并不是只能在熟人身上使用；我们能够认可任何人。

2. （必修）**在这周内练习像 Oog-Ahh 一样反应**！鼓励学员寻找一些机会从那些不认可的声音中学习，使用健康人际生活的规则（保密……嘘☺）作为指导，并建议他们配合使用灵活心念 ADOPTS 技能来加强开放性。

3. （选修）在下一周中，围绕班级学员在"不认可"练习中浮现的自我询问问题布置作业。如果有学员对于找到一个问题、找到自己的痛点/成长点或练习自我询问有困难，鼓励他们使用讲义 1.3（从自我询问中学习），重点放在与抗拒或没感觉相关的问题上。

全然开放讲义 19.1

第 19 课要点：用"认可"来展现社会包容

1. 我们既是信息的传播者，也是信息的接受者。
2. 当人们感到被误解时，关系会发生破裂。在亲密关系中，这种破裂是不可避免的；而如果破裂能够得到修复，又可能会加强亲密关系。"认可"是实现这一目标的核心方法。
3. "认可"要求我们理解对方，并把这份理解传递过去。
4. 只有当接收方把传递的信息体验为"认可"时，它才是真正的"认可"。
5. 并不是所有的事情都需要"认可"——有些行为是"无效"的（例如，从别人那里偷东西）并且需要矫正性的反馈。另外，从 RO 的角度来看，"不认可"带来的不适是练习自我询问的提醒器。

第 19 课：用"认可"来展现社会包容

全然开放作业单 19.A
灵活心念"认可"：七个层次

寻找 5 个机会来练习对某人进行认可。描述练习时的场景：你说了或做了什么，以及这么做的结果。

_____

_____

_____

_____

_____

- 记住，认可包括①理解对方；②把这份理解和对方沟通；③对方确认你传达给他让他感到了被认可。

第 1 层次　表现得专注："你是一个值得尊敬的部落成员"

这意味着要用一些非语言的信号来确保对方意识到：你关心他，并对他感兴趣。

在你练习了的技能旁边的方框内打钩。

☐ 用点头来展现专注。

☐ 呼应对方的情感表达来展现共情。

☐ 用挑眉和微笑来展现合作姿态。

☐ 使用长时的耸肩加上双手打开的姿势来展现非支配性和开放。

☐ 在谈话期间把身体转向对方表示感兴趣。

☐ 保持目光接触表示感兴趣、关心或关切。

其他技能。

_____

_____

第 2 层次　反映："我们是一个部落的"

这意味着要简单、谦逊地把我们听到的对方的话语复述给对方听。

在你练习了的技能旁边的方框内打钩。

☐ 倾听并且重复对方刚刚说的话。我说：

_____

_____

☐ 开放地接受提示我的复述并非完全准确的反馈，然后用轻松的态度再试一次。

☐ 使用灵活心念 ADOPTS 来增强我对矫正性反馈的开放态度。

第3层次　共情性读心："欢迎回家！"

这意味着要对对方想要表达的内容做出有益的猜测。
在你练习了的技能旁边的方框内打钩。

- ☐ 用这句话来开始我的读心之旅："如果处在你的位置，我可能会……"然后讲述我想象他可能会有的体验或愿望。
- ☐ 使用觉察连续体（"我觉察到我在想象……"）来开头，然后描述我想象的他可能的体验或愿望。
- ☐ 阻止自己去提供解决方案或问问题。
- ☐ 练习谦逊，记住我们所见皆因自身而异，而非事物本来面目。因此，我的读心可能更多是我的感受而非对方的。
- ☐ 开放地接受对方指出我的读心并非完全准确甚至完全错误的反馈，然后用轻松的态度再试一次，或请求对方帮助我更好地理解。
- ☐ 使用灵活心念ADOPTS来开放地对待矫正性的反馈。
- ☐ 如果我的读心让对方感觉受伤，及时道歉以展现我很重视对方的感受与反应。
- ☐ 记住了一次成功的读心并不意味着赞同。我可以在理解某人的同时仍然不同意。

其他技能。

_____

_____

第4层次　"基于你过去的经历……"

这意味着向对方表明，考虑他们的背景和生物学特点，他们的经验或反应是可以理解的。
在你练习了的技能旁边的方框内打钩。

- ☐ 以"这是可以理解的，你……"开头，然后描述对方的反应，以"因为你在过去经历的那些……"继续对话，并用一个对过去经历的简短描述作为结束。
- ☐ 记住第4层次的认可并不意味着赞同，而是用一种温暖的方式表达了——根据一个人的过往经历或生物特性，他的行为是可以理解的。
- ☐ 开放地面对不准确的可能，并使用灵活心念ADOPTS技能来帮我做到。
- ☐ 记住如果我不了解一个人的过往经历，是很难进行第4层次的认可的。

其他技能。

_____

_____

第5层次　正常化："你从未离开这个部落"

这意味着向对方表明，无论是谁处在同样的情境下都会有类似的反应。
在你练习了的技能旁边的方框内打钩。

- ☐ 以"这是可以理解的，你……"开头，然后描述对方的反应，并以"因为任何人都会这么反应"结束。

☐ 开放地接受我所说的给对方的感觉并非"认可"的反馈,并请对方帮助我更好地理解。

其他技能。

___

___

第6层次　发出信任的信号:"我相信你"

这意味着要真诚地袒露我们的内心体验,不指责或试图控制对方或控制局面,并相信对方有能力处理好。

在你练习了的技能旁边的方框内打钩。

☐ 提醒自己:人们信任和喜欢与那些开放地袒露自己内心感受的人交往,即使这些情感是负面的。

☐ 表达我的真实情感和内心想法,并且为我的反应负责,而不是将我的经验归咎于他人或环境。

☐ 在谈话中使用觉察连续体,来描述我的情感、想法、感受和想象(例如,"我觉察到一个……的想法""我觉察到一个……的情绪""我觉察到一个……的感觉"),并强调自己是主体。

☐ 相信谈话对象有能力找到他自己的解决方法,而不是我教他如何做。

☐ 不假装一切都好,而是袒露我此时此刻的真实体验,同时不指责对方。

☐ 做与"他们无法应对我的真实想法与感受"的想法相反的行为,袒露我的想法和感受。

☐ 做与"小心翼翼或尝试控制对方的反应"相反的行为,袒露我此刻的真实体验,同时不为我自己的反应去指责对方。

其他技能。

___

___

第7层次　相互呼应性:"我们是一样的"

这意味着呼应他人情绪表达的水平或脆弱。

在你练习了的技能旁边的方框内打钩。

☐ 记住人们认为非语言的表达比语言更真实。

☐ 记住呼应他人的情绪表达(无论是消极还是积极情绪)传达了一种"他人的经验是合理的"的信息,因为我也有一样的反应。

☐ 练习呼应交流对象的情绪强度、脆弱和表达方式。

其他技能。

___

___

第 20 课
增强社会联结，第一部分

第 20 课要点

1. 我们喜欢那些喜欢我们的人，但要被喜欢，必须冒被不喜欢的风险。
2. 人们对亲密度的需求不同，这是没问题的。
3. 我们都是互相依赖的，不论我们喜欢与否。
4. 与他人亲近是需要练习的。亲密需要展现脆弱一面。
5. 传达出愿意重新开始的信号，旧伤总能被修复。

所需材料

- 讲义 20.1（关于不信任感的自我询问）
- 讲义 20.2（亲密关系温度计）
- 讲义 20.3（真正的友谊有什么特点？）
- （选修）讲义 20.4（第 20 课要点：增强社会联结，第一部分）
- 白板和记号笔

（选修）教学要点　依赖

　　✓ **问：** *当你听到"依赖"这个词时，想到的是什么？*

- 依赖并不是一个脏词，不论你以前都听说过什么。
- 比如说，现在我们都依赖做椅子的人，让我们坐着的椅子足够坚固，不会损坏。我们依赖送货员带来新鲜牛奶，好加在咖啡或茶里。我们依赖农民种植健康的食物。医生依赖患者们说出那些折磨他们的病痛，即使这会让人不好意思。我们依赖老师告诉我们他们在做的事，老师依赖学生学习教材和来上课。这个清单可以一直说下去。
- **依赖包含对他人的信任**，比如相信他们会信守承诺。这是生活和人际关系中很正常且健康的部分，它使我们能做到单靠一个人永远都无法完成的事。想象一下你一个人建一座金字塔吧。

　　✓ **问：** *依赖还有什么其他的好处？可能的坏处是什么？*

（必修）教学要点　友谊可以很难

- 我们喜欢那些喜欢我们的人，但要被喜欢，必须冒被不喜欢的风险。坐在家里等一位身穿闪亮铠甲的骑士或一个美丽动人的公主来把我们带走，这在电影中常见，但不会在现实生活中发生。
- 找到并与他人维持一段真正亲密、互相关爱的关系是很难的！你在建立真正的社会联结中所花费的努力应当和找到并保住一份新工作的努力等同。
- **亲密的朋友会信任彼此。** 他们在一起时非常放松，并感到安全，因为他们相信对方不会利用或压榨他们。

　　✓ **问：** *你在谁身边会感到安全？这能说明这段关系的什么特点？*

> **（必修）课堂练习　思考一下不信任**
>
> **请学员们参阅讲义 20.1（关于不信任感的自我询问）。**
> 让学员们想一个他们不信任的或很难对他开放或表露自我的人。然后让学员们两人一组，轮流向对方朗读讲义 20.1（关于不信任感的自我询问）中的一个自我询问问题，讨论这个问题与他们所选的不信任关系的关联。

（必修）教学要点　理想亲密程度的差异

- **在与他人的交往中，人们对于温暖、亲密和被认可的需要有很大差别**（McAdams，1985）。这些差别可能导致误解、困惑或冲突。在一段关系中，亲密需要较少的一方处于优势地位，因为友谊必须是被自由给予的，无法强行索取。亲密需求较多的一方可能被需求较少的一方认为是强求的、依赖性强的或纠缠不休的（T.R.Lynch，Robins，& Morse，2003）。
- **一个人渴求的亲密程度的多少是没有对错之分的。** 重要的是两人对亲密关系的需求度之间有多少重合。如果重合很少的时候，就会产生一些问题。比如亲密需求较少的人可能感到透不过气，而亲密需求较多的人可能有被剥夺感。
- **改善关系的重要一步是去理解、欣赏并认可对方的亲密模式。** 这意味着不再严厉地评判对方天生的亲密度需求，或对方与他人相处的风格。提醒学员们，亲密需求较少的一方可以不太关心，或表现得比较有距离或冷淡，因为这样做并不违背他们的感受。但是，对亲密需求较高的一方来说，会感到受伤或不被关心。而且，因为亲密需要较少的一方确实会更少关心对方，在产生冲突或意见不合时，他们也可能会表现得更不在意。

> **（必修）课堂练习　亲密关系温度计**
>
> **请学员参阅讲义 20.2（亲密关系温度计）。**
> - **讲员应绘制**三条竖线，每条线上方写好讲义中的名字（"Jill""Jack""Julie"），像讲义里那样标注交叉线——"Jill（Jack，Julie）的最大亲密需求""Jill（Jack，Julie）的（天生）设定点""Jill（Jack，Julie）的最小亲密需求"。
> - **让学员们**花一点时间想出一段他们愿意改善的关系，或一个他们愿意更亲近的人。如果可能的话，进行小组分享。时间所限，有一两个例子就够了。
> - **进行自我询问并讨论。** 让学员们想一段他们现有的关系——最好是长期的、互相关心的关系，不过这一点不强求。读出下列问题，然后让学员们迅速写下他们的第一反应。用下列问题来促进自我询问。
>   - ✓ **问：** 你们的关系中，在各自想要的亲密程度上是否存在差异？比起一方，是否另一方显得想要更加亲近？如果是，这是怎样表现出来的？关系中谁对你们的亲密程度最满意？回答这一问题的依据是什么？
>   - ✓ **问：** 在想要的亲密程度上的差异如何影响了你们的关系？
>   - ✓ **问：** 这是否引起过问题或误解？

> - ✓ 问：你愿意改变这段关系中的一些动力吗？
> - ✓ 问：如果无法回答，或不确定如何回答之前的问题，问自己：这可能意味着什么？你需要采取哪些步骤来发现答案？
> - **讨论并教授：**讲员应通过以上问题来深入教学。讲员可以向学员们解释，好的一方面在于，通过认识到关系中亲密度需求的差异，我们能更好地了解如何改进这段关系。比如，亲密需求较少的一方会需要努力多一些亲密（比如，更多表达，花更多时间与对方相处，寻找共同爱好）。亲密需要更多的一方会需要学着放弃那些要达到最大亲密度的期待［比如，学着接纳，寻找其他能满足亲密需求的方法，并（或）珍惜对方主动参与的机会］。

> 讲员须知：OC 学员们会表现出不同程度的亲密度需求。有些人报告的需求很低，但有些人可能报告很强的亲密需求和孤独感。因此，讲员不应假定 OC 常有的冷漠和疏远的关系表明他们缺少亲近他人的需要。他们的冷漠常常是由于不知道如何亲近他人。重要的是，不是所有关系都应该是非常亲密的。比如，我们与某个家人的关系（比如姐妹或父母）可能不是非常亲近，这有部分是亲密度基线差异导致的；但是，我们仍然可以选择继续与这个人保持关系，并（或者）尊重我们对他们的承诺，尽管可能会放低对亲密度的期望。研究表明，我们只需要一段包含强烈的依恋、爱或相互关怀的关系，就能获得幸福所必需的积极的心理获益。

（必修）讨论要点　真正的友谊有什么特点？

请学员参阅讲义 20.3（真正的友谊有什么特点？）。

> 讲员须知：复习讲义 20.3（真正的友谊有什么特点？）最好的办法是不要在意是否能把每一点都讲到。这份讲义是个很好的范本，能用在不活跃的课堂上，让每个人都发言并参与其中。随机选一个学员读一条讲义上的要点，然后简单地讨论一下。如果你是出于这个原因使用讲义（就是要让一个安静的班级活跃起来），并让大家学习友谊的特点，那么要确保班上每个人都至少轮到一次朗读要点（OC 来访者往往会计较得失）。

（必修）教学要点　信任他人

- *信任他人可能感觉有点可怕或不太明智，因为……*
  - *信任要求一个人放下防备，这就*开启了受伤的可能。
  - *但是，向他人展现脆弱或表达痛苦是健康关系的重要组成部分。*没有它，我们不可能从他人那里获得想要的帮助，或形成亲密的关系；其实，交流痛苦的情绪是能够增进亲密度的（Laurenceau, Barrett, & Pietromonaco, 1998）。
    - ✓ 问：*不信任他人有什么好处和坏处？信任他人有什么好处和坏处？*
    - ✓ （选修）问：*哪些行为与信任他人有关？*（把他们写在白板上）。
    - ✓ （选修）问：*你一般会做什么来避免受伤？当你不信任对方时，你能辨别你携带的猎犬和剑吗？*（讲员应该准备好分享他们生活中的例子）。

- *好消息是，你只需要一个朋友（或一段亲密的关系）*。研究表明，我们只需要处于一段包含强烈的依恋、爱或相互关怀的关系，就能获得幸福所必需的积极心理获益。
- *对心理健康非常重要的是，有一个在你需要时能够依靠的人。*
- *重要的是质量，而非数量*（就是说，重要的不是朋友或熟人的数量）。
- *下一课要讲的技能是为了达到这一目标而设计的*，将会展现建立一段亲密关系或改进现有关系所需的步骤（见灵活心念 ALLOW，第 21 课）。但是建立一段真正的朋友关系或改进现有关系是需要练习的——*所以你可以放松了（☺）*。我们今天学习的技能还要慢慢练习。

第 20 课家庭作业

1. （必修）讲义 20.1（**关于不信任感的自我询问**）学员需要使用讲义 20.1 练习自我询问，并在自我询问日志中记录下他们学到的东西。

2. （必修）讲义 20.3（**真正的友谊有什么特点？**）当和朋友，或希望与之成为朋友的人交往时，学员应该用讲义 20.3 来指导他们的行为。鼓励学员观察他们与别人的交往过程——在这些关系中，包含了哪些交友的原则？如果学员发现自己的关系中没有包含那些原则，就应该把这当作练习自我询问的一次机会，而非将其作为又一个贬低自己、放弃或指责他人的机会。自我询问的问题是"我可能需要学习的是什么？"他们应把观察所得记录在自我询问日志中。

3. （选修）学员应在下周找三次机会练习在更个人的层面上袒露一些事情（例如，当他们和一位杂货店店员、一位邮政员工或一位邻居聊天的时候）。指导学员们观察自我暴露是如何影响关系的。

全然开放讲义 20.1
关于不信任感的自我询问

说明：使用下面的示例问题来帮助你练习对不信任感的自我询问。

随身携带一份这一清单的复印件，并在你的自我询问日记中写下你发现的新问题。

➢ 他们的行为还可能有其他解释吗？他们会如何描述自己的行为呢？

➢ 我是否发现自己自动地想要为自己解释或者辩护？如果是或可能是，有没有可能我难以真正做到公正无私？

➢ 我是否认为，对方必须先道歉或做出补偿，我才可能愿意考虑自身在这个冲突中起的作用？

➢ 在这种情况下面对我将与之互动的人，我的开放程度有多大？是什么阻碍了我？

➢ 如果我更开放地表达自己，会发生的最坏的事是什么？

➢ 我是否为了惩罚某人而贬低或淡化了这个人或这件事的积极方面？有没有可能我没有真正地给他们一个机会？如果我暂时放下我的观点，我担心会发生什么？

➢ 我是否认为，由于我已经做了一切可能的事情，就没有必要再进一步自我检视或努力改善这段关系了？

➢ 如果另一个人在观察这个人的行为，他会和我有不同的看法吗？如果是或可能是，这可能意味着什么？

➢ 如果对方在与我交流时表现得紧张甚至具有敌意，有可能不是因为我的原因吗？有没有可能这个人是在纠结其他的个人问题，而不是出于恶意？如果是，这可能意味着什么？我需要学习的是什么？

➢ 有没有可能这个人发现自己很难控制情绪或处理冲突？如果是，他们的行为会如何影响我对他们的感知？以什么方式影响？我需要学习的是什么？

➢ 我看到的行为是否可能源于对方过去的创伤或者我所不知道的事情，是这些东西影响了他们反应方式？有无可能他们有时很难与他人共情，或者有时很难理解自己的行为是如何影响了他人的？

写下你认为最有用的（一个或几个）问题，或者其他浮现的问题。

_____

_____

_____

_____

_____

- **请记住**，自我询问的练习时间要短——也就是说，不要超过 5 分钟。自我询问的目标是找到一个好问题，让你更接近自己的痛点/成长点或个人的未知（你不想去的地方），目的是获得学习。
- **请记住**，将练习自我询问时出现的意象、想法、情绪和感觉记录在自我询问日志中。
- **请记住**，要对练习自我询问时浮现的快速回答有所怀疑。你可以让答案随着时间的流逝自然浮现。

第 20 课：增强社会联结，第一部分

全然开放讲义 20.2

亲密关系温度计

理想情况下，我们在亲密度重合度大的地方寻找关系。

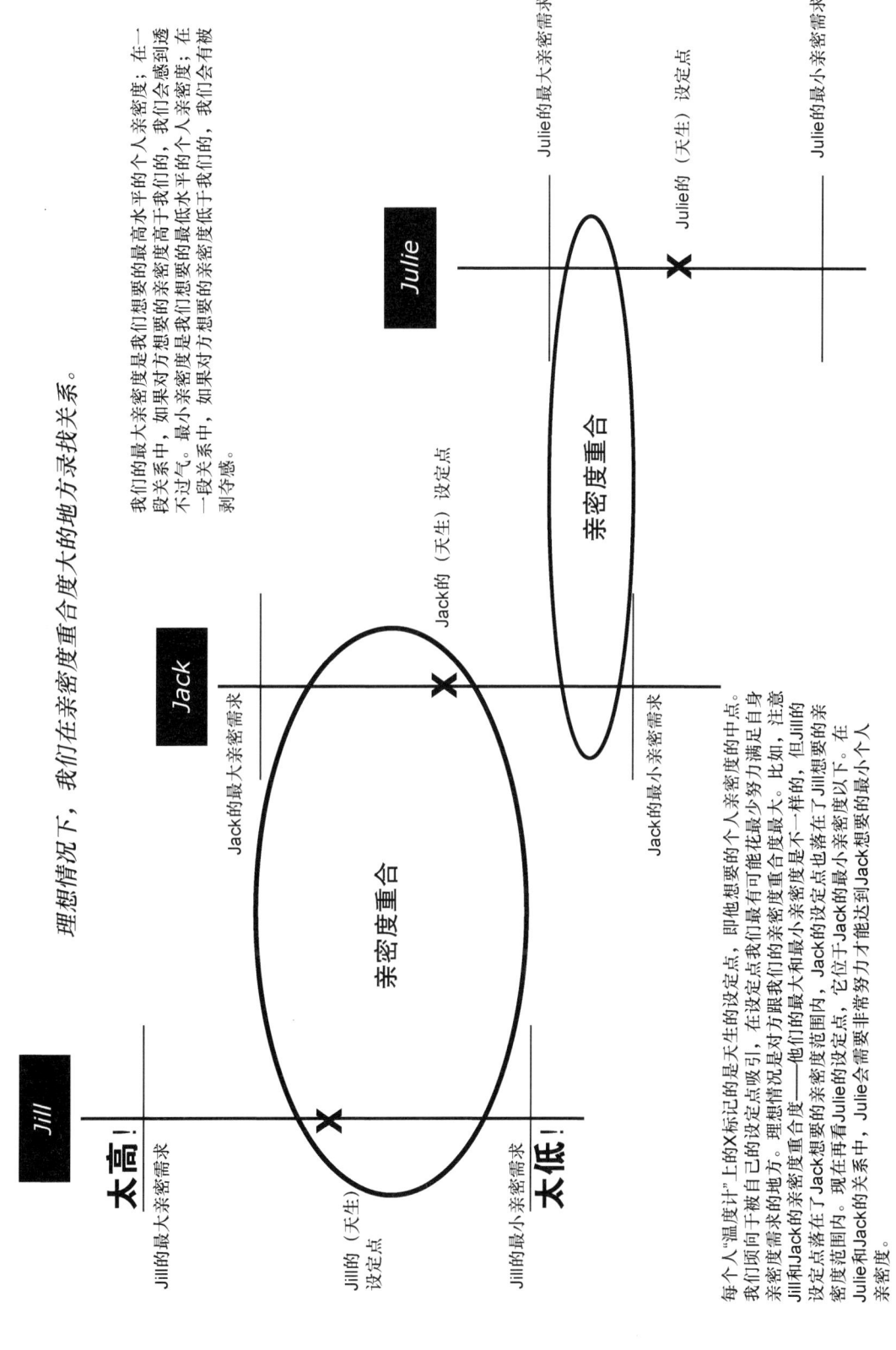

我们的最大亲密度是我们想要的最高水平的个人亲密度；在一段关系中，如果对方想要的亲密度高于我们的，我们会感到透不过气。最小亲密度是我们想要的最低水平的个人亲密度；在一段关系中，如果对方想要的亲密度低于我们的，我们会有被剥夺感。

每个人"温度计"上的X标记的是天生的设定点，即他想要的个人亲密度的中点。我们倾向于被自己的设定点吸引，在设定点我们有可能花最少努力满足自身亲密度需求的地方。理想情况是对方想要的亲密度重合度最大。比如，注意Jill和Jack的亲密度重合度——他们的最大亲密度和最小亲密度是不一样的，但Jill设定点落在了Jack想要的亲密度范围内，Jack的设定点也落在了Jill想要的亲密度范围内。现在再看Julie的设定点，它位于Jack的最小亲密度以下。在Julie和Jack的关系中，Julie会需要非常努力才能达到Jack想要的最小个人亲密度。

全然开放讲义 20.3

真正的友谊有什么特点？

- 真正的友谊可能出现在任何地方、任何时候、任何年龄，尽管随着我们逐渐长大，两个人之间可能发生的亲密关系类型会因大脑的发育和个人的经历而发生变化。
- 一份真正的友谊往往开始于两人的偶遇，理想状态下，这也是恋人、配偶，以及家庭成员（包括父母和孩子）关系的基础元素。

真正的朋友……
- 在一起时感到很安全
- 信任彼此
- 愿意为对方作出牺牲，不计回报
- 互相照顾
- 在处境困难时互相支持
- 不会试图改变对方
- 相信对方会做出正确的事
- 尊重彼此的个体差异
- 相比物质、个人成就或者个人需求，更看重他们之间的关系
- 善待彼此
- 做了不善的事会向对方道歉，并作出努力去弥补过失
- 对自己的情绪负责，而不是互相责备
- 愿意接受反馈，即使它让人感到痛苦
- 对彼此礼貌且尊重，尤其是面临危机或者压力的时候
- 在分享内心感受时表示尊重（例如，他们不会向对方大声吼叫、嚷嚷、贬低或讽刺对方）
- 不违背彼此的协议或承诺（例如，在一段长期的一夫一妻制的关系中发生婚外情）
- 不会为了获得想要的东西而欺凌、恐吓、欺骗或企图操纵对方
- 不会期待对方是完美的
- 会先假设对方没有做错
- 公平竞争
- 当有冲突时，不会自动假定对方是错的
- 承认自己可能在冲突或分歧的发生上是起了作用的
- 不记仇、不积怨
- 当怨恨、冲突或误解出现时积极解决，而不是走开或抓住不放，或希望它们自动消失
- 一起解决问题，并且不去细究谁付出了更多的努力
- 尊重对方的意见
- 给对方表达观点的时间，并开放地倾听彼此
- 和对方在一起时不会不好意思，在情感上是无拘无束和放松的，尤其是在情境需要时

- 可以放下防备并放松，感到和对方相处很自在
- 很期待见到对方
- 互相保护，但当他们认为对方做错了什么的时候也会愿意告诉对方
- 能开放地接受自己的观点是错的
- 享受并尊重彼此的差异，而不是期待两人完全一样
- 带着仁爱坦诚相对，告诉对方他们真正的想法或感受
- 平等看待彼此
- 可以互相调侃
- 享受在一起的时光，分开时互相思念
- 与对方共享成败

写下其他的想法。

_____

_____

_____

_____

_____

全然开放讲义 20.4

第 20 课要点：增强社会联结，第一部分

1. 我们喜欢那些喜欢我们的人，但要被喜欢，必须冒被不喜欢的风险。
2. 人们对亲密度的需求不同，这是没问题的。
3. 我们都是互相依赖的，不论我们喜欢与否。
4. 与他人亲近是需要练习的。亲密需要展现脆弱的一面。
5. 传达出愿意重新开始的信号，旧伤总能被修复。

第 21 课
增强社会联结，第二部分

第 21 课要点

1. 重要的不是你有多少朋友，而是你社会联结的质量如何。
2. 在你的生活中，你只需要一个在你处于困境中时，愿意做出牺牲来关心你，让你感到社交安全感的人就够了。亲密程度越高，社交安全感越高。
3. 匹配＋1 代表了一种建立亲密社会关系的核心技能——向他人袒露个人感受，促进双向的自我表露。
4. 亲密关系意味着，不仅知道一个人引以为傲或做得很好的事，也知道他们在生活中挣扎的部分，了解他们内心的恐惧和疑虑。

所需材料

- 讲义 21.1（用灵活心念 ALLOW 增强社会联结）
- 讲义 21.2（匹配＋1 亲密度评定量表）
- 讲义 21.3（用匹配＋1 来建立新关系或改善现有关系）
- （选修）讲义 21.4（第 21 课要点：增强社会联结，第二部分）
- 作业单 21.A（练习灵活心念 ALLOW）
- 白板和记号笔
- 展现各种手势和面部表情的视频片段
- 视频播放设备与屏幕

（必修）教学要点　灵活心念 ALLOW

让学员们阅读讲义 21.1（用灵活心念 ALLOW 增强社会联结）。

> 讲员须知：与其他 RO 技能一样，在白板上写下首字母缩略词（ALLOW），字母垂直排列，不要讲解或说出每个字母代表的具体技能。之后从缩略词的第一个字母开始（ALLOW 里的 A），用后面小节中列出的重点，讲解与那个字母有关的技能，直到你讲解了与每个字母相关的所有技能。重要的是，只有在你讲解与对应的字母相关的技能时才在白板上写下该字母代表的大致含义。

A　　**评估**（Assess）你对于改善关系的承诺
L　　**寻找**（Look for）不信任之合理性的确凿证据
L　　**不再执着**（Loosen）于过去的伤痛和恐惧
O　　表露你的内在感受，**坦承自己**（Out yourself）
W　　**欢迎**（Welcome）反馈并继续对话

> 讲员须知：OC 学员们会表现出不同程度的亲密度需求。有些人报告的需求很低，但有些人可能报告很强的亲密需求和孤独感（也见第 20 课）。灵活心念 ALLOW 的目标不是扩大表面朋友或社交接触的数量，而是提高亲密关系的质量，不是数量。

A 评估你是否致力于改善关系，愿意放下不信任感。
- **用讲义 21.2**（匹配 + 1 亲密度评定量表）来评估当前的关系亲密度和想要的关系亲密度。
  - *记住，和某人亲近并不一定意味着他们必须成为你最好的朋友*，或者你们会结婚！变得亲近意味着改善一段关系。比如说，朋友们变得更可能互相帮助。
  - *练习自我询问*。问自己以下问题：
    - 我是否觉得反思这段关系，质疑自己的观点，或者在这段关系中对自己的感受进行自我询问很困难？如果是或可能是，那这可能表明什么？
    - 过去我在这段关系中发现了什么有用或有价值的东西？我想从对方获得什么？
    - 改善这段关系会帮助我实现重要目标，或帮助我依照自己的价值观去生活吗？
    - 信任这个人的好处和坏处是什么？不信任这个人的好处和坏处是什么？
    - 如果我把内心感受告诉这个人，我会害怕发生什么？

L 寻找确凿的证据来证明不信任是合理的，或这段关系是有害的。
- **用灵活心念 SAGE 技能**来判断这段关系是否有害。
  - 寻找固着心念或宿命心念下的想法。例如，对关系重要性的快速否定或对可信度的快速认定（固着心念），或者感到无望，或想着"何必要白费力气呢？做什么都不会提高我们的亲密度或改善关系的"（宿命心念）。
  - 记住，过去的伤痛和当下的心境会影响我们对另一个人的感知。我们倾向于更多关注那些能证实我们观点的东西，而忽视或不理会那些与之相反的东西（就是说，我们的感知受到"确认偏误"的影响）。
  - 用自我询问来看到误解他人的意图、信念、感受或想法的可能性。

请学员参阅讲义 20.1（关于不信任感的自我询问）。

L 不再执着于过去的伤痛和恐惧。
- ✓ 问：即使这个人确实在过去伤害过我，修复这段关系是否会有好处呢？
- *仅仅因为你不信任某些人，这不一定表明他们不信任你*。他们可能都不知道你不喜欢或不信任他们；他们可能是中立的，或者甚至可能是喜欢你的。
- *练习先假定对方没有错，并假定对方已经尽其所能来应对生活了*。（讲员可以这样说来示范这个原则和 RO：*此刻，我在尽我所能讲解这个点。但这不意味着我没法做得更好。我很确定，还可能有更好的方法讲解同一个点。*）假定某人已经尽其所能并不会移除他要更加努力工作的责任，而会允许我们放下严苛的评判和期待。

> 讲员须知：鼓励学员们考虑这种可能，不被信任的人本意可能是好的或中性的，但可能他不擅长表现出来。也可能是其他情绪或过去的经历阻碍了他。

- *记住那些你对某人有负面看法，之后发现你判断错了的时候*——比如，认为对方的沉默表示他不赞同，却在之后发现他是赞同的，只是不知道如何告诉你。那些有能力承认错误的人是会受到他人尊重的。承认错误常常被认为是有勇气的行为。在我们弄错时向他人承认错误，可以传达出我们重视"不伤害他人"（Gold & Weiner，2000）。
- *提醒自己，"仅仅因为我这么想，并不能代表那就是真相。"* 来吧，现在想象你有 *2 米高！* 仅仅因为你这么想，不会使它成为现实。（这会是简短练习 Oompa-Loompa 唱诵或舞动的绝佳机会；见第 5 课。）
- *接受这样一个事实——你是无法知道对方正在想什么的*。在之后的课程中，用必修练习"我们不可能全知道"来扩展教学。
- *进行"灵活心念 HEART"和原谅练习*（见第 29 课），在与该人互动之前，放下过去的伤害。请记住，放下不信任并不意味着同意。

（必修）课堂练习 "我们不可能全知道"

讲员应用一种轻松、不敬的态度来让学员们对自己读心。比如，表现得好像你是个著名的舞台魔术师在挑战观众一样。想一些其他人不太可能猜到的东西，比如一只海豚戴着圆顶礼帽在教室半空中游来游去。有创意一些！你要能够诚实地告诉学员们，他们猜错了。选一些学员们来猜，再给他们一次机会……如果他们想再试一次的话！让它有趣一点！提问有没有别的人想要班上的人来猜他们的想法。重点是我们不可能完全知道对方在想什么或感受到什么，除非对方先说出来。而且，当然你也必须相信他们所说的（记住灵活心念 ALLOW 中的第一个 L：寻找不信任之合理性的确凿证据）。讲员可以提醒学员们，共情性读心（在第 19 课认可技能中讲授）看起来与这里的观点是矛盾的。但是，读心只是被视为对他人内心体验的有益猜测，而非关于真相或事实的陈述。

O 表露你的内在感受，**坦承自己**。
- *坦承自己意味着将你的内心体验告诉另一个人*（见第 13 课）。
- *在坦承自己之前，激活你的社交安全系统*。例如，用大 3 + 1（就是，向后靠在椅子上，闭嘴式微笑，深呼吸和扬眉），或者可能的话，在互动前练习慈心冥想。
- *自我暴露向他人传递的是你信任他，无意伤害他，让对方更可能做出对等的回应*。回想一下，当我们感到不安全或不信任某人时，我们会隐藏自己的感受，而这也更可能让他人隐藏他们的感受。
    - ✓ 问：你能找出一个你可以向他自由表达情绪的人吗？这感觉怎么样？他能在多大程度上向你自由表达他的情绪或内心想法？
- *当你开放表达你的情绪时，正在和你交流的人很可能模仿你的自我表露水平和面部表情*。研究表明，他人会匹配我们的自我表露水平，并模仿我们在人际互动中的面部表情和肢体动作（Savicki，1972）。所以，如果我们很少表露自己，与我们交流的人就可能同样很少表露，但如果我们自我表露很多，与我们交流的人就倾向于呼应我们。
- *在披露内心体验时，用"我"作主语的表述*来表明你正在为你的情绪、想法和观点负责，而非责怪对方。练习说"当你……时，我感到生气"，来代替"当你……时，你让我很生气"。

- ***确保你的面部表情与你的语言一致***（见第 10 课，灵活心念 DEEP）。比如，在谈论一件悲伤的事情时，不要微笑。
- ***用觉察连续体来描述你的内心体验和对对方的感知***。在谈论其他人的内心体验时，用"我觉察到自己在想象……"来开头。这表明你认为你并不确切知道他人的内在想法、情绪或动机。在披露自己的体验时，不带评判地观察、描述，并为自己的感知负责，用下面的开头来描述每个观察，说"我觉察到一种情绪……""我觉察到我在想象……""我觉察到一种想法……""我觉察到一种感觉……"。
- ***愿意先来坦承自己***。这可能对那些过去有过冲突的关系尤其必要。
- ***不要放弃***。***继续在各种场合中开放地表达，即使他们在一开始不做回应***。改善受损关系是需要时间的。当我们觉得被对方冤枉或伤害时，会很难用开放的心态面对改变的可能。但是，如果你真的想要改善关系的话，唯一的方法就是不断练习开放地表达，并乐于倾听对方的想法。

> 讲员须知：要提醒学员们，坦承自己，开放、自由地表达情绪，并不代表一个人可以不假思索和觉察地开放表达，正好相反，自由的情绪表达总是基于情境的。比如，有些场景需要抑制情绪表达（比如与你不太了解的人开严肃的商务会议时）。

（选修）讨论要点　隐藏与披露

✓ **问：**你能想出几个需要抑制情绪的场合（比如打牌），和需要表达情绪的场合（比如跟某人约会）吗？

在这些场合，刻意地控制情绪表达可能比较有效……
- 被警察拦下
- 被一个挑剔的老板质疑我们的工作
- 在葬礼上
- 在一个有利益竞争的会议上

在这些场合，自由地表达情绪可能比较有效或符合期待……
- 看足球比赛
- 谈论一部情感电影
- 在你的孩子参与体育活动时鼓励他
- 参加治疗

W　欢迎反馈并继续对话。
- ***呈现出开放的、愿意倾听对方想说什么的身体姿态***。比如，在交流时运用大 3 + 1（向后靠在椅子上，闭嘴式微笑，深呼吸，扬眉）。有时，只要在倾听时扬起眉毛，就可以体现出你在开放倾听，不带防备。而且，这些技能有两个好处——它们不仅能展现与接收者的合作态度，还能激活我们的社交安全系统（见第 2 课）。
- ***在对方说话时，不要去预演怎么回答***。***让他们把话说完再回应***。用心倾听对方时，我们更可能自然而然地知道如何回答，也更不容易误解他们所说的话。

- *当你表露一些对方还不知道的关于你的事时，给对方一些时间来适应新的信息*。不要觉得对方很少表露自我，就表明他不想要建立一段亲密的关系；对方可能也需要练习自我表露！不要期待对方会在那个情境下如你所愿地行事。
- *如果互动没有按计划进行，不要放弃。保持参与，继续表达开放*。记住，建立亲密和信任需要时间。阻断自动想要走开或放弃关系的冲动。另外安排一个时间来交谈。
- *记住，冲突也可以促进亲密度*。在亲密的关系中，意见不合很常见，也很自然。在保持参与、努力从对方的角度理解对方的时候，我们可以更深入地了解对方——这一过程对于加深联结非常重要。
- *情绪互动激烈时，用拖延战术来放缓进程*。拖延战术能让你们短暂休息一下，而非执着于解决问题，保住对方（和你）的面子。在提出分开待一段时间时，确保传递出你愿意为自己的感知和情绪负责的信号，而不是将短暂休息的需要归咎于对方。比如，开头这样说：我注意到我会这么想，好像我之前说的你没有明白，或者你因此感到受伤。我不是有意的。但我发现你可能这么觉得。如果你觉得可以的话，我想一个人花一点时间想想我们的讨论，如果可以的话，想明白我们能如何找到一种对两个人都好的解决方式，然后我们再聚到一起。而且，我也想花一点时间来反思我做了什么导致了我们之间的问题，看下次见面时我是不是能想出不同的应对方式。你觉得可以吗？
- *用灵活心念 ADOPTS 技能来提高对反馈的开放度*，用 12 个问题来判断是否要接纳反馈（见第22课）。
- *愿意向对方承认，你的行为可能对这段关系造成了伤害，在必要时道歉*。对我们可能伤害对方的行为（即使是无意的）负责，这会展现出开放、不傲慢的态度，以及愿意改善关系的强烈愿望。这是修复破裂关系的万全之策。

讲员须知：有效的修复或道歉并不简单（即这不仅意味着一句"对不起"）。讲员应做好准备，在需要的时候讲道歉技能，包括①准确指出造成的伤害；②确认你对于伤害的感知和受到伤害的人相符；③不要合理化你伤害性的行为；④确保你处理了实际造成的伤害，来修复关系（就是，如果你破坏了一堵墙，不要只说"对不起"，也要想办法把墙修好）；⑤承诺不再伤害对方；⑥积极行动，防止相似的伤害行为在未来发生。

（必修）匹配＋1 课堂演示　自我暴露很重要

开始教匹配＋1时，讲员应先与协同讲员演示（就是表演出）三种影响社交亲密度的互动风格：①与一个很少透露个人信息的人聊天；②与一个会问问题，但很少透露个人信息的人聊天；③与一个会透露个人信息的人聊天。下方表格里是三种互动的角色扮演示例脚本。

如果教室里只有一个讲员，可以让三个学员来进行角色扮演，要求每个人从问讲员"你周末过得怎么样？"开始。讲员表演出三种互动风格中的一种，鼓励学员们继续互动（比如，讲员回答"很好"）。

把不同的场景表演出来是很重要的，不仅仅在头脑层面讨论。用肢体动作和语言来表现出和三种不同互动风格的人互动看起来和感受上是什么样的，帮助学员们从心底（就是，从身体上，不只是头脑中）理解核心概念。

1	2	3
和你的协同讲员一起，展现拒绝自我暴露会如何终结对话。	和你的协同讲员一起，展现只问问题会如何限制亲密度。	展现透露个人信息会如何让对话容易进行。
协同讲员：你周末过得怎么样？ 讲员：很好。 协同讲员：你做了什么？ 讲员：没什么特别的。 协同讲员：你做了不一样的事吗？ 讲员：做了。 协同讲员：是什么？ 讲员：去骑行了。	协同讲员：你周末过得怎么样？ 讲员：很好。你呢？ 协同讲员：很好。我周日和一个工作上的朋友远足去了。 讲员：你们去哪里了？ 协同讲员：库雅荷加国家公园，沿着俄亥俄-伊利运河步道。 讲员：走了多远？ 协同讲员：嗯，我们走到第一个游客中心就停了，因为脚起泡了，需要买创口贴。哈！ 讲员：好玩吗？ 协同讲员：都很好玩，除了起泡！	协同讲员：你周末过得怎么样？ 讲员：非常好。我骑了很久自行车，到库雅荷加谷，去了之前没到过的地方。还在俄亥俄-伊利运河旁边看到了史蒂芬·弗雷齐屋。 讲员：哇哦！我都不知道你这么喜欢骑行。那是什么时候建的房子？ 协同讲员：我回家之后查了一下，发现它是1825年到1827年之间建的。然后有人说它会闹鬼！这个我不知道，但我太爱超自然现象了！

用下列问题来帮助你进行讨论。

- ✓ **问**：你观察到什么？哪种演示看起来或感觉上更放松或亲密？
- ✓ **问**：有多少人认为，透露你的个人信息是一种自吹？
- ✓ **问**：和一个只问你问题，或从不透露个人信息的人互动会有什么后果？在这种互动中，谁做了所有努力？为什么这种互动无法让人们更加亲近？既然你已经看过演示，知道和一个不太透露个人信息的人互动是什么样的，这会改变你的观点吗？

（必修）教学要点　用匹配＋1来提高亲密度

请学员参阅讲义 21.3（用匹配＋1来建立新关系或改善现有关系）。

- 匹配＋1是建立或增进亲密关系的技能。
- 它为认识某人或改善现有关系提供了基本的步骤。
- 它基于一个简单的原则——要想了解某人，我们必须透露自己的个人信息。如果与我们互动的人呼应了我们的自我暴露水平，或通过透露他们自己更私密的信息增加了自我暴露水平，我们就有理由肯定，他们也想要深入了解我们。
- 回想一下，透露个人信息就是告诉对方："我信任你。"
- 重要的是，个人信息的透露程度是变化的，它取决于你有多了解正在与你互动的人。
- 在刚开始认识某人时，透露不太个人化的信息最有效果。比如，第一次见面时就告诉他你个人生活的每个细节、所有忧虑和害怕的事情或所有的挣扎，是不合适的。
    - ✓ **问**：有多少人觉得闲聊很困难，或不喜欢闲聊？对你来说，闲聊意味着什么？
- **我们跟别人第一次见面时，闲聊是一项很重要的技能**。这是能让互动更顺畅的社交润滑剂。
- **你可以用匹配＋1技能将一段不太亲密的关系变为一段更令人满意的关系**，让闲聊演变为亲密。

- *匹配＋1不止意味着问问题。匹配＋1指暴露个人信息，然后不带评判地观察对方如何回应。它不是试图强迫对方透露个人信息，或试图猜测对方想要的关系亲密度。*
- *记住，第一次认识某人时，自我暴露的水平自然会很低。真正了解某人是需要时间的，而且人们对自我暴露的舒适程度也不同。*
- *另外，匹配＋1就像其他技能一样，需要练习。你练习得越多，就越容易。*

（必修）课堂练习　我们来练习匹配＋1吧

第1步　透露个人信息

复习讲义21.3（用匹配＋1来建立新关系或改善现有关系）的第1步。
- *在互动前和互动中激活你的社交安全系统*——比如，使用大3＋1。
- *从和对方打招呼开始。*比如，说："你好。最近怎么样呀？"
- *向对方透露你的一天、一周或生活里的某些事情，开启匹配＋1。*比如，说："今天我去骑行了，真是不错呢——但是哎呀！就是太累了！"
- *倾听对方是如何回应的，然后在你回应时要呼应上他的自我暴露水平。*
- *如果你想更好地了解对方，就在呼应他的自我暴露水平后再进一步（匹配＋1），透露更多个人化的细节、真诚的观点和你感受到的情绪。*
- *记住，匹配＋1意味着透露你自己的个人信息，而不是问和对方生活有关的私人问题*（尽管问问题是可以的）。
- *不要忘记，当你不太了解一个人，或者完全不了解一个人时，自我暴露大多是低水平的*（比如，谈论体育、政治、学校或情绪强度较低的观点）。
- *当你在多种场合和同一个人练习过匹配＋1后，就更有可能做更亲密的自我暴露。所以不必太着急，也不要太拘束。*
- *重要的是坚持下去！不要因为对方没有立刻做出相似的回应，就不再透露你生活的细节。*记住，了解一个人是需要时间的，你透露得越多，对方越有可能呼应你。
- *我们之前所说的都可以应用于现实生活。接下来要做的练习自然可能有些做作。而且，每次练习的时间都可能比你们实际生活中的大部分互动要短，所以你们不会待在一起很久。*
重点是要利用这个时间获得一些"匹配＋1"的经验，以便你在生活中更高效地运用它。

提醒学员们要来真的，确保他们在练习中透露的信息都来自他们的生活。他们不应该试图扮演一个角色，假装他们是别的人，或者给自己编故事或信息。

他们应该自由决定说什么（这是了解一个人时很正常的部分），同时也尽可能坦率和进行自我暴露。

讲员应将学员分成两人一组。向他们解释，两个人会轮流与搭档练习匹配＋1，在他们应该停下或交换角色时，你会摇铃或直接告诉他们。鼓励学员们让练习好玩儿一些，从中获得乐趣，放下自我评判。

两三分钟后，停止练习，让搭档们就刚才的练习互相给出反馈，然后询问全班观察到了什么，以此促进他们的学习。用下列问题来推动讨论。

- ✓ 问：你观察到了什么？透露个人信息的感觉怎么样？
- ✓ 问：你觉得困难的是什么？
- ✓ 问：你能够避免简短的回答吗？你在练习中使用了什么认可技能？
- ✓ 问：你觉得更了解你的搭档了吗？
- ✓ 问：这说明了人际关系的什么特点？

第 2 步　估算亲密度

复习讲义 21.2（匹配＋1 亲密度评定量表）和讲义 21.3（用匹配＋1 来建立新关系或改善现有关系）的第 2 步。

- **匹配＋1 的第二步很有用，但不是必要的**。这一步骤让我们不带评判地衡量我们想象中的互动亲密度。使用讲义 21.2（匹配＋1 亲密度评定量表）。
- **记住，建立亲密是需要时间的**。和对方多次练习匹配＋1，可以更好地了解对方想跟你达到的亲密程度。
- **另外，这个评定结果不是真相，只是估算**。所以不要放弃一段你很想要的关系——继续去袒露自己吧！
- **在互动后用下列问题来加深理解**。
  - 我透露了多少个人信息？
  - 我认为与对方互动的亲密度是多少？使用讲义 21.2（匹配＋1 亲密度评定量表）。
  - 对方在与我互动时，是否呼应了我的自我暴露水平？他们具体做了或说了什么，让我得出这个结论？
  - 当我在评估这次互动时，我是不是有可能处在固着心念或宿命心念之中？如果是，我能做什么来更充分地评估？
  - 我其他的人际关系亲密度大部分处于什么水平？
  - 在我的关系中，为了匹配＋1 亲密度评定量表上的评分更高，我需要练习哪些技能？

讲员现在可以让学员重复前面的匹配＋1 练习，但换成不同的搭档。像之前一样，练习透露个人信息，在进行了两三分钟的自我暴露练习之后，停下来让学员用讲义 21.2（匹配＋1 亲密度评定量表）评定亲密度。之后，让学员更换新搭档再练习一次匹配＋1。讲员应提醒学员们要来真的。目标是不要试图强求亲密，更高的亲密度不一定更好，尤其是在不真诚的情况下。用下列问题来促进讨论。时间允许的话，和新的搭档重复练习。

- ✓ 问：你认为刚才的互动亲密度是多少？你和搭档的评价相同吗？
- ✓ 问：你是否觉得判断对方想要的亲密度很困难？是什么让它变得困难？
- ✓ 问：在这个练习中想要得到超过 5 或 6 的量表评级是不太可能的。你认为为什么会这样？重要的是，亲密度高低没有对错之分——不一定评分越高越好。亲密度总是取决于情境的。
- ✓ 问：你觉得困难的是什么？
- ✓ 问：你觉得更了解你的搭档了吗？
- ✓ 问：你学到了什么吗？

最后课堂分享观察结果，借此分享来重申或讨论如何应对练习中的阻碍或问题。

> 讲员须知：自我暴露水平可能会受个人心境、放松或忙碌程度、个人身体健康状况、讨论的话题、环境设置、隐私程度和个人过去的关系经历的影响。为过去的过错做出补偿或道歉可能是很重要的（见灵活心念 ALLOW 中的 W）。所以，讲员应鼓励学员们使用讲义 21.2（匹配＋1 亲密度评定量表），基于多次互动来评估现有关系，特别当学员们正试着用一些技能来改善关系时（因为亲密度是可能变化的）。灵活心念 ALLOW 的基本原则是，一个人表露的内在感受越多，对方越有可能做出对等的呼应，进而增加关系变亲密的可能性。

第 21 课家庭作业

1. （必修）讲义 **21.1**（用灵活心念 **ALLOW** 增强社会联结）。
2. （必修）作业单 **21.A**（练习灵活心念 **ALLOW**）。指导学员们和同一个人反复（在好几天内）练习匹配＋1，使用灵活心念 ALLOW（O 和 W 技能），并鼓励他们观察使用这些技能是如何影响他们的关系的。

全然开放讲义 21.1
用灵活心念 ALLOW 增强社会联结

A	**评估**（Assess）你对于改善关系的承诺
L	**寻找**（Look for）不信任之合理性的确凿证据
L	**不再执着**（Loosen）于过去的伤痛和恐惧
O	表露你的内在感受，**坦承自己**（Out yourself）
W	**欢迎**（Welcome）反馈并继续对话

A 评估你是否致力于改善这段关系，愿意放下不信任感。

练习自我询问——问自己以下问题。

- *我是否觉得反思这段关系，质疑自己的观点，或者在这段关系中对自己的感受进行自我询问很困难？如果是或可能是，那这可能表明什么？*
- *是否有一部分的我认为，对方承认过去的不快事件是由他造成的（或道歉）是很重要的，而这影响了我改善这段关系的意愿？*
- *过去我在这段关系中发现了什么有用或有回报的东西？我想从对方获得什么？*
- *改善这段关系会帮助我实现重要目标，或帮助我依照自己的价值观去生活吗？*
- *信任这个人的好处和坏处是什么？不信任这个人的好处和坏处是什么？*

L 寻找不信任之合理性的确凿证据。

- 寻找固着心念或宿命心念下的想法。例如，对关系重要性的快速否定或对可信度的快速认定（固着心念），或者感到无望，或想着"何必要白费力气呢？做什么都不会提高我们的亲密度或改善关系的"（宿命心念）。
- 记住，过去的伤痛和当下的心境会影响我们对另一个人的感知。我们倾向于更多关注那些能证实我们观点的东西，而忽视或不理会那些与之相反的东西（就是说，我们的感知受到"确认偏误"的影响）。
- 对误解他人的意图、信念、感受或想法的可能性保持开放。用下面这些问题来进行自我询问：
  - *对于他的行为有其他可能的解释吗？他会如何描述自己的行为呢？*
  - *我是否发现自己下意识地想要为自己解释或者辩护？如果是或可能是，有没有可能我并不是真正开放，无法做到公正无私？*
  - *我是否认为，对方必须先道歉或做出补偿，我才会考虑自己在冲突中的责任？*
  - *在这个情境下面对将要与我互动的人，我想要开放的程度是怎样的？是什么阻碍了我？*
  - *如果我更开放地表达自己，可能会发生的最坏的事是什么？*
  - *我是否为了惩罚某人而贬低这个人或这件事的积极的方面或对好的地方视而不见？有没有可能我没有真的给他一个机会？如果我暂时放下我的观点，我担心会发生什么？*
  - *我是否认为进一步自我检视或改善这段关系是没有必要的，因为我已经把能做的都做了？*
  - *如果有另一个人在观察这个人的行为，他会和我有不同的看法吗？如果会或可能会，这意味着什么？*

L 不再执着于过去的伤痛和恐惧。

- ✓ 问：*即使这个人确实在过去伤害过我，修复这段关系是否会有好处呢？*
- 仅仅因为你不信任某些人，这不一定表明他们不信任你。他们可能都不知道你不喜欢或不信任他们；他们可能是中立的，或者甚至可能是喜欢你的。

- 练习先假定对方没有错，并假定对方已经尽其所能来应对生活了。考虑这种可能，不被信任的人本意可能是好的或中性的，但他可能不擅长表现出来。
- 记住那些你对某人有负面看法，之后发现你判断错了的时候。
- 提醒自己，"仅仅因为我这么想，并不能代表那就是真相"。你可能认为自己有 2 米高，但这么想并不会使它成为现实。
- 接受这样一个事实——你是无法真正知道对方正在想什么的。
- 进行"灵活心念 HEART"和原谅练习（见第 29 课），在与他人交往之前，放下过去的伤害。请记住，放下不信任并不意味着同意。

O 表露你的内在感受，**坦承自己**。
- 坦承自己意味着通过向他人表露内心体验来为自己的感知负责。
- 坦承自己可以增进关系，因为它展现了谦逊和学习的意愿，愿意从这个世界所提供的一切中学习。
- 用语言向别人描述你的感受；让面部表情和感受匹配。
- 请记住，开放地表达情绪是有感染力的，可以增进关系。
- 在披露内心体验时，用"我"作主语的表述来表明你正在为你的情绪、想法和观点负责，而非责怪对方。练习说"当你……时，我感到生气"，来代替"当你……时，你让我很生气"。
- 用觉察连续体来描述你的内心体验和对对方的感知。在谈论其他人的内心体验时，用"我觉察到自己在想象……"来开头。这表明你认为你并不确切知道他人的内在想法、情绪或动机。
- 向对方承认你的行为可能在关系受损或误解的产生中负有责任。
- 练习好奇，而不是假定你已经了解了别人。以开放的心态倾听来了解他们如何看待自己，然后向对方反映你所听到的。
- 如果你想要改善一段关系，你可能需要先来透露个人信息，并持续多次这么做。这可能对那些过去有过冲突的关系尤其重要。保持开放和表达行为的一致性是必要的，不要因对方没有按照期待给予积极回应就迅速放弃。
- 在建立新关系或想要改善关系时使用匹配＋1 技能。匹配＋1 促进了互相的自我表露，并提供了评估关系总体亲密度的方法。

W **欢迎**反馈并继续对话。
- 呈现出开放的、愿意倾听对方想说什么的身体姿态。比如，运用大 3＋1 技能（向后靠在椅子上，闭嘴式微笑，深呼吸，扬眉）（见第 3 课）。
- 在对方说话时，不要去预演怎么回答。让他们把话说完再回应。用心倾听对方时，我们更可能自然而然地知道如何回答，也更不容易误解他们所说的话。
- 当你表露一些对方还不知道的关于你的事时，给对方一些时间来适应新的信息。
- 如果互动没有按计划进行，不要放弃。保持参与，继续表达开放。记住，建立亲密和信任需要时间。阻断自动想要走开或放弃关系的冲动。另外安排一个时间来交谈。
- 记住，冲突也可以促进亲密度。在保持参与、努力从对方的角度理解对方的时候，我们可以更深入地了解对方——这一过程对于加深联结非常重要。
- 情绪互动激烈时，用拖延战术来放缓进程。拖延战术使人们在出现分歧时不必立刻解决问题，从而保住面子，但一定要另外安排一个时间继续讨论。
- 用灵活心念 ADOPTS 技能来提高对反馈的开放度，用 12 个问题来判断是否要接纳反馈（见第 22 课）。

全然开放讲义 21.2

匹配＋1 亲密度评定量表

1～2级示例	3～4级示例	5～6级示例	7～8级示例	9级示例	10级示例
谈论日常的非情绪性的事件（天气、交通或饭菜的味道）或非情绪性的话题（餐厅服务或房间颜色）	非情绪性的暴露个人目标或价值观（政治、养育、哲学）或对非个人的主题做有感情或激情的表露（世界和平），或表达能被社会接纳的个人爱好（"我喜欢山地骑行"）	表露对个人事件的私人感受或情绪性的评判（对于老板或同事的真实感受）或可能不被社会接纳的观点、判断或偏好（"我讨厌没有条理的人"）	表露对关系个人的观点或看法（"我很喜欢你"）或高度情绪化的个人事件的私人感受或判断（讲述某人不幸婚姻的细节）或开放地表达（流泪、开怀大笑、更多进行眼神接触）	表露喜欢的感情，或对更高亲密度的需求（"我想更多和你呆在一起"），或分享那些公开后可能会有不利影响的、丢脸或尴尬他的经历，或愿意暴露极脆弱的一面（分享极度的自我怀疑或软弱）	表露爱或强烈的关心，以及对一段有承诺的长期关系的需求，并愿意表露之前可能从未表露过的、内心深处的脆弱感情，愿意为这段关系做出重大的个人韧性

全然开放讲义 21.3
用匹配＋1来建立新关系或改善现有关系

匹配＋1指的是一个很简单的原则：要和另一个人更加亲密，我们必须透露个人信息。

第1步　透露个人信息

- 和对方打招呼——比如，"你好。最近怎么样呀？"
- 开启匹配＋1：向对方透露你的一天、一周或生活里的事情，比如："今天我去骑行了，那真不错——但是哎呀！太累了！"
- 用心倾听对方是怎样回应的。
- 如果你想更好地了解对方，就在呼应了他的自我暴露水平后再进一步（匹配＋1），透露更多你个人的信息、真诚的观点和情绪。
- 重要的是坚持下去！不要因为对方没有立刻做出相似的回应，就不再讲述你的生活细节。记住，了解一个人是需要时间的，你透露得越多，对方越有可能呼应你。
- 记住，匹配＋1意味着透露你的个人信息，而不是问和对方生活有关的私人问题（尽管问问题是可以的）。

第2步　估算亲密度

匹配＋1的第二步很有用，但不是必要的。这一步骤让我们不带评判地评估我们心目中互动的亲密度。

- 在和你想要了解的人互动之后，用下列问题来鼓励自我询问。
  - *我透露了多少个人信息？*
  - *我认为与对方互动的亲密度是什么等级？使用讲义21.2（匹配＋1亲密度评定量表）。*
  - *对方在与我互动时，是否呼应了我的自我暴露水平？他们具体做了或说了什么，让我得出这个结论？*
  - *当我在评估这次互动时，我是不是有可能处在固着心念或宿命心念之中？如果是，我能做什么来更充分地评估？*
  - *我其他的人际关系亲密度大部分处于什么等级？*
  - *为了让关系在匹配＋1亲密度评定量表上的等级更高，我还需要练习哪些技能？*
- 接下来，用匹配＋1亲密度评定量表来估算这次互动中你体验到的亲密度水平。见讲义21.2（匹配＋1亲密度评定量表）。
- 记住，亲密需要时间。和一个人多次练习匹配＋1，可以更好地了解对方想达到的亲密度水平。
- 另外，评估出的亲密度不一定是事实，只是估计。所以不要放弃一段你很想要的关系——继续表露自己！

全然开放讲义 21.4

第 21 课要点：增强社会联结，第二部分

1. 重要的不是你的朋友数量，而是你社会联结的质量。
2. 在你的生活中，你只需要一个在你处于困境中时，愿意做出牺牲来关心你，让你感到社会安全感的人就够了。亲密度越高，社会安全感越高。
3. 匹配＋1 代表了一种建立亲密社会关系的核心技能——向他人袒露个人感受，促进双向的自我表露。
4. 亲密关系意味着，不仅知道一个人引以为傲或做得很好的事，也知道他们在生活中挣扎的部分，了解他们内心的恐惧和疑虑。

全然开放作业单 21.A

练习灵活心念 ALLOW

在心中思考并选定一段你觉得比较困难并且想要改善的关系，然后练习灵活心念 ALLOW。描述一下这段有问题的关系。

_____

_____

A 评估你是否致力于改善这段关系，愿意放下不信任感。

回答讲义 21.1（用灵活心念 ALLOW 增强社会联结）A（"评估"）下的自我询问问题，并将信任这个人和（或）改善这段关系的好处与坏处填写在表格中。

信任这个人 / 改善这段关系的好处	信任这个人 / 改善这段关系的坏处

L 寻找不信任之合理性的确凿证据。

在你使用过的技能旁的方框内打钩。

☐ 我正念观察并描述了我怀疑和不信任的想法。*记录你观察到了什么。*

_____

_____

☐ 我寻找了可能会影响我如何评价这段关系的固着心念或宿命心念的迹象。

☐ 我记住了过去的伤痛和当前的情绪会影响我对他人或关系的感知。我利用了讲义 21.1（用灵活心念 ALLOW 增强社会联结）第一个 L（"寻找"）下的自我询问问题，理解了可能影响我的认知的因素。*描述一下你从中学习到了什么。*

_____

_____

L 不再执着于过去的伤痛和恐惧。

在你使用过的技能旁的方框内打钩。

☐ 我记住了放下不信任并不意味着同意。

☐ 我记住了他人和我对这段关系的感受可能并不相同，并且接受我不可能真正知道对方正在想什么或感受到什么，除非他清楚地告诉了我。

- [ ] 我练习了（从某种程度上）去信任这个人对于我们的关系所处的情况、他的意图或个人体验的描述，而不是自动认定他在欺骗、操纵或是搞错了。
- [ ] 练习了对对方先做无罪推定。
- [ ] 我记住了那些对某人有负面看法，之后发现判断错了的时候。
- [ ] 尝试从对方的角度去看待事物。请描述一下你想象中对方的观点。

_____

_____

- [ ] 我提醒了自己，"我这么想，并不代表它就是真的"。
- [ ] 我进行了"灵活心念 HEART"和原谅练习（见第29课），在与他人交往之前先放下过去的伤痛。

O 表露你的内在感受，**坦承自己**。

在你使用过的技能旁的方框内打钩。

- [ ] 我用语言向别人描述了我的感受，并让我的面部表情与这些感受保持一致。
- [ ] 我记住了公开表达情绪是有感染力的，可以增进关系。
- [ ] 我使用了"我"作主语的陈述或觉察连续体来表露我的内在体验。
- [ ] 我向对方承认，我的行为可能在这段关系的受损或误解形成中负有责任。
- [ ] 我不断练习向对方开放表达和自我暴露，即使在我觉得可能不会有用的时候。
- [ ] 我使用了"匹配＋1"技能。

W **欢迎**反馈并继续对话。

在你使用过的技能旁的方框内打钩。

- [ ] 我采用了合适的身体姿态来表明开放，表明我愿意倾听对方要说的话。
- [ ] 听对方说话的时候，我阻止了习惯性地想要演练如何回应的冲动。
- [ ] 在互动中陷入沉默时，我没有立刻打破沉默，而是给对方时间来进行回应。
- [ ] 在互动没有按照我的预期进行时，我没有立刻放弃，而是保持参与。
- [ ] 提醒了自己冲突可以增进关系的亲密程度。
- [ ] 情绪互动激烈时，我使用了拖延战术来放缓进程。
- [ ] 我使用了灵活心念 ADOPTS 技能来提高对反馈的开放程度，并使用了12个问题来决定我是否要接纳反馈（见第22课）。

其他技能。

_____

_____

_____

第 22 课

从矫正性反馈中学习

第 22 课要点

1. 高效的人对批评性反馈和新信息持开放态度,并且(在需要时)能够灵活地改变他们的行为,以便从不断变化的世界中学习或适应。
2. 身体的紧张是在提示现在是练习开放的时机。
3. 对反馈全然开放需要一个人有认错的意愿,同时还不盲从或下意识地让步。
4. 使用灵活心念 ADOPTS 促进从矫正性反馈中学习。
5. 使用评估反馈的 12 个问题来决定是接受还是拒绝反馈。
6. 奖励自己对新信息的开放。

所需材料

- 讲义 22.1(对他人的反馈持开放态度:灵活心念 ADOPTS)
- 讲义 22.2(评估反馈的步骤:决定接受还是拒绝)
- (选修)讲义 22.3(第 22 课要点:从矫正性反馈中学习)
- 讲义 1.3(从自我询问中学习)
- 作业单 22.A(练习灵活心念 ADOPTS)
- 白板和记号笔

(必修)课堂练习　回忆一个我们感到被批评的时刻

　　我们即将进行的练习是为了帮助我们更好地对矫正性反馈持开放态度,同时不失去自己的立场。因此,开始时,希望你找到一个舒适且警醒的坐姿,觉察自己的呼吸,将注意力集中到此时此刻。留意身体随着呼吸的起伏,不须试图改变或做任何事情,只是全然地与一呼一吸同在。(稍做停顿)现在,尽你所能,把你最近一次感到被批评、被误解或不被赏识的记忆带入你的脑海。它不必是你生活中极其困难的时刻,但我们今天练习的目的是尽可能让自己重新体验生活中最近的一次经历——比如说,在过去的两周里,当我们得到令人不安或不想要的反馈时的经历。这可能是一些简单的事情,例如火车或公共汽车上的人因为身体不适而要求你让座,或邻居说你的车挡住了他们的车道。或者,可能是更个人化的,例如最近你与配偶发生争执,或者与老板发生分歧。实际的事件或记忆并不那么重要。更重要的是,我们是否能让自己在此刻重新体验到被批评或被反馈的感觉,并回忆起当时可能发生了的行为、想法和情绪。如果你的思绪飘忽不定,不要评判,温和地引导你的注意力回到记忆中来。如果你发现很难找到一段记忆,留意它。如果你发现有多个记忆,留意它,然后尽你所能选择一个最近的记忆并专注其中。现在让我们静静地坐一会儿,练习观察浮现的内容。

> 讲员须知：这个练习可以用来强化之前的教学，即在生活中不应该回避痛苦的经历或情绪，因为它们往往是我们最棒的老师。

（必修）教学要点　对他人的反馈持开放态度：灵活心念 ADOPTS

请学员们参阅讲义 22.1（对他人的反馈持开放态度：灵活心念 ADOPTS）。

> 讲员须知：复习"灵活心念 ADOPTS"最好的方法是鼓励学员们用他们在前面练习中的例子（"回忆一个我们感到被批评的时刻"）作为参照，以使所教授的技能更具有个人相关性。可以从每个班级学员那里征集一个不同的例子，用来阐述 ADOPTS 缩略词中不同的字母的意思。讲员应该准备好提供自己在个人生活中使用 ADOPTS 的例子，以进一步促进学习。

- *我的祖母是对的——真相很伤人！* 你有没有注意到，你不想听到的那个反馈才是你学到最多东西的地方？是什么让你难以倾听矫正性反馈？
- *高效的人对矫正性反馈或新的信息持开放态度，并且（在需要时）能够灵活地改变他们的行为，以便从不断变化的世界中学习或适应。*
- *灵活心念 ADOPTS 代表了学习如何做到这一点的核心技能。* 通过 ADOPTS 这个缩略词来记住这些技能。

（选修）讨论要点　尝试接受反馈

- ✓ **问**：你能记起什么时候你一开始抵制反馈，但后来按照反馈尝试了一下，发现新的行为更加有效吗？讲员应该准备好分享他们自己生活中的例子。
- ✓ **问**：想一个你听取了别人的意见，结果发现它真的很有帮助的例子。这对你开放性地对待反馈有什么启示吗？
- ✓ **问**：当你向某人提供反馈时，他的什么行为说明正在接受或愿意听取你的反馈？这增加还是减少了你对这个人的积极情感？保持开放如何积极地影响关系？

灵活心念 ADOPTS

- A **承认**（Acknowledge）自己正在收到令人痛苦的反馈
- D **描述**（Describe）和观察情绪、身体感觉和想法
- O 通过给自己打气和充分倾听，向新信息**开放**（Open）
- P **精准定位**（Pinpoint）反馈中建议的新行为是什么
- T **尝试**（Try out）新的行为
- S 为做到了开放并尝试了新东西而奖励自己和**自我安抚**（Self-soothe）

A　承认自己正在收到令人痛苦的反馈。

- *如果你觉察不到你正在收到不想要的反馈，你就无法从中学习。* 不受欢迎的反馈可以是语言的、非语言的或情境性的。它可能不涉及其他人。有时反馈来自周围环境（例如，当你开车变道时，有人向你按喇叭）。

（选修）**鼓励自我询问以加深学习**。提醒学员们，自我询问不是在寻找一个好的答案，而是一个能把人带到其痛点/成长点（即他们的未知；见第29课）的好问题。应该鼓励学员们对自我询问时浮现的快速答案持怀疑态度。在未来1周可以使用如下与 ADOPTS 相关的自我询问问题：

> ➢ 我相信我有多擅长注意到或者驳回不想要的反馈？我对这个问题的回答说明了我自己的什么特点？
> ➢ 我对自己惯性的回避、阻断或尽量淡化不想要的反馈的觉察能力如何？这可能意味着什么？我需要学习的是什么？

D　描述和观察情绪、身体感觉和想法。

大声朗读以下段落。

> 当有人说了些我强烈反对的东西时，我的身体无法觉察到愤怒或恼怒的情绪。起初是立即否认。我告诉自己我并不感到困扰，同时有种麻木感。通常情况下，我同意按他们说的去做，但内心却在默默地喊"不！"。我假装一切都很好。

✓ 问：这种描述听起来像你吗？在哪些方面像？
✓ 问：当你感到被批评时，你是如何回应的？你观察到别人是如何回应的？

（必修）课堂练习　人们对批评的多种反应方式

讲员在白板上写下全班同学能想到的各种回应反馈的方式。可以在那些适应性较强的条目旁边打上 A（适应性的），在那些问题较多的答案旁边打上 P（问题性的），这样做可能会有帮助。讲员必须提醒学员们，除非对方明确表明自己是批评，他们认为对方的反馈有批评的意味都只是想象或者猜测。讲员应鼓励学员们进行非评判性的自我发现和自我询问，关键是"除非你首先意识到问题，否则你无法改变它"。

例如：感到恼火或挫败；想着"我知道我是对的或他们是错的"；指责对方；感到羞愧或尴尬；下意识地自责；下意识地道歉；移开视线；改变话题；假装没听见；感到害怕；假装在听但内心不赞同；忽视反馈；用问题回答问题让对方措手不及；立即在头脑中演练反驳；研究对方是怎么错的；感到麻木；否认我被其他人的反馈所困扰；走开；装病请假；保持沉默；在实际上不同意的情况下微笑着点头同意；公开认错以阻止进一步的讨论；攻击对方；立即自证自身立场的合理性；暗示他们正在伤害我或如果他们继续下去我会崩溃；暗示这是他们的问题；翻旧账来遮蔽此刻正说的东西。

- *对情绪体验保持开放是灵活和健康生活的一个目标。*尽管我们可以暂时在意识水平阻断对某一特定情绪的觉察，但我们仍然在体验着它。即使一种情绪体验的强度很低，它仍然是一种情绪。例如，愤怒可以被体验为低水平的挫折感。
- *对一些人来说，积极的反馈和消极的反馈一样难以接受*。对一些人来说，被表扬是一个信号，表明会有更多的期待，他们是在被操纵或被欺骗，或者很快就会有不好的事情发生。
    ✓ 问：我如何处理来自他人的赞美或夸奖？为什么有些人可能觉得难以接受赞美？例如，有些人可能认为被赞美会让人变得自负；另一些人可能认为赞美是一种操纵形式——也许他们的家人在巧妙地嘲笑那些表现比他们好的人，或者他们可能与一个抑郁的家长生活在一起，该家长发现别人的幸福是对其个人之不幸的恼人的提醒。有时人们害怕赞美，因为他们认为这是一种操纵别人的方式。讲员可以把学员给出的各种理由都写在白板上。

> - *积极的反馈（例如，表扬）和消极的反馈（例如，批评）都是成长、改进和学习所需要的*。在学习任何新事物（例如，如何拉小提琴，如何骑马，甚至如何对反馈更开放）时我们不仅需要知道我们做错了什么（或不正确的是什么），还需要知道我们做对了什么（或有效的是什么）。想象一下，在这个世界上，没有人，甚至没有一个孩子会受到表扬，这个世界会是什么样子？负性的反馈可能会导致矫枉过正或完美主义，因为这个人永远不知道什么时候该停止努力改善自己，也可能导致士气低落，因为任何事情都不够好。讲员可以从学员们那里收集其他他们想到的后果。

O 通过给自己打气和充分倾听，向新信息**开放**。
- *记住，身体的紧张意味着是时候练习开放了。*
- *当你发现自己抗拒对反馈或新信息开放时，要练习自我询问。*

请学员们参阅讲义 1.3（从自我询问中学习）。

> 讲员须知：使用讲义的最好方法是随机挑选一名学员朗读其中一个问题（由他们自己选择），然后在小组内进行简单讨论。然后再随机选一个别的学员做同样的事情。不一定每个问题都读到。目的是让大家对讲义有一些了解，以鼓励学员们以后再次使用它作为自我成长的源头。提醒学员们，他们认为最不舒服的问题可能是他们能学到最多东西的地方（见寻找自己的痛点/成长点的相关信息，第29课）。

- *在包含批评性反馈的谈话之前或期间，使用 RO 技能来激活你的社交安全系统。*见讲义 3.1（"通过改变生理改变社交互动"）。
- *发出非语言的开放信号*——在听对方讲话时，使用大 3 + 1 技能，向后靠在椅子上（如果是坐着的话），深呼吸，闭嘴式微笑，扬眉。让对方有时间说话，用点头来表示你在听。
- *放下坚持自己是正确的这一执念，也不自动假设自己是错的*。使用以下语句来松动固着心念的控制。
  - 从这个反馈中也许可以学到一些东西。
  - 对方所说的可能有一些道理。
  - 这个反馈并没有说我在所有情况下都是完全错误的。
  - 也许我对这个反馈的抗拒提示我处在固着心念之中。我可以利用这个反馈来更多地了解自己。
  - 我正在努力使自己对世界更加开放。我可以把这次经历作为练习开放的机会。
- *放下自证恰当、解释或反驳的冲动*。提醒自己，开放和倾听反馈并不意味着你必须同意对方的观点。我的目标是不带防御地关注当下正在发生的事情。
- *练习享受被调侃的感觉，减少对批评性反馈的反应性，并从社交反馈中学习*。健康的调侃是朋友之间相互提供反馈同时不会让对方感到尴尬的方式。练习对调侃传递的反馈保持开放，使用灵活心念 ADOPTS 以便获得学习。

> ★ **有趣的事实**：*调侃与被调侃*
>
> 调侃是朋友们非正式地指出对方的缺陷，而不把事情搞得很严重。从本质上讲，它是没有任何修饰的"灵活心念 ADOPTS"的实战应用。研究表明，对于部落来说，它是一种向个体成员提供反馈的有用手段，指出其轻微超出社会规范的行为（"哎呀……你刚才在瞎扑腾吗？"）、纠正错误（"啊哦，看看这个——有人做了爆米花却忘了清理。我想知道可能是谁。"）、对社会地位给予反馈或纠正不恰当的行为（"当然，陛下，我们很乐意为您服务。"）。学习如何调侃和被调侃是健康社会关系的一个重要组成部分。一个好的调侃（一个善意的调侃）开始于一个显而易见的敌意的评论——带着没有同情心的语音语调（例如，面无表情或傲慢，或是令人生畏的面部表情（例如白眼）以及手势（例如用手指点）或身体姿势（例如，双手叉腰）——之后很快就会出现安抚和合作的游戏信号（例如，咯咯笑、目光移开、摆动眉毛和微笑）。一个好的调侃会瞬间引入冲突，拉开社交距离，但很快通过安抚和非支配性信号重新建立社交联结。非支配性信号对于调侃被轻松对待（即被当成一个友好的提醒）至关重要（Keltner et al., 1997）。那些能接受调侃的人有一种轻松的态度——他们不把自己或生活看得太重，并且可以（与他们的朋友）调侃自己的个人缺点、失误和错误。当调侃是玩笑式的和相互的，调侃是有社交纽带作用的。事实上，调侃是调情中的重要组成部分（Shapiro, Baumeister, & Kessler, 1991）。
>
> ✓ **问**：你在多大程度上喜欢被调侃和调侃别人？你认识的人互相调侃的频度如何？在你小的时候，你的家庭成员在多大程度上喜欢互相调侃？你可能需要学习的是什么？

> 讲员须知：讲员必须敏感地认识到，调侃也可能是为了伤害或控制另一个人或一种情况（见灵活心念 SAGE 和灵活心念 REVEAL）。当它变得不友善时，就会成为一个问题（见第 17 课，"人际效能：仁爱置顶"）。不友善的调侃最容易通过它缺乏对反馈的反应被识别出来，也就是说，即使对方明确表示（口头或非口头）调侃的时间太长了、他们不喜欢这样，以及（或）他们希望停止这样的调侃，调侃还是继续下去。鼓励学员们使用"灵活心念 SAGE"技能中的问题来评估关系的潜在有害性，并决定他们最可能有效的下一步行动。

- **当你发现难以不加评判地、开放地听取反馈或批评时，使用"觉察连续体"**（见第 12 课）——例如，"我觉察到我在猜测你认为我很软弱……""我觉察到自己在想我现在很难听你说话……""我觉察到一种受伤的感觉……""我觉察到自己在想我没有被理解……""我觉察到在听你说你的观点时有点害怕的感觉"。

（推荐）课堂练习　倾听批评的声音

让所有学员分成两人一组。在每组中，一个人作为发言人，练习对搭档的鞋子进行反馈——一个积极反馈和一个批评性反馈。接收反馈者应练习全心全意和正念倾听，同时注意自己内心出现的情绪、想法、感觉和意象。讲员应鼓励学员们放下对反馈的自动否定或反驳。然后两人交换角色，之前的接收反馈者现在扮演说的角色，向伙伴反馈他的鞋子。重复这个过程，但这次让接收反馈者故意假装不听反馈（也就是说，转过头去，改变话题，假装看书，等等）。玩得开心！

> ✓ 问：给别人反馈是什么感觉？你体验到怎样的情绪？
> ✓ 问：当得到反馈时，你觉得最困难的是什么？你是否觉得很难不立即为自己的鞋子辩护？这对你如何处理其他更个人化的反馈意见可能意味着什么？
> ✓ 问：向一个似乎没有在听的人提供反馈是什么感觉？这可能给到你关于自己的什么信息？

P **精准定位**反馈中建议的新行为是什么。

- *精准定位的目的是找出这个批评意见中可能存在的真实成分*，而不是找对方的逻辑漏洞或者评价这个反馈是不是有用。接受还是拒绝反馈是这之后的步骤（在本课后面讨论）。
- *默默自问：具体而言，他们在建议我做什么改变？*这种新行为可能是什么样子的？
- *当不清楚反馈中建议的内容时，以随和的态度要求对方提供补充信息*（例如，在提出要求的同时扬眉）。
- *总结你精准定位的内容*，并与对方核实你的总结是否准确。敞开心扉、不设防地听取任何补充信息或澄清。
- *在你的总结中加入澄清后的内容*，再次反馈和核实。总结时采用轻松随和的态度。
- *当反馈或讨论变得激烈时，使用拖延战术，给自己（和对方）时间来调节，但不要完全断开连接*。有时，放慢互动本身的速度是很重要的。这使每个人都有时间在采取行动或做出反应之前思考一下。另外，你可以利用这个时间练习自我询问，进一步检视自己的反应。不管怎样，要点是你完全可以通过要求暂停或冷静期来放慢讨论的速度。最重要的是，你要向对方发出信号，表明你将在短暂的休息后重新参与讨论，然后确保你真的这样做了（也就是说，尽管讨论很困难，但不要推脱）。

> 讲员须知：反馈可能让人觉得像是一种人身攻击。尤其是当反馈包括评判或严厉的情绪性语言，或反馈者对应该纠正或改变的内容含糊不清或不明确（例如，"你很自私"），或提到过去、未来的事件而不是现在发生的事情（例如，"我认为你不会告诉我你的真实感受，因为你过去从来没有这样做过"），或反馈以偏概全（例如，"你总是重复这样做"）时。有必要向学员们提及的是，要清楚地了解另一个人的反馈可能非常困难，有时甚至不可能。有时，人们无法清楚地确定他们希望我们做什么不同的事情。他们可能不希望我们做任何事情，只希望我们更好地倾听，更好地理解他们，并以他们希望的方式来认可他们。因此，应鼓励学员们在试图确定对方可能希望从我们这里得到什么时，仔细和开放地倾听。通常，这是一个非常谦卑的经验，但收获可能是巨大的。

> **（选修）课堂练习 演示如何"精准定位"**
>
> 为了进行这个练习，讲员应该（不做任何预告或导入）要求全班同学就如何改进灵活心念 **ADOPTS** 的教学进行反馈，然后用这些反馈来①演示如何使用觉察连续体表示开放；②演示如何通过反映对方说的话，精准定位和澄清他们的建议；③演示通过询问总结的建议是否准确，验证自己的精准定位是否准确。

> 接下来，将全班分成两人一组，要求每组学员在一张纸上写下以下陈述：*唯一能在星期五前完成所有事情的人是鲁滨逊*。然后请每组学员轮流练习提建议（即使是愚蠢的建议），建议听者可以如何改变或改进他们的手写风格，而听者则练习精准定位对方建议的内容，然后将此作为讨论的基础。

> 重要讲员须知：在讲解 ADOPTS 的下一个字母（即字母 T）之前，讲员应该回顾讲义 22.2（评估反馈的步骤：决定接受还是拒绝）和下面的教学要点。

（必修）教学要点　在尝试建议的改变之前，先评估

参考讲义 22.2（评估反馈的步骤：决定接受还是拒绝）。

- *在你精准定位了反馈中具体的建议后，重要的是要决定是接受还是拒绝。*使用讲义 22.2 中的 12 个问题来完成这个过程。

> 讲员须知：为了提高教学效果，请一位学员自愿分享最近一次感到被批评的经历，并简要描述当时的情况和被批评的内容。讲员应确保学员在提出 12 个问题之前已经使用了"精准定位"的技能（也就是说，要想知道对方建议改变什么，以及是接受还是拒绝，使用"精准定位"是基本操作）。接下来，使用这个例子来演示应该如何使用讲义 22.2，以及如何解释评分准则，把问题一个一个读出来，然后记录回答"是"的数量。可以鼓励班上其他同学在朗读每个问题时一起做，用一个自己的例子来记录他们对每个问题的回答（例如，他们可以用在必修课堂练习"回忆一个我们感到被批评的时刻"中记起的事件）。为了促进所有班级学员的参与，让一位学员大声朗读问题，然后每个人都根据自己的个人例子记录自己的答案，这样会很有帮助。然后请另一位学员朗读下一个问题。讲员可能需要准备好使用自己生活中的例子。只有在回顾了评估反馈的步骤后，讲员才应该回头看讲义 22.1，继续教授缩略词 ADOPTS 中的 T 和 S。

> 讲员须知：讲员必须提醒学员们，对讲义 22.2 中的任何单个问题回答"是"或"否"，都不如最后得出的总分重要（即回答完所有 12 个问题）。这可以帮助学员们放下对获得正确答案的强迫性思维反刍。讲员必须警惕来访者的答案（通常是"是"的答案），这些答案可能代表了他们习得的自我批评倾向（也就是宿命心念），或者希望通过给出他们认为讲员想要听到的答案（而不是他们实际的想法）取悦治疗师。防止这种情况的最好办法是，讲员想象自己在类似的情况下收到了同样的反馈，然后默默地问自己同样的问题。如果讲员的答案与来访者的答案不同，或者治疗师相信可能有哪些原因造成了来访者的答案不合理，那么讲员应该温和地面质来访者的答案，并鼓励来访者自我询问。例如，一个发现公开反对意见或毫不犹豫地说出不同意见非常困难的、有讨好倾向的来访者，在回顾作业被问到第 11 个问题时，她回答"是"，意思是她对反馈感到紧张或挫败。然而，讲员注意到，她并没有对反馈意见表现出防御或愤怒。如果说她表现出了什么的话，那就是她似乎很高兴地自动接受了反馈，认为那是对的。讲员没有自动接受她的答案，而是质疑了来访者的反应，并鼓励她进行自我询问："嗯……Jane，你觉得有没有可能你快速

答"是"的反应是你另一种自我贬低的方式?也就是说,你是否有可能对自己太苛刻了?我这样问是因为,坦率地说,我没有观察到你对给你反馈的人表现出了多少愤怒或沮丧,甚至对反馈本身——如果有什么反应的话,那也是你似乎很乐意接受这份指责。当我这样说时,你是怎么想的?"这种提问方式引出了一场生动的课堂讨论,讨论如何区分合理的焦虑(与在课上报告自己的作业有关)和当一个人抵制对反馈开放时可能感受到的身体的紧张或情绪(即固着心念)。来访者能够看到,当冲突或分歧发生时,她倾向于自动化地责备自己。另外,她能够看到,她对问题11的回答为"是"是因为她认为这是为了做到全然开放而应该做的事儿。

这里列出了讲义22.2中的12个问题,每个问题后面都有教学要点。首先阅读每个问题,并将其应用到例子中(见前面的讲员须知)。然后要求每个学员根据他们记忆中的事件在问题旁边圈出"是"或"否"。应鼓励学员们在不确定时尽可能作答。

1. 这个人在这方面的经验是否比我多? 是/否

讲员须知:问题1是指提供反馈的人是否在反馈的方面有更多的专业知识或直接经验。例如,如果你正在安装电脑,给你反馈的人是否比你更了解?有时,更多或更少的专业知识或经验并不适用于这种情况;例如,"你应该喜欢西瓜的味道"这句话是一种反馈,但一个人是否喜欢西瓜的味道很可能是个人偏好的问题,而不是经验或专业知识本身。因此,如果提供反馈的人没有更多的经验和(或)专业知识,这个问题应该回答"否"。

2. 接受反馈是否有助于维持或改善我与给出反馈者的关系? 是/否

讲员须知:问题2通常是相当直截了当和容易回答的。一般来说,接受与我们有关系的人的反馈通常有助于维持或改善关系(因为我们喜欢自己的建议被接受)。然而,有时提供反馈的人与接收者没有关系(任何形式的关系)(例如,出租车司机影射小费不够),或者有时一个人接受或拒绝反馈与改善或维持现有关系无关(例如,提供反馈的人真的不介意他们的反馈被接受还是拒绝)。此外,有时反馈不是来自一个人(或人们),而是来自环境(例如,红灯有时是我们不想要的环境反馈,特别是当一个人开会要迟到了的时候)。当明显没有关系或没有产生关系的可能性时,和(或)反馈明显来自环境时,这个问题应该回答"否"。

3. 接受建议是否有助于我维持或改善其他重要的关系? 是/否

讲员须知:问题3是指接受或拒绝反馈可能对与提供反馈者之外的关系产生的影响。它旨在帮助学员们区分可能具有相对有限的社交后果的反馈和可能具有更广泛社交后果的反馈。例如,伴侣可能会告诉你在讨论与情感相关的话题时不要总是改变话题,虽然有可能这一行为只发生在婚姻中,但也有可能它(即回避讨论情感相关的话题)已经泛化到其他关系中。看到这一点可能是自我发现的重要一步。

4. 我低估这个反馈，是否故意要让对方不高兴或惩罚对方？ 是 / 否

> 讲员须知：问题4的措辞是有目的的，目的是捕捉我们想要惩罚或让人不好过的倾向，针对的是那些不同意我们、给我们不想要的反馈或者做了一些让我们感觉没被认可的事情的人。讲员必须反复提醒学员们，感觉没被某人认可并不自动意味着对方就应该改变（即"他们应该认可我"）。相反，RO要求人们首先考虑（通过自我询问；见正念"如何"技能，第13课）自己的被否定感可能实际上代表了生活中需要改变的一个重要领域。人们以怎样的方式习惯性地低估或回避反馈是有很大差异的。例如，快速或自动使用情绪调节技能（如使用转移注意力、认知重建、接受），这可以起到回避但不是有效的生活的作用。因此，某人如何回答这个问题，可能特别有助于识别对提供了我们不喜欢的反馈的人的无益嫉妒、怨怼或愤恨。此外，如果对这个问题的回答是"是"，说明反馈的接收者对这个反馈可能是不开放的。

5. 如果有必要，我是否有能力做出所建议的改变？ 是 / 否

> 讲员须知：这个问题通常很容易回答。它只是指反馈的接收者是否真的能够做到建议的改变。例如，如果有人被告知他们的车又旧又丑，而且他们已经确定了建议的意思是"请买一辆新车"，那么只有当反馈的接收者拥有足够的钱来实际购买一辆新车时，才可以给出"是"的答案（否则，答案必须是"否"）。

6. 接受反馈意见是否能帮助我避开重大问题（例如，经济损失、就业困难、法律问题）？ 是 / 否

> 讲员须知：问题6很重要，因为有时我们得到的反馈可能与潜在的主要属于非关系性质的重大后果有关。

7. 提供反馈的人是否使用了冷静和轻松随和的态度？ 是 / 否

> 讲员须知：问题7是特意设计的，目的是对以轻松随和的态度提供的反馈给予更多的权重。讲员应该强调，这个问题的重点不是要确定平静的证据，因为真正了解另一个人的内心体验是不可能的。这个问题的目的是帮助来访者认识到，情绪化的反馈（例如，讽刺的语气、喊叫或哭泣）往往——至少在某种程度上——被情绪体验本身带来偏差，尽管强烈的情绪也可以以更微妙的方式表现出来。事实上，OC来访者通常是察言观色的专家。讲员必须解释，只有当提供反馈的人带有明显的情绪性时，这个问题才可被回答为"否"（也就是说，一个中立的观察者会同意这个反馈是基于情绪的）。对于那些可能认为自己的个人观察或想法比别人更准确，或者认为自己的个人观察或想法代表真相的OC来访者来说，这个区分是很重要的（也就是说，这些来访者可能经常陷入固着心念）。

8. 反馈是否参照的是我当下真实的处境，而不是过去或未来的情况？ 是 / 否

> 讲员须知：问题 8 旨在帮助学员们认识到，与接收者当下的实际情况无关的反馈可能是不太相关或有偏差的。例如，关于我 10 年前在大学讲课的反馈可能不如关于我上个月讲课的反馈有意义。同样，关于未来的反馈（例如，告诉某人他们永远不会改变）也是有偏见的，如果相信的话，可能会打击士气（因为没有人可以预测未来）。

9. 我与此人是否是长期关爱的关系？ 是 / 否

> 讲员须知：问题 9 旨在给那些和我们相处多年之人的反馈以更高的权重（例如，家庭成员、配偶、多年的朋友、孩子和伙伴）。通常只有那些与我们一起生活或经常接触的人（多年）才真正了解我们的长处和短处。

10. 我得到的反馈是我以前从别人那里听到过的吗？ 是 / 否

> 讲员须知：问题 10 帮助我们认识到，从多个独立来源提供的反馈更有可能是准确的或者需要重点考虑的。

11. 我对这个反馈感到紧张或沮丧吗？ 是 / 否

> 讲员须知：问题 11 有助于提醒我们，对反馈感到紧张或沮丧表明我们受到了反馈的威胁（也就是说，战/逃的防御性唤醒系统被激活），使我们自动减少对反馈的开放。讲员应鼓励学员们将身体的紧张视为一种信号，表明是时候练习开放了。

12. 我是否对自己说"我知道我是对的"，不管对方说什么或事情看起来如何？ 是 / 否

> 讲员须知：对问题 12 的回答通常没有困难。这个问题的目的是帮助学员们认识到，坚持自己是正确的（至少在大多数问题上）代表着封闭心念和傲慢。

接下来，讲员应要求学员们将"是"的回答加起来，并使用讲义 22.2 中的评分指南来决定是接受还是拒绝反馈。讲员应鼓励学员们使用自我询问。*他们得出的分数跟他们预期的相符吗？如果不符，这可能意味着什么？*

拒绝反馈

如果你决定拒绝反馈（4 分或更低），那么重要的是：①决定是否告诉提供反馈的人他们的反馈被拒绝了，也就是说，你决定不改变你的行为，至少目前是这样；②提醒自己对可能改变你对反馈的决定的新信息持开放态度；③承诺对你不接受反馈的决定进行自我询问，以避免你的反应是出于无益的固着心念。

接受反馈

在讲义 22.2 上得到 5 分或更高的分数表示你应该接受反馈。重要的是，只有在确定应该接受反馈意见后，才应该实际去尝试建议的改变。

讲员应在回到讲义 22.1 和讲授灵活心念 ADOPTS 的最后两个步骤之前强调这一点。

（必修）教学要点　返回到使用讲义 22.1 讲授灵活心念 ADOPTS 的最后两个步骤

T 尝试新的行为。

- *承诺自己完全投入到新的行为或改变中，不带评判。* 从矫正性反馈中学习时，最重要的一步是在不为难自己的情况下真正地尝试反馈中的建议。这意味着在确定新行为无效之前要反复实践。
- *如果此刻不可能真的去做新的行为，可以在脑海中排练，或将其存档，以备日后使用。* 留出时间来反复练习新行为。使用讲义 5.1（参与新奇的行为：灵活心念 VARIE）来加强你的练习。

S 为做到了开放并尝试了新东西而奖励自己和**自我安抚**。

- *奖励自己足够开放地听取矫正性反馈，而不是自动拒绝、回避或否认它。* 例子见讲义 5.1（参与新奇的行为：灵活心念 VARIE）。
- *放下*因没有早些了解新信息而升起的*自我评判*。
- *记住，灵活心念 ADOPTS 的目标是练习开放，而不是练习完美。*
- *当发现自己在对自己的表现或反馈做反刍性的思考时，使用自我询问。*
  - ➤ *我是否自动将自己的情绪反应归咎于对方或环境？如果是或可能是，那么这是否可能代表着这是我避免对反馈开放或学习新行为的一种方式？*
  - ➤ *我可能需要从中学习什么？*

第 22 课家庭作业

1. （必修）讲义 **22.2**（评估反馈的步骤：决定接受还是拒绝）。
2. （必修）作业单 **22.A**（练习灵活心念 **ADOPTS**）。
3. 要求学员们在未来 1 周内寻找他们感到被批评或事情未如己所愿发展的时候（即有来自环境的非语言反馈），并使用作业单 22.A 和讲义 22.2，练习灵活心念 ADOPTS 技能。

讲员须知：有些来访者可能会报告说，他们的生活很孤独，从别人那里得到反馈的机会很少或根本不存在。当这种情况发生时，讲员应注意不要轻易接受来访者的看法。相反，讲员可以鼓励来访者直接向别人（例如，他们的个人治疗师）主动寻求反馈，或者寻找非语言的环境反馈（例如，开车时有人在他们前面插队的时候，洗衣机坏了的时候，或者他们发现银行没有回复开户要求的时候）。讲员可以解释说，在 RO DBT 中定义的"反馈"是指任何引起不想要的、不喜欢的或意外的体验的东西。因此，灵活心念 ADOPTS 技能可以应用于语言的/显性的和非语言的/隐性的反馈。

全然开放讲义 22.1
对他人的反馈持开放态度：灵活心念 ADOPTS

灵活心念 ADOPTS

- A 承认（Acknowledge）自己正在收到令人痛苦的反馈
- D 描述（Describe）和观察情绪、身体感觉和想法
- O 通过给自己打气和充分倾听，来向新信息开放（Open）
- P 精准定位（Pinpoint）反馈中建议的新行为是什么
- T 尝试（Try out）新的行为
- S 为做到了开放并尝试了新东西而奖励自己和自我安抚（Self-soothe）

A 承认自己正在收到令人痛苦的反馈。
- 暂停一下，注意到有一些痛苦的、反驳性的、出乎意料的或新异的事情正在发生。
- 记住，痛苦的反馈可以是语言的、非语言的或情境性的。它可能不涉及其他人。有时反馈来自环境。

D 描述和观察情绪、身体感觉和想法。
- 使用自我询问，带着慈悲心质疑可能表明缺乏开放的自动化反应。
  - ➤ *我是否语速更快——立即跳起来回应对方的反馈或问题？*
  - ➤ *我是否感到有强烈的愿望想要解释？*
  - ➤ *我是否发现自己比通常情况下更多地对所发生的事情进行思考或反刍？*
  - ➤ *我是否屏住呼吸或呼吸更快？我的心率有变化吗？*
  - ➤ *我是否感到麻木或关闭了情绪体验？*
  - ➤ *我是否自动将自己的反应归咎于对方或环境？*

O 通过给自己打气和充分倾听，向新信息**开放**。
- 记住，身体的紧张意味着现在是练习开放的时候。
- 改变身体姿势以促进开放——向后靠而不是向前，缓慢的深呼吸，闭口式微笑，扬眉。
- 练习充分地倾听。放下觉得自己知道他们要说什么的假设，或停止脑补如何反驳、翻旧账，或坚持要求对方先听你说。
- 保持参与。做与放弃这段关系、走开或回避的冲动相反的行为。留在这个情境里，并感谢对方提供的学习机会。
- 鼓励自己开放，在心里默念……
  - *从这种反馈或正在发生的事情中可能会学到一些东西。*
  - *对方所说的可能有一些道理。*
  - *开放并不意味着同意，也不意味着我必须放弃以前的信念。*

P 精准定位反馈中建议的新行为是什么。
- 准确澄清对方希望你改变什么或做什么。使用轻松随和的态度，请对方举例说明。
- 重复你所听到的内容，以确认你的感知是准确的。对不准确的可能性保持开放。请对方帮助你理解。
- 一旦你精准定位了反馈，使用讲义 22.2（评估反馈的步骤：决定接受还是拒绝）来确定你应该接受还是拒绝反馈。如果你的分数是 5 分或更高，那么是时候尝试新的行为了。

T **尝试**新的行为。
- 使用灵活心念 **VARIE**（第 5 课）的技能来提高你的有效性。
- 一次又一次地**练习新的行为**。

S 为做到了开放并尝试了新东西而奖励自己和**自我安抚**。
- **放下**因没有早些了解新信息而升起的**自我评判**。
- 记住，目标是练习开放，而不是追求完美。

全然开放讲义 22.2

评估反馈的步骤：决定接受还是拒绝

- 另一个人的批评或反馈不是真理，而是对方持有的信念，可能是对的、部分对的或根本不对的。
- 使用灵活心念 ADOPTS 技能来评估你所得到的反馈，而不是自动地拒绝它（固着心念）或自动地接受它（宿命心念）。

第 1 步 提出以下 12 个问题，以帮助确定是接受还是拒绝反馈。

1. 这个人在这方面的经验是否比我多？	是 / 否
2. 接受反馈是否有助于维持我与给出反馈者的关系？	是 / 否
3. 接受建议是否有助于我维持或改善其他重要的关系？	是 / 否
4. 我低估这个反馈，是否故意要让对方不高兴或惩罚对方？	是 / 否
5. 如果有必要，我是否有能力做出所建议的改变？	是 / 否
6. 接受反馈意见是否能帮助我避开重大问题（例如，经济损失、就业困难、法律问题）？	是 / 否
7. 提供反馈的人是否使用了冷静和轻松随和的态度？	是 / 否
8. 反馈是否参照的是我当下真实的处境，而不是过去或未来的情况？	是 / 否
9. 我与此人是否是长期的关爱关系？	是 / 否
10. 我得到的反馈是我以前从别人那里听到过的吗？	是 / 否
11. 我对这个反馈感到紧张或沮丧吗？	是 / 否
12. 我是否对自己说"我知道我是对的"，不管对方说什么或事情看起来如何？	是 / 否

第 2 步 将回答"是"的数目和回答"否"的数目分别相加。

然后用下面的说明来指导灵活心念决定接受还是拒绝反馈。

11～12 个"是"＝接受反馈，无论怎样，都把它看作准确和有效的。

9～10 个"是"＝接受反馈，把它看作很可能准确和有效的。

7～8 个"是"＝接受反馈，把它看作有可能准确和有效的；继续评估它是否有用或正确。

5～6 个"是"＝接受反馈，但只是暂且这样。

3～4 个"是"＝暂且拒绝反馈，但持开放态度。

1～2 个"是"＝拒绝反馈。

全然开放讲义 22.3

第 22 课要点：从矫正性反馈中学习

1. 高效的人对批评性反馈和新信息持开放态度，并且（在需要时）能够灵活地改变他们的行为，以便从不断变化的世界中学习或适应。
2. 身体的紧张是在提示现在是练习开放的时机。
3. 对反馈全然开放需要一个人有认错的意愿，同时还不盲从或下意识地让步。
4. 使用灵活心念 ADOPTS 促进从矫正性反馈中学习。
5. 使用评估反馈的 12 个问题来决定是接受还是拒绝反馈。
6. 奖励自己对新信息的开放。

全然开放作业单 22.A
练习灵活心念 ADOPTS

- **每当你收到你不同意的批评或矫正性反馈**（例如，来自你的老板、伴侣、朋友、家庭成员、邻居、治疗师），**被告知要改变或做一些不同的事情，或被告知一些你不喜欢的关于你自己的事情**，都使用灵活心念 ADOPTS。灵活心念 ADOPTS 也可以用于记忆中过去的矫正性反馈，所以如果你找不到最近的事件，就用一个过去的事件来练习。
- 随着练习经验的增加，你可以开始对非语言反馈（你发表意见后别人脸上的反对或愤怒的表情）或环境给了你反馈的处境（例如，你在工作中两次没有通过晋升所需的测试）使用灵活心念 ADOPTS。
- 使用讲义 22.1 和讲义 22.2 来指导你的实践，并记录你的观察。

A 承认自己正在收到反馈。
暂停，注意，并承认收到了令人痛苦的反馈，不要评判自己或对方。*简要描述该事件和反馈。*

_____
_____
_____
_____

D 描述情绪、身体感觉和想法。
标识情绪（例如，*愤怒、恼火、悲伤、恐惧*）和行动冲动（例如，*走开的冲动、报复的冲动、否认的冲动或关闭自己的冲动*）。使用讲义 22.1 中的自我询问的问题，帮助阻断对他人、情况或环境的回避或指责。*在这里记录你的观察。*

_____
_____
_____
_____
_____

O 对反馈保持**开放**。
在最能描述你使用了的技能旁边的方框内打钩。记住，身体上的紧张意味着是时候练习开放了。
☐ **使用下面的话为自己练习开放打气。**
- 从批评的反馈或正在发生的事中可能会学到一些东西。
- 别人所说的可能有一些道理。
- 开放并不意味着同意，也不意味着我必须放弃以前的信念。
- *在这里写下你自己用来打气的话。* _____
_____

☐ **改变身体姿态**。使用扬眉、闭口式微笑、缓慢呼吸、向后靠、张开双手，等等。描述你所做的，以及改变姿势对你的影响（例如，情绪、倾听的意愿和想法）。*记录你所做的。*

_____

_____

☐ **练习充分倾听**。放下觉得你知道对方会说什么的假设。停止脑补反驳的话、翻旧账，或坚持要求对方先听你说你才肯听他说的冲动。*记录你所做的。*

_____

_____

☐ **保持参与**。做与放弃这段关系、走开或回避的冲动相反的行为。留在这种情境下。练习感恩，记住我们就是通过对矫正性反馈持开放态度来学习的。*描述你是如何保持参与的。*

_____

_____

P **精准定位**反馈中具体的建议，并确定你是应该接受还是拒绝。

核查你使用了的技能。

☐ 以轻松随和的态度澄清了反馈建议的具体行为，并请对方举例说明。

☐ 重复我听到的内容，并确认它是准确的。如果需要，请他们帮助我更好地理解他们所说的内容。

☐ 在我精准定位了反馈意见后，使用了讲义 22.2（评估反馈的步骤：决定接受还是拒绝），以确定是接受还是拒绝。有多少个"是"？_____ 有多少个"否"？_____ 你的分数与你的预期不同吗？记录你的决定，*以及出现的任何新的学习。*

_____

_____

T 如果你在讲义 22.2（评估反馈的步骤）上的得分是 5 分或更高，就**尝试**新的行为。

使用灵活心念 VARIE 来提高你的有效性。一遍遍练习新的行为。当你尝试的时候（无论是在反馈的当时还是后来）发生了什么？*记录你能够练习新行为的次数。你学到了什么？*

_____

_____

_____

S 为自己做到了开放和尝试新事物而奖励自己和**自我安抚**。

放下因没有早些了解新信息而升起的自我评判。你是如何知道自己的评判减少了的？*描述你计划如何在未来使用你所学到的东西。描述你做了什么来奖励和安抚自己。*

_____

_____

第 23 课
正念训练，第一部分
过度控制的心念状态（复习第 11 课）

> 讲员须知：第 23～26 课是对之前正念训练课程的复习。第一部分（第 23 课）回顾了针对过度控制问题 RO 正念状态（即固着心念、灵活心念和宿命心念；见第 11 课）。第二部分（第 24 课）回顾了正念"什么"技能（开放地观察，中正地描述，无计划参与；见第 12 课）。第三和第四部分回顾了 4 个正念"如何"技能、基本态度和信念，是 RO 鼓励实践者在练习正念"什么"技能时采取的。第三部分（第 25 课）回顾了 4 个正念"如何"技能中的第一个（带着自我询问；见第 13 课）。第四部分（第 26 课）回顾了剩下的 3 个正念"如何"技能（带着对严苛评判的觉察，一心一意地觉察，有效而谦逊；见第 14 课）。

讲员应直接参考 11～14 课正念教材中每个部分的教学笔记、讲义和作业单进行教学。

第 23 课要点

1. 对于过度控制的个体来说，有问题的心念状态通常都是封闭的心念。
2. 这些状态会阻碍人们从新信息或否定性的反馈中学习，并可能对人际关系产生负面影响。
3. 封闭心念是一种受到威胁下的心念状态。OC 有问题的心念状态虽然经常是由注重细节加工和抑制性控制的非情绪性的素质触发，但却是被情绪驱动的。
4. 固着心念传达一种信号：改变是不必要的，因为我已经知道答案。固着心念就像泰坦尼克号的船长，他不顾反复警告，坚持说："全速前进，让冰山见鬼去吧。"
5. 宿命心念则认为：改变是不必要的，因为没有答案。宿命心念也像泰坦尼克号的船长，在撞上致命的冰山后，他回到自己的船舱，锁上门，拒绝帮助乘客弃船。
6. 灵活心念代表了一种更开放、更接纳、更灵活的反应方式。这就像一艘船的船长，当看到冰山时，他愿意放弃先前的计划，改变航向或减速；也不会一有陷入麻烦的迹象，就弃船或掉头逃跑。

所需材料

- 讲义 11.1（过度控制的心念状态）
- 讲义 11.2（善待固着心念）
- 讲义 11.3（从宿命心念中学习）
- （选修）讲义 11.4（第 11 课要点：正念训练，第一部分　过度控制的心念状态）
- 作业单 11.A（善待固着心念）
- 作业单 11.B（做宿命心念的相反行为）
- 白板和记号笔

第24课
正念训练，第二部分
"什么"技能（复习第12课）

第24课要点

1. 在RO DBT中，有3种正念"什么"技能，每一种都代表着不同的方面或练习正念的方式。它们是开放地观察、中正地描述和无计划参与。
2. "冲动冲浪"的正念练习有助于学习如何不对任何冲动和渴望做出响应，如修正、控制、拒绝或逃避的冲动。
3. 觉察连续体是RO"中正地描述"练习的核心，也可以作为"坦承自己"的练习。它帮助练习者对自己的内在体验负责。阻止解释或为自己正名的习惯性欲望，并学习如何区分想法、情绪、感觉和意象。它是学习如何走出责备（习惯性地指责自己或他人）的核心手段。
4. 无计划参与是指学习如何热情地投入自己的生活和融入部落，并放下强迫性的计划、排练和（或）一定要做对的强迫性需要。

所需材料

- 讲义12.1（"中正地描述"技能：觉察连续体）
- 讲义12.2（第12课要点：正念训练，第二部分 "什么"技能）
- 作业单12.A（"开放地观察"技能）
- 作业单12.B（将无计划参与变成日常习惯）
- 作业单12.C（三个"什么"技能。"开放地观察""中正地描述"和"无计划参与"技能的日常练习日志
- 白板和记号笔

第25课
正念训练，第三部分
核心正念"如何"技能：带着自我询问（复习第13课）

第25课要点

1. 在 RO DBT 中，有4种正念"如何"技能，它们代表了练习正念时的态度或心念状态。它们是：带着自我询问、带着对严苛评判的觉察、一心一意地觉察，以及有效而谦逊。第13课的重点是这4项技能中的第一项，即带着自我询问。
2. 带着自我询问是 RO DBT 正念"如何"技能的核心。它是全然开放生活的关键。它意味着以学习为目的主动找寻自己想要回避的东西或可能感到不舒服的东西，并培养一种承认自己错了的意愿，而且需要的话愿意去改变。
3. 自我询问包括愿意进行自我检查和愿意向他人披露自查所发现的问题。这个过程在 RO DBT 中被称为"坦承自己"。

所需材料

- 讲义1.3（从自我询问中学习）
- 讲义13.1（核心正念"如何"技能：带着自我询问）
- 讲义13.2（培养健康的自我怀疑）
- 讲义13.3（练习自我询问和坦承自己）
- （选修）讲义13.4（第13课要点：正念训练，第三部分 核心正念"如何"技能：带着自我询问）
- 作业单13.A（练习核心正念"如何"技能：带着自我询问）
- 白板和记号笔

第 26 课
正念训练，第四部分
"如何"技能（复习第 14 课）

第 26 课要点

1. 在 RO DBT 中，有 4 种代表着练习正念时的态度或心念状态的正念"如何"技能，分别是带着自我询问、带着对严苛评判的觉察、一心一意地觉察、有效而谦逊。第 13 课教授了核心的正念"如何"技能——带着自我询问。第 14 课主要讲另外 3 种如何技能。
2. 第 2 个"如何"技能是带着对严苛评判的觉察。当评判被固执地认为是对现实的准确感知时，它会变得严苛，和（或）出问题。它们会导致无益的思维反刍，让我们对反馈或新信息不那么开放，而且也会对我们如何发出社交信号、如何表达我们的意图和经历产生消极影响。
3. 一心一意地觉察是第 3 个正念"如何"技能。它的意思是通过有意识地、反复地把一个人的注意力转向当下，做到一次只做一件事。在 RO 中，一心一意意味着带着谦卑练习觉察。我们需要谦卑，因为我们在任何一个时刻所觉察到的东西，都是对当下时刻的编纂，而非真实的呈现。
4. 有效而谦逊是第 4 个 RO DBT 的正念"如何"技能，它意味着抱着对他人的需求负责的态度，能够调节个人的行为适应不断变化的环境，从而达成目标或按照自己的价值观生活。对于 OC 来访者来说，这可能意味着要去学习：如何不总是循规蹈矩，不要那么争权夺利，不要总是想着胜负成败，停止强迫性的奋斗和自我完善，并学习如何把无效时刻作为成长的机会来庆祝。

所需材料

- 讲义 14.1（四个 RO"如何"技能）
- 讲义 14.2（用自我询问来检查严苛评判）
- （选修）讲义 14.3（第 14 课要点：正念训练，第四部分 "如何"技能）
- 作业单 14.A（练习 RO 正念"如何"技能）
- 白板和记号笔

第 27 课

嫉妒与怨恨

第 27 课要点

1. 当一个人与他人进行不利的比较时，嫉妒就会出现。而当我们认为他人相较于我们的优势其实是不合理的时，无益的嫉妒就会出现。
2. 当嫉妒激励我们去更努力地实现个人目标时，嫉妒是有益的；但当它驱动我们去阻碍他人实现目标时，就会带来问题。
3. 无益的嫉妒带来两种痛苦的混合情绪——羞耻和愤怒，以及想要秘密报复的冲动。
4. 想改变嫉妒，需要做与羞耻带来的躲藏冲动以及愤怒产生的攻击冲动相反的行为。
5. 要采取与嫉妒全然相反的行为，一个人必须放下恶意，并向被嫉妒者表露嫉妒的感受。

所需材料

- （选修）讲义 27.1（第 27 课要点：嫉妒与怨恨）
- 作业单 27.A［无益嫉妒的相反行动：灵活心念 DARES（放下）］
- 白板和记号笔

（必修）教学要点　嫉妒

讲员和协同讲员朗读下列对话——最好能用有点傻气的声音读，比如电台播音员的声音。

讲员：我很高兴地宣布，接下来两节课的主题你们会非常喜欢，我的——嫉妒、怨恨、痛苦和复仇。耶！耶嘿！

协同讲员：我们有时把这节课叫做"ERBR"（☺……嘿嘿）

讲员：重要的是，"ERBR"不是指"来自星球大战的小机器人"——不是我对它们有什么意见。

协同讲员：好啦，现在——今天这傻气冒得差不多了。咱们就停在这儿吧，停、停、停！（停顿）唷！好多了。我们重新开始……

不对此做任何进一步评论，讲员应重新开始教学，就像平常一样。

- *当我们与他人进行不利的比较时，就会感受到嫉妒。* 我们会嫉妒那些和我们相似（比如具有相同的社会地位）并拥有我们所没有的某种优势的人（Smith & Kim, 2007）。
- *嫉妒是一种正常的人类情感，可能包含对他人之机遇真诚的羡慕或欣赏。* 嫉妒能激励我们更努力地去实现理想的目标，良性或有益的嫉妒能激励我们去模仿我们崇拜的人。
- *良性嫉妒需要谦卑*，一种大多数人都看重的态度。它包括愿意承认自己会犯错，承认我们并非无所不知，并且我们没能像理想中那样获取成就或成功。
- *当嫉妒驱使我们去阻碍他人实现目标时，它就是无益的。*

> 讲员须知：无益嫉妒应和怨恨区分开。尽管它们都包含社会比较和不公平感（伴随着敌意或恶意），它们之间还是存在重要差别的。嫉妒的时候，我们知道他人不太可能认同我们感受到的不公，尽管经常缺乏意识层面的觉察（Smith & Kim, 2007）。但怨恨的时候，我们更倾向于认为，他人都会公开认同我们感受到的不公。这可能有助于解释无益嫉妒的隐秘性。

- *无益嫉妒包含两种令人痛苦的混合情感——羞耻和愤怒。由其产生的行为冲动——躲藏和攻击，混合为一种想要秘密复仇的欲望。*
- *无益嫉妒者渴望被嫉妒的对象失败或经受痛苦。* 对此有一个德语词"schadenfreude"，意为从他人的痛苦中获得快乐。每当我们从他人的不幸中体会到隐秘的快乐时，我们很可能在嫉妒他们或他们所属的群体。
- *报复可能是冲动的，并没有深谋远虑*（比如，在争吵之后划破对方的轮胎）。

朗读下面的故事，询问学员们曾经有哪些冲动性报复的时候。

我记得有一次，有个司机朝妈妈狂按喇叭——因为她在一个十字路口插在他前面。她非常生气，因为他把她当作新手司机一样，所以她硬要我们三个孩子从后窗探出头来，朝那位司机吐舌头。

- *复仇，也可能经过冷静的算计，在精心准备之后施行*——比如，故意不邀请某人参加一个重要会议，晚上偷偷溜出去解开邻居家拴牛的绳子，故意扔掉重要的文档，偷某人的信件。

朗读下面的故事，询问学员们曾经有哪些算计或精心计划报复的时候。

去年我和一个邻居闹翻了。他认为他的花园是世界第一，只因为它得了些没用的奖。他知道什么？从我曾祖母开始，园艺就是我们的家传手艺了！终于我受够了他那种"我比你好多啦"的态度，决心要修理他一番。我去园艺店买了些除草剂和冰块托盘，然后回家将除草剂和水混合，做成除草剂冰块。每过几天，我会沿着我们院子间的篱笆散步，偷偷扔几块除草剂冰块到他的花园里，然后坐在后面的走廊上看戏。他很崩溃——他不知所措挠头的样子非常好玩。绿拇指先生* 完全想不出那几小块的植物为什么会死。当他跟我讲到他的困境时，我告诉他那些漂亮的喷壶和园艺书籍可能说到底也没什么特别的。那一年他没有获奖。

（必修）讨论要点　有益嫉妒还是无益嫉妒？

询问全班学员，他们可能感受过嫉妒的时刻。那是有益嫉妒（钦佩）还是无益嫉妒？如果是无益嫉妒，是有了报复的冲动，还是做出了冲动性或计划性的报复行动？他们注意到这两种情感体验有什么不同之处吗？有什么相似之处吗？他们的想法、行为冲动和行为都是什么样的？如果有人在标记无益嫉妒上感到困难，询问他们是否曾有幸灾乐祸的体验，这是一个无益嫉妒的标志。询问他们可能有过的计划性的报复的例子。

---

* 译者注：Mr. Green Thumb，法国作家莫里斯·德吕翁的作品《绿拇指男孩》一书的主人公，拥有神奇的绿拇指，可以让花儿无处不在，改变世界。

> 讲员须知：提醒学员们，嫉妒是很常见的情感，每个人都体验过嫉妒。讲员应做好准备分享个人经历。提醒他们，当他们感受到不公，或没能实现自己梦寐以求的目标而他人实现了时，感到嫉妒是非常正常的事情。没实现目标是有现实后果的（比如，是否得到职位，是否得到晋升等），因此感到嫉妒是可以理解的。

（必修）教学要点　区分有益嫉妒和无益嫉妒

- *嫉妒是人性的一部分，嫉妒不代表你是一个坏人。*问题是，这种嫉妒是提高还是降低了你的生活质量？有益的、良性的嫉妒很少会造成困难。有益嫉妒（钦佩）能让我们更努力地实现目标。
- *无益嫉妒包含报复的欲望和隐秘性。*
- *无益嫉妒，尽管可以理解，却很少是合理的，也很少符合情境。*被嫉妒的人可能理应获得这些优势。他可能付出了很多努力，这也就是我们不会将无益嫉妒告诉他人的原因。无益嫉妒会竭力阻碍他人实现目标。
- *嫉妒是我们很不愿意承认的情感，要承认我们在嫉妒可能非常困难。其实，我们对自己都不愿意承认*（Silver & Sabini, 1978）。此外，人们也会想尽办法避免被他人嫉妒，以保护自己不受敌对；也就是说，我们害怕被嫉妒（Foster, 1972）。
- *我们会对自己和他人隐藏我们的嫉妒，因为在内心深处，我们知道想要报复是不合理的或是违背我们的道德观的。*我们也可能认识到自己的信念是不合理的（比如，认为被嫉妒的人道德低下，或他不配拥有这些优势），而且我们可能感到他人不太可能赞同我们对被嫉妒者的负面看法。

朗读下面的故事，基于这个故事进行讨论。

> 一位女士认为自己是个非常体贴、努力的人。她总是努力做正确的事，遵守规则，尤其在工作时。她常常比她的同事工作更长时间，没有额外的报酬也不抱怨。有一天，她发现一位更年轻时髦的同事被提拔为她的上司，她很震惊。尽管她坚信她的对手受到提拔是非常不公平的，她还是抑制自己，不让别人知道她的想法。她认为同事们都被这位新上司所蛊惑，而她不想就对手那些在她看来显而易见的缺点陷入纠缠不清的对抗。因此，她弱化了竞争对手升职的重要性，并公开否定了她之前表达的晋升愿望，她戴着假笑的面具，压抑着怒火。日复一日，她发现自己在同事中越来越像一个局外人，心中的苦楚也越积越多。

- *要改变无益嫉妒，需要做与两种不同的冲动——躲藏冲动和攻击冲动——相反的行为。*为了做与嫉妒相反的行为，一个人必须放下恶意，向被嫉妒的人披露自己的嫉妒。好消息是，这样做可以深刻改变一个人的情感体验，同时改善与被嫉妒者的关系。
- *改变无益嫉妒分为五步。*可以通过记住"灵活心念 *DARES*"这个词语来记这些步骤。

（必修）教学要点　灵活心念 DARES（放下）

让学员们参考作业单 27.A [无益嫉妒的相反行为：灵活心念 DARES（放下）]。

> 讲员须知：在教授灵活心念DARES（放下）时，将首字母缩略词（DARES）写在白板上，字母垂直排列，不要讲解或说出每个字母代表的具体技能。之后从缩略词的第一个字母开始（DARES中的D），用后面小节中列出的重点，讲解与那个字母有关的技能，直到你讲解了与各个字母相关的所有技能。重要的是，当你在讲解相关技能时，只要在白板上大概描述该字母代表的含义就好。这种教学方法可以避免长篇大论地解释缩略词中使用的每个词或提前讲解概念。

灵活心念 DARES

- D **确定**（Determine）你是否正经历着无益的嫉妒
- A **承认**（Admit）你的嫉妒，并决定你是否要改变它
- R **识别出**（Recognize）嫉妒的想法和行为冲动
- E 做与源自**嫉妒**（Envious）的愤怒相反的行为
- S 做与源自嫉妒的**羞耻**（Shameful）相反的行为

D 确定你是否正经历着无益的嫉妒。

以下列问题为指导。

> 讲员须知：朗读下列问题，并让学员在作业单27.A中符合他们情况的问题旁边的方框中打钩。询问他们的观察结果并简要讨论。

- 我是否觉得自己被这个人或其他人冤枉、忽视或忽略了？
- 我是否发现自己对这个人（或群体）有负面想法？
- 我是否发现自己认为这个人比我有优势而这并不公平？
- 我是否发现自己经常说这个人的闲话？
- 我是否认为这个人是对手或竞争对象？
- 我是否幻想过要报复他（们）？
- 我是否试图让他（们）的生活变得困难？
- 我是否想惩罚他、打败他或证明他是错的？
- 我是否发现自己有时偷偷享受任何降临到此人身上的不幸，或者幻想不幸的发生？
- 我是否在寻求他人认同——这个人应受到惩罚，或这个人拥有的优势是不公平的？

A 承认你的嫉妒，标识它："我觉察到一种嫉妒的情绪。"

- *标识情绪是迈向改变的好开端*，因为我们倾向于隐藏我们的嫉妒。
- *决定你是否想放下无益嫉妒。*
- *嫉妒这个人（或群体）的利弊是什么？* 你真的想改变这种情绪吗？你想和你嫉妒的人建立更好的关系吗？记住，如果你不想改变嫉妒，那相反行为将不会奏效。
- *你真的看重被嫉妒者享有的优势吗？* 考虑一下你是否真的需要它，问问你自己的生活中什么是最重要的。*你看重的是什么？* 用自我询问来挑战自己。你嫉妒的人享有的优势是你真正渴望的吗？有时我们会相信我们*必须*拥有某种东西，但后来发现它并没有让我们更加快乐。提醒自己那些获胜或做对并没什么用的时刻。记住那些梦寐以求的优势一旦获得，其重要性便随时间消

逝了的时刻。放下你**一定**要拥有这个优势的想法。
- *如果你在灵活心念中决心拥有同样的优势，那就去寻找能够实现它的方法*。比如，改善你的婚姻、获得晋升、获得认可。确定你为此需要采取的第一步，然后做出行动。不要对自己说你无法实现它。放下那种认为自己不可能得偿所愿的宿命心念。提醒自己，取得优势往往需要时间。

R **识别出**报复的欲望，标识无益嫉妒的行为倾向或冲动。
- *留意到想要报复的行为冲动*。比如，想要报复，让该人的生活陷入困境，或揭露该人道德缺陷的冲动。当我们因被嫉妒者的不幸而感到高兴时，就可能是有报复的欲望了。我们可能发现自己说话时冷嘲热讽或表现冷漠，好像对方不重要。我们甚至可能假装喜欢对方，不真诚地赞美对方。
- *留意到与羞耻有关的行为冲动和行为*。比如，想要隐藏自己的感受，否认自己的感受，或将其重新标识为正义或正确的；当对方在你身边时变得麻木；躲开或避免与对方接触。
- *寻找那些寻求他人认可和肯定你的信念——被嫉妒者不配享受这种优势——的行为冲动*。寻找想说闲话抹黑对方的冲动。

> 讲员须知：虽然我们在嫉妒时通常不会去寻求社会支持，但感觉不如别人的痛苦或想要报复的冲动会让我们尝试说服他人，让他们相信我们感受到的不公平是事实。不幸的是，这样做只能是火上浇油。随之而来的可能是怨恨和义愤填膺，以及一种心境，能让我们觉得伤害他人的行为是正当的甚至是高尚的。

E 做与源自**嫉妒**的愤怒相反的行为。
- *嫉妒时，我们会出现怨恨、愤怒和报复被嫉妒者的行为倾向。采取以下步骤，做与这些行为倾向相反的事：*
  1. 照顾自己
     - 在想到你嫉妒的人时，闭嘴式微笑，扬眉，放慢呼吸。
     - 通过细数你的幸事练习感恩你拥有的东西，并正念练习活在当下，以便更充分地享受你的生活。
     - 使用自我询问来确定，你嫉妒的是否是你真正重视或想要的东西，如果是，就迈出实现它的第一步。
  2. 做与愤怒的行为冲动相反的行为
     - 练习把自己放在对方的位置上，从对方的角度看待世界。
     - 寻找对方值得拥有其优势的正当理由。
  3. 做全然相反的行为
     - 停止寻找被嫉妒者的负面特征和道德缺陷。
     - 停止幻想被嫉妒者的失败或痛苦。
     - 停止说被嫉妒者的闲话。
     - 练习不带评判地、友好和体面地对待被嫉妒的人。

S 做与源自嫉妒的**羞耻**相反的行为。

- *有向他人隐藏嫉妒感受的冲动时，* 采取以下步骤来做**全然相反的行为**：
  1. 练习依照你的价值观来生活
     - 保持真实——把情绪诚实地标识为"嫉妒"，不为情绪辩护，或假装那是别的情绪。
     - 对着自己多次大声地重复"嫉妒"这个词。
     - 提醒自己，嫉妒是人类正常的情感，并不意味着你做错了什么。
  2. 做与羞耻相反的行为
     - 向一个中立、关心你的人披露你的嫉妒，在描述你的处境时使用"嫉妒"这个词。
     - 阻止关心你的人试图将这种情绪贴上"嫉妒"以外的其他标识，或证明你有不公正的感觉是合理的。
  3. 如果希望与嫉妒的人建立更密切的关系，把无益嫉妒变成钦佩
     - 记住，向他人揭示脆弱（甚至羞耻）的情绪可以增进关系。
     - 选择一个私人空间，向你嫉妒的人披露自己的感受，使用"嫉妒"这个词来描述你的体验。
     - 为先前想伤害对方或想看到对方失败的负面行为、想法或愿望道歉。
     - 允许自己庆祝对方的成功，把无益的嫉妒变成钦佩。
     - 为践行了自己的价值观而奖励自己。

> 讲员须知：作业单27.A［无益嫉妒的相反行为：灵活心念DARES（放下）］可以作为家庭作业布置给学员们，可以用于个人治疗，也可以作为技能训练课程的一部分。提醒学员们，因为嫉妒是一种频繁出现的情绪，前面的步骤可能需要一遍遍重复。
>
> 讲员须知：向他人披露我们的嫉妒是一种"坦承自己"的正念练习（见第13课）。初看起来这好像有点危险，但临床经验一再表明，人们在被告知他们受人嫉妒时，比起感到难过，他们会感到受宠若惊和释然，并与坦承此事的人更加亲近。被嫉妒者总是能觉察到这份嫉妒的（尽管他可能没能在意识层面将其标识为嫉妒），并可能害怕报复。常见的结果是被嫉妒者会披露自己是钦佩表达嫉妒的那个人的，或甚至也觉得跟对方有竞争。坦承我们的嫉妒能改善关系，因为我们是在展现自己的脆弱性，而研究发现这能增进亲密度和人际间的互惠合作。话虽如此，重要的是学员们不要期待对方给予类似的呼应。做相反行为的目标是改变无益的嫉妒体验，并践行自己的价值观，而不一定是增进关系（至少不是直接增进关系）。根据我的经验，披露无益嫉妒可能是减少它的最重要的一步，因为这种情绪的隐秘性质会使当事人无法从外界获得反馈。随着时间推移，这种隐秘性可能通过冷漠和疏远破坏嫉妒者与被嫉妒者的关系。感到嫉妒并不意味着一个人做错了什么。其实，学着放下无益嫉妒是很英勇的行为，需要意志、谦卑和勇气。

第27课家庭作业

1. （必修）作业单27.A［无益嫉妒的相反行为：灵活心念DARES（放下）］。

全然开放讲义 27.1

第 27 课要点：嫉妒和怨恨

1. 当一个人与他人进行不利的比较时，嫉妒就会出现。而当我们认为他人相较于我们的优势其实是不合理的时，无益的嫉妒就会出现。
2. 当嫉妒激励我们去更努力地实现个人目标时，嫉妒是有益的；但当它驱动我们去阻碍他人实现目标时，就会带来问题。
3. 无益的嫉妒带来两种痛苦的混合情绪——羞耻和愤怒，以及想要秘密报复的冲动。
4. 想改变嫉妒，需要做与羞耻带来的躲藏冲动以及愤怒产生的攻击冲动相反的行为。
5. 要采取与嫉妒全然相反的行为，一个人必须放下恶意，并向被嫉妒者表露嫉妒的感受。

全然开放作业单 27.A
无益嫉妒的相反行动：灵活心念 DARES（放下）

灵活心念 DARES

- D　**确定**（Determine）你是否正经历着无益的嫉妒
- A　**承认**（Admit）你的嫉妒，并决定你是否要改变它
- R　**识别出**（Recognize）嫉妒的想法和行为冲动
- E　做与源自**嫉妒**（Envious）的愤怒相反的行为
- S　做与源自嫉妒的**羞耻**（Shameful）相反的行为

D　确定你是否正经历着无益的嫉妒。

在适用的方框中打钩。（注：选中的方框越多，你经历着无益嫉妒的可能性就越大。）

- ☐ 我是否觉得自己被这个人或其他人冤枉、忽视或忽略了？
- ☐ 我是否发现自己对这个人（或群体）有负面想法？
- ☐ 我是否发现自己认为这个人比我有优势而这并不公平？
- ☐ 我是否发现自己经常说这个人的闲话？
- ☐ 我是否认为这个人是对手或竞争对象？
- ☐ 我是否幻想过要报复他（们）？
- ☐ 我是否试图让他（们）的生活变得困难？
- ☐ 我是否想惩罚他、打败他或证明他是错的？
- ☐ 我是否发现自己有时偷偷享受任何降临到此人身上的不幸，或者幻想不幸的发生？
- ☐ 我是否在寻求他人认同——这个人应受到惩罚，或这个人拥有的优势是不公平的？

A　承认你的嫉妒，标识它，并决定你是否要放下它。

在你使用了的技能旁边的方框中打钩。

- ☐ 默默重复：*我觉察到一种嫉妒的情绪或我感受到的情绪是"嫉妒"。*
- ☐ 对去实现对方或对方的群体已经取得的成就做利弊分析
- ☐ 提醒自己，那些获胜和做对并没有用的时刻。
- ☐ 记住那些我实现了目标，却发现那已经没那么重要的时刻。
- ☐ 使用自我询问来确定，我所嫉妒的东西是否是我真正重视或渴望的。

R　识别出并不带评判地标识出无益嫉妒的行为冲动。

在你观察到的冲动旁边的方框中打钩，并在空白地方记录观察内容。

- ☐ 想报复你嫉妒的人，想让他们的生活陷入困境，并曝光他们的弱点和缺陷。
- ☐ 想避免使用"嫉妒"这个词，隐藏自卑感和想要报复的欲望。
- ☐ 想避免与你嫉妒的人接触，在对方在场时想封闭或麻木自己。
- ☐ 对你嫉妒的人说三道四，并寻求别人的证实，证实对手不配拥有超过自己的优势。

其他观察到的内容。

E 做与源自**嫉妒**的愤怒和复仇的欲望相反的行为。
在使用了的技能旁边的方框中打钩,并在提供的空白处记录观察内容。

1. 照顾自己
   □ 在想到你嫉妒的人时,闭嘴式微笑,扬眉,放慢呼吸。
   □ 通过细数你的幸事练习感恩你拥有的东西,并正念练习活在当下,以便更充分地享受你的生活。
   □ 使用自我询问来确定,你嫉妒的是否是你真正重视或想要的东西,如果是,就迈出实现它的第一步。

描述你采取了哪些步骤以及还需要采取哪些其他步骤。

2. 做与愤怒的行为冲动相反的行为
   □ 练习把自己放在对方的位置上,从对方的角度看待世界。
   □ 寻找对方值得拥有其优势的正当理由。

3. 做全然相反的行为
   □ 停止寻找被嫉妒者的负面特征和道德缺陷。
   □ 停止幻想被嫉妒者的失败或痛苦。
   □ 停止说被嫉妒者的闲话。
   □ 练习不带评判地、友好和体面地对待被嫉妒的人。

其他观察到的内容。

S 做与源自嫉妒的**羞耻**和想要隐藏嫉妒的欲望相反的行为。
标记你使用了的技能,并在提供的空白处记录观察到的内容。

1. 练习按照我的价值观生活
   □ 保持真实——把情绪诚实地标识为"嫉妒",不为情绪辩护,或假装那是别的情绪。
   □ 对着自己多次大声地重复"嫉妒"这个词。

☐ 提醒自己，嫉妒是人类正常的情感，并不意味着我做错了什么。

2. 做与羞耻相反的行为

☐ 向一个中立、关心我的人披露了我的嫉妒，在描述我的处境时使用了"嫉妒"这个词。

☐ 阻止了关心我的人试图将这种情绪贴上"嫉妒"以外的其他标识，或证明我有不公正的感觉是合理的。

3. 如果希望与嫉妒的人建立更密切的关系，把无益的嫉妒变成钦佩

☐ 记住了向他人揭示脆弱（甚至羞耻）的情绪可以增进关系。

☐ 选择了一个私人空间，向我嫉妒的人披露了自己的感受，使用了"嫉妒"这个词来描述我的体验。

☐ 为先前想伤害对方或想看到对方失败的负面行为、想法或愿望道歉。

☐ 允许自己庆祝对方的成功，把无益的嫉妒变成钦佩。

☐ 为践行了自己的价值观生活而奖励自己。

其他观察到的内容。

_____

_____

_____

第 28 课

愤世嫉俗、怨天尤人和听天由命

第 28 课要点

1. 愤世嫉俗者倾向于认为人们的动机主要是出于私利，并对新想法持怀疑态度。
2. 愤世嫉俗者通过挑战现状来帮助社会发展。
3. 愤世嫉俗者不容易被打动，他们是世界的怀疑论者。然而，他们天生的怀疑和提问倾向会通过挑战现状帮助社会发展。
4. 普遍和刻板的愤世嫉俗往往导致怨天尤人。
5. 怨天尤人的特点是悲观、仇恨、气馁和怨恨的人生观，一种因未能实现重要目标而生出的心境，和（或）觉得权益被他人非法获得的感知。
6. 为了改变怨天尤人，一个人必须首先练习仁爱置顶，学习如何给予和接受帮助，并练习对自己所拥有的一切心存感激。

所需材料

- （选修）讲义 28.1（第 28 课要点：愤世嫉俗、怨天尤人和听天由命）
- 作业单 28.A（改变怨天尤人：灵活心念 LIGHT）
- 白板和记号笔

（推荐）正念练习 "是谁让事情变成这样？"

在本课的开始，用鲁米的诗"是谁让事情变成这样？"进行正念练习是有用的，因为它介绍了一种最常见的通向怨天尤人的途径，即试图控制世界。讲员应使用（大声朗读）以下脚本指导练习。（注：可以使用正念钟。）

> 我们将要做的练习包括听一首我要读的诗，留意可能出现的意象、记忆、想法、感觉或情绪，而不沉浸其中。只是观察出现了什么，然后把心念转回到倾听，一次次地重复。如果你的思绪飘走，留意到它，然后不带评判地重新回到朗读的诗句上。我将连续读三遍这首诗，并在每次结束时敲响正念钟。现在，保持舒适而警醒的坐姿，带着觉察，深呼吸，以便将自己集中到此时此刻。留意呼吸的起伏，不须试图改变或做任何事情，只需全然地与吸气和呼气的过程同在。（稍作停顿）我现在敲钟开始。现在尽你所能，把注意力转向这首诗的词句，留意出现了什么，然后再把自己带回到聆听这件事上来。

是谁让事情变成这样？

我朝右射出一支箭。它却落在了左边。
我骑马追逐一头鹿，却发现，自己被野猪追逐。
我谋划着得到我想要的样东西，到头来，自己却进了监狱。
我挖坑想要陷害别人，却自己掉了进去。

第28课：愤世嫉俗、怨天尤人和听天由命

> 我应该对我追求的东西保持怀疑。
> ——莫拉维·贾拉鲁丁·鲁米，1230

在正念练习之后，讲员可以要求学员分享他们的观察，并以其为基础教授或进一步讨论前面描述的要点。这首诗对于讨论控制世界、他人或我们自己的利弊，以及这些对一个人如何选择生活的影响，也有很好的促进作用。

讲员须知：鲁米的诗提供了额外的自我询问机会，因为它偶尔会唤起OC来访者的防御或抵抗。例如，一些来访者对这首诗的最后一行反应强烈，"我应该对自己追求的东西保持怀疑"。当这种情况发生时，讲员不是去安抚或认可来访者，而是鼓励他们利用这种体验作为练习自我询问的机会。即，这里有什么值得学习的吗？讲员可以通过提出一些可能有用的自我询问问题（带着温暖的微笑，扬眉）来帮助来访者开始这一过程："我身体的紧张是否可能意味着我对健康的自我怀疑的概念没有完全开放？如果是或可能是，那么我害怕的是什么？"或"我是否发现自己下意识地想要解释或为自己辩护？这可能意味着什么？"或"我是否有可能认为进一步的自我检视是有害的或不必要的，因为我已经完成了必要的自我工作？如果是或可能是，那么我担心自己会失去什么呢？"

（推荐）迷你课堂练习 愤世嫉俗的乐趣

✱ **我不生气——我只是走开。** ✱

在进行这种小练习时，讲员只需大声朗读以下脚本即可。提供给学员笔和白纸。

指导（最好是以你想象中的得克萨斯牛仔口音☺）。*好的，现在，身体坐直，紧紧握住笔或铅笔，系紧安全带，因为来了一个大问题，它会摇晃、隆隆作响、翻滚！摇滚，隆隆！哦，是的！高举双臂庆祝，然后陷入困惑的沉思。*

继续（现在最好带一口时髦的英国口音☺）。*好吧，也许这有点过头了。我真正想说的是，过一会儿我会问你们几个问题。在准备过程中，请确保您准备好了纸笔，以便记录可能出现的任何想法。我相信你会发现这是一次精彩的经历！*

继续（回到你正常的声音——如果恰好是时髦的英音，那很酷）。*对不起，我刚才有些过头了。让我们重新开始。我真正想说的是，稍后我会大声朗读一些问题，你的工作就是把你脑海中浮现的第一个想法写在你面前的空白纸上。我们不会进行分享，所以你写的东西都是你的，只属于你自己。你可以保留它，扔掉它，或者将其作为自我询问练习的一部分——这完全是你的选择。所以我们都可以放松。你准备好了吗？以下是问题。*

- ✓ **问自己**：做一个愤世嫉俗的人意味着什么？（记录你脑海中浮现的第一个想法或词。）
- ✓ **问自己**：愤世嫉俗者对社会有什么价值？（记录你脑海中浮现的第一个想法或词。）
- ✓ **问自己**：我此刻有多愤世嫉俗？这会告诉我关于我自己的什么？（记录你脑海中浮现的第一个想法或词。）
- ✓ **问自己**：愤世嫉俗有什么坏处？（记录你脑海中浮现的第一个想法或词。）
- ✓ **问自己**：我可能需要学习什么？（记录你脑海中浮现的第一个想法或词。）

结束。讲员应在结束练习时，带领成员短暂鼓掌（讲员也加入），同时询问在之前练习中可能发生的任何观察、想法、情绪或经验。讲员应避免对学员的观察做解释，鼓励学员把他们的经验作为在下周进行自我询问的机会。

（必修）教学要点　从愤世嫉俗中学习

✳ 生活很糟糕，然后你死了。✳

- *什么是愤世嫉俗者？我们为什么需要他们？*
  - **愤世嫉俗者通过挑战现状帮助社会发展**（例如，藐视上级不道德的命令，揭露组织中的不法行为）。
  - **然而，自相矛盾的是，愤世嫉俗也保护着现状**，最常见的是通过放慢对新主张或可能有风险的冒险（例如宣战）接受的速度，直到它们有机会被部落完善、讨论或测试。愤世嫉俗者是谨慎和小心的守护者。
- **愤世嫉俗者不会把事情往好了想——他们不容易被打动，也不容易激动。**
  - ✓ **问**：什么类型的事件或经历可能引发愤世嫉俗？什么可能加剧愤世嫉俗？为什么大多数人不想成为愤世嫉俗者？
- **愤世嫉俗的情绪可以成为强有力的社交信号**。朗读下面的文本。

　　当妈妈有一种消极的愤世嫉俗情绪时，家里每个人都知道，但不被允许对此发表评论。她没有大喊大叫。只是她的表情使人慌乱。如果你很聪明，你知道要保持安静，做任何你应该做的事，并且在她情绪过去之前不惜一切代价避免惹她，这可能需要几天的时间。

  - ✓ **问**：你在多大程度上利用愤世嫉俗或消极情绪状态来影响他人？
- **最后，习惯性的愤世嫉俗会导致怨天尤人——但幸运的是，怨天尤人是我们的下一个话题。**（☺）

（必修）教学要点　怨天尤人

- **怨天尤人是一种心境状态，而不是一种情绪**，这意味着它可以持续很长时间，并可能潜移默化地影响一个人的感知（就像戴着灰色而不是玫瑰色的眼镜）。
- **怨天尤人的特点是悲观、仇恨、气馁和怨恨的人生观**。它源于未能实现重要目标，或觉得自己的权利被他人占有。
- **愤世嫉俗往往是怨天尤人的前身**（但并非总是如此）。
- **怨天尤人阻止一个人融入社群**。怨天尤人的人可能会认为幸福是不可能的，并发现很难对他们所拥有的心存感激。
- **改变怨天尤人需要五个步骤**，见"灵活心念 LIGHT"。

（必修）教学要点　灵活心念 LIGHT

请学员参阅作业单 **28.A**（改变怨天尤人：灵活心念 **LIGHT**）。

第 28 课：愤世嫉俗、怨天尤人和听天由命

> 讲员须知：在教授灵活心念 LIGHT 时，在白板上写下首字母缩略词（LIGHT），字母垂直排列，不要讲解或说出每个字母代表的具体技能。之后从缩略词的第一个字母开始（LIGHT 中的 L），用后面小节中列出的重点，讲解与那个字母有关的技能，直到你讲解了与各个字母相关的所有技能。重要的是，当你在讲解相关技能时，只要在白板上大概描述那个字母代表的含义就好。这种教学方法可以避免对首字母缩略词中某些单词的使用进行冗长的解释或提前讲解概念。在正式讲解相关技能时再介绍每一个字母的意义。

灵活心念 LIGHT

  L 使用自我询问，**标识**（Label）你怨天尤人的部分
  I 通过检视行为冲动，留意到怨天尤人的**倾向**（Intentions）
  G 采取与怨天尤人的信念相反的行为（Go opposite）
  H **帮助**（Help）他人，也让他人**帮你**（Help）
  T 练习仁爱和感恩（Thankful）

L 使用自我询问，**标识**你怨天尤人的部分。

> 讲员须知：朗读以下每个问题，并指示学员在符合他们的问题旁边的方框中打钩。询问他们的观察，并进行简要讨论。

- ☐ 我发现自己接受别人的帮助（或给予帮助）很难吗？
- ☐ 我亲近的人是否认为我记仇太久？有没有过去的伤痛让我无法释怀？
- ☐ 我发现自己很难给别人赞美（或接受赞美）吗？
- ☐ 我是否觉得自己的努力经常得不到认可？
- ☐ 当人们不欣赏我所做的一切时，我是否会对此难以释怀？
- ☐ 我是否有时会告诉自己，努力争取我想要的东西是不可能的？
- ☐ 我是否会听天由命，或者对自己说"何必费劲呢"？
- ☐ 我是否觉得对生活或爱情的热情是被误导的或者太天真？
- ☐ 我是愤世嫉俗者吗？
- ☐ 我难以被打动吗？
- ☐ 我是否觉得自己还没有实现人生应有的目标？
- ☐ 我是否觉得生活对我不公平，而且大部分时间都是这样？
- ☐ 我经常质疑别人的意图吗？
- ☐ 我是否很难对一个有和我类似创伤经历的人产生同理心？
- ☐ 我是否经常认为别人在评判我或是想伤害我？

I 通过检视与怨天尤人相关的行为、情绪和想法，留意到怨天尤人的**倾向**，例如：

- *宿命心念的行为，认为进步不可能或者很幼稚。*
- *评判那些充满希望、乐观或热情的人和经历。*

- *阻止或尽量减少自己和他人表达幸福。* 怨天尤人一定会摧毁幸福。幸福意味着希望和可能性，而怨天尤人意味着徒劳、愤世嫉俗和盲目的抵制。
- *沉浸于愤世嫉俗、消极的故事和娱乐中。*
- *沉溺于幽怨中。*
- *拒绝别人的帮助。*
- *当看到别人的不幸时感到快乐*，即使你不认识他们。

G 采取与无根据的孤立和愤世嫉俗**相反的行为**。

- *寻找令人振奋的展现利他主义、慈悲心和人类帮助他人的意愿的新闻故事或事件。* 研究表明，报道美德的新闻故事可以促使人们采取更积极的道德行动，包括慈善捐款。有目的地避开有关冲突、矛盾、反复呈现人类伤害他人的书籍、新闻、电影或电视节目。记住，你每天关注的事情会影响你的感受。
- *反思你与其他人的共性，忽略差异。* 使用闭嘴式微笑，默默地对自己重复：

 和我一样，其他人也在寻求幸福，也经历过痛苦。和我一样，他们伤害过别人，也被别人伤害过。和我一样，其他人也在尽其所能地应对生活，同时也仍在学习。

- *与穿着、思维或行为方式与你不同的人互动。* 研究表明，和与我们不同的人面对面接触可靠地减少了偏见和评判性思维（Pettigrew & Tropp，2006）。
- *不带评判地听取与你持有不同价值观或道德观的人的意见。* 研究表明，当人们处于平等地位，与持有不同观点的人接触效果最好，人们会信任对方的观点，并且彼此尊重（S.M.Andersen，Saribay & Thorpe，2008；Pettigrew & Tropp，2006）。使用讲义22.1（对他人的反馈持开放态度：灵活心念ADOPTS）练习对其他观点持开放态度。

> 讲员须知：一些组间接触的研究表明，在增加共情、换位思考和对另一群体的了解能有效减少偏见或评判性思维之前，必须先减少焦虑（Blascovich, Mendes, Hunter, Lickel, & Kowai Bell，2001；Pettigrew & Tropp，2006）。研究表明，体验被爱的感觉和被支持自己的人环绕似乎可以让人们对不同的世界观更加开放，并更容易接受其他群体的人（Mikulincer & Shaver，2001）。对OC个体来说，这提示在参与社交活动之前通过激活社交安全系统（PNS-VVC）减少防御唤醒的重要性。为了实现这一点，讲员应该鼓励学员利用改变生理的技能；见讲义3.1（通过改变生理改变社交互动）。

H **帮助**他人，也让他人**帮你**。

- *采取全然相反的行动，帮助他人，也让他人帮你，而不是怨天尤人。*
- *放下接受帮助会让别人认为你软弱的担心。*
- *练习慈心冥想来激活你的社交安全系统。*
- *经常向他人寻求帮助和提供帮助！* 想要变得怨天尤人，一个可靠的方法是永远不要让别人帮助你。相反，当你需要帮助时，勇敢地寻求帮助，而不是假装一切都好。例如，对你的医生坦白你的疼痛；告诉你的孩子，你需要他们控制花销来为家庭做贡献；让别人帮你找到掉落的隐形眼镜；允许他人对近亲的去世表示同情。此外，寻找帮助他人的机会，同时放下你的努力应该得到感激的期待。例如，帮助一个背负重物的人，询问是否可以帮他搬运一部分；寻找机会为别人开门，或者让别人排在你前面；帮助某人寻找丢失的物品；练习非评判性地倾听他人的苦恼。记住感谢他们（最好是面带微笑）让你有机会帮助他们，或者感谢他们帮助了你。

- *坦诚待人来练习仁爱，并鼓励他们同样坦诚*。仁爱不是口是心非。练习向别人披露你内心的感受和想法（这是真相的馈赠），并鼓励他们对你坦诚相待。坦诚并不意味着你的观点是正确的，但它标志着真正的关心，因为你愿意告诉别人你真正的想法（也就是说，坦诚是非欺瞒性的沟通）。

- *试着放下付出或努力工作就一定会被他人看到和欣赏的期待，同时要对自己友善*。请记住，当我们缺乏资源（或精力）来帮助我们认为值得帮助的人时，同情疲劳（失去同理心）很可能会发生。换句话说，当我们不知所措、沮丧、高度焦虑或痛苦时，我们为他人提供支持的能力是有限的；因此，我们帮助他人的愿望可能也会减少。帮助他人的欲望低，并不代表你是一个坏人、邪恶的人或冷漠的人；相反，这些感觉可能提示你忽略了自我照料。同情心是当我们目睹他人的痛苦，并想要帮助对方的感情（Goetz，Keltner，& Simon-Thomas，2010），但是想要真正关心他人，我们必须要自我照料。否则，很容易出现职业倦怠和怨天尤人。

> 讲员须知：偶尔学员报告他们从未感恩或感激他人。通常，这是因为，从他们的角度来看，没有人真正帮助过他们，或者他们存在"致命缺陷"无法对他人帮助自己感到感激。如果发生这种情况，讲员应该认可对于在困难或非认可环境中成长的个体，这是常见的，对于在重视独立的文化中成长的人，这也是常见的，或者是我们还不完全理解的因素造成的结果。缺乏对他人的感恩或感谢并不意味着这是不可能的。真正的问题是，学员是否愿意尝试学习如何体验感恩或变得更加感恩。

- *练习给予和接受赞美*。健康的关系包括正向的互动交流。研究表明，在稳定的婚姻中，正面和负面评论的比例为5∶1，这意味着伴侣之间每个负面评论要搭配五个正面评论才能体验到满意的关系（Gottman，1994）。

- *增加亲社会行为*。例如，练习与你几乎不认识的人聊天；寻找参加团体活动的机会；对赞美或赞扬说"谢谢"；练习匹配＋1、闭嘴式微笑和扬眉（参见第21课中的"灵活心念ALLOW"）。

- *当积极的事情发生时，将其与个人特点或目标联系起来，"创造意义"*。例如，当你的朋友或伴侣称赞你在危急时刻能出手相助，不要拒绝这种赞扬，而是将这种反馈作为你善良的证据。当因为准时受到称赞时，将其与责任心的积极特质联系起来，而不是简单地假设每个人都会这样做。

- *练习在完成一项困难的任务后休息，而不是鞭策自己更加努力工作或只是继续下一项任务*。每天花些时间在无效的事上，确保你尝试新的放松方式；参见讲义5.3（无用和冒点儿傻气的艺术）。

- *庆祝成功*。记得庆祝生活中积极的事情。事实上，这样做可能挺难的。寻找与他人一起庆祝成功或度过特殊时刻的机会，并采取与回避或隔离相反的行为。

> 讲员须知：对于 OC 个体来说，维持安全和满意的关系尤其具有挑战性，因为他们会怀疑别人是否真心关心自己。话虽如此，研究表明，当低自尊个体被要求留意来自伴侣的赞美，并考虑赞美对自己以及伴侣关系意味着什么时，他们会报告更多对赞美的积极感受（Marigold, Holmes & Ross, 2007）。

T 练习仁爱，并对自己和他人心怀**感恩**。

✽ 总是比必要的做法再友善一点。✽

- *用感恩的心迎接每一天*。例如，做一个感恩冥想：

    今天，我怀着感恩的心醒来，庆幸自己仍然活着，拥有宝贵的人生。我决心珍惜这一切，不虚度光阴。我会全力以赴提升自己，敞开心扉，关怀他人，服务社会。我愿心存善念，对人友善，不被愤怒左右，也不轻易妄加评判。我将尽己所能，为他人带来益处，传递温暖与善意。

- *练习"仁爱置顶"*；请参阅第 17 课的灵活心念 ROCK ON 和作业单 17.B（仁爱置顶）。"仁爱置顶"意思是对待别人要推己及人。它能增进关系，赞颂我们的多样性，并欣赏万物之间联结的方式。它向其他人传递的信息是"我们都一样"，通过宣告我们是众生的一员来确认我们在世间的一席之地。
- *把仁爱作为礼物传递下去——寻找小的机会去练习宽恕，不期待得到承认或任何回报*。例如，对疲惫的店员温暖地微笑，在高速路上让一辆跟车太近的车超过你，给一位生病的同事打电话问候。
- *参与匿名的随意善举*。在救济厨房工作，为某人做蛋糕，匿名资助你不认识的需要帮助的人，练习原谅那些不欣赏你的辛苦工作的人，以善意度人，对他人做无罪推定，并假设他们有良好的意图。练习在所有情况下寻求非评判性的理解。
- *练习真正的谦逊，放下要世界符合你的期望的执念*。假定自己知道正确的方法或自己的观点是正确的是一种傲慢的表现。真正的谦逊是承认我有缺陷，同时不会崩溃。
- *和别人在一起时，用"大 3 + 1"来放松*（即，向后靠在椅子上，做一个缓慢的深呼吸，闭嘴式微笑，扬眉）；见讲义 3.1（通过改变生理改变社交互动）。
- *尝试可能产生积极情绪的事儿*。买只小狗，去狂欢节，坐摩天轮，试试一日约会，或者加入跑步俱乐部。
- *在家里做家务时吹口哨或唱歌*。换句话说，在日常生活中寻找机会练习表达快乐。
- *练习宽恕和放下怨恨*（使用灵活心念 HEART 技能，第 29 课）。

第 28 课家庭作业

1. （必修）作业单 **28.A**（改变怨天尤人：灵活心念 LIGHT）。
2. （选修）练习仁爱置顶。

全然开放讲义 28.1

第 28 课要点：愤世嫉俗、怨天尤人和听天由命

1. 愤世嫉俗者倾向于认为人们的动机主要是出于私利，并对新想法持怀疑态度。
2. 愤世嫉俗者通过挑战现状来帮助社会发展。
3. 愤世嫉俗者不容易被打动，他们是世界的怀疑论者。然而，他们天生的怀疑和提问倾向会通过挑战现状帮助社会发展。
4. 普遍和刻板的愤世嫉俗往往导致怨天尤人。
5. 怨天尤人的特点是悲观、仇恨、气馁和怨恨的人生观，一种因未能实现重要目标而生出的心境，和（或）觉得权益被他人非法获得的感知。
6. 为了改变怨天尤人，一个人必须首先练习仁爱置顶，学习如何给予和接受帮助，并练习对自己所拥有的一切心存感激。

全然开放作业单 28.A

改变怨天尤人：灵活心念 LIGHT

灵活心念 LIGHT

- **L** 使用自我询问，标识（Label）你怨天尤人的部分
- **I** 通过检视行为冲动，留意到怨天尤人的倾向（Intentions）
- **G** 采取与怨天尤人的信念相反的行为（Go opposite）
- **H** 帮助（Help）他人，也让他人帮你（Help）
- **T** 练习仁爱和感恩（Thankful）

L 使用自我询问，**标识**怨天尤人。

在以下符合你的情况的问题旁的方框内打钩，或者在你认为其他人可能认为适用于你时打钩。（注意：打钩越多＝越怨天尤人）

- ☐ 我发现自己接受别人的帮助（或给予帮助）很难吗？
- ☐ 我亲近的人是否认为我记仇太久？有没有过去的伤痛让我无法释怀？
- ☐ 我发现自己很难给别人赞美（或接受赞美）吗？
- ☐ 我是否觉得自己的努力经常得不到认可？
- ☐ 当人们不欣赏我所做的一切时，我是否会对此难以释怀？
- ☐ 我是否有时会告诉自己，努力争取我想要的东西是不可能的？
- ☐ 我是否会听天由命，或者对自己说"何必费劲呢"？
- ☐ 我是否觉得对生活或爱情的热情是被误导的或者太天真？
- ☐ 我是愤世嫉俗者吗？
- ☐ 我难以被打动吗？
- ☐ 我是否觉得自己还没有实现人生应有的目标？
- ☐ 我是否觉得生活对我不公平，而且大部分时间都是这样？
- ☐ 我经常质疑别人的意图吗？
- ☐ 我是否很难对一个有和我类似创伤经历的人产生同理心？
- ☐ 我是否经常认为别人在评判我或是想伤害我？

I 通过检视与怨天尤人相关的行为、情绪和想法，留意到怨天尤人的**倾向**。

选择一个最近发生的你感觉有怨天尤人的事件。在符合你体验的陈述旁边打钩，或者用你自己的话在空格处描述其他经历。

- ☐ 阻止别人或自己对幸福或爱的表达。
- ☐ 有一种冲动，想告诉一个人，他的乐观、爱或对幸福的渴望是浪费时间、幼稚的或天真的。
- ☐ 试图避开那些表达希望、乐观或热情的人。
- ☐ 沉浸在愤世嫉俗、消极或评判性的故事或娱乐节目中（例如，新闻报纸、书籍、电视），或者刻意花时间去沉思或者写作忧郁的主题。
- ☐ 拒绝他人的帮助。
- ☐ 暗中希望另一个人经历与我相似的命运。
- ☐ 发现很难共情那些遭受过与我类似痛苦的人。

描述其他经历。

___

G 采取与无根据的孤立和愤世嫉俗**相反的行为**。
在你练习了的技能旁边的方框中打钩。

☐ 寻找令人振奋的展现利他主义、仁爱和对自己和他人的慈悲心的新闻故事或事件。

☐ 练习慈心冥想，以激活我的社交安全系统；见讲义 3.1（通过改变生理改变社交互动）。

☐ 练习留意我与其他人的共同点。默默重复：*和我一样，其他人也在寻求幸福，也经历过痛苦。和我一样，其他人伤害过别人，也被别人伤害过。和我一样，其他人也在尽其所能应对生活，也仍能从生活中继续学习。*

☐ 不带评判地与穿着、思维或行为和我不同的人互动，欣赏多样性。

☐ 练习不带评判地全情倾听与我持有不同价值观或道德观的人的意见。

☐ 把我的心念从无益的想法上移开，如*如果我加入他们，那就意味着我的整个生活都是装的了*。

☐ 强调我生活中的积极事件或经历，并将其归因于我学习了新的行为方式，而不是巧合或偶然事件。

☐ 记住了那些我感受到来自或指向他人（甚至是我的治疗师）的温暖或亲密的时候。

描述你练习的其他技能或你学到的其他技能。

___

H **帮助**他人，也让他人**帮我**。
在你练习了的技能旁边的方框中打钩。

☐ 参与匿名、随机的善举。

☐ 练习放下恐惧——如果我对他人友善，他们会伤害我或认为我软弱。

☐ 允许他人帮助我（例如，打开门）或在我需要时寻求帮助。

☐ 主动为他人提供帮助，并不期望他人回报。

☐ 练习对他人坦诚相待，并鼓励他人同样坦诚待我。

☐ 练习放下期待——我的自我牺牲或努力工作应该得到他人赞赏或注意。

☐ 练习给予和接受赞美或赞扬。

☐ 增加我的亲社会行为。例如，练习与某人聊天，在教堂与他人一起唱歌，热情地与其他人一起为艺人鼓掌，接受别人提供的茶或咖啡，或接受下班后与同事一起喝啤酒的邀请。

- ☐ 增加我的积极亲社会行为。例如，主动邀请其他人，而不是等待他们先邀请我（例如，去看电影、散步、参观博物馆）。
- ☐ 练习在完成困难任务后休息和奖励自己，而不是告诉自己应该回去工作并更加努力。

描述你练习的其他技能或你学到的其他技能。

_____

_____

_____

T 练习对自己和他人心怀**感恩**。

在你练习了的技能旁边的方框中打钩。

- ☐ 感恩每一天。比如，每天对自己说：今天我有幸醒来，我还活着，我有宝贵的人生，我不会浪费它。我将用我所有的精力来发展自己，并对这个世界所能提供的东西更加开放。我会积极寻求与他人合作的方式，将问题视为机遇而不是障碍。我会对他人心存善念，不会恶意揣测他人。我将尽可能多地造福于他人。
- ☐ 与他人在一起时，练习闭嘴式微笑和扬眉。
- ☐ 尝试会产生积极情绪的事。
- ☐ 在做家务的时候吹口哨、哼歌或唱歌，并寻找其他机会，练习在日常生活中表达快乐。
- ☐ 练习谦逊，不再坚持世界要符合我的思维方式。
- ☐ 承认我是众生中的一员，同时赞叹自己的独特性。
- ☐ 如果没有直接相反的证据，假设他人有良好的意愿，对他人做无罪推定。
- ☐ 练习宽恕和放下怨恨（使用灵活心念 HEART 技能）。
- ☐ 感恩我所拥有的。

其他技能和观察。

_____

_____

_____

_____

第29课

学着去原谅

第29课要点

1. 原谅不是同意或否认过去。
2. 原谅并不意味着和解。
3. 原谅并不意味着打开自己允许被再次伤害。
4. 原谅意味着照顾好自己,学会放下无用的愤怒、怨恨或自责。
5. 为了放下过去的伤害或不满,你必须首先找到让你抓住其不放的卡点。
6. 原谅必须是自由选择的。一个人不能被迫去原谅,也不能被迫接受原谅。
7. 原谅需要持续的承诺——放下过去的伤害,目的是获得成长。
8. 我们必须决定去原谅,必须反复决定去原谅。
9. 为了找回我们的生活并学会原谅,我们必须去哀悼那些不能实现的期待。
10. 练习感激你所拥有的。提醒自己生命中所有那些曾经需要别人原谅的时候。

所需材料

- 讲义29.1(什么是原谅,什么不是)
- 讲义29.2(原谅相关的自我询问问题)
- 讲义29.3(通过哀悼工作强化原谅:常见信念或期望的示例)
- (选修)讲义29.4(第29课要点:学着去原谅)
- 作业单29.A(灵活心念HEART)
- 白板和记号笔

(必修)讨论要点 理解原谅

使用以下问题开始本节课,引导针对原谅的概念进行简短讨论(最多约5分钟)(在白板上写下大家的想法,但不必穷尽)。

- ✓ **问:** *当你听到"原谅""仁爱"或者"慈悲"等词时,脑子里会浮现哪些词语、意象或情绪?你如何定义原谅?*
- ✓ **问:** *原谅的利弊分别是什么?*

> **讲员须知:** 如果学员在前面的讨论中提出了对原谅的担忧或恐惧,讲员应避免在这个时间点对此进行长时间课堂辩论,或者试图提供保证、安抚或提前教授什么是原谅或如何原谅。相反,讲员应该提醒学员,本次教授的技能可能会解决他们的顾虑,并鼓励他们先学习这个技能,而不是评判它是不是可能有用。

（推荐）正念练习　回忆一个我们需要原谅的时刻

讲员应向全班朗读以下文本，以此为基础来做一个视觉化想象的正念和自我询问练习。

> 正念练习开始，我希望你们选择一个舒适而警醒的坐姿。现在，带着觉察深吸一口气，把注意力集中到此时此刻。注意呼吸的起起落落，不要试图改变它或对它做任何事情，只需全然地与你的一呼一吸同在。（稍作停顿）现在，尽你所能，试着找出一段记忆，当时你有一种强烈的被别人原谅了的感觉。这段记忆不一定是关于重大的冒犯，它可以来自童年或你生命中的任何其他时间。也许有一次，你在街上不小心撞到了别人，生气时说了些伤人的话，开车时撞了别人的车，或是在别人最需要帮助的时候没能帮对方。然而，那个人原谅了你所做的一切。被原谅的感觉是什么样的？你的身体有什么感觉？你体验到了什么情绪？你有了什么样的想法？你能接受原谅吗？当你想起这件事时，你的身体现在感觉如何？你有什么情绪？如果你要给那个人写一封感谢信，感谢他给了你原谅这个礼物，你会怎么说？（停顿）现在让我们的注意力回到呼吸上，注意它是如何起伏的，同时放下与被原谅的回忆练习相关的意象、想法、记忆、情绪或感觉。（停顿）现在，当你准备好了，把你的注意力带回这个房间，我们将讨论你对这个练习的任何观察。

然后，讲员应结束练习，询问大家观察到了什么。使用前面脚本中嵌入的问题，来引导讨论和提供教学机会。

> **讲员须知**：有时学员会报告他们"从来没有被任何人给予过原谅！"有多种方式可以回应这一说法，例如，治疗性的调侃——微笑、挑眉说"好吧，那我原谅你了"；"哇，你的意思是从来没有人原谅过你，从来没有？这是指你从来没有做过需要被原谅的坏事？"轻轻眨眼，微笑，挑眉。或者，讲员可以引导学员自我询问，说："哇！这确实很罕见，但有时也会发生。你认为这对你可能意味着什么？这种经历是否有可能影响你原谅他人的能力或意愿？你可能需要从中学习什么呢？"通常情况下，上述两种方法的结合效果最好，因为它给很多人都觉得困难的主题植入了轻松感，同时鼓励通过自我询问进行自我发现。

（必修）教学要点　什么是原谅？

让学员参阅讲义 29.1（什么是原谅，什么不是）。

- *原谅不是赞同或否认过去*。原谅并不意味着忘记所发生的事情并继续前行。希望过去的伤消失是行不通的——伤痛会不断浮出水面，你越是试图否认它的存在，它似乎对你的生活影响就越大。
- *原谅并不意味着打开自己允许被再次伤害*。决定重新接触和决定是否原谅伤害过你的人是两回事。
- *练习自我询问*
  - ➢ 原谅和报复，哪个会让你更接近你想要的生活方式，更符合你的个人价值观？
  - ➢ 如果你练习原谅，你害怕失去什么？
  - ➢ 你抓住过去的伤痛是否还有其他原因？
- *原谅意味着照顾自己*。放下无助或无效的愤怒、怨恨、内疚、羞耻或自责，是一种解脱，有助于我们更充分地活在当下。原谅还可以打开建立新的或改善已有的社会联结的机会，因为我们关注的是当前的事件、关系和机会，而不是对过去的伤痛进行无益的沉思或反刍。

- *我们钦佩那些能够原谅的人，并经常渴望与他们亲近。* 例如，大多数人都想见到得道高僧（他吸引了大量的人），与其说是因为他能雄辩地谈论原谅的重要性，还不如说是因为当他在场时，人们会深切地感受到他的仁爱和原谅。
- *找到你心中的"原谅英雄"*，例如，"圣雄"甘地、马丁·路德·金、纳尔逊·曼德拉、特蕾莎修女、一行禅师、阿西西的圣方济各、鲁米。这些人有什么共同特点？为什么人们钦佩能够原谅的人？你愿意像他们一样吗？这可能说明你的价值观如何？
- *我们原谅的比我们意识到的要多。* 例如，你有没有告诉过在地铁或街上撞到你的人，这没关系（即使他们没有道歉），而且是真心的？
  - ✓ **问：** 这会告诉我们什么？有没有可能所有人都有原谅的能力？你有没有可能原谅的比你意识到的要多？这个认识对你有什么帮助？

讲员须知： 当一个人想到过去的伤害时感觉到恐惧或愤怒，并不意味着他无法原谅。讲员可以指出，能够说出一个"原谅英雄"的名字说明这个人重视原谅，因为他们钦佩那些能够实践原谅的人。此外，过去任何一个原谅别人的经历，即使是原谅一个小错误（例如，在地铁上被撞到），也表明这个人很可能重视原谅。一个让自己感觉不好的可靠方法就是不按自己的价值观生活。讲员可以利用这些观察结果来鼓励那些不愿接受关于原谅的想法的来访者。原谅意味着按照你的价值观生活。你可能只是需要更多的练习。

讲员须知： 有人害怕原谅可能会以某种方式降低一个人对未来伤害的警惕性，去认可这个部分是重要的（参见 RO DBT 教科书第九章"教授原谅技能"）。记住过去的伤害或痛苦经历有助于保护我们自己。然而，同时，研究表明，我们从来不会把学到的东西抹去（Bouton, 2002）；我们只会将新的学习或新的联系置于旧的学习之上。因此，过去的伤害永远不会被完全忘记，但它可能会从记忆中消退，甚至淡到看起来几乎不存在的程度。然而，如果出现了恰当的提醒，那么记忆也会重新出现（尽管情绪强度较低），从而允许我们在当下做出适当的反应（例如，如果需要的话，保护自己）。讲员应提醒学员，原谅并不意味着忘记。

（必修）课堂正念练习　找出过去的一次伤痛

正念指导语（大声朗读）：

从简单地呼吸开始，保持觉察，不要试图改变呼吸或让它变得固定，只是全然地与吸气和呼气的过程同在。现在，尽你所能，回忆一个你感到被伤害或被侵犯的时刻。这可以是最近发生的事件或很久以前发生的事情。本练习的目标是找出过去的不平之事，作为学习原谅的练习素材。注意与你的回忆有关的情绪、感觉、意象或想法。尽你所能，允许自己停留在此时此刻，与过去的伤害有关的意象待在一起。不要试图改变它或让它消失，只是停留在此时此刻，对体验保持开放和柔软。（暂停大约 10 秒钟。）现在轻柔地把你的意识带回到这个房间，让过去的记忆尽可能地淡出。提醒自己，无论过去的经历有多痛苦，或者这个练习看起来有多困难，重新面对一个痛苦的经历是放下的唯一途径，也是走向原谅的第一步。

> ✓ **问**：*你观察到了什么？*
> ✓ **问**：*如果你用一个词来描述，会是什么？例如，你是否感到失望、被误解、被背叛、被冤枉或受到不公平的对待？*

讲员须知：应鼓励学员分享他们在前面的正念练习中回忆起的伤害，并且讲员应准备帮助那些难以回忆起伤害的人。讲员应首先鼓励学员关注情绪强度低或中等的事件。在尝试高情绪强度的练习之前，最好从小事开始，先逐步掌握技巧（也就是说，当第一次学习游泳时，不要从最深的泳道开始）。有时，讲员分享自己遭遇的或从他人那里听到的不平之事可能会有所帮助。这可以触发那些难以定位具体事件的学员的回忆。一旦班上的每个人都确定了过去的伤害事件，讲员应要求学员在整节课中保持对这一事件的觉察，并将这一经历作为课堂练习的基础。当个别学员在正念练习后有强烈反应（例如，争论、关闭状态或异常安静）时，讲员应该警示该学员的个体治疗师。我的临床经验中，这种反应是罕见的。然而，治疗师必须敏感地认识到，关于原谅的讨论可能很困难，特别是对于有过多次或极端创伤经历的个人。技能训练小组的形式不具备时间或情感空间，为严重创伤、长期的冤屈或高度紧张复杂的情绪事件提供需要的支持。应鼓励学员与其治疗师讨论这些强烈的冤屈，并制定出所需的最佳行动方案或技能。

（必修）教学要点 灵活心念 HEART

让学员参阅作业单 29.A（灵活心念 HEART）。

讲员须知：在白板上写下首字母缩略词（HEART），向学员介绍灵活心念 HEART。首字母缩略词"HEART"是设计来帮助记忆原谅的技能的。"HEART"中每个字母都是走向健康原谅的一个步骤。然后，讲员开始教授首字母缩写中的字母 H。讲员可以大声向学员指出，当他们完成刚刚的正念练习时，他们已经表现出意愿并迈出了第一步。

灵活心念 HEART

- H　　找到过去的**伤害**（Hurt）
- E　　定位让你卡在过去的**痛点/成长点**（Edge）
- A　　**承认**（Acknowledge）原谅是一个选择
- R　　通过哀悼丧失和练习原谅**重新掌控**（Reclaim）你的生活
- T　　练习**感恩**（Thankfulness），然后把它传递下去

H 找到无法放下的过去的**伤痛、委屈**。
- 当我们发现自己无法放下痛苦的过去经历时，最需要做的就是原谅。
- 用以下问题找到你生活中可能需要原谅的地方。

讲员可以大声朗读以下每个问题，不一定鼓励进一步讨论，只要求学员在自我询问日志中默默记录心中浮现了什么。

第 29 课：学着去原谅

- ✓ **问：** 是否发现自己会反复思考或无法停止思考某个过去的经历、事件或互动？
- ✓ **问：** 是否有哪件事情或经历是我想要回避、假装从未发生或试图忘记的？
- ✓ **问：** 哪些过去的经历让我怪罪环境或者他人？
- ✓ **问：** 我生活中的哪些事情或经历让我强烈地责怪自己？
- ✓ **（选修）问：** 在我的生活中，我对哪些事件或经历感到羞耻或尴尬，和（或）试图对他人隐瞒？
- ✓ **（选修）问：** 在我的生活中，是否有我故意撒谎或避免谈论的事件？
- ✓ **（选修）问：** 是否有一个人或一群人令我怀恨在心或感到被背叛？
- ✓ **（选修）问：** 在我的生活中，我觉得或相信谁冤枉了我，我无法原谅？在我的生活中，我做了什么我觉得不可能或难以原谅自己的事？
- ✓ **（选修）问：** 是否有特定的人或一群人，我想伤害或报复他们，并且（或者）如果他们经历了失败，我会感到高兴？

> **讲员须知：** 前面的问题对应作业单 29.A（灵活心念 HEART）中 H 的描述。它们旨在唤起人们对过去痛苦经历的记忆。来访者通常会找到一系列过去的伤害（例如，五次或更多）。讲员应提高警惕，避免植入反 RO DBT 的理念，如暗示痛苦的情绪、过去的创伤或过去的消极经历本身就是危险或可怕的。相反，讲员应该提醒学员，每个人都会经历阻碍、创伤和痛苦的经历，没有人能幸免，尽管有些人可能有比其他人更严重或更强烈的经历。RO DBT 的一个核心原则是，生活中的阻碍是生活的一部分，每次遇到阻碍，它们都可以成为自我成长的机会。因此，如果学员报告不喜欢"灵活心念 HEART"的第一步，或者他们在回忆过去的伤痛时感到了痛苦，或者他们害怕回忆会让自己痛苦，那么讲员应该鼓励来访者练习对自己的反应进行自我询问，例如，自问"我可能需要从我的反应中学到什么？"而不是立即假定痛苦是应该被避免、被安抚、被认可、被调节或自动接纳的。
>
> **讲员须知：** 鼓励学员养成留意自己小抱怨的习惯（例如，反复地回想或生气高速公路上一个超车的司机好像冲自己比了粗鲁手势的事儿），以练习原谅，而不仅仅是等待大抱怨的出现。

- *在自我询问日志中记录你找到的所有过去的伤害，并根据严重程度或回避程度对其进行排序（1 代表最严重或最回避）。*
- *选择你想要练习原谅的过去的痛苦或伤害。* 记住，当你学习原谅时，首先要从较低的级别开始，随着时间的推移，再努力解决更严重的问题。

> **讲员须知：** 讲员应鼓励学员抵制出于责任感或快速修复问题的愿望而急于原谅他人的诱惑。例如，一些来访者可能报告说，他们希望从过去最痛苦的伤痛开始。尽管这看起来合乎情理或很有勇气，但它往往会导致无法预见的问题，使学习原谅变得更加困难。讲员可以让学员想象第一次滑雪的人坚持从最危险的滑道出发。他们第一次就有积极体验的可能性有多大？

E 定位让你卡在过去的痛点 / 成长点。

- *为了放下过去的伤痛或不满，你必须先找到让你抓住过去的伤不放的痛点 / 成长点。我们的痛点 / 成长点是会发生自我成长的地方。它通常有一种被描述为紧张或抵抗、尴尬的感觉，逃避的欲望或麻木的感觉。它通常涉及生活中我们不想思考或承认的事情。*
- *通过注意以下细节来开启定位的过程。*
    - *想要解释、证明合理性或辩护：*
        - 为发生的事情
        - 为你的反应
        - 为其他人
    - *想要责备自己、责备他人或责备环境：*
        - 因事件本身
        - 因没有得到你想要的
        - 因你的痛苦
        - 因不得不应对
        - 因没有按照你的价值观生活
        - 因造成了事情发生或没能阻止它

> 讲员须知：一般来说，如果来访者很难放下过去的痛苦经历，这表明可能存在痛点 / 成长点。重要的是，自我询问意味着接受这样一种可能性，即一个人在过去的伤害上没有痛点 / 成长点，同时理解人是容易出错的，而且如果情况有变他愿意进一步质疑自己（请参阅第 13 课中有关自我询问的更多信息）。

请学员参阅讲义 29.2（原谅相关的自我询问问题），并将大家的注意力转移到副标题"找到原谅的痛点 / 成长点"。 讲员随机挑选一名学员大声朗读此列表中的一个问题，然后鼓励班级成员——如果这似乎让他们更接近了自己的痛点 / 成长点，就在问题旁边的方框中打钩。然后，讲员可以随机挑选另一名学员大声朗读列表中的另一个问题，并对全班同学提同样的要求。重要的是，没有必要把讲义上的所有问题都读一遍；重点是给学员介绍其中的几个问题，然后鼓励他们在练习原谅时使用这份讲义和其中的问题来加强自我询问。

- *使用讲义 29.2 中的问题，引导练习自我询问，加深对自己痛点 / 成长点的觉察。*
- *记住，自我询问意味着找到一个好问题，让你更接近你的痛点 / 成长点（即你未知的部分），而不是一个好答案。* 给自己时间去发现你可能需要学习的东西，而不是快速地寻找一种方法来解释或调节，让事情过去。
- *把你发现让你更接近你的痛点 / 成长点的问题每天温和地重新问一遍，并记录下每次浮现的东西。*
- *练习对快速出现的答案或调节自己的冲动保持怀疑，因为它们可能是回避的表现。* 自我询问练习的时间要短（例如，持续 5 分钟）。使用同样的问题或前一天发现的新问题进行简短频繁（例如，每天一次）的练习，通常更有效。长时间练习有时可能是被寻找答案或解决方案的欲望暗暗驱动的。
- *观察你对过去伤痛的自我询问是如何随时间变化的，并在自我询问日志中记录。*

A 承认原谅是一个选择。
- *原谅需要在意识层面做出放下痛苦经历或过往怨恨的决定，因为紧抓不放不会有帮助。*
- *原谅必须是自由选择的。一个人不能被强迫去原谅，也不能被强迫接受别人的原谅。*
- *承认原谅是只有你才能做出的一个选择，这终究是你的决定。*
- *不做决定也还是做出了选择的。*

> 讲员须知：我们通常认为惩罚会让事情变得更好，但很可能惩罚者是最终受苦的人（例如，引发对惩罚或过去事件的反复回忆或重新唤起痛苦的情绪）。此外，大多数OC来访者的特点是高度的道德确定性（即做事有对有错），往往希望"善有善报，恶有恶报"。惩罚违规者会使人重新相信世界的公正。一个公正的世界是这样的：行动和事件的结果是可预测的和公平的，人们因其行而得其果。这有助于解释为什么许多人觉得很难去原谅，因为感觉不惩罚违规者在道德上是错误的。这也解释了为什么OC来访者很难原谅自己过去的错误——为了恢复对公正世界的信仰，他们必须首先惩罚自己（另见RO DBT教科书第五章"应对自杀行为和自我伤害"）。评估与惩罚相关的"公正世界"的信念，讲员可以询问"你在多大程度上认为，高尚的行为应该得到奖励，邪恶的行为应该受到惩罚？"常见的与"公正世界"信念相关的俗语或短语包括"你活该""一分耕耘，一分收获"和"一报还一报"（参见Furnham, 2003，围绕"公正世界"现象的研究综述）。

- *对某人怀恨在心就像每天自己喝着毒药希望能惩罚到敌人。这是行不通的；它只会通过重复无用的愤怒为自己制造更多的痛苦，它会浪费宝贵的时间去沉湎于无法重做的过去事件。*
- *不要再想：如果你不再感到愤怒，违规者就会以某种方式逃脱他们做错的事情。*
- *记住，惩罚一个违规者也是惩罚我们自己，因为它让我们卡在过去，浪费宝贵的时间沉湎于无法重做的过去事件。*
- *每当你发现自己想思考如何惩罚他人（或自己）时，练习自我询问*（请参阅讲义29.2，让学员注意小标题"关于惩罚的自我询问"下的问题）。

> 讲员须知：在教授自我询问问题时，随机挑选学员大声朗读一些问题，并简要讨论或要求学员在自我询问日志中记录他们在每个问题后的自我观察。

- *承认所有的人都容易犯错误，以放下自己的傲慢。*
- *不再坚持过去所有的伤害都必须得到伸张，承认这是不可能的。*
- *不再坚持世界必须符合你的道德准则或价值观，接受人的多样性*（例如，不同的文化、语言、宗教、基因和家庭背景）。
- *练习从伤害你的人的角度看世界，通过以下问题进行自我询问：*
  - ➢ *是否有可能在伤害发生时，伤害者并非故意的或者他们现在已后悔自己的行为了？*
  - ➢ *即使对方似乎并不后悔自己的行为，他们是否可能没有完全意识到或没有能力理解自己的行为有多有害？*

> *他们生活中的重大问题或过去的创伤是否可能使他们（或我自己）更容易受到痛苦事件的影响？*

- *练习接受一些超出你的控制之外的伤害性事件，*同时记住，接受并不意味着同意或放任。

R 通过哀悼丧失和练习原谅**重新掌控**你的生活。

> 讲员须知：提醒学员——让自己**不要去想**某件事是不可能的，例如，尽量不要去想一只粉红色的长颈鹿。想阻止关于长颈鹿的任何形式的想法或画面是不可能的，因为要做到不去想什么，你必须得先想。这同样适用于过去的伤害或不平，试图不去想它们几乎总是事与愿违。

- *当我们受伤后，我们对世界是公正的这一信念就会动摇。*我们对能够预测会发生什么以及采取有效的、目标驱动的行为的信心就会受到威胁。
- *要想原谅和重新掌控生活，我们必须首先得为自己失去的对世界、对我们自己或其他人的期望和信念哀悼。*哀伤帮助我们认识到我们无法控制这个世界。
- *哀悼意味着让自己感受到丧失导致的悲伤或失望，然后放下悲伤。*哀悼并不意味着沉湎于悲伤之中，反刍过去的事情，或者在墓地里安家。哀悼意味着让自己在数天或数周内（短时间内）充分地体验悲伤，然后像往常一样继续做自己的事。
- *哀伤工作清除了旧的思维方式，让我们对当下更加开放。*
  - ✓ **问：** 过去的伤害损坏了我的哪一部分或我对世界的哪些信念？
  - ✓ **问：** 我需要哀悼的是什么？

> 讲员须知：哀悼工作帮助人的大脑认识到世界已经改变；这就像更新软件来改善电脑的功能。当我们试图回避丧失相关的悲伤时，我们不允许我们的计算机（我们的大脑）下载我们生活中最新的重要事件信息来改进我们对世界的看法。这使得每当我们遇到对过去事件的记忆时，我们更有可能再次感到不安、愤怒或受伤，因为我们的大脑仍在运行旧软件，该软件仍然期望世界与伤害事件发生之前一样。

- *在每次练习之前，提醒自己什么是原谅，什么不是。*
  - *原谅并不意味着和解。*你可以原谅并恢复关系，也可以原谅但不恢复关系。你可以原谅而不再见到那个人。
  - *原谅并不意味着赞同。*
  - *原谅并不意味着打开自己让自己再次受到伤害。*我们的大脑将保留对有害事物作出反应的能力，并采取措施避免或处理伤害。因此，你可以放下过去的伤害，而不用担心失去应对未来威胁的能力。
  - *原谅意味着照顾自己。*抓住过去的伤痛让我们卡在了过去，我们的生活被困在了过去，而不是扎根于现在。

让学员参阅讲义 29.3（通过哀悼工作强化原谅：常见信念或期望的示例）。

讲员须知：大声朗读讲义 29.3 中的几个示例，然后要求学员花点时间在他们可能需要哀悼的期望或信念旁的方框中打钩，那是他们在前面的正念练习中找到的过去的伤害造成的丧失。鼓励他们在每次练习原谅过去的某个伤害时都参考本讲义，因为通常需要哀悼的内容会因事件而异。讲义 29.3 中提供的示例仅代表一部分对世界、他人或自己的可能信念或期望。当学员找不到适合的描述时，讲员应该鼓励他们发掘其他期望和信念。**例如**，期望父母充满爱心和关怀；认为配偶或伴侣应该忠诚；认为别人会像你一样努力工作；认为人们应该坦率或诚实；相信自己会永远做正确的事；相信自己总是善良或体贴；相信别人会公平行事；相信他人会重视或欣赏你的辛勤工作或帮助他人的努力；相信别人会善良；相信别人会尊重你；认为世界应该是稳定或有序的；坚信自己能够准确预测未来会发生什么；相信自己能知道别人的意图；相信别人会有礼貌；相信父母、配偶或家庭成员不会故意伤害你；相信你有能力克服任何障碍或解决任何问题，无论它在哪里或如何出现。

（必修）课堂练习　练习原谅

讲员应要求学员在讲义 29.3 上写下或突出刚确定的丧失。讲员应该指出，在接下来的练习中每个学员的丧失可能会有不同，因为每个人的伤痛都是自己独有的。例如，如果过去的伤害是某人被一个人以不友善或不尊重的方式不公正地指控，那么该人接下来脚本中应该插入的丧失可能为："我需要哀悼自己的期待没有得到满足，我本期待别人会公平、友善地对待我。"然后，讲员应该大声朗读下面的原谅脚本，开始练习。

首先，坐姿保持舒适而警醒，觉察自己的呼吸，将注意力集中到此时此刻。现在把觉察带到你刚刚选择的委屈或伤痛的回忆，以及你需要哀悼的丧失上。现在跟着我默默地重复：

我认识到，要想原谅和重新掌控我的生活，我必须首先哀悼自己失去的对世界、我自己或其他人的期望或信念。今天的练习中，我需要为我的期望哀悼，那是（说出需要进行哀悼的期望；参见讲义 29.3）通过哀悼这一丧失，我在学着认识到我不能回避过去的伤痛，我不能忽视、否认或假装它们从未发生，因为这样做只会造成更多的痛苦。我的悲伤让我认识到这世界并不总是如我所愿。让自己体验丧失的悲伤，不自我贬低，不崩溃，也不责怪别人，我迈出了原谅和真正疗愈的第一步。我认识到原谅是自由选择的。因此，带着充分的觉察，我自由地选择原谅。

把你的注意力转向你生活中需要原谅的地方。慢慢深呼吸，扬眉，闭嘴式微笑。说：

我原谅你。（深呼吸）我原谅你。（深呼吸）我原谅你。（深呼吸）我认识到，这种简短的原谅练习意味着在照顾我自己，通过经常重复这个练习，我将自己从无用的愤怒、怨恨或思维反刍中解放出来，迈向更充分地活在当下，重新掌控我的生活。

> 讲员须知：在前面的脚本中说"我原谅你"时激活社交安全系统（例如，通过扬眉、闭嘴式微笑、缓慢深呼吸）是至关重要的，因为它有助于将社交安全与原谅结成对子。

讲员应连续读 3 遍原谅脚本，然后结束，搜集大家的观察。
- ✓ **问**：你在练习过程中观察到了什么？
- ✓ **问**：你能感受到丧失的悲伤吗？这是如何影响你的原谅意愿的？
- ✓ **问**：你能原谅吗？那是什么感觉？你现在感觉怎么样？
- ✓ **问**：如果你发现很难哀悼或原谅，这可能意味着什么？你需要学习的是什么？

讲员应该提醒学员，前面的脚本可以用来原谅别人、自己或世界。鼓励学员承诺使用讲义29.3 中的原谅脚本，或在每次练习时创建自己的脚本。鼓励学员每天练习，直到对过去伤痛的记忆不再引发强烈反应、复仇欲望或回避的冲动。

（必修）教学要点　一遍遍地原谅

- *请记住，原谅是一个过程，而不是终点，这需要对同一事件进行持续的承诺和练习。好消息是，每次我们原谅的时候，都会松动那些无益的怨恨或愤怒。*
- *每次你遭遇过去伤痛的提示物时，都再次决定原谅，然后练习，练习，再练习。*
- *每次想起过去的伤痛时，都重复一遍你的哀悼词。*
- *一次又一次地重复你对过去伤害的原谅练习，直到你能够想着过去的伤害而不会崩溃或试图回避。*
- *不要期待速效。*
- *原谅自己难以原谅。*

> 讲员须知：提醒学员，他们无法逃脱过去的伤带来的痛苦。如果他们试图避免丧失的哀伤过程，他们会感到痛苦；如果他们允许自己体验与丧失相关的悲伤，他们也会感到痛苦。鼓励自我询问，例如"哪种痛苦让我更接近我想要的生活？"。理想情况下，我们应带着对痛苦可能永远无法完全消融的理解开始练习原谅。承认这一点有助于自我慈悲。

T 练习**感恩**，然后把它传递下去。
- *当原谅的机会出现时，要心存感激。*提醒自己记得所有那些你需要别人原谅的时候。
- *练习对你现在所拥有的心存感激。*例如，你活着，你有一个挡风遮雨的屋顶，你有地方睡觉，你有食物吃，你有干净的水喝，你有衣服穿，你正在学习新的技能。
- *传递它。通过寻找小的机会练习原谅，把原谅作为礼物传递下去，同时不期待得到承认或任何回报。*例如，你可以练习原谅在高速公路上跟你车的人、电话里粗鲁的推销员、忘记你生日的家人。

- **练习仁爱置顶（请学员参阅作业单 17.B）**
  - *做随机的仁爱之举，不期待任何回报。* 例如，对忙碌的店员微笑，给高速路上跟你车的人让行，给生病的同事打电话嘘寒问暖。
  - *对他人做无罪推定。在假设最坏的情况前，为他人的行为寻找善意的解释。* 例如，考虑他们迟到可能是因为汽车抛锚，他们超速可能是因为孩子发生了严重事故，他们不笑可能是因为身体疼痛或可能度过了非常糟糕的一天，他们赞扬你可能是出于真心实意。
  - *承认所有人（包括你）在每个特定的时刻都在尽力而为，即使他们所做的事情似乎是无效的*，例如，街头乞讨的人，街对面叫喊的人，骂脏话的牧师，算错了题的数学老师。
- 通过记住苦难是人类共同的纽带（我们都伤过人，也都受过伤），来练习全然地原谅，因为我们都应得到原谅。没有一个小孩子渴望在长大后成为邪恶的人。

> 讲员须知：一些来访者可能坚持说"我们都应得到原谅"是盲目的或不切实际的，他们会举一些看起来原谅是不对的例子（例如恋童癖者或希特勒）来支持他们的论点。其他人会想把短语"所有人都应得到原谅"的措辞改为不那么激动人心或对抗性的措辞，例如，"我可以（应该）有能力原谅所有人。"改变措辞保留了"公正世界"的观点，意味着控制是可能的，同时加剧与过度努力相关的常见 OC 问题行为。当出现此类反对意见时，讲员不应试图说服来访者。相反，讲员应该微笑，扬眉，提醒来访者——原谅是一个选择。此外，原谅并不意味着和解、赞同或忘记过去。一个人可以原谅另一个人（例如，原谅他一个可怕的行为），但这并不意味着你必须和这个人一起出去或花时间待在一起。讲员可以提醒学员，在许多方面，原谅是一个自私的行为。通过原谅某人，我放下了无用的愤怒、羞耻或自我批评，由此照顾了自己。

- *使用自我询问来帮助松动对潜在错误的过度警觉。* 让学员参阅讲义 29.2 和小标题"关于你的'缓刑官'的自我询问"；大声朗读几个示例，并进行讨论。
- *承认原谅是一项艰巨的工作。* 例如，它要求一个人在事情不顺心的时候，为自己对外界的反应负责，而不是崩溃或责备他人。
- *观察你的原谅练习如何影响你的人际关系。*
  - ✓ **问**：当我原谅他人时，我是否觉得自己更喜欢和别人在一起？这可能意味着什么？
  - ✓ **问**：自从我练习原谅以来，我的人际关系有任何改变吗？我留意到了什么？
- *（选修）在练习原谅时，留意需要被识别、承认或欣赏的秘密愿望，并练习自我询问以便学习。* 让学员参阅讲义 29.2 和小标题"关于骄傲感的自我询问"，以促进这个过程。认识到在练习原谅时，出现骄傲感是正常的。对努力工作和按照自己的价值观生活感到满意是健康生活的重要组成部分。
  - *通过承认骄傲的感觉来披露自己练习原谅时出现的隐秘骄傲感。* 首先向自己承认，然后向朋友或其他学员承认（即，坦承自己）。

第 29 课家庭作业

1. （必修）作业单 29.A（灵活心念 HEART）。鼓励学员与各自的个体治疗师合作，围绕完成本作业单时可能出现的特殊困难工作。
2. （选修）讲义 29.3（**通过哀悼工作强化原谅：常见信念或期望的示例**）。指导学员每天练习哀悼一个丧失。他们应该寻找没有按预期、计划或预测进行的小事。以讲义 29.3 为指导，他们应找到需要哀悼的丧失，并将观察结果记录在自我询问日志中。
3. （选修）指导学员在发生负面、意外或问题事件时练习原谅（例如，如果有人约会迟到，在高速公路上有人跟车，或有人没说"谢谢"）。学员应练习对他人先做无罪推定，并阻止自己自动化地指责他人的性格或个性。
4. （选修）随机的仁爱之举。鼓励学员为他们不认识的人做点善事，或对与他们有冲突的人、他们不喜欢的人或他们难相处的人表达善念（例如，可以给对方带一杯咖啡或茶，路过的时候对对方微笑，在午餐结账柜台处让对方先来，跟对方说"早上好"，给对方一个赞美，等等）。学员应在自我询问日志中记录其观察结果。

全然开放讲义 29.1

什么是原谅，什么不是

原谅不是……

- 赞同或否认过去
- 抓住过去的不满、怨恨或复仇欲望不放
- 打开自己，让自己再次受伤

练习自我询问

> 什么会让我更接近我想要的生活方式，或者什么更符合我的个人价值观？
> 哪条路会带来更多的痛苦？
> 如果我练习原谅，我担心我会失去什么？这种恐惧有道理吗？
> 如果我能够放松对过去伤害或不满的警觉，我的生活会更充实吗？
> 我是否因为其他原因（例如，复仇的秘密欲望）而抓住我的恐惧或愤怒不放？

原谅是……

- 照顾好我们自己
- 一个帮助我们挽回面子的途径，因为它表明了我们在对自己的情绪反应负责
- 按照我们的价值观生活
- 专注于当下
- 自愿的选择
- 依赖于持续的承诺（我们必须决定原谅，我们必须反复地重新决定）
- 记住，作为人类，我们都伤害过他人，也都被伤害过
- 为了不被过去所控制，放下过去
- 放下过去这个沉重的负担，从而获得自由
- 一个需要时间的过程

全然开放讲义 29.2
原谅相关的自我询问问题

使用以下问题练习自我询问，以加深对自身痛点 / 成长点的觉察。

找到原谅的痛点 / 成长点

- 回想过去的这个伤痛，你身体的感觉如何？你觉得你的肌肉紧绷、牙关紧咬、嘴巴紧绷、脸红，还是感觉僵硬或麻木？
- 你有发现自己在反刍这件事，或因为不能停止思考此事而无法入睡吗？
- 你有多愿意看到过去的这个伤痛？你有发现自己为了不去想过去的委屈而回避一些事情吗？你有没有试着不去想过去的伤痛，或者希望它会自己消失？有没有关于过去伤痛的任何信息、记忆或情绪是你暗暗地不想记得的？这会告诉你关于这件事或经历的什么？
- 如果你原谅别人，你担心会发生什么？你在多大程度上告诉自己——回忆过去的伤痛，甚至被要求考虑回忆它——都是不公平、错误或有害的？
- 你认为放下过去的怨恨是不恰当的或错误的吗？如果放下，你害怕会发生什么？
- 你抓住这份怨恨，是在伤害谁或帮助谁？
- 你认为是什么阻止你放下这份怨恨？
- 当伤害发生时，你当时的看法是什么？随着时间的推移它有变化吗？这能说明你对原谅的意愿如何？
- 当伤害发生时，其他涉事者的看法是什么？关于你的痛苦和想要抓住这个记忆不放，他们的反应可能会告诉你些什么？
- 原谅、感激或对他人慈悲是你钦佩的行为吗？关于你自己或你的个人价值观，这会告诉你些什么？

如果你发现自己在抗拒通过自我询问找到痛点 / 成长点，那么就用自我询问来探索自己的抗拒。

- 我的抗拒可能在告诉我什么？我需要学习的是什么？
- 关于我自己或我学习这项新技能的意愿，我的抗拒告诉了我什么？
- 我在抗拒什么？关于我自己或当前这个时刻，有什么重要的事情是需要我承认或认识到的吗？我需要学习的是什么？

关于惩罚的自我询问

- 这真的值得我花时间吗？当我这样想的时候，我真正在伤害的是谁？
- 当我一生都在想着我的敌人或伤害我的人时，从长远来看，谁是真正的赢家？我需要学习的是什么？
- 如果此人没有得到惩罚，我担心会发生什么？我需要学习的是什么？
- 有没有可能，我坚持不忘记过去的伤痛，或者我渴望找到一种方法来惩罚违规者，这意味着我正在赋予他们控制我生活的力量，即使他们并不知道？
- 有没有可能通过放下复仇的欲望，我将成为赢家，因为我将不再陷在过去？我需要从中学习的是什么？

关于你的"缓刑官"的自我询问

- *我是否在拒绝为对方的行为考虑其他解释？对于痛苦事件的成因，我是否可能在忽视超出对方控制范围之外的其他可能因素或原因？*
- *是否有可能我把别人面无表情误读为敌意或不赞成，而其实是出于与我无关的原因，是他们注意力高度集中或习惯于不流露感情？如果是这样或可能是的话，那么我需要学习的是什么？*
- *我是不是假设对方的反应或行为仅仅是他的个性不好或道德败坏的反映？*
- *把自己放在相似的情况下或如果我有过与犯错者相似的历史，我是否给予了对方跟自己一样的考虑或宽容？如果没有，这可能意味着什么？*

关于骄傲感的自我询问

- *关于我的原谅练习，出现的骄傲感可能说明了什么？有没有可能我给原谅挂上了荣誉勋章？这可能意味着什么？*
- *有没有可能我私下里相信我的原谅练习做得比别人更好、更真诚、更真实或难度更大？我是否暗地里看不起那些我认为不太能够原谅的人？这可能意味着什么？*
- *我是否暗地里希望我的原谅得到我所原谅的人的承认或感激？当我练习原谅时，我是否觉得对方欠我的？我是只有在相信自己会得到回报的时候才会练习原谅吗？这可能意味着什么？我需要学习的是什么？*
- *如果我允许自己对自己的原谅工作感到骄傲，我担心会发生什么？我可能对自己太苛刻了吗？我需要学习的是什么？*
- *我是在用自我询问练习来惩罚自己或证明我一直在努力工作吗？如果是或可能是，我需要学习的是什么？为什么我应该受到惩罚？我在为谁努力？是什么让我不能对自己的原谅练习感觉良好？我需要学习的是什么？*

全然开放讲义 29.3

通过哀悼工作强化原谅：常见信念或期望的示例

在你可能因为过去的伤痛需要去哀悼的期望或信念旁边的方框中打钩。

- ☐ 期待父母充满关爱和呵护
- ☐ 认为配偶或伴侣应该忠诚
- ☐ 认为别人会像你一样努力工作
- ☐ 认为人们应该坦率或诚实
- ☐ 相信你会永远做正确的事
- ☐ 相信你总是善良或体贴的
- ☐ 相信他人会善良体贴
- ☐ 相信别人会公平行事
- ☐ 相信他人会重视或欣赏你的辛勤工作或帮助他人的努力
- ☐ 相信别人会友善
- ☐ 相信别人会尊重你
- ☐ 认为世界应该稳定或有序
- ☐ 确信自己能够准确预测未来会发生什么
- ☐ 确信你可以知道他人的意图
- ☐ 相信别人会有礼貌
- ☐ 相信父母、配偶或家庭成员不会故意伤害你
- ☐ 相信无论何时何地以及障碍或问题如何，你都有能力克服或解决

原谅脚本

首先,坐姿保持舒适而警醒,觉察自己的呼吸,将注意力集中到此时此刻。现在把觉察带到你刚刚选择的委屈或伤痛的回忆,以及你需要哀悼的丧失上。

把下面的脚本连续大声读三遍。

我认识到,要想原谅和重新掌控我的生活,我必须首先哀悼自己失去的对世界、我自己或其他人的期望或信念。今天的练习中,我需要为我的期望哀悼,那是……(说出需要进行哀悼的期望)通过哀悼这一丧失,我在学着认识到我不能回避过去的伤痛,我不能忽视、否认或假装它们从未发生,因为这样做只会造成更多的痛苦。我的悲伤让我认识到这世界并不总是如我所愿。让自己体验丧失的悲伤,不自我贬低,不崩溃,也不责怪别人,我迈出了原谅和真正疗愈的第一步。我认识到原谅是自由选择的。因此,带着充分的觉察,我自由地选择原谅。(把你的注意力转向你生活中需要原谅的地方。慢慢深呼吸,扬眉,闭嘴式微笑)。我原谅你。(深呼吸)我原谅你。(深呼吸)我原谅你。(深呼吸)我认识到,这种简短的原谅练习意味着在照顾我自己,通过经常重复这个练习,我将自己从无用的愤怒、怨恨或思维反刍中解放出来,迈向更充分地活在当下,重新掌控我的生活。

全然开放讲义 29.4
第29课要点：学着去原谅

1. 原谅不是同意或否认过去。
2. 原谅并不意味着和解。
3. 原谅并不意味着打开自己允许被再次伤害。
4. 原谅意味着照顾好自己，学会放下无用的愤怒、怨恨或自责。
5. 为了放下过去的伤害或不满，你必须首先找到让你抓住其不放的卡点。
6. 原谅必须是自由选择的。一个人不能被迫去原谅，也不能被迫接受原谅。
7. 原谅需要持续的承诺——放下过去的伤害，目的是获得成长。
8. 我们必须决定去原谅，必须反复决定去原谅。
9. 为了找回我们的生活并学会原谅，我们必须去哀悼那些不能实现的期待。
10. 练习感激你所拥有的。提醒自己生命中所有那些曾经需要别人原谅的时候。

全然开放作业单 29.A
灵活心念 HEART

灵活心念 HEART
- H 找到过去的**伤害**（Hurt）
- E 定位让你卡在过去的**痛点 / 成长点**（Edge）
- A **承认**（Acknowledge）原谅是一个选择
- R 通过哀悼丧失和练习原谅**重新掌控**（Reclaim）你的生活
- T 练习**感恩**（Thankfulness），然后把它传递下去

说明： 使用以下技能，选择你想要练习原谅的过去的伤害或伤痛。记住，不一定是特别大的事情。"HEART"这个词的每个字母都是走向健康原谅的一步。

H 找到无法放下的过去的**伤痛、委屈。**

在每个帮到你定位过去的伤痛、委屈的陈述旁边的方框中打钩。

- ☐ 我发现自己在反复思考一件发生过的事件或互动，包括最近或遥远的过去发生的。
- ☐ 尽管我试图停止，但关于这件事的想法、意象或感觉不断闯入我的脑海。
- ☐ 我经常希望这件事从未发生过，或者不是这样发生的。
- ☐ 我试图通过改变话题或避免讨论来对别人隐瞒发生的事情。
- ☐ 我在这件事上对别人撒了谎，或者假装从未发生过。
- ☐ 这件事与我被某人伤害或背叛的时候有关。
- ☐ 这件事与我伤害或背叛了某人的时候有关。
- ☐ 我认为一个人或一群人应该为所发生的事情受到惩罚，并且忍不住去想这些。
- ☐ 我为所发生的一切自责，或者认为我应该因为所发生的事情而受到惩罚。
- ☐ 我认为我应该为所发生的事情受到惩罚。
- ☐ 当我想到这件事时，有时候会想要放弃。
- ☐ 我相信这件事进一步证明了我是一个失败者或有缺陷的人。

其他伤痛和委屈。

_____

_____

_____

_____

在空白处描述你想练习原谅的事件。如果你有多个事件，请将它们排序，从最回避／最厌恶（1）到最不回避／最轻厌恶，并在本周要处理的事件旁边打钩。

_____

_____

_____

_____

E 定位让你卡在过去的**痛点／成长点**。

为了放下过去的伤痛或不满，你必须先找到让你抓住过去的伤不放的痛点／成长点。我们的痛点／成长点是会发生自我成长的地方。它通常有一种被描述为紧张或抵抗、尴尬的感觉，逃避的欲望或麻木的感觉。它通常涉及生活中我们不想思考或承认的事情。

在最能描述你使用了的技能的语句旁边的方框中打钩。

- ☐ 观察了对以下内容进行解释、自证恰当或答辩的冲动
    - ☐ 首先是发生的事情
    - ☐ 我在事件发生期间或之后的反应
    - ☐ 其他人在事件发生期间或之后的反应

在空白处记录你实际做了什么。

_____

_____

_____

_____

- ☐ 观察了为以下内容责怪自己、责怪他人或责怪外界的冲动
    - ☐ 为事件本身
    - ☐ 为使得它发生或没有阻止它
    - ☐ 为没有做正确的事
- ☐ 使用讲义 29.2（原谅相关的自我询问问题）帮助定位我的痛点／成长点。

在空白处记录你对痛点／成长点的发现。

_____

_____

_____

- ☐ **练习关于痛点／成长点的自我询问。在最能描述你使用了的技能的语句旁边的方框中打钩。**
    - ☐ 记住了——自我询问意味着找到一个引发新学习的好问题，而不是一个让人感觉好些的解释或方法。
    - ☐ 每天或连续几天练习，并记住了要保持练习简短（5分钟），以阻止自动化的校正或找解决方案的倾向。
    - ☐ 练习了对自我询问的快速答案持怀疑态度。

□ 在自我询问日志中记录了每次练习之后或期间产生的想法、情绪、记忆和感觉。

□ 经过多日多次的练习，使用自我询问日志来帮助"寻找意义"，找到解决方案或对痛点/成长点有新的洞察。

在提供的空白处记录你所学到的内容。

___

___

___

A **承认**原谅是一个选择。

在最能描述你使用了的技能的语句旁边的方框中打钩。

□ 承认原谅是只有我才能做出的选择，这最终是我的决定。没有人可以被强迫原谅，也没有人可以被迫接受别人的原谅。不做决定也是一种选择。

□ 提醒自己，抓住过去对某人的不满或怨恨不放就像每天自己喝毒药，却希望惩罚到我的敌人。这给我自己带来了更多的痛苦。

□ 练习了放下这种想象：如果我不再对伤害者感到愤怒，他们就会以某种方式逃脱他们的过错。

□ 记住了——从长远来看，惩罚一个伤害者其实是在惩罚我自己，因为这会让我陷在过去，浪费宝贵的时间去沉湎于无法重做或重新来过的过去的事件。

□ 每当我注意到想要惩罚他人（或我自己）时，就练习自我询问。例如，使用讲义29.2中"关于惩罚的自我询问"的问题。

□ 练习放下傲慢，承认所有的人都容易犯错误，包括我自己。

□ 练习了不再坚持过去所有的伤害都必须得到伸张，承认这是不可能的。

□ 庆祝多样性，而不是假设每个人都应该像我一样行事或思考。

□ 练习了从伤害我的人的角度看世界，并通过自我询问来促进这么做。

➢ *是否有可能在伤害发生时，伤害者不是故意伤害或者他们现在很后悔自己的行为？*

➢ *即使对方似乎并不后悔自己的行为，他们是否可能没有完全意识到或没有能力理解自己的行为有多有害？*

➢ *他们生活中的重大问题或过去的创伤是否可能使他们（或我自己）更容易受到痛苦事件的影响？*

□ 练习了接受发生了超出我控制范围的伤害性事件，同时记住接受并不意味着同意或放任。

R 通过哀悼丧失和练习原谅**重新掌控**你的生活。

为了重新掌控生活，我们必须首先哀悼那些失去的对世界、对我们自己或其他人的期望和信念。

● 哀悼意味着允许自己在短时间内感受与丧失相关的悲伤或失望，然后放下悲伤。哀悼并不意味着沉湎于悲伤之中，反复咀嚼过去的事情。

● 悲伤帮助我们认识到我们无法控制这个世界。它通过阻止无用的否定，帮助我们不再期望生活是一样的。它通过让丧失被充分地看到和承认来帮助我们成长，因为它更新了我们的"电脑"或大脑。

● 哀悼工作清除了旧的思维方式，让我们对当下正在发生的一切更加开放。

✓ *问：这份过去的伤痛破坏了我自己或我对世界信念的哪个部分？*

✓ *问：我需要哀悼的是什么？*

使用讲义 29.3（通过哀悼工作强化原谅：常见信念或期望的示例），并在空白处记下你需要哀悼的地方。

_____

_____

_____

在最能描述你使用了的技能的语句旁边的方框中打钩。
- ☐ 提醒了自己什么是原谅，什么不是（见讲义 29.1）。
- ☐ 核查了我原谅的决心，且如果需要，就重新承诺。*描述你是如何注意到自己的决心动摇的。*

_____

_____

_____

- ☐ 使用讲义 29.3 中提供的脚本，通过哀悼我的丧失练习原谅。
- ☐ 激活我的社交安全系统，同时允许过去的记忆进入我的觉察范围。
- ☐ 让过去委屈的形象留在脑海里，在正念呼吸的同时默默地重复三次"我原谅你"。
- ☐ 每当遇见过去伤痛的提示物时，都记住——原谅需要有意识的决定。
- ☐ 每当发现自己沉浸在对过去伤害的回忆时，重复我的哀悼词。
- ☐ 原谅自己难以原谅。

T 练习**感恩**，然后把它传递下去。

在最能描述你使用了的技能的语句旁边的方框中打钩。
- ☐ 通过记住了苦难是人类共同的纽带（*我们都伤害过别人，也都被别人伤害过*），因此我们都应该得到原谅，练习了全然地原谅。
- ☐ 使用了讲义 29.2 中"关于你的'缓刑官'的自我询问"，练习放松对不当行为的过度警惕。
- ☐ 练习了在原谅的机会出现时心存感激。
- ☐ 练习了对我现在拥有的东西心存感激。
- ☐ 通过寻找小机会练习原谅来把原谅作为礼物传递出去，不期待被承认或任何回报。
- ☐ 使用作业单 17.B 练习了仁爱置顶。
- ☐ 承认原谅是一项艰巨的工作。
- ☐ 观察了练习原谅如何影响了我的关系。*在空白处记录任何观察结果。*

_____

_____

_____

第 30 课
RO 整合周

第 30 课要点

1. 没有！（嘻嘻☺）这周的重点是玩得开心！
2. 好吧，也许有一个重点："别忘了把耳朵后面也好好洗洗。"
3. 好，好，接下来是真正的重点——我保证。"是的，RO 整合周的主要目的是**整合我们所有的技能，并在使用上富有创造性。**"其中可能涉及重新教授关键概念以及使用选修材料。
4. RO 整合周的部分设定是补习课，使讲员能够教授之前未讲到的材料，或者回顾某些关键原则。因此，没有课表和具体的授课目标。所以，尽情发挥你的创造力吧！这节课提供了一些其他课程没有讲过的游戏、角色扮演、练习和新的教学要点（需要的材料仅仅对那些你从建议列表中选择的练习来说是必要的）。讲员可以对课程中给出的主意进行挑选，也可以自由发挥自己的创造力。

所需材料

- 讲义 30.1（Asch 实验）
- 模仿游戏卡片（第 440 页）复印件（请提前将卡片沿虚线剪好，所有学员每人一份；游戏说明请参见本课后面的"模仿游戏"）
- 面部表情猜谜游戏卡片（第 440 页）复印件，或制作属于你自己的情绪卡片，来展示例如嫉妒、喜悦、幸福、满足、愤怒、尴尬、羞辱、爱或好奇等情绪（将卡片沿虚线剪好，所有学员每人一份；游戏说明请参见本课后面的"面部表情猜谜游戏"）
- 6 张"读心"游戏卡片（第 441 页）复印件（请提前将 6 张卡片沿虚线剪好；游戏说明请参见本课后面的"读心"游戏）

模仿游戏

沿着虚线剪下以制作卡片

场景1	场景2
你刚刚发现，由于银行倒闭，你失去了全部积蓄。你将要和一位朋友见面，并且决定告诉您的朋友发生了什么，以及这有多可怕。由于银行倒闭你感到愤怒与背叛。在心底，你还感到恐惧和一些绝望。 在角色扮演期间，尝试夸大你的面部表情、身体动作和语气，以反映你的愤怒、绝望和困惑。尽享其中的乐趣——请记住，你越夸大自己的反应，你的搭档练习的机会就越大。	你是一位独立电影导演和编剧，非常热衷于讲述涉及社会问题的故事。你刚刚听说5个月前发送给经纪人的提案已被史蒂文·斯皮尔伯格接受，他将带你坐头等舱飞往好莱坞，和你讨论对电影拍摄的想法。您对这个消息感到非常兴奋，迫不及待想告诉一个好朋友。 在角色扮演期间，尝试夸大你的面部表情、身体动作和语气，以反映你的兴奋和喜悦感。尽享其中的乐趣——并记住，你越能夸大自己的反应，你的搭档练习的机会就越大。

面部表情猜谜游戏

说明：沿着虚线剪下，用这些"卡片"来玩游戏。模仿你的伙伴脸上的表情，看看你是否能猜到他们想表达什么情绪。

恐惧	内疚
快乐	伤心
羞耻	厌恶
生气	惊讶

"读心"游戏

说明：邀请一名志愿者，然后让他坐在一个地方，让班上的其他同学无法看到你给他看的卡片。每次向志愿者展示一张卡片，确保不要让其他同学看到"真话"或"假话"的指令，然后大声读出问题。然后，全班同学应该试着猜测志愿者讲的是真话还是假话。可以自己编一些新的问题，玩得开心！

真话	告诉我们你对全球变暖的想法	假话	告诉我们你在暴风雨中差点死掉的一次经历
假话	告诉我们你受重伤的事	真话	告诉我们为什么你喜欢或不喜欢看电视体育节目
真话	告诉我们你是否喜欢狗，以及原因	假话	告诉我们一个你真的对某人非常生气的经历以及原因

> 讲员须知：RO 整合周的想法源于一个研究，这个研究将 RO DBT 应用于英格兰西南部的 Haldon Unit 进食障碍服务中心的那些体重严重过低的成年神经性厌食患者（参见 T. R. Lynch et al., 2013）。

为松动抑制性控制而设计的整合周练习实例

"抑制与表达"游戏

播放一段电影或音乐视频中富有情绪的场景短片（例如，电影《异形》或《拜见岳父大人》中的场景），或者讲员也可以读一段情感故事或诗歌。让学员两人一组练习按自己平时的样子表达他们的感觉、想法和反应。持续 1 分钟左右，然后停止互动，并指导学员说："现在要做的事情和刚才一样，只是这一次当你和你的搭档说话时不要做出表情，不要动眉毛，也不要点头或做手势。"讲员接下来可以……

- ✓ 问：你更喜欢用哪种表达方式？
- ✓ 问：当你和一个完全掩饰自己情感表达的人交流时，你有什么感觉？
- ✓ 问：当你的搭档抑制他自己的情绪时，你在表达自己情绪时感到有多自由？

"当镜子"游戏

这个练习增强了第 3 课所教的技能（即增强那些包括大动作的练习）。这个游戏包括如下步骤：把班级分成两人一组，然后给每组的一个成员分配任务：在接下来的练习中担任领队。领队只需用一种意料之外的方式移动他们的手、胳膊和腿，游戏就开始了——比如挥动手臂，摆动手指，指向天花板，像只鸡一样拍动手臂，玩弄和抠衣服上看不见的斑点，抓鼻子，拉耳朵，微笑然后皱眉，站起来然后迅速坐下去，等等。游戏的目标是让他们的搭档试着模仿领队的身体和面部动作，就像镜子一样。模仿 1 分钟后，与同伴交换角色，重复游戏。在最初的游戏讲解过程中，讲员可以通过有目的地使用大量戏剧性手势和面部表情来介绍这个游戏，而协同讲员站在一边，稍微靠后一点，默默地模仿他的身体姿势和动作。这种类型的介绍几乎总是带来一阵欢乐和笑声，特别是当讲员突然注意到协同讲员的行为，然后开始激烈地要求（用疯狂的姿势示意，同时协同讲员仍然在不断地模仿）"不要再模仿我！"；或者嘲笑协同讲员说："你的行为很愚蠢！"；或者恳求："严肃点！"讲员应要求学员多次转换角色（每次模仿 1 分钟）。快速的节奏能提供多次的暴露，同时也使得人很难过多地思考一个人可能会做什么。在 2～3 次转换之后，讲员结束练习并收集大家的观察和讨论。

- ✓ 问：这样练习的目的是什么？讲员应该准备好向学员解释，这个练习的主要目的是打破 OC 习得的抑制情绪自由表达的障碍。
- ✓ 问：为什么对 OC 个体来说练习打破抑制性的障碍很重要？讲员可以提醒学员，即使在他们感到尴尬或虚伪的时候，练习大的手势动作也有助于他们克服大脑渴望控制的自然倾向。对于 OC 的来访者来说，学会更有表现力和更坦诚是重新加入部落的关键。

模仿游戏

这个游戏类似于"当镜子"，但它还包括了与社交信号对共情性理解他人的影响有关的其他成分（如语言行为）。

需要的材料：剪好的第 440 页的模仿游戏卡片的复印件。

游戏说明：两人一组。为每组的其中一个成员提供场景 1 的复印件，并向另一位解释，他们的目标是模仿搭档的表情、身体动作和声音语调。讲员和协同讲员可以演示模仿的样子。1～2 分钟后，伙伴们交换角色再来玩儿，场景 1 中的模仿者这次来按场景 2 的描述来表演。两个场景都玩完后，交换角色，再重复一次。讲员应该在结束时收集大家的观察和讨论。

- ✓ **问**：*你都有哪些体验？你有体验到任何情绪或评判性的想法吗？*
- ✓ **问**：*是否有你不想去模仿对方的时候（例如，当他表演不赞同时，或者当你不同意他的表现方法时）？*
- ✓ **问**：*这对于现实生活会有什么帮助？*讲员应该指出，这种练习有助于进一步打破习得的抑制性障碍。

看着电视模仿

在这个练习中，讲员应该找一段简短的视频片段，展示某人正在做一系列不同的手势和面部表情。在电视或电脑屏幕上播放，让所有班级成员都能看到。课堂上的每个人，包括讲员在内，都要模仿视频中播放的动作、手势和面部表情。团体行为有助于减少自我意识。我们最喜欢的一段视频是 Paul Simon 和 Chevy Chase 的《你可以叫我艾尔》，这段视频是根据 Simon 1986 年的专辑《雅园》改编的。如果使用这段视频，学员应该练习模仿 Chase 的动作，包括他的舞蹈动作。讲员应该鼓励学员运用他们的正念参与技能，练习放下评判性的想法。享受夸大动作或创造新动作的乐趣。可以鼓励学员在家练习，一边看电视一边模仿里面人物的动作，以进一步扩展他们的技能。

面部表情猜谜游戏

需要的材料：剪好的第 440 页上的面部表情猜谜游戏卡片（或者是你自己的表情卡，上面有诸如嫉妒、高兴、快乐、满足、愤怒、尴尬、羞辱、爱和好奇等情绪）的复印件。

游戏说明：把班级分成两人一组，给每组的成员一人一张不同的卡片。告诉他们不要互相分享卡片上写的东西。搭档 A 首先用面部肌肉，非语言地表达他卡片上写的情绪。搭档 B 的工作是观察 A，看 B 是否能模仿这个表情，然后 B 需要猜出是什么情绪。讲员应该给学员 10～15 秒的时间，然后询问大家那个情绪是什么。接下来，轮到 B 用非语言的方式表达他的卡片上写的情绪，而搭档 A 模仿表情并猜测情绪。分发下一张写有不同情绪单词的卡片，然后再玩一遍游戏。把这个游戏做成有趣而且快速的游戏，没有赢家或输家。让每个人都有机会做那个用表情表达情绪的角色。只要时间允许，就多重复几次。玩得开心！在最后一轮游戏后使用以下问题进行讨论。

- ✓ **问**：*哪种情绪更难以表达或猜测？*
- ✓ **问**：*你认为为什么有些情绪比其他的更难表达（或猜测）？*
- ✓ **问**：*当我们与他人互动时，这可能意味着什么？*
- ✓ **问**：*当你模仿对方的表情时，你会更容易猜出他的情绪吗？*讲员应该提醒学员，研究表明，我们会微模仿他人的面部表情（在毫秒内发生，多数情况下是无觉察的），这一过程有助于共情性地理解他人的感受（见第 2 课）。
- ✓ **问**：*夸大表情是容易的还是困难的？*

整合周旨在提高关系智商的练习和教学

被喜欢与要正确：课堂讨论

请学员参阅讲义 30.1（Asch 实验）。

社会心理学家长期以来一直在研究人类的两个动机：一是想要在判断中做到正确，二是想要被他人接受和喜欢（Insko, Drenan, Solomon, Smith, & Wade, 1983）。当这两种动机有冲突时，就会出现张力。研究表明，不管什么情况，都固执地把其中一种动机置顶的人会损害关系，并（或）经历或造成心理上的痛苦（T.R. Lynch et al., 2003）。讲员可以通过大声朗读下面的文字来描述 Solomon Asch（1951）最初进行的关于社会压力和感知的经典研究：

> *想象你自己正处在以下情境中。你报名参加了一个心理学实验。在一个特定的日期，你，以及另外七个人来到一个小房间，坐在一张桌子旁。你猜测其他七个人和你一样也是自愿报名的被试，但他们实际上是实验者的助手，他们的行为是经过精心策划的。你是唯一真正的实验对象。实验者来了，她告诉你，你即将参与的研究涉及人们的视觉判断。她在你面前放了两张卡片。左边的卡片有一条垂直线条。右边的卡片显示了 3 条不同长度的线条。实验者要求每个人，一次一个人，从右边卡片上的 3 条线中选择哪一条与左边卡片上的线条长度一样。任务用不同的卡片重复进行了几次，并在每次任务中，你几乎总是最后一个被问意见的。在一些试次中，其他"被试"一致选择了错误的线条。你很清楚他们错了，但他们都给出了同样的答案。*

- ✓ 问：*在这种情况下，你认为你会怎么做？你会跟着大多数人的意见走，还是会坚定地相信自己的眼睛？* 令实验者吃惊的是，50 名实验对象中有 37 名至少有一次跟随了大多数人的选择，其中 14 名在 12 次试验中有 6 次以上做了从众的选择。多年来这种情况已被复证多次。从众的倾向可以是很强的。在这个实验中，人们倾向于从众有两个主要原因：一是他们希望被群体喜欢，二是他们认为群体会比他们知道得更多。
- **评估以关系为中心的利与弊，以及以正确为中心的利与弊。** 收集全班同学的意见，并把它们写在白板上。当刻板坚持时，以其中哪一个为中心都可能造成问题。
- **鼓励自我询问，问以下问题：** 我更看重的是什么，是正确还是被喜欢？我的行为在多大程度上受到这些动机中的一个或另一个的影响？有没有一种动机（即被喜欢与要正确）是我非常不喜欢的？如果是这样，这意味着什么呢？我需要从中学习的是什么？

做正确还是被喜欢：课堂练习

讲员应该要求学员在一个 10 分制的范围内，对"做正确"和"被喜欢"的重要性进行打分（1 分代表"重要性低"，10 分代表"重要性高"）。讲员应提醒学员，这种自我评估没有对错之分。事实上，一个人越纠结怎么给自己打分，他们可能越看重的是"做正确"（因为他们固着于如何正确地评价自己），而更少在意的是要依从技能讲员的指令（也就是说，他们可能更少关心"关系"）。一些学员对两个维度的评价都是一样的——都高，都低，或都中等。大多数人都希望自己既是对的，同时又被人喜欢，但两者很难同时拥有。在认可性地表达情境会强烈影响一个人当时行为的同时，鼓励自我询问；例如，在一次浪漫的约会中，关系可能会高于正确，而在代数测试中则可能相反。

- ✓ 问：有没有可能我不想完成这项任务是源于一种想要完美或平衡的隐秘欲望？如果是或可能是，那这意味着什么？在这两个维度中（被喜欢与做正确），我最不想看重的是哪一个？这意味着什么呢？
- ✓ 问：关于我回应批评的方式，我的评分说明了些什么？如果一个人把正确看得比关系重要，哪种反馈可能是他想要回避或不想听到的？如果一个人重视关系甚于正确，那他可能不喜欢哪种反馈呢？
- ✓ 问：对批评的高度敏感或对犯错的恐惧会如何影响人际关系？如果人们担心自己的能力或对错，这会影响他们倾听他人的方式吗？向别人披露脆弱的情感对他们而言会感到舒服吗？
- ✓ 问：如果人们担心自己是否被别人喜欢或赞同，这是否会影响他们不同意别人时的体验，或者他们维护自己的能力？有没有可能他们会觉得自己的需求从未得到过满足？有无可能因为他们总是试图取悦别人而导致自己耗竭呢？

> 讲员须知：以关系为重的学员有时可能很难在互动中维护自己或维持尊严。他们可能需要练习要求他们想要的，对他们不想要的说不，并坚持他们的价值观。请他们参阅作业单18.A（带着开放的心清晰有力地表达：灵活心念PROVE）来学习如何既谦卑又能坚持自己的主张得到他们想要的。

共情性读心游戏

将学员分成两人一组。A应给搭档B讲一次他不得不照顾某人，或某人不得不照顾他的经历（例如，脚踝骨折）。让B在对话中读出A的想法、情绪或体验，例如"如果我处在你的位置……"或者"我意识到自己在想象……"，然后互换角色。这个想法是要让学员练习以一种被感知为支持的（而不是虚假的）方式做出有益的猜测，或准确地读出搭档的体验，而并不试图去校正或解决任何事情。当学员A报告读心术不太准确时，学员B应练习说"哎呀"或"对不起"，然后再试一次。玩得开心！

- ✓ 问：你在共情性读心方面做的有多成功？
- ✓ 问：你的读心是否有被体验为评判性的或者不够支持性的？
- ✓ 问：不去提供解决方案有多难？
- ✓ 问：你发现自己有多少时候是在问问题而不是在做共情性读心？

"读心"游戏

需要的材料：剪好的第441页的6张"读心"游戏卡的复印件

游戏说明：6张卡片中的每一张都是由"告诉我们……"的指导语以及"真话"或"假话"组成。邀请一位志愿者，然后告诉他你将提出一个问题，他则必须根据卡片上的指令来回答真话或假话。然后给这位志愿者一张卡片——不让其他同学看到卡片上的内容——问志愿者问题，让他来回答。其他同学，包括协同讲员，则要猜测志愿者是否在撒谎。这会很有趣的！

> ★ **有趣的事实：我们也许是优秀的社交安全检测员，但却不那么擅长检测谎言**
>
> 人类是社交安全检测专家——我们的大脑天生能探测出在互动中另一个人感受到真正放松抑或是紧张、难受、难为情的程度。我们的大脑已经发展出方法，可以可靠地检测出另一个人是否具有亲社会性，以及他是否可能参与互惠合作行为。研究表明，我们可以通过基于情感的触摸、微笑和整体情感表达水平来识别他人的亲社会意图（Boone & Buck，2003；Brown & Moore，2002；Hertenstein et al.,2006；Schug et al.,2010）。我们擅长于了解一个微笑是真心的还是假意的，我们能准确检测出一个人声音中的紧张感，甚至在电话里也能听出来（Ekman，1992a；Pittam & Scherer，1993）。
>
> 然而，研究显示，我们并不擅长检测他人是否在说谎（O'Sullivan & Ekman，2004）。一般来讲，大多数人猜测别人是否在说谎时准确率都是 50% 左右（就像投硬币正反面的概率）。
>
> ✓ **问**：检测社交安全（即知道一个人是否紧张）和检测说谎的差别在哪儿呢？我们又为何擅长检测社交安全却不擅长检测说谎？（回答：谎言包含文字，而检测社交安全靠的是非语言信号。）

讲员须知：这项练习的目的是好玩。如果有人非常擅长判断别人是否在说谎，那么讲员应该对此持轻松的态度。Ekman 和他的同事（Ekman & O'Sullivan，1991；Ekman，O'Sullivan & Frank，1999；O'Sullivan & Ekman，2004）已经发现了一些在识别欺骗方面非常准确的人。准确的测谎员与不准确的测谎员是有一些差别的。第一，准确的测谎员报告使用了不同且更多样化的语言和非语言线索，特别是后者。第二，准确的测谎员能够识别出情感的微妙表达。第三，准确的测谎员对测谎有很高的兴趣。他们练习这项技能，并寻求对其表现的反馈以提高能力。这表明他们不会受到关于骗子的普遍存在的刻板印象的误导。此外，O'Sullivan 和 Ekman 的大多数"巫师"都报告说，他们从小就对他人情绪水平的变化有所察觉。许多人经历了某种童年创伤，例如家庭中有酗酒者、高度情绪化的母亲，或者直到上小学才讲英语（O'Sullivan，2005；O'Sullivan & Ekman，2004）。

米尔格拉姆实验

大声朗读以下文本。

想象一下，有两个人来到心理学实验室参加一项记忆和学习的研究。其中一人被指定为教师，另一人为学习者。实验者解释说，这项研究关注的是惩罚对学习的影响。

学习者被带到一间房间，坐在椅子上，他的手臂被绑住以防过度移动，手腕上连接着电极。他被告知他的任务是学习他面前纸上的单词对，并被告知每当他出错时，他都会受到强度逐渐增加的电击。然而，研究的真正重点是考察教师的行为。电击本身是假的，而实验中的学习者实际上是一名付费演员，他根据电压模拟电击的效果。例如，在 120 伏特时，演员会口头抱怨；在 150 伏特时，他要求被释放；随着电击的加剧，他变得越来越激烈和情绪化，发出痛苦的尖叫，最终变得没有反应。

这是一个真实的实验，旨在确定教师是否愿意仅仅因为有人告诉他们这样做就去伤害另一个人。实验前接受调查的专家认为，只有很小比例的人（受试者中的1%～3%）会真正选择给予最大强度的电击，而这些人被认为是有心理病态的。然而，实际结果与这些预测相反：65%的教师（真正的实验对象）尽管显然感到不舒服，但还是施加了最终450伏特的"危险——严重电击"。这个实验已经重复了多次，总体结果表明，当权威人物要求时，大多数人都有能力对他人做出有害甚至可怕的行为。

讲员可以利用这个故事帮助班级学员更深入地理解，处于压力下的人有时会做出违背自己核心价值观的行为。使用以下问题来加强讨论：
- 问：你认为在这种情况下你会如何反应？
- 问：这可能告诉我们人们在压力下会如何表现？
- 问：我们如何利用这些发现来加强我们的原谅练习？
- 问：你认为上述实验中的依从行为是否代表了一种形式的宿命心念？这可能告诉我们关于宿命心念的什么信息？
- 问：对于一个物种来说，顺从权威会带来什么样的进化优势？

第30课家庭作业

由于没有RO整合周的必修材料，家庭作业将根据教授或练习的内容而有所不同。作业可以从没有作业（☺）到在接下来的整整一周里尽可能多地练习RO技能（☺）不等。通常，它特别涉及练习讲员当天选择教授的原则或材料。在某些方面，特别是对于那些从第1课开始一直学到第30课（即整合周）的班级成员来说，这一天的课程就像毕业典礼。因此，如果可能的话，这节课应该既有庆祝性又有教育性。

全然开放讲义 30.1
Asch 实验

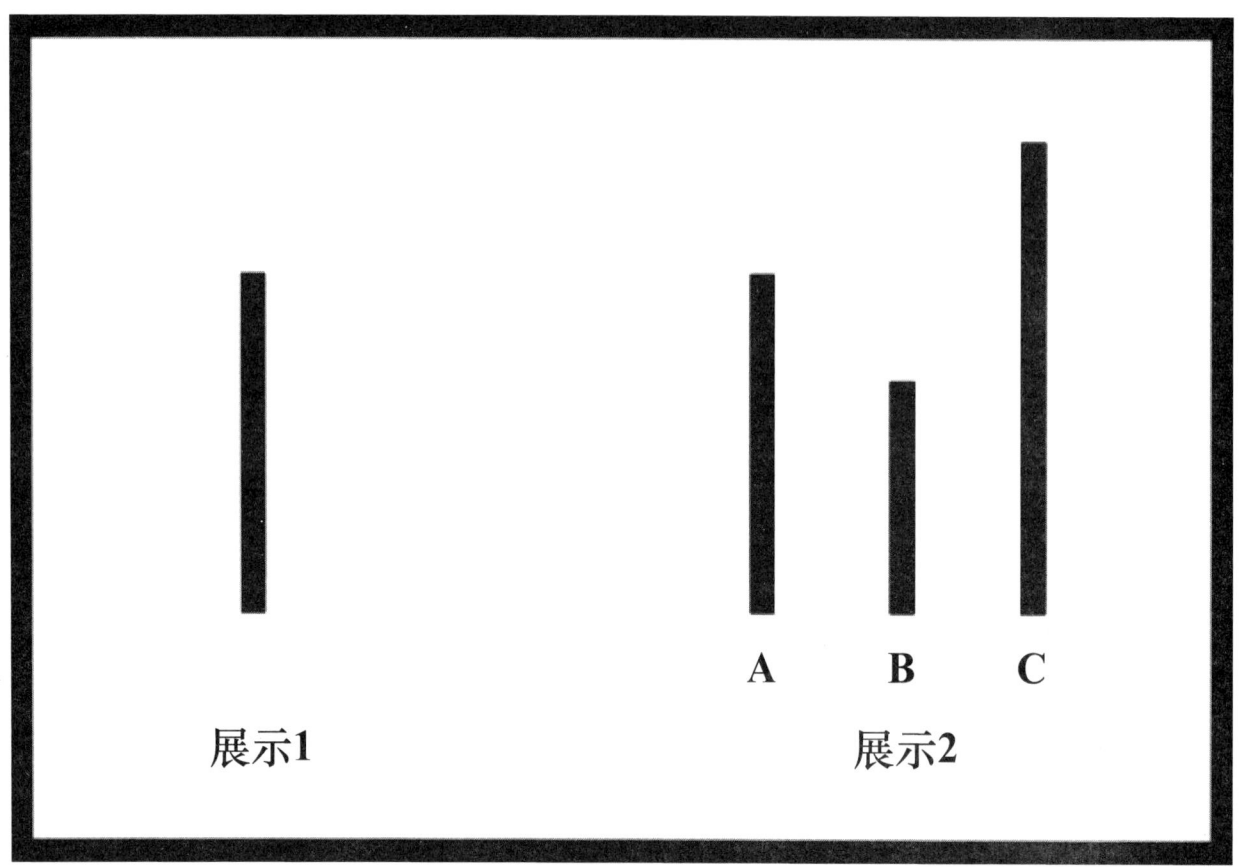

展示1　　展示2

参考文献

Adolphs, R. (2008). Fear, faces, and the human amygdala. *Current Opinion in Neurobiology, 18*(2), 166–172. doi:10.1016/j.conb.2008.06.006

Aloi, M., Rania, M., Caroleo, M., Bruni, A., Palmieri, A., Cauteruccio, M. A., … Segura-García, C. (2015). Decision making, central coherence, and set-shifting: A comparison between binge eating disorder, anorexia nervosa and healthy controls. *BMC Psychiatry, 15*(6). doi:10.1186/s12888-015-0395-z

Ambady, N., & Rosenthal, R. (1992). Thin slices of expressive behavior as predictors of interpersonal consequences: A meta-analysis. *Psychological Bulletin, 111*(2), 256–274. doi:10.1037/0033-2909.111.2.256

Ambady, N., & Rosenthal, R. (1993). Half a minute: Predicting teacher evaluations from thin slices of nonverbal behavior and physical attractiveness. *Journal of Personality and Social Psychology, 64*(3), 431–441. doi:10.1037/0022-3514.64.3.431

Andersen, H. C. (1837/2004). *The emperor's new clothes*. Boston, MA: Houghton Mifflin Harcourt.

Andersen, S. M., Saribay, A., & Thorpe, J. S. (2008). Simple kindness can go a long way: Relationships, social identity, and engagement. *Social Psychology, 39*(1), 59–69. doi:10.1027/1864-9335.39.1.59

App, B., McIntosh, D. N., Reed, C. L., & Hertenstein, M. J. (2011). Nonverbal channel use in communication of emotion: How may depend on why. *Emotion, 11*(3), 603–617. doi:10.1037/a0023164

Asch, S. E. (1951). Effects of group pressure on the modification and distortion of judgments. In H. Guetzkow (Ed.), *Groups, leadership and men: Research in human relations* (pp. 177–190). Pittsburgh, PA: Carnegie Press.

Beermann, U., & Ruch, W. (2011). Can people really "laugh at themselves"? Experimental and correlational evidence. *Emotion, 11*(3), 492–501. doi:10.1037/a0023444

Berntson, G. G., Cacioppo, J. T., & Quigley, K. S. (1991). Autonomic determinism: The modes of autonomic control, the doctrine of autonomic space, and the laws of autonomic constraint. *Psychological Review, 98*(4), 459–487.

Bieling, P. J., & Kuyken, W. (2003). Is cognitive case formulation science or science fiction? *Clinical Psychology: Science and Practice, 10*(1), 52–69. doi:10.1093/clipsy/10.1.52

Blascovich, J., Mendes, W. B., Hunter, S. B., Lickel, B., & Kowai-Bell, N. (2001). Perceiver threat in social interactions with stigmatized others. *Journal of Personality and Social Psychology, 80*(2), 253–267. doi:10.1037/0022-3514.80.2.253

Boone, R. T., & Buck, R. (2003). Emotional expressivity and trustworthiness: The role of nonverbal behavior in the evolution of cooperation. *Journal of Nonverbal Behavior, 27*(3), 163–182. doi:10.1023/a:1025341931128

Bouton, M. E. (2002). Context, ambiguity, and unlearning: Sources of relapse after behavioral extinction. *Biological Psychiatry, 52*(10), 976–986. doi:10.1016/S0006-3223(02)01546-9

Bracha, H. S. (2004). Freeze, flight, fight, fright, faint: Adaptationist perspectives on the acute stress response spectrum. *CNS Spectrums, 9*(9), 679–685.

Brown, W. M., & Moore, C. (2002). Smile asymmetries and reputation as reliable indicators of likelihood to cooperate: An evolutionary analysis. In S. P. Shohov (Ed.), *Advances in psychology research* (Vol. 11, pp. 19–36). Hauppauge, NY: Nova Science Publishers.

Butler, E. A., Egloff, B., Wilhelm, F. H., Smith, N. C., Erickson, E. A., & Gross, J. J. (2003). The social consequences of expressive suppression. *Emotion, 3*(1), 48–67.

Carson, J. W., Keefe, F. J., Lynch, T. R., Carson, K. M., Goli, V., Fras, A. M., & Thorp, S. R. (2005). Loving-kindness meditation for chronic low back pain: Results from a pilot trial. *Journal of Holistic Nursing, 23*(3), 287–304. doi:10.1177/0898010105277651

参考文献

Chen, E. Y., Segal, K., Weissman, J., Zeffiro, T. A., Gallop, R., Linehan, M. M., ... Lynch, T. R. (2015). Adapting dialectical behavior therapy for outpatient adult anorexia nervosa: A pilot study. *International Journal of Eating Disorders*, 48(1), 123–132. doi:10.1002/eat.22360

Davidson, R. J., & Irwin, W. (1999). The functional neuroanatomy of emotion and affective style. *Trends in Cognitive Sciences*, 3(1), 11–21. doi:10.1016/S1364–6613(98)01265–0

DePaulo, B. M., & Kashy, D. A. (1998). Everyday lies in close and casual relationships. *Journal of Personality and Social Psychology*, 74(1), 63–79. doi:10.1037/0022–3514.74.1.63

DeScioli, P., & Kurzban, R. (2009). Mysteries of morality. *Cognition*, 112(2), 281–299. doi:10.1016/j.cognition.2009.05.008

De Waal, F. B. M. (1996). Macaque social culture: Development and perpetuation of affiliative networks. *Journal of Comparative Psychology*, 110(2), 147–154. doi:10.1037/0735–7036.110.2.147

Eisenberger, N. I., & Lieberman, M. D. (2004). Why rejection hurts: A common neural alarm system for physical and social pain. *Trends in Cognitive Sciences*, 8(7), 294–300. doi:10.1016/j.tics.2004.05.010

Ekman, P. (1972). Universal and cultural differences in facial expressions of emotion. In J. Cole (Ed.), *Nebraska symposium on motivation, 1971* (pp. 207–283). Lincoln: University of Nebraska Press.

Ekman, P. (1992a). An argument for basic emotions. *Cognition and Emotion*, 6(3–4), 169–200. doi:10.1080/02699939208411068

Ekman, P. (1992b). Are there basic emotions? *Psychological Review*, 99(3), 550–553. doi:10.1037/0033–295X.99.3.550

Ekman, P. (1993). Facial expression and emotion. *American Psychologist*, 48(4), 384–392. doi:10.1037/0003–066X.48.4.384

Ekman, P., & O'Sullivan, M. (1991). Who can catch a liar? *American Psychologist*, 46(9), 913–920. doi:10.1037/0003–066X.46.9.913

Ekman, P., O'Sullivan, M., & Frank, M. G. (1999). A few can catch a liar. *Psychological Science*, 10(3), 263–266. doi:10.1111/1467–9280.00147

English, T., & John, O. P. (2013). Understanding the social effects of emotion regulation: The mediating role of authenticity for individual differences in suppression. *Emotion*, 13(2), 314–329. doi:10.1037/a0029847

Feinberg, M., Willer, R., & Keltner, D. (2012). Flustered and faithful: Embarrassment as a signal of prosociality. *Journal of Personality and Social Psychology*, 102(1), 81–97. doi:10.1037/a0025403

Feldman, C., & Kuyken, W. (2011). Compassion in the landscape of suffering. *Contemporary Buddhism*, 12(1), 143–155. doi:10.1080/14639947.2011.564831

Ferguson, T. J., Brugman, D., White, J., & Eyre, H. L. (2007). Shame and guilt as morally warranted experiences. In J. L. Tracy, R. W. Robins, & J. P. Tangney (Eds.), *The self-conscious emotions: Theory and research* (pp. 330–348). New York, NY: Guilford Press.

Foster, G. M. (1972). The anatomy of envy: A study in symbolic behavior. *Current Anthropology*, 13, 165–202.

Fox, E., Lester, V., Russo, R., Bowles, R. J., Pichler, A., & Dutton, K. (2000). Facial expressions of emotion: Are angry faces detected more efficiently? *Cognition and Emotion*, 14(1), 61–92. doi:10.1080/026999300378996

Fox, S. J. (1977). A paleoanthropological approach to recreation and sporting behaviors. In B. A. Tindall & P. Stevens (Eds.), *Studies in the anthropology of play*. West Point, NY: Leisure Press.

Fruzzetti, A., & Worrall, J. M. (2010). Accurate expression and validating responses: A transactional model for understanding individual and relationship distress. In K. T. Sullivan & J. Davila (Eds.), *Support processes in intimate relationships* (pp. 121–150). New York, NY: Oxford University Press.

Furnham, A. (2003). Belief in a just world: Research progress over the past decade. *Personality and Individual Differences*, 34(5), 795–817. doi:10.1016/S0191–8869(02)00072–7

Goetz, J. L., Keltner, D., & Simon-Thomas, E. (2010). Compassion: An evolutionary analysis and empirical review. *Psychological Bulletin*, 136(3), 351–374. doi:10.1037/A0018807

Gold, G. J., & Weiner, B. (2000). Remorse, confession, group identity, and expectancies about repeating a transgression. *Basic and Applied Social Psychology*, 22(4), 291–300. doi:10.1207/15324830051035992

Gottman, J. M. (1994). *What predicts divorce? The relationship between marital processes and marital outcomes.* Hillsdale, NJ: Erlbaum.

Greville-Harris, M., Hempel, R., Karl, A., Dieppe, P., & Lynch, T. R. (2016). The power of invalidating communication: Receiving invalidating feedback predicts threat-related emotional, physiological, and social responses. *Journal of Social and Clinical Psychology, 35*(6), 471–493. doi:10.1521/jscp.2016.35.6.471

Gross, J. J. (2007). *Handbook of emotion regulation.* New York, NY: Guilford Press.

Gross, J. J., & John, O. P. (2003). Individual differences in two emotion regulation processes: Implications for affect, relationships, and well-being. *Journal of Personality and Social Psychology, 85*(2), 348–362. doi:10.1037/0022–3514.85.2.348

Gruenewald, T. L., Dickerson, S. S., & Kemeny, M. E. (2007). A social function for self-conscious emotions: The social self preservation theory. In J. L. Tracy, R. W. Robins, & J. P. Tangney (Eds.), *The self-conscious emotions: Theory and research* (pp. 68–87). New York, NY: Guilford Press.

Happé, F., & Frith, U. (2006). The weak coherence account: Detail-focused cognitive style in autism spectrum disorders. *Journal of Autism and Developmental Disorders, 36*(1), 5–25. doi:10.1007/s10803–005–0039–0

Havas, D. A., Glenberg, A. M., Gutowski, K. A., Lucarelli, M. J., & Davidson, R. J. (2010). Cosmetic use of botulinum toxin-A affects processing of emotional language. *Psychological Science, 21*(7), 895–900. doi:10.1177/0956797610374742

Hertenstein, M. J., Verkamp, J. M., Kerestes, A. M., & Holmes, R. M. (2006). The communicative functions of touch in humans, nonhuman primates, and rats: A review and synthesis of the empirical research. *Genetic, Social, and General Psychology Monographs, 132*(1), 5–94. doi:10.3200/MONO.132.1.5–94

Hofmann, S. G., Grossman, P., & Hinton, D. E. (2011). Loving-kindness and compassion meditation: Potential for psychological interventions. *Clinical Psychology Review, 31*(7), 1126–1132. doi:10.1016/j.cpr.2011.07.003

Houk, P. G., Smith, V., & Wolf, S. G. (1999). Brain mechanisms in fatal cardiac arrhythmia. *Integrative Physiological and Behavioral Science, 34*(1), 3–9.

Hughes, J. W., & Stoney, C. M. (2000). Depressed mood is related to high-frequency heart rate variability during stressors. *Psychosomatic Medicine, 62*(6), 796–803.

Hutcherson, C. A., Seppala, E. M., & Gross, J. J. (2008). Loving-kindness meditation increases social connectedness. *Emotion, 8*(5), 720–724. doi:10.1037/a0013237

Insko, C. A., Drenan, S., Solomon, M. R., Smith, R. H., & Wade, T. J. (1983). Conformity as a function of the consistency of positive self-evaluation with being liked and being right. *Journal of Experimental Social Psychology, 19*(4), 341–358. doi:10.1016/0022–1031(83)90027–6

Kashy, D. A., & DePaulo, B. M. (1996). Who lies? *Journal of Personality and Social Psychology, 70*(5), 1037–1051. doi:10.1037/0022–3514.70.5.1037

Kaul, T. J., & Schmidt, L. D. (1971). Dimensions of interviewer trustworthiness. *Journal of Counseling Psychology, 18*(6), 542–548. doi:10.1037/h0031748

Keltner, D., & Harker, L. (1998). The forms and functions of the nonverbal signal of shame. In P. Gilbert & B. Andrews (Eds.), *Shame: Interpersonal behavior, psychopathology, and culture* (pp. 78–98). New York, NY: Oxford University Press.

Keltner, D., Young, R. C., & Buswell, B. N. (1997). Appeasement in human emotion, social practice, and personality. *Aggressive Behavior, 23*(5), 359–374. doi:10.1002/(SICI)1098–2337(1997)23:53.0.CO;2-D

Keogh, K., Booth, R., Baird, K., & Davenport, J. (2016). A Radically Open DBT informed group intervention for overcontrol: A controlled trial with 3-month follow-up. *Practice Innovations, 1*(2), 129–143.

Kernis, M. H., & Goldman, B. M. (2006). A multicomponent conceptualization of authenticity: Theory and research. In M. P. Zanna (Ed.), *Advances in experimental social psychology* (Vol. 38, pp. 283–357). San Diego, CA: Academic Press.

Khurana, R. K., Watabiki, S., Hebel, J. R., Toro, R., & Nelson, E. (1980). Cold face test in the assessment of trigeminal-brainstem vagal function in humans. *Annals of Neurology, 7*, 144–149.

Kraus, M. W., & Keltner, D. (2009). Signs of socioeconomic status: A thin-slicing approach. *Psychological Science, 20*(1), 99–106. doi:10.1111/j.1467–9280.2008.02251.x

参考文献

Kuyken, W., Fothergill, C. D., Musa, M., & Chadwick, P. (2005). The reliability and quality of cognitive case formulation. *Behaviour Research and Therapy, 43*(9), 1187–1201. doi:10.1016/j.brat.2004.08.007

Lang, K., Lopez, C., Stahl, D., Tchanturia, K., & Treasure, J. (2014). Central coherence in eating disorders: An updated systematic review and meta-analysis. *World Journal of Biological Psychiatry, 15*(8), 586–598. doi:10.3109/15622975.2014.909606

Laurenceau, J., Barrett, L. F., & Pietromonaco, P. R. (1998). Intimacy as an interpersonal process: The importance of self-disclosure, partner disclosure, and perceived partner responsiveness in interpersonal exchanges. *Journal of Personality and Social Psychology, 74*(5), 1238–1251. doi:10.1037/0022-3514.74.5.1238

Leary, M. R., Haupt, A. L., Strausser, K. S., & Chokel, J. T. (1998). Calibrating the sociometer: The relationship between interpersonal appraisals and state self-esteem. *Journal of Personality and Social Psychology, 74*, 1290–1299.

Lee, J. J., & Pinker, S. (2010). Rationales for indirect speech: The theory of the strategic speaker. *Psychological Review, 117*(3), 785–807.

Lerner, M. J. (1997). What does the belief in a just world protect us from: The dread of death or the fear of undeserved suffering? *Psychological Inquiry, 8*(1), 29–32. doi:10.1207/s15327965pli0801_5

Linehan, M. M. (1993a). *Cognitive-behavioral treatment of borderline personality disorder.* New York, NY: Guilford Press.

Linehan, M. M. (1993b). *Skills training manual for treating borderline personality disorder.* New York, NY: Guilford Press.

Linehan, M. M. (2015a). *DBT skills training manual* (2nd ed.). New York, NY: Guilford Press.

Linehan, M. M. (2015b). *DBT skills training: Handouts and worksheets* (2nd ed.). New York, NY: Guilford Press.

Linehan, M. M., Bohus, M., & Lynch, T. R. (2007). Dialectical behavior therapy for pervasive emotion dysregulation: Theoretical and practical underpinnings. In J. Gross (Ed.), *Handbook of emotion regulation* (pp. 581–605). New York, NY: Guilford Press.

Livingstone, M. S. (2000). Is it warm? Is it real? Or just low spatial frequency? *Science, 290*(5495), 1229. doi:10.1126/science.290.5495.1299b

Lopez, C., Tchanturia, K., Stahl, D., & Treasure, J. (2008). Central coherence in eating disorders: A systematic review. *Psychological Medicine, 38*(10), 1393–1404. doi:10.1017/S0033291708003486

Lopez, C., Tchanturia, K., Stahl, D., & Treasure, J. (2009). Weak central coherence in eating disorders: A step towards looking for an endophenotype of eating disorders. *Journal of Clinical and Experimental Neuropsychology, 31*(1), 117–125. doi:10.1080/13803390802036092

Losh, M., Adolphs, R., Poe, M. D., Couture, S., Penn, D., Baranek, G. T., & Piven, J. (2009). Neuropsychological profile of autism and the broad autism phenotype. *Archives of General Psychiatry, 66*(5), 518–526. doi:10.1001/archgenpsychiatry.2009.34

Lynch, M. P. (2004). *True to life: Why truth matters.* Cambridge, MA: MIT Press.

Lynch, T. R. (2018). *Radically open dialectical behavior therapy: Theory and practice for treating disorders of overcontrol.* Oakland, CA: New Harbinger.

Lynch, T. R., Gray, K. L., Hempel, R. J., Titley, M., Chen, E. Y., & O'Mahen, H. A. (2013). Radically open–dialectical behavior therapy for adult anorexia nervosa: Feasibility and outcomes from an inpatient program. *BMC Psychiatry, 13*(293). doi:10.1186/1471-244x-13-293

Lynch, T. R., Hempel, R. J., & Clark, L. A. (2015). Promoting radical openness and flexible control. In J. Livesley, G. Dimaggio, & J. Clarkin (Eds.), *Integrated treatment for personality disorder: A modular approach* (pp. 325–344). New York, NY: Guilford Press.

Lynch, T. R., Hempel, R. J., & Dunkley, C. (2015). Radically open–dialectical behavior therapy for disorders of overcontrol: Signaling matters. *American Journal of Psychotherapy, 69*(2), 141–162.

Lynch, T. R., Lazarus, S. A., & Cheavens, J. S. (2015). Mindfulness interventions for undercontrolled and overcontrolled disorders: From self-control to self-regulation. In K. W. Brown, J. D. Creswell, & R. M. Ryan (Eds.), *Handbook of mindfulness: Theory, research, and practice* (pp. 329–347). New York, NY: Guilford Press.

Lynch, T. R., Robins, C. J., & Morse, J. O. (2003). Couple functioning in depression: The roles of sociotropy and autonomy. *Journal of Clinical Psychology, 59*(12), 1349–1359. doi:10.1002/jclp.10226

Marigold, D. C., Holmes, J. G., & Ross, M. (2007). More than words: Reframing compliments from romantic partners fosters security in low self-esteem individuals. *Journal of Personality and Social Psychology, 92*(2), 232–248. doi:10.1037/0022–3514.92.2.232

Mauss, I. B., Shallcross, A. J., Troy, A. S., John, O. P., Ferrer, E., Wilhelm, F. H., & Gross, J. J. (2011). Don't hide your happiness! Positive emotion dissociation, social connectedness, and psychological functioning. *Journal of Personality and Social Psychology, 100*(4), 738–748. doi:10.1037/a0022410

McAdams, D. P. (1985). Motivation and friendship. In S. Duck & D. Perlman (Eds.), *Understanding personal relationships: An interdisciplinary approach* (pp. 85–105). Thousand Oaks, CA: Sage.

Mikulincer, M., & Shaver, P. R. (2001). Attachment theory and intergroup bias: Evidence that priming the secure base schema attenuates negative reactions to out-groups. *Journal of Personality and Social Psychology, 81*(1), 97–115. doi:10.1037/0022–3514.81.1.97

Montgomery, K. J., & Haxby, J. V. (2008). Mirror neuron system differentially activated by facial expressions and social hand gestures: A functional magnetic resonance imaging study. *Journal of Cognitive Neuroscience, 20*(10), 1866–1877. doi:10.1162/jocn.2008.20127

Morris, D. (2002). *Peoplewatching.* London, England: Vintage.

Murray, S. L., Griffin, D. W., Rose, P., & Bellavia, G. M. (2003). Calibrating the sociometer: The relational contingencies of self-esteem. *Journal of Personality and Social Psychology, 85*(1), 63–84.

Öhman, A., Lundqvist, D., & Esteves, F. (2001). The face in the crowd revisited: A threat advantage with schematic stimuli. *Journal of Personality and Social Psychology, 80*(3), 381–396.

O'Sullivan, M. (2005). Emotional intelligence and deception detection: Why most people can't "read" others, but a few can. In R. E. Riggio & R. S. Feldman (Eds.), *Applications of nonverbal communication* (pp. 215–253). Mahwah, NJ: Erlbaum.

O'Sullivan, M., & Ekman, P. (2004). The wizards of deception detection. In P.-A. Granhag & L. Strömwall (Eds.), *The detection of deception in forensic contexts* (pp. 269–286). New York, NY: Cambridge University Press.

Pellegrini, A. D. (2009). *The role of play in human development.* Oxford, England: Oxford University Press.

Perls, F. S. (1969). *Ego, hunger and aggression: The beginning of Gestalt therapy.* New York, NY: Random House.

Pettersson, E., Boker, S. M., Watson, D., Clark, L. A., & Tellegen, A. (2013). Modeling daily variation in the affective circumplex: A dynamical systems approach. *Journal of Research in Personality, 47*(1), 57–69. doi:10.1016/j.jrp.2012.10.003

Pettigrew, T. F., & Tropp, L. R. (2006). A meta-analytic test of intergroup contact theory. *Journal of Personality and Social Psychology, 90*(5), 751–783. doi:10.1037/0022–3514.90.5.751

Pittam, J., & Scherer, K. R. (1993). Vocal expression and communication of emotion. In M. Lewis & J. M. Haviland (Eds.), *Handbook of emotions* (pp. 185–197). New York, NY: Guilford Press.

Porges, S. W. (1995). Orienting in a defensive world: Mammalian modifications of our evolutionary heritage: A polyvagal theory. *Psychophysiology, 32*(4), 301–318.

Porges, S. W. (2001). The polyvagal theory: Phylogenetic substrates of a social nervous system. *International Journal of Psychophysiology, 42*(2), 123–146.

Porges, S. W. (2003). Social engagement and attachment: A phylogenetic perspective. In J. A. King, C. F. Ferris, & I. I. Lederhendler (Eds.), *Roots of mental illness in children* (pp. 31–47). New York, NY: New York Academy of Sciences.

Porges, S. W. (2007). The polyvagal perspective. *Biological Psychology, 74*(2), 116–143.

Porges, S. W. (2011). *The polyvagal theory: Neurophysiological foundations of emotions, attachment, communication, and self-regulation.* New York, NY: Norton.

Ross, L. (1977). The intuitive psychologist and his shortcomings: Distortions in the attribution process. In L. Berkowitz (Ed.), *Advances in experimental social psychology* (Vol. 10, pp. 174–221). New York, NY: Academic Press.

Rumi, Mewlana Jalaluddin. (1230/2004). "Who makes these changes?" In C. Barks (Ed. and Trans.), *The essential Rumi, new expanded edition.* San Francisco, CA: HarperSanFrancisco.

Salzberg, S. (1995). *Lovingkindness: The revolutionary art of happiness* (1st ed.). Boston, MA: Shambhala.

参考文献

Sarra, S., & Otta, E. (2001). Different types of smiles and laughter in preschool children. *Psychological Reports, 89*(3), 547–558. doi:10.2466/PR0.89.7.547-558

Savicki, V. (1972). Outcomes of nonreciprocal self-disclosure strategies. *Journal of Personality and Social Psychology, 23*(2), 271–276. doi:10.1037/H0033038

Schaefer, C. E., & Reid, S. E. (2001). *Game play: Therapeutic use of childhood games* (2nd ed.). New York, NY: Wiley.

Schauer, M., & Elbert, T. (2010). Dissociation following traumatic stress: Etiology and treatment. *Zeitschrift für Psychologie/Journal of Psychology, 218*(2), 109–127. doi:10.1027/0044-3409/a000018

Scherer, K. R., & Wallbott, H. G. (1994). Evidence for universality and cultural variation of differential emotion response patterning. *Journal of Personality and Social Psychology, 66*(2), 310–328. doi:10.1037/0022-3514.66.2.310

Schneider, K. G., Hempel, R. J., & Lynch, T. R. (2013). That "poker face" just might lose you the game! The impact of expressive suppression and mimicry on sensitivity to facial expressions of emotion. *Emotion, 13*(5), 852–866. doi:10.1037/a0032847

Schug, J., Matsumoto, D., Horita, Y., Yamagishi, T., & Bonnet, K. (2010). Emotional expressivity as a signal of cooperation. *Evolution and Human Behavior, 31*(2), 87–94. doi:10.1016/j.evolhumbehav.2009.09.006

Schupp, H. T., Öhman, A., Junghöfer, M., Weike, A. I., Stockburger, J., & Hamm, A. O. (2004). The facilitated processing of threatening faces: An ERP analysis. *Emotion, 4*(2), 189–200. doi:10.1037/1528-3542.4.2.189

Shapiro, J. P., Baumeister, R. F., & Kessler, J. W. (1991). A three-component model of children's teasing: Aggression, humor, and ambiguity. *Journal of Social and Clinical Psychology, 10*(4), 459–472.

Shaw, A., & Olson, K. R. (2012). Children discard a resource to avoid inequity. *Journal of Experimental Psychology: General, 141*(2), 382–395. doi:10.1037/a0025907

Shenk, C. E., & Fruzzetti, A. E. (2011). The impact of validating and invalidating responses on emotional reactivity. *Journal of Social and Clinical Psychology, 30*(2), 163–183. doi:10.1521/jscp.2011.30.2.163

Silver, M., & Sabini, J. (1978). The social construction of envy. *Journal for the Theory of Social Behaviour, 8*(3), 313–332. doi:10.1111/j.1468-5914.1978.tb00406.x

Simic, M., Stewart, C., Hunt, K., Konstantellou, A., & Underdown, S. (2016, May). *Experiential workshop: Radically open dialectical behavior therapy for adolescents following partial response to family therapy for anorexia nervosa*. Paper presented at International Conference on Eating Disorders, San Francisco, CA.

Smith, R. H., & Kim, S. H. (2007). Comprehending envy. *Psychological Bulletin, 133*(1), 46–64. doi:10.1037/0033-2909.133.1.46

Steklis, H., & Kling, A. (1985). Neurobiology of affiliative behavior in nonhuman primates. In M. Reite & T. Field (Eds.), *The psychobiology of attachment and separation* (pp. 93–134). Orlando, FL: Academic Press.

Tangney, J. P., Miller, R. S., Flicker, L., & Barlow, D. H. (1996). Are shame, guilt, and embarrassment distinct emotions? *Journal of Personality and Social Psychology, 70*(6), 1256–1269.

Tsoudis, O., & Smith-Lovin, L. (1998). How bad was it? The effects of victim and perpetrator emotion on responses to criminal court vignettes. *Social Forces, 77*(2), 695–722. doi:10.2307/3005544

Van der Gaag, C., Minderaa, R. B., & Keysers, C. (2007). Facial expressions: What the mirror neuron system can and cannot tell us. *Social Neuroscience, 2*(3-4), 179–222. doi:10.1080/17470910701376878

Weijenberg, R. A. F., & Lobbezoo, F. (2015). Chew the pain away: Oral habits to cope with pain and stress and to stimulate cognition. *BioMed Research International*, article ID 49431. doi:10.1155/2015/149431

Williams, L. M., Liddell, B. J., Kemp, A. H., Bryant, R. A., Meares, R. A., Peduto, A. S., & Gordon, E. (2006). Amygdala-prefrontal dissociation of subliminal and supraliminal fear. *Human Brain Mapping, 27*(8), 652–661. doi:10.1002/hbm.20208

Williams, L. M., Liddell, B. J., Rathjen, J., Brown, K. J., Gray, J., Phillips, M., … Gordon, E. (2004). Mapping the time course of nonconscious and conscious perception of fear: An integration of central and peripheral measures. *Human Brain Mapping, 21*(2), 64–74. doi:10.1002/hbm.10154

Wirth, J. H., Sacco, D. F., Hugenberg, K., & Williams, K. D. (2010). Eye gaze as relational evaluation: Averted eye gaze leads to feelings of ostracism and relational devaluation. *Personality and Social Psychology Bulletin, 36*(7), 869–882. doi:10.1177/0146167210370032